健康管理理论与实践

（第3版）

主　编　张开金　夏俊杰

副主编　周　玲　孙明伟　汤小兰

编　者　（按章节顺序排列）

夏俊杰　深圳市疾病预防控制中心

张开金　东南大学公共卫生学院

孙明伟　深圳市知信健康管理有限公司

周　玲　南京医科大学公共卫生学院

陆　慧　南京医科大学公共卫生学院

李　宁　深圳市医学继续教育中心

沈玉梅　南京市一加健康管理有限公司

金　辉　东南大学公共卫生学院

汤小兰　海南医学院预防医学系

黄晓光　南京医科大学医政学院

史华强　海南智益管理技术有限公司

莫宝庆　南京医科大学公共卫生学院

李英辉　东南大学附属中大医院

陈文姬　东南大学附属中大医院

U0380184

东南大学出版社
SOUTHEAST UNIVERSITY PRESS
·南京·

内 容 提 要

本书由健康管理专家编写,全书共 13 章,主要介绍健康管理概论、健康信息收集与管理、健康风险评估和分析、健康教育与指导、健康危险因素干预、健康管理策略与实践、健康管理评价与分析、健康管理服务与营销、健康管理与健康保险、膳食营养与健康、运动与健康、心理健康与咨询、中医养生与健康等,内容丰富,实用性和可操作性强。

本书可作为健康管理师培训教材,也可供临床医师培训用,同时可供健康管理师和临床医师参考。

图书在版编目(CIP)数据

健康管理理论与实践 / 张开金,夏俊杰主编. —3 版.
—南京:东南大学出版社,2024.5
ISBN 978 - 7 - 5766 - 1392 - 6

Ⅰ. ①健… Ⅱ. ①张… ②夏… Ⅲ. ①健康-卫生管理学 Ⅳ. ①R19

中国国家版本馆 CIP 数据核字(2024)第 081447 号

责任编辑:胡中正　责任校对:韩小亮　封面设计:毕真　责任印制:周荣虎

健康管理理论与实践(第 3 版)

主　　编	张开金　夏俊杰	
出版发行	东南大学出版社	
出 版 人	白云飞	
社　　址	南京四牌楼 2 号　邮编:210096	
网　　址	http://www.seupress.com	
经　　销	全国各地新华书店	
印　　刷	南京玉河印刷厂	
开　　本	787 mm×1 092 mm　1/16	
印　　张	24	
字　　数	600 千字	
版　　次	2024 年 5 月第 3 版	
印　　次	2024 年 5 月第 1 次印刷	
书　　号	ISBN 978 - 7 - 5766 - 1392 - 6	
定　　价	68.00 元	

序

　　健康是事业发展的动力、家庭幸福的基础、民族兴旺的标志和国家强盛的保障。

　　现代健康管理理念在 21 世纪初引入我国后,健康管理作为一门新的学科和一种新兴的服务行业开始逐步形成。中华医学会主办的《中华健康管理学杂志》于 2007 年创刊,发挥其促进健康管理、着眼早防早治、引领健康产业的带头作用。以此为标志,有关健康管理理论与实践的研究,犹如雨后春笋,方兴未艾。

　　张开金、夏俊杰等东南大学、南京医科大学、海南医学院与深圳等地从事健康管理研究工作的一批学者积极探索,撰写出《健康管理理论与实践》一书,将对我国的健康管理研究起到抛砖引玉的作用。

　　是为序。

中国工程院院士
呼吸疾病国家重点实验室主任

钟南山

2011 年 1 月于广州

第 3 版前言

我国已开展健康管理服务二十余年,逐步建立起以全人群为服务对象、覆盖全生命周期、突出健康全过程的多元主体参与的健康管理体系。健康管理以人的健康为中心,以全人群健康风险因素为重点,能够有效防控各种疾病和损伤,筑牢疾病的上游防线,满足居民多层次、多元化、个性化的健康需求。从过去简单的"疾病治疗"转变为"疾病预防"和"健康促进"。

健康管理在我国发展较快,但仍处在初级阶段,存在一定的问题。健康管理是一门新兴学科,我国尚未建立健康管理的整体行业标准,相关技术标准与行业服务建设规范落后于健康产业与健康管理行业体系建设的要求;国家在税收、财政和监管上的政策扶持力度还不够,政府行政管理部门还未出台健康管理学和相关服务机构权威性文件支持这一新兴产业。健康管理从业人员专业化程度不高,专业人才匮乏;信息系统数据管理和交流缺乏统一的标准和规范,信息共享程度低;中医药健康管理模式不完善,等等。

为了提高健康管理从业人员专业水平,更加有针对性地提高健康管理人才素质,满足各领域日益专业化的健康管理服务需要,我们根据高等医学院校和健康管理师培训教学大纲,参考《中国高血压临床实践指南(2022 年版)》《中国 2 型糖尿病防治指南(2022 年版)》和《中国居民膳食指南(2022)》等国内外有关资料。组织专家进行了修订再版工作,对《健康管理理论与实践》第 2 版的部分内容进行了修订、补充和完善,增加了"第十三章中医养生与健康"和附录"表八中医体质分类与判定自测表",删除了附录二"健康管理师国家职业标准"和附录三"相关的法律法规"。新版《健康管理理论与实践》的编写修订工作对于进一步引导健康管理行业的健康发展具有重要意义。

全书共十三章,一个附录。第一章绪论概要地介绍健康管理的基本概念、健康管理实践与历史溯源、健康管理的科学基础、健康管理的基本内容与步骤和健康管理的现状与展望;第二至六章重点介绍健康管理的基本理论、基本知识及基本技能方法;第七、八章介绍健康管理服务与营销、健康管理评价与分析方法;第九章为健康管理与健康保险和管理式医疗;第十章膳食营养与健康重点介绍合理营养与平衡膳食配膳方法;第十一章运动与健康重点介绍运动类型及其活动水平的测量方法;第十二章心理健康与咨询重点介绍心理咨询、沟通技巧和心理评估;第十三章中医养生与健康重点介绍中医养生保健的基本原则、中医养生常用方法与适宜技术、因时之序与生活调护和体质辨识与养生。附录介绍了健康管理常用的 8 个评估量表,包括 SF－36 量表、抑郁自评量表、焦虑自评量表、90 项症状自评量表、活动指数表、食物等值交换表、中国居民膳食营养素参考摄入量表和中医体质分类与判定自测表。

本书力求内容先进、新颖、实用，以满足高等医药院校医疗专业、管理专业和健康管理师培训的教学需要。同时可作为高、中级健康管理师、医药卫生从业人员和各级疾病控制及卫生管理人员的参考用书。

书中不足之处，恳请同道和读者不吝赐教。愿本书能为我国健康管理事业的发展添砖加瓦。

编　者

2024 年 1 月

第1版前言

现代健康管理是20世纪一些发达国家逐步发展起来的一种医学理念与医疗保健服务的模式。它整合了现代生物医学、行为科学及人文社会学科的最新研究成果，构成了一个以健康为中心的、为全体人群健康促进服务的卫生保健服务体系。

随着我国经济建设的发展和人民群众物质文化生活水平的提高，人们对医疗卫生保健服务的需求呈现明显的多态性，越来越多的人意识到健康的重要性。为顺应医学模式向生物-心理-社会模式的转化，健康管理在我国亦应运而生。

健康管理在我国的发展已经有近十年的历史。国家也明确表示支持健康管理的发展，2005年健康管理师新职业纳入了卫生行业特有职业范围。全国许多省市都相继开展了关于健康管理师的培训工作。健康管理不仅是一种技术，更是一种新的理念，健康管理有它独特的价值观和方法论。

为适应高等医学院校健康管理教学和健康管理师培训的要求，我们根据高等医学院校和健康管理师培训教学大纲，参考国内外有关资料，在各编写单位的大力支持下，编写了《健康管理理论与实践》一书。

全书共九章，两个附录。第一章绪论概要地介绍健康管理的基本概念、健康管理实践与历史溯源、健康管理的科学基础、健康管理的基本内容与步骤和健康管理的现状与展望；第二章至第六章重点介绍健康管理的基本理论、基本知识及基本技能方法；第七、八章介绍健康管理需求与营销、健康管理评价与分析方法；第九章为健康管理与健康保险和管理式医疗。

本书得到中国工程院院士、原中华医学会会长钟南山教授审阅指导，并为本书欣然作序，在此表示衷心的感谢！

本书力求内容先进、新颖、实用，以满足高等医药院校医疗专业、管理专业和健康管理师培训的教学需要。本书同时可作为高、中级健康管理师、医药卫生人员和各级疾病控制及卫生管理人员的参考用书。

我们初次编写健康管理教材，缺乏经验，又加时间紧迫，未及仔细推敲，相信其中多有不足之处。深望使用这本教材的师生在教学实践中多提宝贵意见，以便再版时修订。愿本书能为我国健康管理教育添砖加瓦。

编　者
2011年1月

目　录

第一章　健康管理概论 ……………………………………………………（ 1 ）

　　第一节　健康管理的基本概念 …………………………………………（ 1 ）

　　第二节　健康管理实践与历史溯源 ……………………………………（ 3 ）

　　第三节　健康管理的理论基础 …………………………………………（ 5 ）

　　第四节　健康管理的基本内容与步骤 …………………………………（10）

　　第五节　健康管理的现状与展望 ………………………………………（12）

第二章　健康信息收集与管理 ……………………………………………（17）

　　第一节　健康信息的概念 ………………………………………………（17）

　　第二节　健康信息的收集与处理技术 …………………………………（20）

　　第三节　健康问卷、访谈记录的设计与应用 …………………………（33）

　　第四节　健康档案的内容与建立 ………………………………………（39）

　　第五节　健康信息的计算机管理 ………………………………………（47）

第三章　健康风险评估和分析 ……………………………………………（51）

　　第一节　风险与风险管理的概念 ………………………………………（51）

　　第二节　健康风险评估技术与方法 ……………………………………（52）

　　第三节　健康危险因素评估与应用 ……………………………………（65）

　　第四节　健康风险评估的计算机应用 …………………………………（84）

第四章　健康教育与指导 …………………………………………………（93）

　　第一节　健康教育与健康促进的基本概念 ……………………………（93）

　　第二节　健康教育促进方案的基本内容、设计原则与方法 …………（96）

　　第三节　常用健康资料的选择与健康信息传播方法 …………………（100）

　　第四节　健康咨询、指导与观察、随访的技巧与方法 ………………（106）

第五章　健康危险因素干预 ………………………………………………（112）

　　第一节　健康危险因素的概述 …………………………………………（112）

　　第二节　常见慢性病的相关危险因素 …………………………………（114）

第三节　健康危险因素干预技术与方法 ……………………………………（131）

第六章　健康管理策略与实践 ………………………………（155）

第一节　健康管理策略概述 ………………………………………………（155）

第二节　生活方式管理 ……………………………………………………（156）

第三节　疾病管理 …………………………………………………………（165）

第四节　需求管理 …………………………………………………………（177）

第七章　健康管理评价与分析 ………………………………（186）

第一节　健康管理生物学效应分析 ………………………………………（186）

第二节　健康管理卫生经济学分析 ………………………………………（192）

第三节　健康管理经济学评价原则与实例评阅 …………………………（199）

第八章　健康管理服务与营销 ………………………………（205）

第一节　健康消费者的需求与动机 ………………………………………（205）

第二节　健康消费者的决策过程 …………………………………………（209）

第三节　健康管理服务的市场分析 ………………………………………（212）

第四节　健康管理服务的形式和特点 ……………………………………（215）

第五节　健康管理服务营销的基本方法 …………………………………（216）

第九章　健康管理与健康保险 ………………………………（225）

第一节　健康保险和健康管理的概述 ……………………………………（225）

第二节　健康保险的管理服务平台建设 …………………………………（228）

第三节　健康保险的健康管理运行模式 …………………………………（231）

第四节　健康保险与健康管理的风险管理 ………………………………（233）

第五节　应用供应链管理优化健康管理模式 ……………………………（234）

第十章　膳食营养与健康 ……………………………………（240）

第一节　人体需要的能量与营养素 ………………………………………（240）

第二节　膳食中主要的食物种类及其营养特点 …………………………（246）

第三节　合理营养与平衡膳食配膳方法 …………………………………（249）

第四节　常见慢性疾病人群的膳食指导 …………………………………（263）

第十一章　运动与健康 ………………………………………（266）

第一节　运动的基本概念及其与健康的关系 ……………………………（266）

第二节　运动类型及其活动水平的测量方法 ……………………………（268）

第三节　运动处方的概念与基本内容 ……………………………………（279）

第四节　常见慢性疾病的运动处方 ………………………………… (284)

第十二章　心理健康与咨询 ……………………………………… (291)

第一节　心理健康的概念及心理健康标准 ………………………… (291)
第二节　常见心理疾病与心理评估 ………………………………… (292)
第三节　心理咨询与沟通技巧 ……………………………………… (305)
第四节　常见疾病的心理特征与心理干预 ………………………… (315)

第十三章　中医养生与健康 ……………………………………… (324)

第一节　中医养生保健的基本原则 ………………………………… (324)
第二节　中医养生常用方法与适宜技术 …………………………… (327)
第三节　因时之序与生活调护 ……………………………………… (334)
第四节　体质辨识与养生 …………………………………………… (337)

附录　健康管理评估用表 ………………………………………… (351)

（一）SF-36 量表 …………………………………………………… (351)
（二）抑郁自评量表 ………………………………………………… (353)
（三）焦虑自评量表 ………………………………………………… (354)
（四）90 项症状自评量表 …………………………………………… (355)
（五）活动指数表 …………………………………………………… (357)
（六）食物等值交换表 ……………………………………………… (357)
（七）中国居民膳食营养素参考摄入量表 ………………………… (360)
（八）中医体质分类与判定自测表 ………………………………… (365)

主要参考文献 ……………………………………………………… (369)

第一章 健康管理概论

第一节 健康管理的基本概念

目前还没有一个举世公认的关于健康管理的定义，所以要回答什么是健康管理，需要先把这个名词做一词义上的解剖。健康管理由"健康"和"管理"两个词复合而成，首先看看"什么是健康"，再来看看"什么是管理"。

健康不是简单的无病、无残、无伤，也不是能吃能喝。世界卫生组织（WHO）1948年给健康下的定义是："健康是一种躯体、精神与社会和谐融合的完美状态，而不仅仅是没有疾病或身体虚弱。"具体来说，健康包括三个层次。第一躯体健康，指躯体的结构完好、功能正常，躯体与环境之间保持相对的平衡。第二心理健康，又称精神健康，指人的心理处于完好状态，包括正确认识自我、正确认识环境、及时适应环境。第三社会适应能力良好，指个人的能力在社会系统内得到充分的发挥，个体能够有效地扮演与其身份相适应的角色，个人的行为与社会规范一致，和谐融合。1978年，国际初级卫生保健大会《阿拉木图宣言》中重申，"健康不仅是疾病体弱的匿迹，而是身心健康、社会幸福的完美状态。"1986年WHO参与主办的首届国际健康促进大会发布的《渥太华宪章》重新定义了健康："健康是每天生活的资源，并非生活的目的。健康是社会和个人的资源，是个人能力的体现。""良好的健康是社会、经济和个人发展的主要资源，生活质量的一个重要方面"。

健康的定义体现了积极的、多维的健康观，是健康的最高目标；此定义不仅充分阐明了生物学因素与健康的关系，而且强调了心理、社会因素对人体健康的影响，这就是三维健康观。1986年的定义说"健康是每天生活的资源"，这大大丰富了健康的内涵，强调了健康的重要性，即健康是资源，是国家、社会、家庭和个人的财富。那资源又是什么呢？资源是指"生产过程中所使用的投入"，其不仅包括自然资源，而且还包括人力、人才、智力（信息、知识）、健康等资源。既然是资源，就需要管理，因为所有的资源都是有限的。通过有效的管理，可以充分发挥资源的作用，使其发挥最大的功效。

管理就是要通过计划、组织、指挥、协调和控制，达到资源配置和使用的最优化，目标是能在最合适的时间里把最合适的东西用在最合适的地方发挥最合适的作用，来达成目的。具体说，管理包括制定战略计划和目标、管理资源，使用完成目标所需要的人力和财务资本以及衡量结果的组织过程。管理还包括记录和储存为供以后使用的和为组织内其他人使用的事实和信息的过程。因此，管理事实上是一个过程，实质上是一种手段，是人们为了实现一定的目标而采取的手段和过程。要完成管理的最基本方法就是，收集管理目标的信息，分析评估管理目标的情况，最后根据分析去执行，即解决被管理目标中存在的问题。

我们将"健康"与"管理"这两个名词合在一起，就是健康管理。即针对健康需求，对健康资源进行计划、组织、指挥、协调和控制，达到最大的健康效果的过程。要计划、组织、指挥、协调和控制个体和群体的健康，就需要全面掌握个体和群体的健康状况（可以通过全面监测、分析、评估来完成),就需要采取措施维护和保障个体和群体的健康(可以通过确定健康风险因素提供健康咨询和指导,对健康风险因素进行干预来完成)。讲得再简单一点就是保护健康资源,节约健康资源,最大限度地合理利用健康资源并让其发挥最大的作用,这就是健康管理。

综合国内外关于健康管理的代表性定义,结合我国《健康管理师国家职业标准》中关于健康管理师的职业定义,将健康管理定义为:利用现代生物医学和信息化管理技术,从社会、心理、生物学的角度,对个人或群体的健康状况、生活方式、社会环境等进行全面监测、分析、评估,提供健康咨询、指导,并对健康危险因素进行干预管理的全过程。健康管理的宗旨是调动个体和群体及整个社会的积极性,有效地利用有限的资源来达到最大的健康效果。健康管理的具体做法就是为个体和群体(包括政府)提供有针对性的科学健康信息并创造条件采取行动来改善健康。

健康管理主要是针对健康需求对健康资源进行计划、组织、指挥、协调和控制的过程,即对个体和群体健康进行全面监测、分析、评估,提供健康咨询和指导及对健康危险因素进行干预的过程。健康需求不光包括求医用药,健康危险因素也是一种健康需求,如超重、肥胖、血糖异常、血脂异常;当然也可以是一种健康状态。健康管理的手段可以是对健康危险因素进行分析,对健康风险进行量化评估,或对干预过程进行监督指导。但是,健康管理一般不涉及疾病的诊断和治疗过程。疾病的诊断和治疗是临床医生的工作,不是健康管理师的工作。

健康管理服务的特点,就是标准化、量化、个体化和系统化。健康管理的具体服务内容和工作流程必须依据循证医学和循证公共卫生的标准和学术界已经公认的预防和控制指南及规范等来确定和实施。健康评估和干预的结果既要针对个体和群体的特征和健康需求,又要注重服务的可重复性和有效性,强调多平台合作提供服务。

然而,这里所讲的"健康管理过程",只是健康管理周期运转过程中的一个周期,或称为一个"循环",而不能称为健康管理的全过程。健康管理的全过程应是"健康管理单循环"的多次往复运行,即是从"健康危险因素的检查监测(发现健康问题)开始→到健康危险因素评价(认识健康问题,引导干预)→再到健康危险因素干预(解决健康问题)结束"的往复循环(图1-1)。

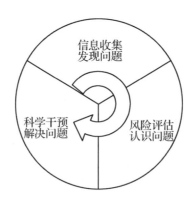

图1-1 健康管理的不断循环

事实上,健康管理过程不可能由一个循环周期完成,而应该周而复始地运行几个周期(实际多少周期因人而异)。其中第二个循环的检查监测和评价(收集的信息情况),又是上一个循环干预效果的评估依据。健康管理循环每运行一个周期,都要解决部分健康危险问题,通过健康管理循环的不断运行,使管理对象的健康问题不断得到解决,从而走上健康之路。

第二节 健康管理实践与历史溯源

一、健康管理的历史

自从人类出现以后就一直对健康管理进行着理论与实践的探索,从开始使用火种、到古代医学、再到近现代医学,人类一直在为生命的健康延续同各种疾病不断斗争。

2000多年前的《黄帝内经·素问·四气调神大论》已经孕育着"预防为主"的健康管理思想,"圣人不治已病治未病,不治已乱治未乱,此之谓也,夫病已成而后药之,乱已成而后治之,譬犹渴而穿井,斗而铸锥,不亦晚乎",即可为证。《吕氏春秋·尽数》所载"流水不腐、户枢不蠹,动也"就含有生命在于运动的哲理。中医养生十分重视饮食补益和锻炼健身防病,如《黄帝内经》指出:"毒药攻邪,五谷为养,五果为助,五畜为益,五菜为充,气味合而服之,以补精益气"。医学家华佗曰:"动摇则骨气得消,血脉流通,病不得生,譬犹户枢,终不朽也",其食疗与健身防病的养生法,则在很大程度上与营养学和运动医学颇为相似。"上医治未病,中医治欲病,下医治已病"与健康风险评估及风险控制十分相像。

在西方古代的多种医学文献(如罗马大百科全书)中也蕴涵着健康管理的思想。希波克拉底指出"能理解生命的人同样理解健康对人来说具有最高的价值。"罗马大百科全书记载:"医学实践由三部分组成:通过生活方式治疗,通过药物治疗和通过手术治疗。生活方式治疗就是在营养、穿着和对身体的护理、进行锻炼和锻炼的时间长度、按摩和洗澡、睡眠、合理限度内的性生活方面提供健康方式的处方和建议。"

现代健康管理的出现则是在市场需求和人类知识不断积累的条件下逐步完善和发展起来的。

健康管理完善的思维模式、实践及健康管理组织、相关支持政策及法案,最早出现在美国。1929年美国洛杉矶水利局就成立了最早的健康维护组织,也就是今天所讲的健康管理组织。1973年美国政府依据1972年的《社会保障法修正案》通过了《健康维护法案》,鼓励社会各界力量积极参与健康维护工作,期间不乏积极的市场运作。如健康管理与健康保险的结合,就推动了健康管理产业的发展。到1997年时,美国已有7 700万的人在大约650个健康管理组织中享受健康服务,美国医疗的重点是通过管理健康进行健康维护。

健康管理作为一门学科及行业,能在20世纪70年代美国快速兴起的主要原因包括有以下几个方面:

1. 由于新兴的、昂贵的医疗技术在20世纪中后期大量出现,导致医疗卫生费用迅速上涨,这是西方发达国家所面临的共同问题。但是美国比其他国家,医疗技术的推广速度要快得多,使用范围要普遍得多。据1995年对50名经济学家进行的一项调查,81%的经济学家同意这样一个观点:"过去30年,医疗卫生事业占GDP份额不断上升的首要原因是医疗技术的变化"。

2. 人口老龄化也推动了医疗卫生费用的上涨。人口老龄化最直接的后果就是紧急和长期护理需要的增加。老年人18%的收入用于健康管理,其自付的医疗费上涨速度是社

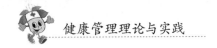

会保障支付的两倍。

3. 慢性病的发生率大幅度增长更是导致医疗卫生费用上升的重要因素。到了1970年医疗卫生费用持续增长,年均增长率为12.2%,而当年的GDP年均增长率为7.6%,大大高于GDP的年均增长率。

4. 员工健康状况不佳导致生产力下降。后工业化时代,员工的生产效率成为判断生产力的重要指标,要提高生产力就必须提高员工的工作效率。通过长期的研究发现,员工的工作效率与员工的健康状况密切相关。员工的健康状况直接影响到企业的成本与生产效率。如员工疾病、伤残可以导致企业医疗报销费用的增加,直接增加了企业的成本;伤残和疾病导致员工出勤率下降,导致生产错误率升高,产品废品率升高等等。这些直接降低了工作效率。成本的增加与工作效率的降低,致使生产力下降。

二、健康管理的实践

在美国,健康管理服务被最先广泛应用在保险行业。保险公司在医疗服务花费不断高涨的期间做过一个统计,发现可预防的疾病居然花掉了80%的医疗保险支出。诸如糖尿病、高血压这样的慢性病,患病率高、致残率高、致死率高、医疗费用高。但是这些疾病完全可以通过降低相关致病危险因素,降低患病率、致死致残率和医疗费,而这些危险因素的降低是可以通过行之有效的手段实现的。健康管理就是行之有效的手段之一,健康管理能够通过独有的技术对人群进行划分,预测出哪些人将来很可能患什么样的疾病,哪些人将来很可能需要支付较高的医疗费用。通过疾病预测,保险公司可以重点关注健康高危人群,通过健康管理服务防治和延缓疾病的发生,并为其存在疾病高危的有需求客户提供健康管理,有时对某些客户的健康管理甚至是允许其投保的条件。尽管健康管理早期的成本较高,特别是进行生活方式干预的早期,其成本很可能会超过疾病早期治疗的费用,但是考虑到建立健康生活方式所起到的健康延续作用,其远期的健康作用所带来的效益会大大超过因疾病导致赔付发生的费用。如减少疾病导致的急诊、住院和(或)抢救需求的概率来降低保险赔付费用,从而达到降低保险赔付支出、控制成本的目的,而这个目的就是保险公司的重要需求。

如果说保险公司为健康管理行业的发展提供了舞台,那么学术界和医疗机构则是为演出把关的舞台监督和舞台设计。业界影响力较大的有梅奥医疗集团、美国职业和环境医学学会、杜克大学等。健康管理式的医疗服务模式被这些机构积极地倡导和推广,其在研发、设计、评价等方面进行了大量的研究和广泛的成果推广。美国职业和环境医学学会、梅奥医疗集团健康管理资源中心均在健康管理与企业生产力的研究、实践、推动方面做出了突出的贡献。市场的需求则进一步促进了健康管理的发展,特别是疾病预测模型的研究与发展步入了快速成长期。众多疾病预测技术被开发出来,并且在健康保险服务中被广泛地采用,很大程度地控制了保险的成本,大幅下降了保险的医疗报销比例。

目前美国的健康管理服务团队已经拥有了庞大的规模。医疗机构,健康促进中心、企业、社区、众多健康服务组织都可以提供各种形式、内容多样的相关服务,成为医疗保健系统中的一支重要力量。其主要的健康管理基本策略包括生活方式管理、需求管理、疾病管理、灾难性病伤管理、残疾管理和综合人群管理。

三、疾病管理的建立

美国的疾病管理是一个协调医疗保健干预和与病人沟通的系统,它强调病人自我保健的重要性。疾病管理支撑医患关系和保健计划,强调运用循证医学和增强个人能力的策略来预防疾病的恶化。它以持续性地改善个体或全体健康为基准,来评估临床、人文和经济方面的效果。

疾病管理在美国的发展可以看做是健康管理的一个缩影,共分为三个阶段。

第一阶段:1995 年以前。制药公司为提高其服务质量,增加客户黏度所实施的疾病管理项目。主要策略是给病人发放健康教育材料,给医生发送临床诊疗指南及疾病治疗新进展等相关资料。此种方法缺乏对患者效果的评估,特别是没有评估和突出个性化治疗方法对单个病人的优点,所以健康改善和医疗费用节约情况并不令人满意。

第二阶段:1995~1998 年期间。采用二八定律制定的疾病管理策略,即 20% 的重病患者花费了医疗报销费用 80%,所以通过管理 20% 的重病患者,实施疾病管理即可有效达到控制费用的目的。由于其针对目标人群定位明确,通过高强度的个案管理在短期内节省了医疗费用。

第三阶段:1998 年至今。目前采用的疾病管理策略是从人群的角度出发,通过筛查发现高危人群以及疾病早期,将管理重点前移并加以重视,在疾病管理过程中使用信息系统辅助服务平台。其中,健康监测和健康效果评估成为关键点。

目前美国的疾病管理在医疗保健系统中已占重要地位,其主要涵盖的疾病是糖尿病、充血性心力衰竭、慢性阻塞性肺疾病、癌症、哮喘等慢性非传染性疾病。

疾病管理在美国的成功激励了疾病管理的全球拓展。德国、法国、英国、新加坡、澳大利亚、日本、希腊、瑞典等十多个国家和地区正在试验美国的疾病管理计划,使它适应自己国家体制的独特性。

第三节 健康管理的理论基础

人类在同疾病斗争、维护健康的过程中,通过对疾病发生、发展过程的了解,对人生、长、壮、老、已的认识,以及社会经济的发展规律的探求,发展了疾病危险因素积累理论、需求理论、系统管理理论、健康投资理论等等。这些理论的建立为健康管理的发展奠定了基础。

一、疾病危险因素积累理论

从健康到疾病,需要经过发生、发展的过程。对于急性传染性疾病,从健康到发病,甚至死亡可以是一个相对较短的过程,但是对于慢性非传染性疾病而言,这个过程大多会很长。比如一个健康的人从低危状态发展到高危状态;再到疾病早期,发生早期病变,出现临床症状;再到疾病诊断,产生并发症。这需要一个长期的过程,特别是在疾病被确诊之前,这个过程大多会是几年、十几年,甚至更长。而这期间诸多的健康变化是不容易被察觉的,并且各个阶段没有明确的划分指标,所以我们极易忽视,结果导致疾病的产生。在这个漫长的过程中,疾病危险因素逐渐积累。如疾病危险因素随年龄的变化(图 1-2)。

糖尿病就很具有代表性。糖尿病的发病是一个缓慢的发展过程,从血糖值正常,到"糖

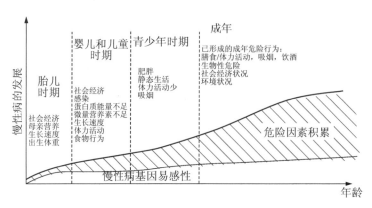

图 1-2 疾病危险因素随年龄变化

调节受损",再发展至糖尿病,平均发病过程需要 10～15 年。而此期间,通过药物和(或)非药物的干预手段(主要是生活方式)进行积极防治,可以有效地延缓糖尿病的发生。如中国的糖尿病大庆试验:1986 年,国家卫生部组织医学专家在大庆开展了一个历时 6 年的试验。试验对 577 名诊断为葡萄糖耐量降低(IGT)的人群,采用随机分组、以单纯生活方式干预预防糖尿病。1992 年,研究结果首次证明,IGT 的生活方式干预治疗是一级预防的基础,以控制饮食、增加体力活动为主的生活方式干预,可使高危人群中的糖尿病的发病率降低 30%～50%。此后,美国和芬兰的糖尿病预防研究专家也开展了类似的试验和研究,都取得了相同的研究效果。

在疾病确诊之前,我们是可以通过多种手段,对导致疾病产生的主要危险因素进行积极的干预、阻断或是减少危险因素,就很有可能推迟疾病的发生,甚至逆转疾病的产生及发展进程,从而起到健康维护的目标(图 1-3)。这是进行健康管理最基本的理论根据。

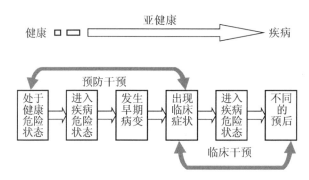

图 1-3 从健康到疾病的演变

二、传统医学理论

中医,中国传统医学,即祖国医学,是以《周易》"中道"的原理治病,使之恢复阴阳平衡,达到祛病疗疾目的的医术。

中医学是以中医药理论与实践经验为主体,研究人类生命活动中健康与疾病转化规律及其预防、诊断、治疗、康复和保健的综合性科学。其至今已有数千年的历史,拥有独立的理论和实践经验,在数千年的发展中为人类的健康繁衍做出了巨大贡献。从古至今,无论是从民族意义上讲,还是从地理意义上讲,中国人口数量总是最大的,除了政治、经济原因外,中医学的医疗保健对中国人口的数量和质量的贡献可谓功不可没,其提出的多种理论与健康管理的思想有异曲同工之妙。最为常见的包括"整体观""辨证观""治未病",以及中医的养生观念。

1. 整体观 中医的"整体观"强调整体统一性,表现为人是与自然界、社会乃至整个宇宙相统一的;人自身的生理、心理、病理是统一的。"天人合一"观点最早强调了"环境与人"的相互关系和相互影响。这可以说是最早的整体健康理论,与现代医学的大健康理论是一致的。

2. 辨证观 中医的"辨证观"强调辨证施治,是中医诊断、治疗疾病、预防、养生实践的思维方法和过程。"同病异治,异病同治"。其非常强调病因的辨证,强调个性化原则。即使是相同的疾病,由于致病因素不同,要采用不同的治疗方法;相反,不同的疾病,由于致病因素相同,可以采用相同的治疗方法。

3. 治未病 中医的"治未病"是指采取一定的措施防止疾病产生和发展的治疗原则,包括未病先防和既病防变两个方面。《黄帝内经》中提到的"不治已病治未病"就是早期的防病养生谋略,其强调的预防为主的思想,与当前的从"治疗疾病"向"预防疾病"重点转变的"前移战略"的主导思想息息相关。

4. 中医的养生观 中医养生是中医学中重要的组成部分,其是通过各种方法颐养生命、增强体质、预防疾病,从而达到延年益寿的一种医事活动。主要包括:饮食养生、四季养生、房室养生、浴疗养生、功法养生等等诸多养生方法。在健康管理策略中生活方式管理使用的干预手段,在中医养生中基本均能找到原型,如膳食干预、运动干预、心理干预、康复干预、药物干预。

同时中医还特别重视生活方式与健康的关系。《黄帝内经·素问·生气通天论》的"膏粱之变,足生大疔",《黄帝内经·素问·宣明五气论》中的"五劳所伤,久视伤血,久卧伤气,久坐伤肉,久立伤骨,久行伤筋",讲的都是不良生活方式对人体造成的损害。

三、需求理论

人们总是在力图满足某种需求,一旦一种需求得到满足,就会有另一种需要取而代之。大多数人的需要结构很复杂,无论何时都有许多需求影响行为。一般来说,低层次的需要基本得到满足以后,它的激励作用就会降低,其优势地位将不再保持下去,高层次的需要会取代它成为推动行为的主要原因。也就是说只有在较低层次的需求得到满足之后,较高层次的需求才会有足够的活力驱动行为。人要生存,其需要能够影响他的行为。只有未满足的需要能够影响行为,满足了的需要不能充当激励工具。

人的需要按重要性和层次性排成一定的次序,从基本的(如食物和住房)到复杂的(如自我实现)。马斯洛理论把需求分成生理需求、安全需求、社交需求、尊重需求和自我实现需求五类,依次由较低层次到较高层次。当人的某一级的需要得到最低限度满足后,才会追求高一级的需要,如此逐级上升,成为推动继续努力的内在动力。需要是健康管理产生的动力。

1. 生理上的需要 这是人类维持自身生存的最基本要求,包括饥、渴、衣、住、性方面的要求。对食物、水、空气和住房等需求都是生理需求,这类需求的级别最低,如果这些需要得不到满足,人类的生存就成了问题。在这个意义上说,生理需要是推动人们行动的最强大的动力。马斯洛认为,只有这些最基本的需要满足到维持生存所必需的程度后,其他的需要才能成为新的激励因素。一个人在饥饿时不会对其他任何事物感兴趣,他的主要动力是寻到食物。

2. 安全上的需要　安全需求包括对人身安全、生活稳定以及免遭痛苦、威胁或疾病等的需求。安全需求表现为安全而稳定以及有医疗保险、失业保险和退休福利等。马斯洛认为，整个有机体是一个追求安全的机制，人的感受器官、效应器官、智能和其他能量主要是寻求安全的工具，甚至可以把科学和人生观都看成是满足安全需要的一部分。

3. 感情上的需要　感情上的需要包括对友谊、爱情以及隶属关系的需求。一是友爱的需要，即人人都希望得到爱情，希望爱别人，也渴望接受别人的爱；需要有伙伴、同事，并保持相互间关系融洽、友谊和忠诚。二是归属的需要，即希望成为群体中的一员，并相互关心和照顾。在马斯洛需求层次中，这一层次是与前两层次截然不同的另一层次。感情上的需要比生理上的需要来得细致，它和一个人的生理特性、经历、教育、宗教信仰都有关系。

4. 尊重的需要　尊重需求既包括对成就或自我价值的个人感觉，也包括他人对自己的认可与尊重。尊重的需要又可分为内部尊重和外部尊重。内部尊重是指一个人希望在各种不同情境中有实力、能胜任、充满信心、能独立自主。外部尊重是指一个人希望有地位、有威信，受到别人的尊重、信赖和高度评价。有尊重需求的人希望别人按照他们的实际形象来接受他们，并认为他们有能力，能胜任工作。他们关心的是成就、名声、地位和晋升机会。马斯洛认为，尊重需要得到满足，能使人对自己充满信心，对社会满腔热情，体验到自己活着的用处和价值。

5. 自我实现的需要　自我实现需要的目标是自我实现，或是发挥潜能。这是最高层次的需要，它是指实现个人理想、抱负，发挥个人的能力到最大程度，完成与自己的能力相称的一切事情的需要。也就是说，人必须干称职的工作，这样才会使他们感到最大的快乐。达到自我实现境界的人，接受自己也接受他人，解决问题能力增强，自觉性提高，善于独立处事，要求不受打扰地独处。马斯洛提出，为满足自我实现需要所采取的途径是因人而异的。自我实现的需要是在努力实现自己的潜力，使自己越来越成为自己所期望的人物。

按马斯洛需求层次理论假定，人们被激励起来去满足一项或多项在他们一生中很重要的需求。更进一步地说，任何一种特定需求的强烈程度取决于它在需求层次中的地位，以及它和所有其他更低层次需求的满足程度。马斯洛的理论认为，激励的过程是动态的、逐步的、有因果关系的。人们总是优先满足生理需求，而自我实现的需求则是最难以满足的。

四、系统管理理论

系统论是研究系统的一般模式，结构和规律的学问，它研究各种系统的共同特征，用数学方法定量地描述其功能，寻求并确立适用于一切系统的原理、原则和数学模型，是具有逻辑和数学性质的科学。在健康管理中，对疾病的预测、风险因素的评估就是应用了系统论的指导思想，在复杂的各种危险因素中寻找主要危险因素，通过主要危险因素的整合，确立适用于具有相同健康信息的人群的患病风险预测，并将此表达为数学模型。如国家"十五"攻关课题项目"冠心病、脑卒中综合危险度评估及干预方案的研究"，其能够准确地从人群中筛查出潜在发病的高危人群，从而积极有效地加以干预。

系统论的基本思想方法，就是把所研究和处理的对象当作一个系统，分析系统的结构和功能，研究系统、要素、环境三者的相互关系和变动的规律性，用优化系统观点看问题。世界上任何事物都可以看成是一个系统，系统是普遍存在的。

系统论的共同基本特征是整体性、关联性、等级结构性、动态平衡性、时序性。其核心思想是整体观念。在健康管理中服务管理的整体性、整体健康观念、健康危险因素之间的相关性、疾病与健康的动态平衡发展、不同阶段实施不同的健康管理服务等等,都体现了系统管理的基本特征。

按照系统控制理论,系统运行的品质取决于它的能控性和可观测性。简单地说,可控性差的系统是不可能调整到我们所需要的满意程度的;而一个可观测性差的系统就更谈不上可控了——我们无从观测到原因,也无从观测到结果,控制就无从谈起了。所以,为了强化对顾客健康风险的全过程的监管控制,需要在第一时间、第一现场、获取第一手资料和信息,需要对获取的大量健康信息和服务管理信息进行数据加工。这就是健康管理的信息化监管平台。群体健康管理的基础或载体是建立在健康管理服务网络平台和信息化服务管理平台之上的,前者是无微不至的健康管理服务的提供者,后者是无所不晓的信息服务工具和监管手段,二者缺一不可。

今天系统论与控制论、信息论、运筹学、系统工程、电子计算机和现代通信技术等新兴学科相互渗透、紧密结合,这使得健康管理更是如虎添翼。电子信息技术、系统工程、信息论、控制论使得健康管理服务更加系统化、标准化、量化、个性化。如目前使用的各种慢性病防治系统,就是充分利用物联网技术,将慢性病患者的体检指标信息、运动信息、膳食信息、心理评估信息、医疗服务信息收集、评估,最后对慢性病患者依据评估进行健康干预,管理慢性病病人。

五、健康投资理论

依据已有的人力资本理论,劳动者的人力资本存量主要由健康、知识、技能和工作经验等要素构成。虽然这些要素的增进都会提高个人的生产率,即改善个人获得货币收入和生产非货币产品的能力,但唯有其中的健康存量,决定着个人能够花费在所有市场活动和非市场活动上的全部时间。每个人通过遗传都获得一笔初始健康存量,这种与生俱来的存量随着年龄渐长而折旧,但也能由于健康投资而增加。

健康是人生最大的财富,有了健康才有现在和将来的一切。有一个很恰当的比喻:健康的身体好比是数字"1",理想、事业、爱情、财富等分别为"1"后面的"0"。"0"越多,一个人的人生就越丰富,但如果把前面的"1"去掉,则后面再多的"0"也是毫无意义! 健康是构成人类社会进步和经济发展的第一要素,是人们追求幸福人生的最佳境界。

健康投入指的是人们为了获得良好的健康而消费的食品、衣物、健身时间和医疗服务等资源。在这个意义上,个人既是消费者同时又是投资者,健康正是投资的结果。事实上,健康也是一种资本,而且,健康资本是人力资本的最基础、最核心组成部分。

人力资本是体现在人身上的,可以为人们提供未来收入的一种资本。由此我们可以得出两个结论:其一,身体的健康是人力资本的基础;其二,可以给健康资本初步进行定义,即存在于人身上的,可以对现实以及未来收入给予保障,而获得持久和更大收益的资本。相比于其他物质资本,健康资本一样起到生产性作用,都能够使国民收入增加,经济增长;都是通过投资形成,通过减少或牺牲现期消费以换取未来收入。不同之处在于物质资本可买卖、转让或被继承,而健康资本不能。

1. **现代社会发展对健康的新挑战** 进入现代社会以来,尽管医疗科技得到迅猛发展,但健康仍然不断在遭遇各式各样的挑战,一是来源于人口学趋势的改变,如城市化进程、老年人和慢性病的增加等;二是伴随着越来越快节奏的工作,迅速发生的变化和高强度的压力,几乎所有人都因为经济的快速发展感到了压力,国民的心理健康状况令人担忧;三是跨国因素对健康也有重要的影响。人们必须承受社会改变带来的深刻影响,人生价值观、生活方式、生活条件受到广泛冲击和改变,而这种改变的后果之一就是使人们不断地感到不适应,各种压力倍增。

2. 健康资本化使人们对健康的未来充满信心和期待　从经济角度来看,健康资本投资可以大幅节省社会资源。加强对健康资本的投资,不仅能达到保障健康的目的,更好地促进事业的发展,从长远看,也能改变生活方式,最终最大限度地节省医疗保险费用的支出,极大地减轻社会经济发展的负担,促使经济迅速自主向前发展,增进国家的竞争力。

从社会角度来看,健康资本投资显著改变人们生活,促进社会、家庭和个人的健康和谐。一是健康资本化将极大促进对健康的规划和投资,促使社会发展的重点和格局形成新的平衡;二是对健康的全新认识带来新的健康生活内容与方式,极大减轻健康问题对家庭和社会的压力;三是健康资本投资大大提高了人均寿命。新中国成立初期,我国人口平均寿命仅为 35 岁,随着医疗条件的改善、医疗保健投入的加大,人口平均寿命一直呈上升趋势。2023 年中国在全球人均寿命排名中位列第 51 位,人均寿命为 77.3 岁,比 2015 年上升了 2.7 岁。

3. 健康资本保值和增值的途径　一是突出预防,降低健康消耗和健康保障成本,实现资本增值;二是加大投入,科学规划和发展健康产业,循环发展健康资本。

(1) 预防是健康资本保值与增值的核心。加强预防往往可以收到事半功倍的效果,公共责任部门必须不断强化健康保障工作"预防—保健—医疗—康复"的观念,培育健康资本的自我保值与增值能力,增强人们健康意识,加强健康教育和指导,提高全民自我保健能力。如采取开办保健知识讲座、编印健康保健手册、进行运动和膳食指导等多种形式,普及保健知识,培养良好的生活习惯,真正使人们能够自觉做到合理饮食、适量运动、心理健康,始终保持充沛的精力和健康的心态,最终提高公民的自我防范意识和保健能力,实现健康资本的保值和增值。

(2) 大力发展健康产业,循环发展健康资本。健康资本增值对社会影响巨大,投资健康产业利润丰厚。健康产业是生命产业,是希望产业,前景广阔。应从政策上积极规划和扶持,追加投资,积极发展健康产业链,从战略高度加以扶持,以获得长期利益和战略利益。

加强对人的健康投资,有利于延长人的寿命,降低婴幼儿死亡率等等。这些都是提高人口素质,强化人力资本的基本措施。寿命的延长不但有助于人们对自己进行更多的教育,促进未来收入的增长,而且有助于促进他们对孩子进行更多的投资,促进社会未来的发展;而健康资本和其他形式人力资本的增加往往会提高劳动者的劳动生产率。

第四节　健康管理的基本内容与步骤

健康管理是一种前瞻性的卫生服务模式,它以较少的投入获得较大的健康效果,从而增加医疗服务的效益,提高医疗保险的覆盖面和承受力。一般来说,健康管理有以下三个基本步骤。

第一步是了解被管理者的健康,只有了解个人的健康状况,才能有效地维护个人的健康。具体地说,第一步就是收集服务对象的个人健康信息。个人健康信息包括个人一般情况(性别、年龄等)、目前健康状况和疾病家族史、生活方式(膳食、体力活动、吸烟、饮酒等)、体格检查(身高、体重、血压等)和血、尿实验室检查(血脂、血糖等)。

第二步是进行健康及疾病风险性评估,即根据所收集的个人健康信息,对个人的健康状况及未来患病或死亡的危险性进行量化评估。其主要目的是帮助个体综合认识健康风险,鼓励和帮助人们纠正不健康的行为和习惯,制定个性化的健康干预措施并对其效果进行评估。

健康风险评估是一个广义的概念,它包括了简单的个体健康风险分级方法和复杂的群体健康风险评估模型。在健康管理学科的发展过程中,涌现出了很多种健康风险评估的方法。传统的健康风险评估一般以死亡为结果,多用来估计死亡概率或死亡率。近年来,随着循证医学、流行病学和生物统计学的发展,大量数据的积累,使得更精确的健康风险评估成为可能。健康风险评估技术的研究主要转向发病或患病可能性的计算方法上。传统的健康风险评价方法已逐步被以疾病为基础的患病危险性评估所取代,因为患病风险比死亡风险更能帮助个人理解危险因素的作用,有助于有效地实施控制措施。

患病危险性的评估也被称为疾病预测,可以说是慢性病健康管理的技术核心。其特征是估计具有一定健康特征的个人在一定时间内发生某种健康状况或疾病的可能性。健康及疾病风险评估及预测一般有两类方法(表1-1)。第一类方法建立在评估单一健康危险因素与发病概率的基础上,将这些单一因素与发病的关系以相对危险性来表示其强度,得出的各相关因素的加权分数即为患病的危险性。由于这种方法简单实用,不需要大量的数据分析,是健康管理发展早期的主要健康风险评价方法。目前也仍为很多健康管理机构和项目所使用,包括美国卡特中心(Carter center)及美国糖尿病协会(ADA)。第二类方法建立在多因素数理分析基础上,即采用统计学概率理论的方法来得出患病危险性与危险因素之间的关系模型,能同时包括多种健康危险因素。所采用的数理方法,除常见的多元回归外,还有基于模糊数学的神经网络方法及 Monte Carl 模型等。这类方法的典型代表是 Framingham 的冠心病模型。随着人工智能(AI)技术的发展,智能建模、大数据建模也逐步应用于健康管理。

表1-1　两类常用健康评价方法的比较

评价方法	定义	方法	结果表示
单因素加权法	判断个人死于某些特定健康状况的可能性	多为借贷式计分法,不采用统计概率论方法计算	多以健康评分和危险因素评分的方式
多因素模型法	判断一定特征的人患某一特定疾病或死亡的可能性	采用疾病预测模型法,以数据为基础,定量评价,可用于效果评价(费用及健康改善)	患病危险性,寿命损失计算,经济指标计算

《健康管理师》　陈君石,黄建始　2007

患病危险性评估的一个突出特点是其结果是定量的、可比较的。由此可根据评估的结果将服务对象分成高危、中危和低危人群,分别施以不同的健康改善方案,并对其效果进行评价。

在健康风险评估的基础上,我们可以为个体和群体制定健康计划。个性化的健康管理计划是鉴别及有效控制个体健康危险因素的关键。将以那些可以改变或可控制的指标为重点,提出健康改善的目标,提供行动指南以及相关的健康改善模块。个性化的健康管理计划不但为个体提供了预防性干预的行动原则,也为健康管理师和个体之间的沟通提供了一个有效的工具。

第三步是进行健康危险因素的干预。在前两部分的基础上,以多种形式来帮助个人采取行动、纠正不良的生活方式和习惯,控制健康危险因素,实现个人健康管理计划的目标。与一般健康教育和健康促进不同的是,健康管理过程中的健康干预是个性化的,即根据个体的健康危险因素,由健康管理师进行个体指导,设定个体目标,并动态追踪效果。如糖尿病管理等,通过个人健康管理日记、参加专项健康维护课程及跟踪随访措施来达到健康改善效果。一位糖尿病高危个体,其除血糖偏高外,还有超重和吸烟等危险因素,因此除控制血糖外,健康管理师对个体的指导还应包括减轻体重(膳食、体力活动)和戒烟等内容。

健康管理的这三个步骤可以通过互联网的服务平台及相应的用户端计算机系统来帮助实施。应该强调的是,健康管理是一个长期的、连续不断的、周而复始的过程,即在实施健康危险因素干预措施一定时间后,需要评价效果、调整计划和干预措施。只有周而复始,长期坚持,才能达到健康管理的预期效果(图1-4)。

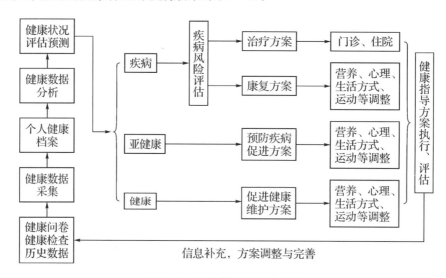

图1-4　健康管理循环过程图

第五节　健康管理的现状与展望

客观地分析健康管理的现状与发展前景,是准确把握健康管理的现实状况,有效促进本学科建设,大力推进该项事业向前发展的前提。

一、国外健康管理的发展现状

20世纪70年代,随着美国医疗保险业与医疗模式的发展,健康管理作为一门学科和产业在西方国家迅速发展,其中美国职业和环境医学学会、杜克大学、梅奥医疗集团等对健康管理的模型开发、效果评价上进行了一定的研究。目前,由美国政府制定的全国健康管理计划已进入了第三个10年,主要为提高健康生活质量,延长健康寿命、消除健康差距两个目标。此外,健康管理服务组织的形式趋于多元化,包括医疗集团、健康促进中心、社区服务组织、健康管理公司、医学健身中心、医学健身学会等。在健康管理研究机构方面有如美国健康与生产力管理研究院(IPHM)等。美国健康管理研究中心提出的口号是:提倡健康的生活方式！提高生活质量！

在欧洲,有约70％的雇主为公司员工购买健康管理计划。芬兰的基层社区卫生服务组织比较成熟,从20世纪70年代开始,探索通过改变人群生活习惯的,从源头上控制疾病危险因素的新型健康管理模式。1972年在芬兰的北长累利阿(North Karelia)开展的综合干预方案,对高血压、高胆固醇血症、吸烟及其他不良生活方式进行干预,重点对高血压患者进行管理和治疗。截止到1989年,干预社区的心血管病死亡率下降到1972年的一半,取得了举世瞩目的成就。进行慢性病干预的国家认为,降低临床上高危人群的措施,所起的作用是很有限的,如果以人群为基础,即使是一般危险因素和生活方式的适度改变,都将具有潜在的巨大公共卫生意义。芬兰北卡项目开展后,欧洲地区进行了一系列的类似项目。这些健康干预项目从全球角度看,主要是由WHO/HQ发起的。国外其他国家开展的慢性病社区干预项目,除芬兰北卡项目的影响较大之外,主要有:斯坦福三社区研究,斯坦福五城市项目,明尼苏达心脏健康项目和波他基特心脏健康项目,以及瑞典的慢性病控制国家研究项目,德国的心脏病预防项目。

在日本,不到两亿人口就有60多万营养师为人们提供专业的健康管理服务,由行政机关和民间健康管理组织一起,对全体国民进行健康管理,并对登录的外国人提供健康管理服务。它使成千上万的患者摆脱了疾病的困扰,走向健康长寿的道路。现在,日本的人均寿命已达84岁,位居世界第一。

二、我国健康管理的现状

在我国,健康管理名词的出现才20余年。健康管理作为一个新兴行业还处于起步阶段,以健康体检为主要形式的健康管理行业开始兴起。冠以健康管理名称的众多服务机构从不同层面来完成相关健康管理服务,如健康体检、健康危险因素分析、健康跟踪指导等。2005年,卫生部(卫健委)职业技能鉴定指导中心组织相关领域的专家启动了健康管理师国家职业的申报工作,同年劳动和社会保障部批准将健康管理师列为卫生行业特有国家职业。中华预防医学会于2006年9月成立了健康风险评估和控制专业委员会。2007年劳动和社会保障部、卫生部共同制定了健康管理师国家职业标准,随后,卫生部组织有关专家编写了健康管理师培训教材等,并承担国家职业资格的鉴定考核工作。中华医学会于2007年7月成立了健康管理学分会并于同年10月创办了国内第一家健康管理的学术刊物——《中华健康管理学杂志》。这些进展标志着我国健康管理行业正在快速而有序的发展。截止到2014年,国内健康体检与健康管理相关机构已发展到5 000余家,从业人员达数十万人。现有健康管理服务发展模式可归纳为以下三种。

1. 依托医院的服务模式。依托医院的服务模式是由医院提供的以健康体检和慢性病管理为主的健康管理医学服务模式。《2019年国家医疗服务和医疗质量安全报告:健康体检管理分册》显示,健康管理行业中,依托医院的健康体检(管理)服务模式处于主导地位,且以综合医院居多。此模式依托医院已有的医疗资源、完善的运营模式、较强的检测设备和技术力量,以及医疗专家较高的学术能力和科研水平,在健康管理方面取得了一定成效。

2. 独立设置健康体检(管理)机构服务模式。独立设置健康体检(管理)机构服务模式主要由社会办体检机构提供,健康软件公司、平台服务公司、咨询公司等参与。此类服务机构围绕自身专业特点开展相关服务,可对资源进行有效整合,扩大医疗服务覆盖面。针对健康管理服务市场化和产业化需求,以服务质量为优先,通过加盟或连锁形式,采取不同经

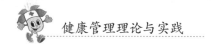

营模式,以满足不同层次的健康需求。其服务价格和服务项目具有相对灵活的市场活力,能够在一定程度上满足大众健康筛查和健康促进需求。

3. 社区服务模式　社区作为社区服务模式的主体,包括公立综合一级医院、乡镇卫生院和社区卫生服务中心等。以"国家基本公共卫生服务项目"为着力点,提供慢性病筛查、诊治和康复等健康管理服务,具有覆盖面广、政策支持力度大等特点。

目前国内在健康评估、健康维护、健康产品、服务模式、运行方式、服务范围上都不能很好地满足社会需要,与国家和地方的相关医疗卫生政策和健康保险规定衔接不良,与国际水平尚存在着一定的差距。有关健康管理、健康产业的内涵、外延和实际运作都存在着很多不清晰的认识。健康管理各环节所采用的方法、健康管理相关的法律法规、政策支持、市场管理还很不完善。我国健康管理仍存在一些亟待解决的问题。

(1) 投入力度不够。目前,各级政府在医院临床工作和科学研究工作中均投入了大量的人力物力,相对而言,对健康管理的重视和投入则明显不足。健康管理作为一个学科,需要相关国家政策的扶持,诸如国家医疗预防投入、医疗保险体制改革、资金投入等,目前,我国政府在这些方面还有待加强。

(2) 重视身体健康,对心理健康关注不够。心理健康不仅指没有心理疾病或变态,个体社会适应良好,还指人格的完善和心理潜能的充分发挥,亦在一定的客观条件下将个人心境发挥成最佳状态。当前,心理障碍已经成为全球性的高发病。但据多中心合作资料的数据显示,上海地区的医师对心理病症状况的识别率仅仅只有21%。通过搜索58家健康管理示范基地提供的服务发现,绝大多数提供的都是身体健康的管理和维护,只有寥寥几家机构提供心理咨询和心理健康知识讲座,而且心理健康管理针对的还是心理疾病的筛查,缺乏对处于亚健康状态的心理问题和健康人群的主观幸福感的关注。

(3) 健康需求迫切,但服务形式单一,手段落后。目前国内打着健康管理旗号的公司、体检中心、医疗机构等超过10 000家,90%以上都是以体检为主的服务,没有做到真正意义上的健康管理。大部分机构仅提供健康管理某一个环节中的某项服务,如健康体检、健康咨询、健康指导等,缺少检后跟踪服务,跟不上体检发展步伐,预防康复以及健康管理适宜技术手段少,提供的服务比较单一,质量参差不齐,精准规范的健康管理医学服务模式或者是路径尚未建立,健康管理服务行业的规范或技术标准缺位,尚缺乏科学完整的理念策略、检测手段、评价指标和评估模型。

(4) 健康管理服务信息化滞后,尚不能满足新时期群众需求。目前由于缺乏国家层面的顶层设计和宏观管理,健康管理服务行业的信息孤岛大量存在,大数据、云计算等新技术推广面临诸多困难,健康管理信息技术和产品开发、集成应用的针对性明显不足。尤其是体检数据、医保数据、死因数据、门诊信息的共享涉及不同部门,人群健康数据的收集和整合工作面临很大挑战。

三、我国健康管理的发展前景

在发达的国家,健康管理深受人们的欢迎。因为她能够给国家带来生机和活力,能给人民带来幸福和快乐,人们无不欢迎她!而在我国,这个"天使"目前还只是处在"胎儿"和"襁褓"之中。但是,我们完全有理由相信,这个"胎儿"或"婴儿"将很快成长为人人欢迎的美丽天使。所以我们应坚定地相信,健康管理在我国前途广阔,前景是十分辉煌的!

1. 从健康管理自身的性质看,它是一项利国利民的事业

(1) 它是一项利国的事业。之所以说它是利国的事业:其一,综合地讲,健康管理能促进人民的健康,而人民的健康是国家的强大社会资源,是最宝贵的生产力,是推动社会发展的最重要力量。我们都知道社会生产力是推动历史前进的根本动力,人是生产力中最具能动性的因素,而健康则是人发挥作用的重要基础和条件。有了健康的体质,人的社会功能才能更有效发挥。其二,具体地讲,健康管理能够提高国家的经济实力和竞争力。一个国家经济实力和竞争能力,是一个国家经济发展水平的标志。国家经济的发展有赖于各个具体企业的发展和活力,社会全体职工的健康将直接影响国家经济的发展速度和活力。而健康管理能够促进劳动者的健康,使其能够以充沛的精力投入工作,从而大大地推动国家经济发展,提高国家的经济实力和竞争力。其三,它能提高社会文明程度,综合实力和国家总体形象。健康管理旨在促进全民健康,这一工作的深入开展必将推动我国医学科学、社会科学以及人类学等科学的发展,必将大大推动全民健康水平的提高,国家的公共卫生管理将改观,人民的精神面貌将焕然一新,整个社会的文明程度将会登上一个新的台阶,进而提高国家的综合实力和总体形象。

(2) 它是一项利民的事业。说它是利民的事业,首先,因为健康管理的直接功能是为广大人民群众防治疾病,维护和促进全国公民的身心健康。患病的人深知,大病当头,阳光也不再明媚,春风不再和煦,久病床前无孝子。而健康管理则可以防治病魔,送来健康,使人免受疾病之苦,并给人们带来幸福快乐。其次,健康管理贯彻了"预防为主、防治结合"的方针,采用多学科知识与高科技手段结合的综合防治措施,采用现代医学模式,既科学又省时、省力、省钱,最终培养科学生活方式。这对于刚刚奔小康的中国人而言,不失为一种既经济便利又安全实惠的健康措施。最后,健康管理能给人们带来身心健康,使人们能始终以强健的体魄,良好的心态和充沛的精力投入生活和工作。这样可使每个人的潜能得以挖掘,创造力得以发挥,才华得以施展。

2. 从未来的市场需求看,其市场必定十分广泛

(1) 我们国家有 14 亿人口,而健康管理的客观对象是所有人,可以管理人生的全过程。而风险的客观性和不确定性,人人都难免遭受环境危险、生物危险、医药危险等不同的健康危险因素的侵袭,都可能成为现实的健康管理的需求者

(2) 我国已提前进入人口老龄化时代,老年人口已达 2.8 亿人之多。人到老年就意味着体弱多病,由于历史的、社会的等等诸多原因,年轻时积累下来的各种疾病,此时各种症状相继出现,这时既需要生活照顾,更需要健康管理。

(3) 我国慢性病发病率迅速上升,人数不断增多,而慢性病病程长、难治愈、花费高,由于慢性病的漫延和发展,不仅给患者带来痛苦,而且给国家带来经济压力,并给患者家庭造成经济困难。慢性病病人是当今健康管理的重点对象。

3. 从我国社会的发展看,健康管理由潜在市场需求转化为现实需求

(1) 需要强大的社会物质基础。健康管理的全面开展,要求必须有强大的社会物质基础。应该乐观地看到,我们有了改革开放的正确道路,有了科学发展观的科学指导,社会经济全面和谐,持续稳定,高速发展是毋庸置疑的。我国经济实力会不断地、快速地增强,这正是健康管理变为现实需求的强大物质基础。

(2) 健康管理是一项社会性的公益事业,它需要全社会来做,特别是需要国家政府部门的大力支持。从国外的经验看,最早出现健康管理的美国,在 1929 年就产生了健康管理

组织,但其发展很慢,只是在1973年国家通过了《健康维护法案》后,才在全美范围内有了迅速的发展。在我国,同样需要国家政府部门的大力支持。现今我国有些城市,如北京、重庆,已把市民健康或健康管理纳入到工作议程。相信国家层面,在以人为本的科学发展观指导下,会日益关注人民健康问题,合适时地制定相关的政策乃至法规,推动全民健康和健康管理的发展。

(3)人民生活水平的进一步提高,健康意识的进一步增强。人们的健康意识的觉醒、增强是必须依一定的物质生活条件作为基础的。当人连肚子都填不饱的时候,他首先想到的是如何吃饱穿暖;当他衣食无忧时,他才会想到如何吃好一点,穿好一些;当他吃穿不愁、都很满意,且还有富余的资金和精力时,他就会想到如何使生活更潇洒,更完美,提高生活质量,如何使自己生命更长寿,工作效率更高,创造更多社会财富,提高自己的人生价值,这自然就会想到身心健康问题。

综上所述,健康管理是一项利国利民的事业,是一项得民心、顺民意,福在当代,功在千秋的事业。它具有十分广泛的市场需求,尽管这些需求目前还处于潜在状态,但它转为现实需求将指日可待。应该相信,健康和健康管理将会成为21世纪最热门的、最时髦的话题,在不久的将来我国将会出现一个爆炸性的健康管理旺盛需求期。

(夏俊杰　张开金)

第二章　健康信息收集与管理

第一节　健康信息的概念

信息是普遍存在于人类社会的现象，一切存在都有信息。信息是客观世界中各种事物的运动和变化的反映，是客观事物之间相互联系和相互作用的表征，是客观事物运动和变化的实质内容，是物质的一种属性。对人类而言，人的五官生来就是为了感受信息的，它们是信息的接收器，它们所感受到的一切都是信息。然而，大量的信息是我们的五官不能直接感受到的，人类正通过各种手段，发明各种仪器来感知它们、发现它们。

信息就是消息，是指在日常生活中具有新知识、新内容的消息。现代科学所研究的信息与消息有联系，但不完全等同，它泛指各种消息、情报、知识、指令、数据、代码等。信息与人类任何有目的活动息息相关，是人们发现、分析和最终解决问题所必不可少的。人们在获得这种信息之后，就能消除某种认识上的不确定性，改变原有的知识状态。21世纪，人类正在以前所未有的规模大量地产生信息、使用信息，从而极大地推动科学技术和生产实践乃至日常生活的变革和进步。

健康信息是指与人的健康相关的各类信息，包括人口学特征、健康体检、生活行为方式和医疗卫生服务等信息，是与健康管理相关的各种数据、指令和知识的总称。要想利用现代信息技术来帮助实现健康管理，需要我们充分认识健康信息的特点，对这些信息进行全面的收集、有效的传输、妥善的存储，并对这些信息进行相关统计评价和挖掘提炼，为促进人类健康发挥应有的作用。

一、健康信息的主要内容

健康信息大致可以分为两大部分：一是健康管理服务的环境和资源信息；二是实施健康管理服务中采集利用的信息。

1. 环境和资源信息

（1）社区环境信息

①人口状况：人口总数及年龄与性别构成，人口的迁移与流动等。

②经济状况：当地工农业生产总值，财政收入与支出，人均收入水平及收入差别，主要收入来源等。

③文化观念：居民的受教育程度，当地的风俗习惯，居民对健康与疾病的看法及对各种卫生服务的认识与态度等。

④社会环境：当地婚姻状况、家庭结构及成员关系，以及社会支持系统状况，行政区划、学校及其他组织状况，政府对卫生工作的支持与社会技术资源（如电力供应、通信设施等）状况等。

⑤自然环境：当地地理特征与气候状况，住房、供水源、食物可得性，排泄物处理设

施等。

⑥科技环境:医学及相关科学与技术的发展动态等,远程辅助医学诊断与远程医学教育信息管理等,药品、制剂、器械、新技术新方法等。

⑦政策环境:卫生政策、法规及改革方针,财务、工商、物价管理等。

(2) 居民健康状况信息

①总体健康:总死亡率、婴儿死亡率、孕产妇死亡率、期望寿命等。

②身体健康:传染病、地方病、职业病及癌症、心脑血管疾病等的发病(患病)与死亡情况等。

③心理健康:主要精神疾病(紧张、抑郁症等)的患病情况等。

④社会健康:社会交往与人际关系障碍情况以及社会适应能力等。

(3) 居民卫生行为信息

①吸烟行为:吸烟总人数及其人群分布,以及吸烟量大小、开始吸烟的年龄、吸烟时间长短等。

②饮酒行为:饮酒人数与分布,饮酒量与频度,饮酒起始年龄与时间长短等。

③饮食习惯:居民的主食品种、口味,以及偏食和烟熏等食品的摄入情况等。

④吸毒与性乱:有无吸毒现象存在,有无同性恋、性关系混乱、商业性性服务等现象的存在等。

⑤就医行为:居民计划免疫、妇幼保健等服务的接受与参与程度,居民生病后就医的及时程度及对医嘱的依从性大小等。

(4) 卫生资源信息

①人力资源:卫生人员的数量与种类、年龄结构、专业分布与构成等。

②经费资源:财政拨款、专项建设费用、业务收入及各项支出等。

③物质资源:药房、诊所、病房等的数量、状况与分布等,药品的供应情况,诊疗仪器、床位、交通工具等的数量、完好状况与利用率等。

④信息资源:书籍与手册,记录与报告,社区调查研究资料等的拥有量、质量与利用等。

(5) 卫生服务信息

①医疗服务:不同地区、不同层次提供的医疗服务的种类、数量和质量等。

②预防服务:计划免疫、健康教育、改水改厕等的开展情况。

③保健服务:孕产妇系统管理、妇女常见病防治及儿童生长发育监测工作情况等。

④康复服务:残疾人的治疗、设施提供及社区康复工作开展情况等。

(6) 卫生产出信息

①效率与效果:不同健康管理服务机构所提供的卫生服务的数量与质量,各类卫生服务的成本效益大小等。

②公平性:不同人群对卫生服务的利用情况等。

③满意度:居民对卫生服务的满意度状况、意见和要求等。

(7) 卫生管理信息

①目标计划:组织的功能、使命与目标,组织的规划与计划机制和过程等。

②组织制度:组织的管理体制、制度等。

③监督控制:上级对下级的技术与管理指导等。

2. 个体危险因素信息

（1）个人行为和生活方式：如吸烟、饮酒、体力活动情况等。

（2）环境因素：如经济收入、居住条件、家庭关系、工作环境、心理刺激等。

（3）生物遗传因素：如年龄、性别、种族、身高、体重等。

（4）医疗卫生服务：如有否定期健康检查、直肠镜检查、阴道涂片等，以及体检结果，如血压、血糖、血脂等实验检查。

（5）原有疾病史、生育史、家庭疾病史等：如有无原因不明的肛门出血、慢性支气管炎、肺气肿、糖尿病等；了解初婚年龄、妊娠年龄、生育胎数等；家庭中是否有人死于或患有心脏病、乳腺癌、糖尿病、自杀等。

二、健康信息的特点

健康信息除了具有信息的基本特征，如可量度、可识别、可转换、可存储、可处理、可传递、可再生、可压缩、可利用、可共享外，还包括：

1. 个体属性　健康管理的绝大多数信息都是来自每一个服务对象个体，例如生活方式的相关信息，饮食习惯、口味轻重、吸烟与否等，每个人都不一样；而生理生化指标、健康状况等更是因人而异。因此，"个体属性"是健康信息的一个特点。我们在进行健康信息管理时必须重视这个特点，那就是要为每一个接受健康管理的服务对象建立健康档案，并根据每个个体的变化及时更新健康档案。

2. 连续属性　健康管理服务是一种连续性的服务，健康档案就是健康管理服务工作开展的基础，每个人的健康档案开始于他的出生，记录了他最初的信息，甚至更早的胚胎时期的信息，并且伴随其一生，直到生命的终了。一份完整的健康档案是一个人从出生到死亡整个过程，包括其健康状况的发展变化情况以及所接受的各项卫生服务记录的总和，故健康管理服务的信息具有连续属性。

3. 群体属性　健康管理信息是在一定范围（即一个社区）内产生的，它具有共同的自然环境、社会人文环境、社区资源条件的背景及影响因素。这些社区基础信息的共性，会产生带有社区群体属性的健康信息，例如饮水中氟含量高的地区居民容易发生氟斑牙，缺碘地区的居民容易发生地方性甲状腺肿等。

健康管理信息的群体性，要求我们在设计信息管理系统时，必须从宏观的公共卫生的角度去分析、综合、挖掘这些信息，作出"社区诊断"，制定"社区处方"，给健康管理服务提供科学的依据。

三、健康信息的作用

1. 信息是决策和计划的基础　制定决策与计划是管理中最重要的职能和任务，但科学的决策与计划必须以全面反映客观实际的信息为依据。从一定意义上说，决策的水平和质量取决于信息工作的水平和质量。如要制订"高血压疾病管理"工作年度计划，就必须以近几年"高血压疾病管理"服务工作开展情况为依据，结合来年可能发生的主、客观因素的影响加以分析，然后才能作出计划。

2. 信息是控制和监督健康管理工作的依据　任何一项健康管理工作的完成，都或多或少会遇到一些意想不到的外部因素的干扰，使健康管理工作不可能完全按照预先的决策和计划实施，需要协调和控制，这就必须了解偏差和消除这种偏差，为此必须依靠信息的传

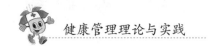

递来实现。

"检查"是一种管理职能,它是实施控制的一个方法。检查工作的目的,是衡量目前的健康管理工作成绩,找出影响健康管理工作效能的因素,以期达到预定的目标。实际上这是一种信息及反馈调节,检查就是要取得工作实际情况的信息,再加以衡量,从而促进健康管理工作。

控制的基础是信息,一切信息传递都是为了控制,而任何控制又都需要通过信息反馈来实现。没有反馈,就无法实现控制。

3. 信息是评价系统实现目标的手段 决策与规划(计划)的制定需要以可靠、有效的信息为依据,为了实现规划(计划)的预期目标,必须对规划的执行过程进行科学管理,即实行监督和评价,这也必须有信息的支持。健康管理服务评价是总结计划实施后的健康管理服务所取得的成效和工作经验,找出存在的问题,吸取教训,改进工作的系统工程。评价工作不仅是在健康管理服务计划完成之后进行,而且在计划的实施过程中便开始。通过评价工作可以鉴定健康管理服务计划实施的进度、效果和效益,以及对控制疾病发生和促进个人健康所取得的影响和效果,并以此说明健康管理服务的合理性、价值和需要的程度。评价工作是计划的延续和发展,它保证健康管理服务计划的实施得以顺利进行,同时对发现的问题、存在的矛盾以及失误、遗漏和不完善、不可行的内容,随时进行评价并予以修订和调整。

4. 信息是沟通系统内部和外部联系的纽带 为使系统内部各层次、各部门的活动协调,必须借助于信息来实现上下左右的联系,沟通系统内部和外部各方面的情况。如果没有一个四通八达的信息网,就无法实现有效的管理。健康管理服务系统内部、部门与部门、科室与科室之间的联系都是靠信息传递来实现的。领导通过现场调查、听取汇报、召开会议等方法来与科室保持联系。科与科之间的工作关系是通过有关的规章制度如接诊、会诊等制度来实现(规章制度本身即是一种相对固定的信息),信息的传递则通过会诊通知、会诊意见书等形式来实现。

5. 信息是研究工作延续的保证 人类几千年文明史证明,今天的知识是前人劳动的成果,我们是在巨人的肩膀上腾飞的。目前信息量随着时代的进步和科学技术的发展越来越大,以至达到所谓"信息爆炸"的程度。随着信息科学的发展,加强对健康管理服务各种信息的管理已成为健康管理服务管理的一个重要组成部分。

第二节 健康信息的收集与处理技术

信息资源的管理过程由一系列的环节组成,包括信息资源的采集和组织、传递、利用等过程。信息采集是指根据特定的目的和要求,将分散蕴含在不同时空的有关信息采掘和积聚起来的过程,它是信息资源能够得以充分开发和有效利用的基础。

一、健康信息收集方法

健康管理服务信息可通过收集常规资料、问卷调查、个别访谈以及健康体检等而获得。

1. 常规资料的收集 常规资料是医疗、卫生、防疫、保健部门日常工作记录、报告卡和有目的的统计报表。它包括两类:一类是日常工作记录和报告卡;另一类是定期归纳整理出来的统计报表(图 2-1)。

（1）日常工作记录和报告卡：①医院日常工作记录和报告卡，如医院的门诊病历、住院病历，病理或其他医学检验记录等。这部分资料可在医院病案室或相应的科室及医学检验、影像诊断等部门获取。医院常规的报告卡分为传染病、职业病、地方病报告卡，除此之外，还有恶性肿瘤发病或死亡报告卡、出生报告卡和死亡报告单等。②卫生防疫部门日常工作记录和报告卡，如疫情报告、死亡报告、出生资料、传染病发病资料、慢性病及肿瘤监测的资料。③其他部门的日常工作记录，如工业记录、学生保健记录、商业部门及气象部门的记录等等。

中华人民共和国传染病报告卡（修订后）

卡片编号：_____　　报卡类别：1、初次报告　　2、订正报告

姓名*：_____（患儿家长姓名：_____）
有效证件号*：□　　　　　　　　　　　　　　性别*：□男□女
出生日期*：_____年___月___日（如出生日期不详，实足年龄：_____　年龄单位：□岁□月□天）
工作单位（学校）：_____　　　　　　联系电话：_____
病人属于*：□本县区□本市其他县区□本省其他地市□外省□港澳台□外籍
现住址（详填）*：___省___市___县（区）___乡（镇、街道）___村___（门牌号）
人群分类*：
□幼托儿童、□散居儿童、□学生（大中小学）、□教师、□保育员及保姆、□餐饮食品业、□商业服务、□医务人员、□工人、□民工、□农民、□牧民、□渔（船）民、□干部职员、□离退人员、□家务及待业、□其他（　）、□不详
病例分类*：(1)　□疑似病例、□临床诊断病例、□确诊病例、□病原携带者
(2)□急性、□慢性（乙型肝炎*、血吸虫病*、丙肝）
发病日期*：_____年___月___日
诊断日期*：_____年___月___日___时
死亡日期：_____年___月___日

甲类传染病*：
□鼠疫、□霍乱

乙类传染病*：
□传染性非典型肺炎、艾滋病（□艾滋病病人□HIV）、病毒性肝炎（□甲型□乙型□丙型□丁肝□戊型□未分型）、□脊髓灰质炎、□人感染高致病性禽流感、□麻疹、□流行性出血热、□狂犬病、□流行性乙型脑炎、□登革热、炭疽（□肺炭疽□皮肤炭疽□未分型）、痢疾（□细菌性□阿米巴性）、肺结核（□利福平耐药□病原学阳性□病原学阴性□无病原学结果）、伤寒（□伤寒□副伤寒）、□流行性脑脊髓膜炎、□百日咳、□白喉、□新生儿破伤风、□猩红热、□布鲁氏菌病、□淋病、梅毒（□Ⅰ期□Ⅱ期□Ⅲ期□胎传□隐性）、□钩端螺旋体病、□血吸虫病、疟疾（□间日疟□恶性疟□未分型）□人感染H7N9禽流感

丙类传染病*：
□流行性感冒、□流行性腮腺炎、□风疹、□急性出血性结膜炎、□麻风病、□流行性和地方性斑疹伤寒、□黑热病、□包虫病、□丝虫病、□除霍乱、细菌性和阿米巴性痢疾，伤寒和副伤寒以外的感染性腹泻病、□手足口病

其他法定管理以及重点监测传染病：

订正病名：_____　　　　　退卡原因：_____
报告单位：_____　　　　　联系电话：_____
填卡医生*：_____　　　　　填卡日期*：_____年___月___日

备注：

图2-1　个人健康信息收集表示例

收集和使用上述三种资料时，要特别注意它们的完整性和正确性。因为，这类记录和报告卡的填写者涉及很多人，这些人往往不固定，又是在一个相当长的时期内不断填写出来的，所以，这部分资料经常会出现重复、漏项、填写不清，乃至错误。其中，报告卡最容易出现重复和填错。因此对于常规资料要经常检查与核对，及时纠正错误，而不能等到大量积累后或面临分析时才核实纠正，届时已为时晚矣。

（2）统计报表：它来自医疗卫生单位和非医疗卫生单位两方面。它们是国家规定的报

告制度,由医疗卫生机构和非医疗卫生机构将日常工作记录和报告卡定期整理逐级上报。统计报表有旬报、月报、季报、年报等。

2. 问卷调查　是为了解某种疾病或健康状况于特定时间、地区及人群中的分布,了解人群的某些特征与疾病或健康状态之间的联系,了解人群的健康水平,从而找出卫生防疫和保健方面应该开展的工作等。通过普查或抽样调查的方法,对特定人群中某种疾病或健康状况及有关因素的情况进行调查,从而描述该病或健康状况的分布及其与相关因素的关系(具体方法见本章第三部分)。

在调查分析过程中,基本人口资料是不可缺少的,因为它是计算各种率,如发病率、患病率、死亡率的分母。最常使用的人口资料是人口总数,按性别、年龄、民族、职业、文化水平等特征分组的不同时期的人口数。在不同地区进行率的比较时,需要根据世界或中国的标准人口年龄构成,即各年龄组人口占总人口的百分比进行率的标准化。人口资料是由原始的卡片或登记表整理统计出来的。常规资料主要依靠户籍制度所得,一时性资料典型来源就是人口普查。全国人口普查填写特别设计的人口普查登记表,户籍的人口统计则依靠户口卡片、生命统计资料,如出生、死产、活产、结婚和死亡等。

3. 访谈法　也称访问法,是指健康管理师通过有计划地与被管理对象进行口头交谈,以了解有关信息的一种方法。交谈有两种基本形式,一种是由健康管理师提问,被管理者根据要求回答;另一种是健康管理师与被管理者围绕专题进行讨论。

(1) 面对面访谈:面对面访谈也称直接访谈,它是指访谈双方进行面对面的直接沟通来获取信息资料的访谈方式。它是访谈调查中一种最常用的收集资料的方法。在这种访谈中,健康管理师可以看到被管理者的表情、神态和动作,有助于了解更深层次的问题。

(2) 电话访谈:电话访谈也称间接访谈,它不是交谈双方面对面坐在一起直接交流,而是健康管理师借助某种工具(电话)向被管理者收集有关资料。电话访谈可以减少人员来往的时间和费用,提高了访谈的效率。健康管理师与被管理者相距越远,电话访谈越能提高其效率,因为电话费用的支出总要低于交通费用的支出,特别是人力往返的支出。电话访谈与面对面访谈的合作率相差不多,据估算,与面对面的访谈相比,电话访谈大约可节约二分之一的费用。

电话访谈有它的局限性。比如,它不如面对面的访谈那样灵活、有弹性;不易获得更详尽的细节;难以控制访问环境;不能观察被访者的非言语行为等。但是,当需要在面对面访谈与电话访谈这两种访谈方式之间作出选择的话,电话访谈值得优先考虑。随着电话通信事业的不断发展,电话访谈将会有很广阔的发展前景。

(3) 网上访谈:网上访谈是健康管理师与被管理者用文字或视频等进行交流的访谈方式。网上访谈也像电话访谈一样属于间接访谈,它有电话访谈免去人员往返因而节约人力和时间的优势,它甚至比电话访谈更节约费用。另外,网上访谈是用书面语言或视频通话进行的,这便于资料的收集和日后的分析。可以预见,这种访谈方式将会成为一种新的,日益为健康管理师重视的高效的谈话方式。

网上访谈也有类似电话访谈的局限,如无法控制访谈环境,无法观察被访者的非语言行为等。同时,由于网上访谈对被访者是否熟悉手机、电脑操作以及是否有手机、电脑配备、通信和宽带等物质条件,这在一定程度上也限制了访谈的对象。

综上所述,由于访谈是一种社会交往过程,健康管理师只有在互动中与被管理者建立起相互信任、相互理解的关系,才能使被管理者愿意积极提供资料,这就需要健康管理师认真地做好访谈前的准备工作。第一要选择适当的访谈方法,掌握与访谈内容有关的知识;第二要尽可能了解被访者的有关情况,并将访谈主题事先通知访谈对象;第三要选好访谈的具体时间、地点和场合。

访谈技术是健康管理师在进行访谈过程中为克服交谈障碍和获得真实资料所采取的一些方法。谈话技术首先是提问的技术,提问成功与否是访谈能否顺利进行的一个关键。因此,在提问过程中,健康管理师要做到问题明确具体,有礼貌耐心听,不要给访谈对象以任何暗示,同时还要注意访谈中的非语言交流。

在访谈过程中,不仅要提问,而且需要引导与追问。引导的目的是帮助被访者正确地理解和回答已经提出的问题;追问则是为了使访问者能真实、具体、准确、完整地了解或理解健康管理师所要回答的问题。

4. 健康体检　体格检查是医生运用自己的感官(眼、耳、鼻、手等)或借助于一定的检查工具(听诊器、叩诊锤等),来了解接受体检者身体状况的一组最基本的检查方法。医生对被检者进行细致的观察和全面的体格检查后,根据结果提出对健康或疾病的临床判断,称为体检诊断。

健康体检是健康管理信息来源的重要途径之一,有常规体检项目,也有特定的套餐体检项目。健康体检由不同临床科室的医师按体检表项目完成(表2-1)。

表 2-1 健康检查记录

姓名_____　　性别_____　　出生日期____年____月____日

身高_____cm　　体重_____kg　　腰围_____cm　　臀围_____cm

血压_____/_____mmHg(kPa)　　脉搏_____次/分

		裸视力	右	左	矫正视力	右	左	砂眼	右	左
五官科	眼	眼　底			晶状体			眼　睑		
		角　膜			结　膜					
		其　他						医师签名		
	耳	听　力	右	左	外　耳　道			鼓　膜		
		其　他								
	鼻	外　形			鼻中隔			鼻旁窦		
		黏　膜			鼻　甲			其　他		
	咽喉	黏　膜			扁桃体			鼻咽部		
		喉　头			其　他			医师签名		
	口腔	龋　齿			假　齿			牙　周		
		缺　齿			黏　膜			医师签名		
内科	发育及营养状况				精神状态					
	肺及呼吸道	呼吸音				啰　音				
		其　他								
	心血管	心　律				心　音				
		杂　音				其　他				

续表 2 - 1

内 科	腹 部	外 观		包 块	
		肝 脾		压 痛	
		其 他			
	神 经	生理反射		病理反射	
		其 他		医师签名	

外 科	皮 肤		淋巴结		甲状腺	
	乳 房		脊 柱		四 肢	
	关 节		肛 门		生殖器	
	前列腺		其 他		医师签名	

妇 科	外 阴		阴 道		宫 颈	
	宫 体		附 件		涂 片	
	刮 片					
	其 他				医师签名	

<table>
<tr><td rowspan="14">检
验
与
物
理
检
查
结
果</td><td>
血常规:Rbc _____ 10^{12}/L,PLT _____ g/L
         Wbc _____ 10^9/L, N _____ %,L _____ %。
尿常规:蛋白_____ ,葡萄糖_____ ,细胞学镜检_____ 。
生 化:ALT _____ U/L,AKP _____ U/L, r - GGT _____ U/L,
      HDL - C _____ mmol/L,LDL - C _____ mmol/L,
      T - CHO _____ mmol/L,TG _____ mmol/L,
      BUN _____ mmol/L,Cr _____ μmol/L,UA _____ μmol/L,
      空腹血糖_____ mmol/L,餐后血糖_____ mmol/L。
同位素:AFP _____ μg/L,CEA _____ μg/L。
乙型肝炎:HBsAg, HBeAg, HBsAb, HBeAb, HBcAb。
X线胸透:

心电图:

B超:

其他:
</td></tr>
</table>

体 检 结 果	
	主检医生_____ 日期___年___月___日

体格检查时医生应做到以下几点：

（1）医生要仪表端庄，举止大方，态度和蔼，先做自我介绍，与患者进行简单交流，说明检查目的，消除被检者的紧张情绪，争取被检者配合。

（2）检查被检者应在有适当的光线、室温和安静的环境中进行。检查时手法轻柔规范，依次暴露各被检查部位，力求系统、全面。如病情严重，不允许做详细检查时，则应根据主诉和主要临床表现立即进行抢救，待病情好转后，再做必要的补充检查。

（3）体格检查要按一定的顺序进行。通常先进行生命体征和一般状态检查，然后依次检查头、颈、胸、腹、脊柱、四肢、生殖器、肛门、神经反射等。为避免不必要的重复和遗漏，需经过反复实践，养成规范化的习惯。

（4）全身检查时应全面、系统、重点、规范，并及时根据病情变化进行复查，补充和修改诊断，采取相应的措施。

二、健康信息加工处理方法

"信息处理"这个概念是随计算机的应用发展到一定阶段时出现的。计算机的功能已不是如一开始所想象的那样只单纯地进行计算，而是要实现对信息的处理，进行系统分析和设计，直至系统的自动化。因此，信息处理是计算机科学中有特定含义的概念。在1989年的世界第十一届计算机学术大会上，与会学者考虑到计算机科学内涵的扩延，一致同意更名为信息科学或信息学。信息科学研究的是信息源、信息的产生、获取、识别、转换、存贮、处理、检索、评价和信息提供有关的理论和方法。这些研究对象也是信息处理包含的内容。信息处理是信息学的重要组成部分。健康信息学则是信息学的一个分支。

信息处理的内容，包括信息的获取、建库、加工、传输、存贮、检索和输出等项。

1. 信息的获取　首先要明确工作中需要什么信息，其次要明确信息可以从哪里获得，再次，要明确信息获取的方法。健康信息来源常有四种途径：收集常规资料、问卷调查、个别访谈以及健康体检。

传统的信息采集工具是纸质的调查表、病案、检查报告单等。随着计算机时代的来临，传统的手工方式、医学信息的纸质记录逐步被取代，而进入实用计算机管理健康信息的时代。数据采集输入速度和质量是实现健康信息系统功能的重要环节。根据健康信息系统的应用领域及目标不同，所要采集输入的数据不同，系统采集哪种类型的数据、用什么方法输入、用什么工具输入，是一项必要的功能设计。数据应该在数据发生源地直接输入，是现代信息系统实现输入功能的基本原则。

常用的信息获取软件有 EpiData，它是一个免费的数据录入和数据管理软件。开发者是丹麦欧登塞（Odense，Denmark）的一个非营利组织。该软件目前有多种语言版本，如丹麦语、挪威语、荷兰语、意大利语、中文、法语、西班牙语、俄语、斯洛文尼亚语、塞尔维亚语、波兰语、葡萄牙语、阿拉伯语、德语、罗马尼亚语、英语等。

EpiData 的工作原理源自 DOS 版本的 Epi Info 6，但是工作界面为 Windows 版。EpiData 的安装、运行不会依赖系统文件夹中的任何文件，也不会在你的系统文件夹中安装或替代任何 DLL 文件。程序设置等参数被保存在 EpiData.ini 的文件中。你可以通过 setup.exe 在计算机中安装这个程序；也可以直接拷贝 EpiData.exe 文件到计算机中，同样可以运行。理论上，该程序对录入的记录数没有限制。而实际应用中，记录数最好不要超过200 000～300 000。整个录入界面不能超过 999 行。对数值或字符串编码进行解释的文字长度最多 80 个字符,编码长度最多为 30 个字符。

(1) EpiData 的特点

①调查表设计便捷:它可识别 Word 文档等形式的文本内容,因此,可直接将 Word 编辑的文本内容拷贝使用,而无需再次对调查表文本内容进行输入。与调查表形式一致的可视数据录入界面,它可将书面形式的调查表计算机化,建立与书面调查表形式一致的可视界面进行数据录入,在一定程度上使数据录入更为方便,也有助于减少数据录入错误(图 2 - 2)。

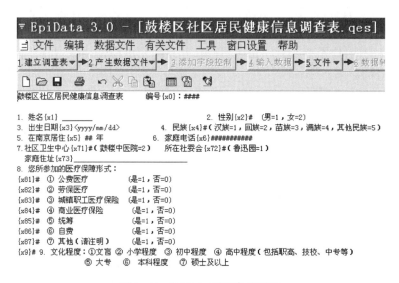

图 2 - 2　EpiData 调查表的界面

②数据录入直观化:与 Excel 不同,EpiData 生成的数据录入表格可以按照我们的观察表样式进行调整,使得数据输入变得直观、简便(图 2 - 3)。

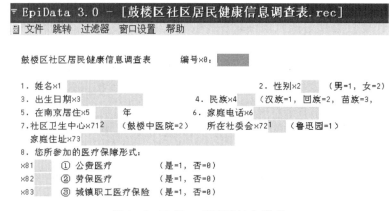

图 2 - 3　EpiData 调查表输入样式

③独特的数据属性设置:在生成调查表文件时,Epidata 对字段中数据的性质、长度或位数进行了基本设置。打开调查表文件,点击"添加核对命令"按钮,这时软件会自动生成一个同名的文件。CHK 文件可以进一步定义字段数据的属性。

④核查数据文件:为了保证数据录入的可靠性,我们可以分别输入同样的一组调查表

数据,Epidata 提供了对两个相同数据文件的检查功能。

⑤数据转换功能强大:EpiData 软件虽不具有数据的分析功能,但有较强的数据转换功能,与 Epi Info 完全兼容,还可以直接读入 dBase、文本以及 Stata 等数据文件,还可以多种格式输出文件,如:SPSS、SAS、Stata、dBase 以及文本等,便于用户应用不同类软件对数据进行分析处理。

(2)EpiData 使用流程

①进入主界面:EpiData 主界面见图 2-4。

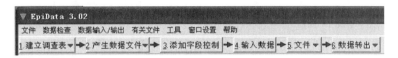

图 2-4 EpiData 主界面

②建立调查表:要建立一个新的调查表文件,可通过调用主菜单"文件"下的"生成调查表文件(QES 文件)"子菜单项或直接点击流程栏"1 打开文件"下的建立新 QES 文件。建立数据定义是一基础性工作,也是关键性的工作,在 EpiData 表现为建成 QES 文件。

QES 文件字段定义:

字符型:用下划线"_____";

数字型:用♯号,"♯"表示一位数,"♯♯"表示两位数,♯♯.♯;

逻辑型:用 Y 或 N,<Y>、<N>;

日期型:<mm/dd/yyyy>或者<dd/mm/yyyy>;

字段名框在{   }之中。

举例如表 2-2 所示:

表 2-2 QES 文件示例

项目编码{no}♯♯♯♯

姓名{name}　_____

性别{sex}　♯①男　②女

出生年月日　{birth}　<mm/dd/yyyy>

年龄{age}　♯♯

1. 婚姻状况{marriage}:　♯

①未婚

②在婚,与配偶共同生活了{year}♯♯年

③离婚或分居

④丧偶

③数据文件(REC 文件)的生成

a. 生成数据文件:设计好"QES"文件后,可调用主菜单"REC 文件"中的"生成 REC 文件"下子菜单项,或直接点击流程栏"2 生成 REC 文件"下的"生成 REC 文件",命名并保存,

即可生成"QES文件"完全匹配的数据文件。

b. 核查文件(CHK)的生成：数据文件生成后，就可以输入数据了。但是，此时录入数据不受任何限制。要想快速、正确地输入数据，可通过建立核查文件对数据的输入加以控制。为了对数据录入过程进行有效控制，在编制CHK文件之前必须对各字段间的关系做全面准确的了解，对录入过程中可能出现的情况给予充分的考虑。

④数据的录入：核查文件编写完成后，调用主界面的"数据导入/导出"菜单项下的"数据录入/编辑"，或点击流程栏的"4 数据录入"按钮，按照窗口上的箭头提示，设定需要进行录入的数据文件，即可进入数据录入界面。字段填满，光标会自动跳到下一个字段。

⑤数据导入/导出：EpiData软件的数据可以多种格式输出文件，如：SPSS、SAS、Stata、dBase以及文本等。同时也可读取多种数据文件，如dBase、文本以及Stata等数据文件。在"数据导入/导出"菜单"导入数据"或"数据导出"里可实现多种形式的数据导出和导入，供多种数据管理和统计分析软件使用(图2-5)。

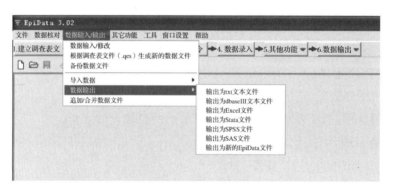

图 2-5 数据导出

2. 信息整理

(1) 信息审核：由于许多原始信息中包含着大量虚假的、错误的、不完整的成分，必须对其进行认真的核查、筛选，才能获得真正有用的信息。例如建立健康档案时，由于种种原因，常常在调查表中出现缺项，即对某些项目未作填写，或者发现填写错误。如10岁孩子有大学文化程度，女子患有前列腺炎等。对调查表中的缺项和错误应及时发现，并做适当的专业检查和纠正。这部分工作的有效性，主要取决于信息工作者的经验及对业务的熟悉程度。

(2) 信息的分类、编码：各方面收集到的信息是分散的、杂乱无章的，因而要对其进行分类整理。这主要是把初始信息，按一定的标准，如时间、地点、使用目的、所反映的业务性质等，将其分门别类，排列成序。

信息分类就是为了某一目的，依据某一原理，采取某一种分类准则，把具有某种共同属性或特征的信息归并在一起，并依这一准则有序地排列，而把不具有这种共同属性或特征的信息排除在外。

信息编码就是将一个表示对象或事物信息的某种信息符号体系(常见的是文字)转换成便于计算机或人识别和处理的另一种符号体系(代码)的过程。代码是编码的基本构件，它可以是数字型、字母型或混合型。例如性别代码为XB。

医学信息分类编码的原则有科学性、标准化、准确性、唯一性、冗余性、结构化、实用性和易操作性。主要分类系统有国际疾病分类(ICD)、国际社区医疗分类(ICPC)、国际肿瘤疾病分类(ICD-0)、Read 临床分类(RCC)、MeSH 医学主题词表、中国疾病分类(CCD)等。我们在使用时根据目的要求可以直接应用。

3. 建立数据库　健康信息分析前,要建立数据库,常用软件有 EpiData 3.0、SPSS 13.0 和 Excel 等。要赋予字段名和字段类型,字段名最好是西文或汉语拼音,字段类型多为数字型(日期资料用日期型)。例如性别字段名为 XB,男＝1,女＝2。

(1) 数据文件库赋值与连接

①有具体数值的项目,自动将数值转过来。

②各数据文件间识别项为身份证或档案号,但不要出现身份证号,可将身份证转为一种识别码。

③缺损、不明,用"0"。

④体检记录、多次随访记录按日期分别建库。

⑤妊娠期保健、产时、产后访视(新生儿访视)还要注意按孕次来识别。

(2) 信息的录入:信息录入的方法主要分为人工录入和机器录入。最常见的是手工录入,具体有键盘录入、鼠标录入、手写录入,此外还有语音识别技术和自动扫描识别技术。后者借助多种形式的"卡"(磁卡、IC 卡、条形码)及相应读卡器,是一种快捷、准确地录入方式。例如医疗保险患者的挂号就是利用扫描识别技术。

对不同类型的数据,可用不同的录入方法。数字和文字信息可以用计算机键盘输入,也可以用扫描仪输入;各种数字化医学仪器设备可以通过数字接口将产生的数据直接输入计算机;有些检测仪通过传感器采集数据,再由模数转换装置输入计算机;数字化视频音频技术是多媒体信息的主要输入技术,如病人的 X 线或 CT 扫描图像、影像资料等。通过局域网、互联网等网络采集数据,已成为现代信息系统的主要途径之一,如疾病监测等。

4. 信息加工　这是信息处理的关键环节,即用科学的方法,对大量的原始信息进行筛选、分类、排序、比较和计算,去粗取精,去伪存真,使之条理化,以便保管、传递和使用,提高管理效能。信息加工还包括信息分析,即通过对大量信息资料的研究,及时发现问题的苗头和系统活动的规律。

(1) 信息分析的内容

①提取信息:从漫无边际的信息中用比较、判别、检索、相关分析等方法,捕捉或提炼出有针对性的、对解决问题有用的信息。

②聚类信息:通过内容分析、聚类分析等方法,从表层信息中发现相关的隐蔽信息,从离散的信息中识别出聚类信息。

③预测信息:运用预测方法,从过去和现在的信息中推测未来的信息,使用统计方法、系统辨识方法、内容分析方法等,从部分信息中推知总体的信息;从点滴的、不完整的或不充分的局部信息中得到整体的状况。

④揭示信息:利用关联树法、模型方法等有关的方法,揭示相关信息的结构和变化规律。

(2) 应用 SPSS 对数据文件进行统计分析

①SPSS 简介:SPSS(statistical package for the social science)社会科学统计软件包是世界上著名的统计分析软件之一。它适用于自然科学、社会科学的各领域的资料统计分

析。SPSS 11.0 for Windows 是一个为视窗操作系统设计、用于数据管理和分析的强大的软件包，其特点是：①具有强大的统计功能；②视窗操作和全屏幕的数据编辑；③灵活的变量变换和文件交换系统；④制作统计图形和表格化的结果输出，且与 Microsoft Office 软件兼容。

SPSS 的菜单栏共有 10 个选项：

● File：文件管理菜单，完成文件的调入、存储、显示和打印等操作。

● Edit：编辑菜单，完成文本或数据内容的选择、拷贝、剪贴、寻找和替换等操作。

● View：视窗菜单，用户选择状态栏、工具、字体等。

● Data：数据管理菜单，完成数据变量名称和格式的定义、数据资料的选择、排序、加权、数据文件的转换、连接和汇总等操作。

● Transform：数据转换处理菜单，完成数值的计算、重新赋值和缺失值替代等操作。

● Analyze：统计分析菜单，一系列统计方法的选择与应用。

● Graphs：作图菜单，统计图的制作。

● Utilities：用户选项菜单，有关命令解释、文件信息、定义输出标题和窗口设计等。

● Windows：窗口管理菜单，可进行窗口的排列、选择和显示等操作。

● Help：求助菜单，帮助文件的调用、查寻和显示等。

用鼠标单击菜单选项即可激活菜单，这时弹出下拉式子菜单，用户可根据自己的需求再点击子菜单的选项，完成特定的功能。

②数据文件的调用

● 点击 File。

● 选 File 菜单的 Open 命令项。

● 选 Data 项。弹出 Open Data File 对话框，用户确定盘符、路径、文件名、文件格式（居民健康档案选用 .dbf 格式）。

● 点击 OK（打开）钮，即可调入数据文件。

系统支持如下格式的数据文件：

● SPSS：SPSS for Windows 版本的数据文件，后缀为 .sav。

● SPSS/PC+：SPSS for Dos 版本的数据文件，后缀为 .sys。

● SPSS portable：SPSS 的 ASCII 格式的机器码，可用于网络传输，后缀为 .por。

● Excel：微软公司电子表格的数据文件，后缀为 .xls。

● Lotus：莲花公司电子表格的数据文件，后缀为 .w ＊。

● SYLK：多种扩展电子表格的 ASCII 格式，后缀为 .slk。

● dBASE：数据库的数据文件，后缀为 .dbf。

● Tab-delimited：以空格为分隔的 ASCII 格式的数据文件，后缀为 .dat。

③数据的统计分析：健康管理服务的信息资料可以用 SPSS 软件做单因素、多因素等分析。SPSS for Windows 数值分析过程均包含在 Analyze 的下拉菜单中。现选择一些常用的过程介绍如下：

a. 描述性统计分析（descriptive statistics）：描述性统计分析是统计分析的第一步，做好这第一步是下面进行正确统计推断的先决条件。SPSS 的许多模块均可完成描述性分析，但专门为该目的而设计的几个模块则集中在 Descriptive Statistics 菜单中。最常用的是列在最前面的四个过程：Frequencies 过程的特色是产生频数表；Descriptives 过程则进行一般性的统计描述；Explore 过程用于对数据概况不清时的探索性分析；Crosstabs 过程则完成计数资料和等级资料的统计描述和一般的统计检验，我们常用的 χ^2 检验也在其中完成。

b. 均数比较（compare means）：均数比较过程包括平均数分析（means）、单样本 t 检验（one-sample T test）、独立样本 t 检验（independent sample T test）、配对 t 检验（paired sample T test）和单因素方差分析（one-way ANOVA）等。

平均数分析（means）过程用于对指定变量计算描述性统计量，其基本功能是可分组计算指定变量的描述性统计量，如均数、总和、标准差、方差等。

单样本 t 检验（one-sample T test）过程是进行单变量均数与一常数或假设值的比较，通常用于样本均数和总体均数的比较。执行后结果将显示检验变量的均数、标准差和标准误；检验样本是否来自总体均数为一指定值总体的结果；显示样本值与常数之差及其 95% 的可信区间。

独立样本 t 检验（independent sample T test）用于进行两样本均数的比较。使用该方法时应注意相互比较的两个样本应服从正态分布且彼此独立。若进行多组均数间的两两比较，则应使用方差分析过程，否则会增加发生第一类误差的概率。

配对 t 检验（paired sample T test）是对配对样本均数进行 t 检验，即检验每对变量差值的均数是否来自总体均数为 0 的 t 检验结果。配对的样本包括同源配对和自身配对，同源配对是指不同个体间具有一定相似的属性；自身配对常常是对同一个观测对象在试验前和试验后的观测结果。

单因素方差分析（one-way ANOVA）是检验由单一因素影响的几个（两个以上）彼此独立的组是否来自均值相同的总体。该过程要求所分析的变量服从正态分布，且各组总体方差相等，即方差齐性。如不满足上述要求，则需考虑进行变量变换。

c. 广义线性模型（general linear model，GLM）：广义线性模型中包括广义析因法（general factorial）。用 MANOVA 过程进行多因变量多因素分析的 multivariate 过程和重复测量设计的方差分析（repeated factorial）过程，这些统计分析方法均属于 SPSS 高级统计模块中的内容。

d. 相关分析（correlate）：相关分析是研究两个变量间相互联系情况的统计方法，其统计指标为相关系数。相关分析过程包括双变量相关分析（bivariate）、偏相关分析（partial）和距离分析（distance），常用的是相关和偏相关分析。

双变量相关分析（bivariate）用于计算两个指定变量间的相关系数，可以计算 pearson 相关（积差相关）和 spearman 等级相关以及 kendall 相关，同时对相关系数进行假设检验。pearson 相关系数要求两个变量均为连续型变量且需服从正态分布，当资料不服从双变量正态分布或总体分布型未知时，或者原始数据是用等级表示时，宜用 spearman 或 kendall 相关。

e. 线性回归分析（regression）：线性回归分析用于确定一个因变量 Y 和一个或多个自变量 X 之间的线性依存关系。当应变量和自变量之间呈直线关系时即为直线回归。线性回归要求自变量和因变量都必须是连续变量，且因变量应服从正态分布。通过回归分析可以根据样本值来估计变量间线性关系，建立回归方程，并可通过回归方程进行预测，多元线性回归还可以进行因素分析。

f. Logistic 回归分析（logistic）：在医学研究中，常碰到的医学过程结局是发生或不发生,如疾病的发生与否和动物的死亡与否,这类变量称为二分类变量(0,1)。如果因变量是二分类变量,显然不满足正态分布条件,则不能用一般的线性回归进行分析,而可以用 Logistic 回归分析建立回归方程,求出相应的回归系数。

g. 生存分析(survival):生存分析适合随访资料的特点,能处理失访等数据不完全问题,可综合分析病人的生存和死亡过程。例如对乳腺癌病人的术后生存情况进行随访,观察到病人死于乳腺疾病,可得到准确的生存时间,这类数据称为完全数据(complete data)。如病人失访、死于其他疾病或随访截止时仍存活,则不能得到乳腺癌病人准确的生存时间,只能提供部分信息,这类数据称为截尾数据(censored data)。

随访资料的生存率计算最常用的是 Kaplan-Meier 法,适合小样本资料,可用 log-rank(重视远期效应)和 breslow(重视近期效应)等法对两组或多组资料进行非参数检验。样本例数多时,可选用寿命表(life table)法,该法可用 gehan 法(重视近期效应)对两组或多组资料进行比较。如要分析多个预后因素对生存时间的影响,可用 Cox 回归分析,但要求因素的效应不随时间变化。

5. 信息存贮　信息到达接收者手中,有的并非立即就用,有的随即使用但还需留作以后参考,因此需要把信息存贮起来。人类的知识就是信息不断积累的结果。信息存贮是一项长期性的工作,有些信息在当时看来没多大用处,但以后可能会产生作用。因此,对这项工作要有长期和全面的规划。

信息资料应编辑成文件或装订成册,并以一定的形式归档保存。归档保存的形式有两种:一种是手工的方式;另一种是采用计算机的方式。在目前,采用计算机来归档保存信息资料,简单、方便、存贮量大、费用省,日益被健康管理服务信息管理部门所采用。

信息存储形式有传统的纸质记录、手工档案系统和现代化的便携式存储设备、计算机硬盘、光盘、磁带、便携式存储设备等。纸质档案所需保存空间大,且有检索速度慢、保存不方便等缺点。随着计算机时代的来临,传统的纸质记录、手工档案系统逐渐被取代,而进入使用计算机管理医学信息的时代。自动化、网络化、数字化的现代健康信息系统可对当前工作要利用的数据采用在线存储于硬盘,对于历史数据可存储于另外的硬盘、光盘或磁带库。两者之间系统自动转移数据。

健康管理服务各项业务每天都在产生大量的数据,这些数据有些要保留一定时期,有些则是要永久保留的,所以数据量极其巨大,且是与日俱增的。这些被储存起来的信息具有可再用性,能供行政决策者随时调用,还具有历史价值和兼有档案的属性,可为日后的工作需要及历史研究提供参考性和借鉴性服务。因此,要高度重视数据资料的存储,应该有很完善的存储管理功能、措施和制度。在涉及信息的存储问题时,要考虑存储量、信息格式、存储方式、使用方式、存储时间、安全保密等问题。

6. 信息传递　信息传递是指以信息提供者为起点,通过传输媒介或者载体,将信息传递给信息接收者的过程。信息的可传递性是信息资源共享的基本条件,也是信息资源价值得以实现的重要条件,离开信息传递,便无法实现信息资源的利用价值。信息传递过程从形式上看是信息的一种时空转换和位移,从本质上看则是信息的一种功能体现和效用表达。

信息传递由信息源、信息通道和信息用户三个要素组成。健康管理信息传递主要是指健康管理机构和健康管理师,在获得管理对象健康信息、分析加工处理后,形成个体报告或群体报告,通过电话、传真、电子邮件、网络、书面报告等,将健康管理结果或结论发给健康管理对象。

常见的信息传递方式有：

（1）单向传递：单向传递是指信息传递者直接将信息传递给单个信息接收者的一种传递方式。如健康管理师将健康管理结果或结论告诉健康管理对象。

（2）多向传递：多向传递是指信息传递者直接将信息传递给多个信息接收者的一种传递方式。如一个医生根据患者的临床表现向不同的科室开送检查申请单等。

（3）相向传递：相向传递是指信息传递者和信息接收者之间相互传递信息的一种传递方式。相向传递方式中最常见的是垂直传递和水平传递。垂直传递是指组织内上下级之间纵向的信息传递活动，是目前最为广泛的传递方式。信息流有两个方向：一是信息在组织中由基层向高层传递，是上级领导获取信息的重要途径；二是信息由高层向基层传递，通常是以文件的形式传达。水平传递则是指信息在相同级别之间的横向交流。

（4）反馈传递：反馈传递是指信息传递者和信息接收者根据对方的需要向对方传递信息的一种传递方式。反馈传递的实质是相向传递的特例。

7. 信息检索　为对大量存贮的信息查找方便，就要有一套科学的信息检索方法。如病案索引、文献资料索引等。

8. 信息输出　这是将处理的信息，以不同的方式（荧屏显示或打印），显示或编印出各种报表文件，如健康管理个体报告或群体报告。

信息处理必须符合及时、准确、适用和通畅的要求。及时，就是指负责执行信息处理的工作人员要有明确的时间规定。健康管理涉及人的健康和安危，特别是慢性病病人的抢救和处理，时间性很强，如有延误，常会造成严重后果。要求能迅速收集信息，快速加工、传输和反馈。管理信息也同样如此，如果报表不及时，就毫无意义。准确，是要求信息能如实反映情况，不夸大，不缩小，否则就会贻误诊断治疗或其他工作。保证信息准确，就要建立查对制度和抽查制度，明确信息的含意，制订填报项目的标准等。适用，就是信息要有用，要符合实际需要，不搞繁琐哲学和资料堆集。通畅，就是系统在运行中产生的信息必须通畅无阻。

第三节　健康问卷、访谈记录的设计与应用

一、问卷的设计与应用

1. 问卷类型的选择　问卷内容问答的形式有三种。①开放式，即调查者提出问题后，由应答者自由回答。②封闭式，即所有可能的答案都由调查者在问题之后列出，由应答者从中挑选，而不能另做答案。③混合式，即由上述两种方式混合而成，它的结构常为先提出开放式的问题，然后是封闭式的问题。采用哪一种类型来编写问卷项目，由设计者决定，没有什么指导原则供参考。不同类型各有其优点缺点。目前电子计算机已广泛应用于多个领域，应用计算机处理调查资料时，封闭式就显示出良好的适用性。因此，封闭式问答表格已越来越多地为我国所采用，设计的水平也逐渐提高，它将会得到更加广泛的应用。

2. 问卷的基本格式　问卷有一览表和个案调查表两种主要格式。一览表可填写多个调查对象，适于项目较少的调查。个案调查表为一人一表，适于项目较多的调查。

以下重点介绍个案问卷，个案问卷的结构由三部分组成，即封面信、指导语、问卷主体。

（1）封面信：封面信是每份问卷前的一段话。它的作用在于向被调查者介绍和说明调查者身份，调查目的和意义，调查内容和有关信息，收回问卷的时间和方式，调查主办单位及其他信息（如澄清本次调查的保密性、匿名性和感谢话语）等等。一般在 200～300 字左右，自成体系，是一封完整的书信。

（2）指导语：指导语是问卷的填写说明，是对具体概念、填写方法等的解释和说明，问卷比较简单，问题较明确时该部分也可以省略。多数情况下封面信与指导语合而为一。

（3）问卷主体部分：问卷主体由四部分组成：

①问卷的名称、编号。如"高血压危险因素调查问卷"。

②一般项目或识别项目，如姓名、性别、出生日期、婚姻状况、民族、职业、工作单位、家庭住址等。

③研究变量。是问卷的核心部分，即问卷的主要内容。这部分内容是围绕健康管理项目的目的来确定，有逻辑顺序地分类编写。如慢性病危险因素调查，由于许多生活方式疾病都与肥胖有一定关系，因此身高和体重作为基本资料有时是必需测量的；其次是饮食结构、生活方式、遗传因素、超重和肥胖、精神因素、经济水平等，应根据这些危险因素确定相应的问题，如"你是否吸烟?"，"你每天锻炼几小时?"。

④调查者签名，调查日期。这是责任部分，成果由谁享有，责任由谁承担。

3. 编写问卷的一些原则

（1）需要的项目一个不能少，不需要的项目一个都不要。即每个问题都应该是与主题密切相关，不要包括那些无关的问题，否则不但造成时间精力的浪费，还可能扰乱被调查者的思路。

（2）语言要准确、简练，尽量通俗易懂。文字应浅显易懂，以被不同知识水平的调查对象接受。尽量避免使用含糊不清的词语，同时应避免使用专业术语、俗语和缩写词等，避免抽象式的提问。

（3）避免双重装填。即一个题目不能混杂两个甚至更多的问题，因为这样会导致被调查者难以作出准确回答，如"你父母是否患有高血压?"、"你是否吸烟喝酒?"。

（4）避免诱导性的提问。因为这种提问会人为增加某种应答的概率，从而产生信息偏差，最好采用中性的提问。如：

问题："您的压力主要来源于哪些方面?"

答案：A．乏味的工作　B．繁重的家务劳动　C．拮据的经济状况

这是一种典型的诱导和提示性问题，若将答案项目分别换为工作、劳动、经济状况，则是相对客观的。

（5）尽量避免一些敏感性问题。如收入来源、家庭经济状况、夫妻性生活等涉及伦理和个人隐私的问题，如确有必要，可采用专门的调查方法，如随机应答技术。

（6）题目数量适中。太多容易使被调查者产生逆反心理，太少则不能收集到足够的信息。一般以 15～20 分钟内完成为宜。

4. 使用问卷时的注意事项

（1）必须伴有使用指导或工作手册，并严格按其中的要求和规定执行。

（2）填写的字迹要工整、清楚，以免难以辨认。

（3）调查者要签名并注明调查日期。

5．调查员的准备　由于问卷调查常需要较多人参加，因此调查的质量与调查人员关系很大。在新选一批人做调查员工作，应对选中的调查员进行系统培训。培训的基本程序如下：

（1）培训者讲解调查方法和要求，使学员逐项熟悉问卷表。

（2）学员之间做模拟实习。

（3）去现场由培训者示范。

（4）学员两人一组，以健康人为对象做练习。

（5）学员面对病人实习。

这个过程中，培训者对调查员辅导、纠正和考核。对不合格者进行淘汰，合格者参加工作。设计书附件中写明调查操作指南。

如果启用老调查员，也要对他们就这次调查的方法及要求进行培训，但可免去基本素质的训练。

6．问卷质量监督措施

（1）有明确的组织和分工，要落实到人。

（2）各级人员的工作规范书面化，以便工作者遵循，并作为考核的依据。

（3）建立工作日志及定期汇报检查的制度。

（4）各项记录均应妥善保存备查。

【例2－1】

快乐生活俱乐部问卷

尊敬的患者：

您好！"快乐生活俱乐部"的全体工作人员欢迎您！

请您花20分钟的时间，填写这份问卷。您提供的所有信息都是保密的。谢谢！

如果您需要，社区卫生服务中心或服务站的工作人员可以辅助您填写问卷。

怎样回答问卷的问题：

请用黑色或蓝色笔填写

大多数问题只需要您在选项上画"√"，或者填写一个数字

如果您不知道问题的答案，选一个最贴近的答案

请您回答所有的问题

提醒您：您的回答没有对错之分

××××区卫生局
快乐俱乐部项目组

一、您的个人信息

姓名_____

家庭地址_____

二、问卷部分

问题 1:您的性别?

  ①男   ②女

问题 2:您的生日? ____年____月____日

问题 18:总的来说,您认为您自己的身体健康状况怎么样?(只选择其中一项)

  ①好极了 ②非常好 ③比较好 ④一般 ⑤不好

问题 19:您多长时间喝一次酒?(只选择其中一项)

  ①从不 ②每个月不到 1 次 ③每个月 2~4 次 ④每周 2~3 次

  ⑤每周 4 次或更多

问题 20:如果您喝酒,一天要喝几杯?(只选择其中一项)

  ①1~2 杯 ②3~4 杯 ③5~6 杯 ④7~9 杯 ⑤10 杯或更多

问题 42:您对自己的健康满意吗?

  ①非常不满意 ②不满意 ③一般 ④满意 ⑤很满意

问题 75:您是否戒烟?

  我不吸烟……①是(跳到结束语) ②否(继续)

  ①是的,我这样做已经超过 6 个月了 ②是的,我这样做还不到 6 个月

  ③没有,不过我想下个月内开始 ④没有,不过我想 6 个月内开始

再次感谢您抽出宝贵时间填写此问卷!

以下部分由工作人员填写

患者的识别编码_____

本调查为:

  1. 基线调查 2. 第 6 个月调查 3. 第 12 个月调查

  调查者_____   填写日期____年____月____日

二、访谈记录的设计与应用

访谈法是健康管理师通过观察、与被管理者交谈,来收集资料的方法。访谈记录是记录访谈信息的重要工具,有格式化(如表 2-3 高血压患者随访表)和非格式化两种。

1. 访谈记录的设计

(1) 结构性访谈:也称标准式访谈,它要求有一定的步骤,由健康管理师按事先设计好的访谈调查提纲或表格依次向被管理者提问,并要求被管理者按规定标准进行回答。这种访谈严格按照预先拟定的计划进行,它的最显著的特点是访谈提纲的标准化,它可以把访谈过程的随意性控制到最小限度,能比较完整地收集到所需要的资料。

这类访谈有统一设计的调查表或访谈提纲,访谈内容要在计划中做周密的安排。访谈计划通常包括:访谈的具体程序、分类方式、问题、提问方式、记录表格等。由于结构性访谈采用共同的标准程序,信息指向明确,谈话误差小,故能以样本推断总体,便于对不同对象的回答进行比较、分析。这种访谈常用于正式的、较大范围的调查,它相当于面对面提问的问卷调查。一般来说,量的研究通常采用结构性访谈。

表 2-3 高血压患者随访表

高血压级别 □1 级 □2 级 □3 级　　　　　　　　健康档案号 ＿＿＿＿＿＿＿

姓名		性别		年龄		本次随访血压　　／　mmHg(□服药前　□服药后)		
目前症状		□头痛　□头晕　□心悸　□胸闷　□胸痛　□烦躁 □四肢麻木　□视力模糊　□面色苍白或潮红 □其　他(请注明)＿＿＿＿　□以上情况全无						
目前并发症情况		□脑卒中(发生日期：　　年　月　日) □心肌梗死(发生日期：　　年　月　日)						
最新健康状况(阳性体征、化验、心电图、体检结果等)								
药物降压 治疗情况		药物名称 1			用药方法 1			
		药物名称 2			用药方法 2			
服药情况		□规律服药　　　　　□不规律服药　　　　　□不服药						
未规律服药原因		□经济原因　□忘记　□不良反应　□不需要药物治疗　□其他＿＿＿						
非药物治疗措施		□限盐　□减少吸烟或戒烟　□减少饮酒或限酒　□减少膳食脂肪 □减轻体重　□有规律体育活动　□放松情绪　□其他措施 □无以上措施						
转诊记录		□无　□有						
		转诊医院			转诊原因			
随访医师处理 及建议		血压目标值：　　　／　　　mmHg						
		1. 药物治疗：□维持原治疗　□调整治疗,调整建议是：＿＿＿＿＿＿＿＿＿ 2. 膳食建议：＿＿＿＿＿＿＿＿＿＿＿＿＿＿＿＿ 3. 体力活动建议：＿＿＿＿＿＿＿＿＿＿＿＿＿ 4. 烟酒：＿＿＿＿＿＿＿＿＿＿＿＿＿＿＿＿＿ 5. 其他：＿＿＿＿＿＿＿＿＿＿＿＿＿＿＿＿＿						
接受管理程度		□完全接受　□ 不完全接受　□不接受		下次随访时间：　　年　　月　　日				

本次随访患者签名(或家属代签名)＿＿＿＿＿＿＿＿＿

社区随访医师(签名)＿＿＿＿＿＿　　　　本次随访时间 ＿＿＿年＿＿ 月＿日

(2)非结构性访谈:也称自由式访谈。非结构性访谈事先不制定完整的调查问卷和详细的访谈提纲,也不规定标准的访谈程序,而是由健康管理师按一个粗线条的访谈提纲或某一个主题,与被管理者交谈。这种访谈是访谈双方相对自由和随便的访谈。这种访谈较有弹性,能根据健康管理师的需要灵活地转换话题,变换提问方式和顺序,追问重要线索。所以,这种访谈收集资料深入和丰富。通常,质的研究、心理咨询和治疗常采用这种非结构性的"深层访谈"。

(3)半结构性访谈:是一种介于结构性访谈和非结构性访谈之间的访谈。在半结构性访谈中,有调查表或访谈提纲,它有结构性访谈的严谨和标准化的题目,健康管理师虽然对访谈结构有一定的控制,但给被管理者留有较大的表达自己观点和意见的空间。健康管理师事先拟定的访谈提纲可以根据访谈的进程随时进行调整。在质的研究中,研究的初期多运用非结构性访谈,以了解被访者关注的问题和态度,随着研究的深入,逐渐进行半结构性访谈,对以前访谈中的重要问题和疑问作进一步的提问和追问。半结构性访谈兼有结构性访谈和非结构性访谈的优点,它既可以避免结构性访谈缺乏灵活性、难以对问题做深入的探讨等的局限,也可以避免非结构性访谈的费时费力、难以做定量分析等的缺陷。

在上述三类访谈中,格式化表格的访谈内容按要求记录在表格的相应位置。除此,都需另作访谈记录(表2-4)。

格式化表格的设计与调查表设计要求雷同,见前节。而非格式化访谈记录要有访谈时间、地点、参加人员、被访谈者基本资料(姓名、性别等)、记录人和谈话内容等。

表2-4 访谈记录表

课题名称			组别	第　小组
访谈主题				
访谈者		访谈日期		
访谈时间		访谈地点		
访谈对象信息				
姓名		职业	单位	
联系地址		联系电话		
访谈目的:				
拟采访的问题:				
访谈记录(整理要点):				
访谈结果(是否达到了目的,解决了哪些问题,有哪些收获和体会):				
被访问者的建议:				

签名:＿＿＿＿＿＿
年　月　日

填表说明:每次访问要明确访问的主题和目的,准备好采访的问题;在访问中要认真做好记录(包括录音等),听取访问对象的意见和建议,最好要求访问者签名;访问后要及时整理采访记录,除填写活动记录外,要认真填写本表。

2.访谈的实施与技巧

（1）准备：访谈地点应选择在无其他人的办公室、人口较少的家里、僻静的地方、咖啡屋；访谈时间在1～2小时之间；较深入的访谈至少要三次；母语访谈；准备后继访谈的要留下铺垫。

（2）建立合作关系：建立访谈双方良好关系应注意以下几点：①开门见山进行自我介绍；②可事先通知被访者；③采用肯定的约谈方式；④服饰应让被访者接受；⑤入乡随俗；⑥充分尊重被访者；⑦创造友好气氛。

（3）控制谈话的进行：①提问要明确具体、通俗易懂；②要适当控制话题方向；③采用启发方式引导回答；④适时插问；⑤适当运用表情和动作；⑥严格按计划进行访谈，不要随意离开主题，并注意问题之间的衔接；⑦结束访谈时应表示感谢，为下次可能的访谈工作留下好的印象。

（4）记录访谈内容：一般当场记录应征得被访者的同意，记录下的内容要请被访者过目并核实签字，以免使谈话内容对其构成损害。当场记录也可用录音、录像的方法将谈话内容录下来。事后记录的优点是不破坏交谈气氛，使访谈能自由顺利进行。事后记录的缺点是有些内容可能会记不住或记不准而损失了有用的资料。

（5）访谈的提问：敏感问题迂回谨慎；内向的被访者多问细节；第一句话闲聊（国家大事、衣服、个人兴趣）；多用开放型问题，少用封闭型问题（你认为高校收费合理吗？）；一句话问一个问题（您认为工作中什么最重要？）；问题要具体，避免过于抽象（你喜欢上学吗？）；追问不要在刚开始就频繁进行；不要隐瞒自己的无知等等。

（6）访谈中的听：访谈中要积极地听，接受地听（主动捕捉信息、注意本土概念、探询语言背后的含义）和有情感地听。

（7）访谈中的回应：回应包括认可，重复、重组、总结，自我暴露，鼓励对方。应该避免的回应方式有论说式回应和评价式回应。

第四节　健康档案的内容与建立

健康档案是记录有关居民健康信息的系统化文件，包括病历记录、健康检查记录、保健卡片以及个人和家庭一般情况记录档案等。它是健康管理服务工作中收集、记录服务对象健康信息的重要工具。

一、健康档案内容

健康档案应包括家庭健康档案、个人健康档案、特殊人群保健记录（儿童保健、老人保健和妇女保健）和慢性病随访记录四部分。

1.家庭健康档案　家庭健康档案包括家庭的基本资料、家系图、家庭生活周期、家庭卫生保健、家庭主要问题目录及问题描述和家庭各成员的健康档案（其形式与内容见个人健康档案）。

（1）家庭基本资料：包括家庭住址、人数及每人的基本资料、建档医生和护士姓名、建档日期等。

（2）家系图：以绘图的方式表示家庭结构及各成员的健康状况和社会资料，是简明的家庭综合资料，其使用符号参考生物学。

（3）家庭生活周期：可分为八个阶段，即新婚、第一个孩子出生、有学龄前儿童、有学龄儿童、有青少年、孩子离家创业、空巢期和退休。

（4）家庭卫生保健记录：包括家庭环境的卫生状况、居住条件、生活起居方式等。

（5）家庭主要问题目录及其描述：记载家庭生活压力事件及危机的发生日期、问题描述及结果等。

2. 个人健康档案　内容包括基本信息、健康体检和其他医疗卫生服务记录。

（1）个人基本情况：包括姓名、性别等基础信息、生活方式和既往史、家族史等基本健康信息。

（2）健康体检：包括一般健康检查、健康状况及其疾病用药情况、健康评价等。

（3）其他医疗卫生服务记录：包括上述记录之外的其他接诊记录、会诊记录等。

3. 特殊人群保健记录

（1）儿童保健记录：为 7 岁以下的儿童建立保健记录。包括一般情况、预防接种记录、婴（幼）儿询问记录、婴（幼）儿、儿童体格检查记录、缺点矫治及异常情况处理记录等。

（2）老人保健记录：为 60 岁以上的老年人建立保健记录。包括生活行为与习惯、生活能力、慢性病史、体检记录等。

（3）妇女保健记录：为已婚妇女或 20 岁以上的未婚妇女建立的有关围婚期、围产期、围绝经期保健记录。包括一般情况、围产期保健（妊娠情况、分娩情况、产后访视）、妇科检查记录等。

4. 慢性病随访记录　根据慢性病疾病管理需要，建立管理慢性病病人随访监测记录，为实施慢性病干预措施提供依据，内容包括症状、体征、实验室检查、并发症、转诊、指导、用药等。

二、健康档案的建立

有了一份好的健康档案，只是一个基础。关键是如何填写好、如何应用好每一份档案。在相应项目处填写具体数据和（或）文字，注意项目填写规范化、标准化。

1. 健康档案基本信息部分　见表 2-5。

表 2-5　个人基本信息表

姓名：　　　　　　　　　档案编号□□□□□-□□□-□□-□□□□□

身份证号			出生日期	□□□□ □□ □□
性　　别	0 未知的性别　1 男　2 女　3 未说明的性别　□		民　　族	
本人电话		联系人姓名		联系人电话
血　　型	1 A 型　2 B 型　3 O 型　4 AB 型　5 不详/Rh 阴性：1 否　2 是　3 不详　　□/□			
月经史		生育史	妊娠____流产____早产____足月产____存活____	
文化程度	1 文盲及半文盲　2 小学　3 初中　4 高中/技校/中专　5 大学专科及以上　6 不详　　□			
职　　业	1 行政管理人员　2 专业技术人员　3 办事人员和有关人员　4 商业、服务业人员 5 工人　6 农民　7 林、牧、渔、水利业生产人员　8 军警　9 家庭妇女　10 离、退休人员 11 待业　12 学生　　□			
婚姻状况	1 未婚　2 离婚　3 丧偶　4 分居但未离婚　5 在婚　　□			

续表 2 - 5

医疗费用支付方式		1 城镇职工基本医疗保险　2 城镇居民基本医疗保险　3 新型农村合作医疗　4 贫困救助 5 商业医疗保险　6 全公费　7 全自费　8 其他　□/□/□
药物过敏史		1 无　有　2 青霉素　3 磺胺　4 链霉素　5 其他　□/□/□/□
既往史	疾病	1 无　2 高血压　3 糖尿病　4 冠心病　5 慢性阻塞性肺疾病　6 恶性肿瘤 7 脑卒中　8 重性精神疾病　9 结核病　10 肝炎　11 其他法定传染病　12 其他 □ 确诊时间　　年　月/□ 确诊时间　　年　　月/□ 确诊时间　　年　月 □ 确诊时间　年　月/□ 确诊时间　　年　　月/□ 确诊时间　　年　月
	手术	1 无　2 有:名称 1 ＿＿＿＿ 时间＿＿/ 名称 2 ＿＿＿＿＿ 时间＿＿＿＿　□
	外伤	1 无　2 有:名称 1 ＿＿＿＿ 时间＿＿/ 名称 2 ＿＿＿＿＿ 时间＿＿＿＿　□
	输血	1 无　2 有:名称 1 ＿＿＿＿ 时间＿＿/ 名称 2 ＿＿＿＿＿ 时间＿＿＿＿　□
家族史		父　亲　□/□/□/□/□/□　　　母亲　□/□/□/□/□/□ 兄弟姐妹　□/□/□/□/□/□　　　子女　□/□/□/□/□/□
		1 无　2 高血压　3 糖尿病　4 冠心病　5 慢性阻塞性肺疾病　6 恶性肿瘤　7 脑卒中 8 重性精神疾病　9 结核病　10 肝炎　11 先天畸形　12 其他　□
遗传病史		1 无　2 有:疾病名称　□
残疾情况		1 无残疾　2 视力残疾　3 听力残疾　4 言语残疾　5 肢体残疾　6 智力残疾 7 精神残疾　8 其他残疾　□/□/□/□/□/□

（1）健康档案编码:采用 16 位编码制统一为健康档案进行编码,以国家统一的行政区划编码为基础,以街道(乡镇)为范围,居(村)委会为单位,编制居民健康档案唯一编码。

第一段为 6 位数字,表示县及县以上的行政区划,统一使用《中华人民共和国行政区划代码》(GB/T 2260);

第二段为 3 位数字,表示乡镇(街道),按照国家标准《县以下行政区划代码编制规则》(GB/T 10114—2003)编制;

第三段为 2 位数字,表示村民委员会或居民委员会,根据当地有关部门确定的编码规则进行编制;

第四段为 5 位数字,表示居民个人序号,由建档机构根据建档顺序编制。

除健康档案首页外,在填写健康档案的其他表格时,必须填写健康档案编号,但只需填写后 7 位编码。

（2）身份证号:将建档个人的身份证号作为统一的身份识别码,为在信息平台下实现资源共享奠定基础。第一代身份证为 15 位,二代身份证为 18 位。

（3）出生日期:根据居民身份证的出生日期,按照年(4 位)、月(2 位)、日(2 位)顺序填写,如 19490101。

（4）性别:按照国标分为未知的性别、男、女及未说明的性别。

（5）民族:指具有共同语言、共同地域、共同经济生活以及表现于共同文化上的共同心理素质的人的共同体。填被建档人民族全称,如汉族、彝族、回族等。如父母不是同一民族,其民族属性以在公安部门注册的民族为准。

(6) 联系人姓名:填写与建档对象关系紧密的亲友姓名。

(7) 血型:在前一个"□"内填写与 ABO 血型对应编号的数字;在后一个"□"内填写是否为"Rh 阴性"对应编号的数字。

(8) 月经:是指有规律的、周期性的子宫出血。15 岁以上的女性要求填月经史。

表示方法:初潮$\frac{周期}{经期}$绝经

①初潮:月经第一次来潮,填开始年龄(岁)。

②经期:月经持续时间(天)。

③周期:出血的第一天称为月经周期的开始,两次月经第一天的间隔时间称为一个月经周期(天)。

④绝经:月经停止,填年龄(岁)。

(9) 生育史:填写次数,包括妊娠、流产、早产、足月产、存活。

①怀孕:即妊娠,是指胎儿在母体内发育成长的过程。卵子受精是妊娠的开始,胎儿及其附属物的排出是妊娠的终止。填具体数据,单位"次"。

②流产:妊娠不到 20 周,胎儿体重不足 500 克而中止妊娠者。其中发生在妊娠 12 周以前者称为早期流产;发生在妊娠 12 周以后者称为晚期流产。填具体数据,单位"次"。

③早产:妊娠 28～37 周末分娩者。填具体数据,单位"次"。

④足月产:妊娠 38～42 周间分娩者。填具体数据,单位"次"。

⑤存活:分娩后现存活子女数。填具体数据,单位"人"。

(10) 学历(文化程度):是指截止到建档时间被建档人接受国内外教育所取得的最高学历或现有文化水平所相当的学历。

①文盲及半文盲:指不识字或识字不足 1 500 个,不能阅读通俗书报,不能写便条的人(不包括正在小学就读的学生)。

②小学:小学毕业、肄业及在校生,也包括未上过小学,但识字超过 1 500 个,能阅读通俗书报,能写便条,达到扫盲标准的人。

③初中:初中毕业、肄业及在校生,技工学校相当于初中的,填写"初中"。

④高中:普通高中、职业高中的毕业、肄业及在校生,技工学校相当于高中的,填写"高中"。

⑤中专:中等专业学校的毕业、肄业及在校生。

⑥大专:大学专科的毕业、肄业及在校生,通过自学经过国家统一举办的自学考试取得大学专科证书的,也填"大专"。广播电视大学、厂办大学、高等院校举办的函授大学、夜大学或其他形式的大学,凡按国家教委颁布的大学专科教学大纲进行授课的,其毕业生、肄业生、在校生也填"大专"。

⑦大学本科及以上:大学本科、硕士博士研究生的毕业、肄业及在校生,通过自学和进修大学课程,经考试取得大学本科证书的,也填"大学"。广播电视大学、厂办大学、高等院校举办的函授大学、夜大学或其他形式的大学,凡按国家教委颁布的大学本科教学大纲进行授课的,其毕业生、肄业生、在校生也填"大学"。

(11) 职业:如从事多种职业,应按当前实际从事的工作(从事该项工作超过 2 年以上)填写职业栏。若从事现工作不到 2 年,则填写以前从事的工作。

①行政管理人员:指在各类机构(机关、企事业单位等)从事管理工作的人员。

②专业技术人员:指中专以上学历或有专业职称,在各类机构中从事技术工作的人员。

③办事或一般业务人员:在各类机构中的办公或业务人员。

④商业和服务业:指在商业和其他服务业从事服务性工作的人员,如个体经营者、商店售货员、各种修理工、售票员、导游员等。

⑤工人:指在制造、生产、运输等各类机构中从事生产性工作的人员。

⑥农民:凡是属于农业户口,在农村从事农业生产的人员。

⑦林牧渔业人员:主要从事林牧渔业生产的人员。

⑧军警:正式在军队中服役的现役军人、武装警察、人民警察和保安。

⑨家庭妇女:指无工作在家做一些家务活,操持家务,不从事生产性劳动的妇女。

⑩离、退休人员:指离开工作岗位(时间超过 2 年),没有重新被聘用者。

⑪待业:指毕业、肄业的学生等待分配工作或寻找工作者。

⑫学生:指大、中、小学在读学生。

(12)婚姻

①未婚:指建档时间前从未结过婚的人。

②离婚:因各种原因,夫妻双方已解除婚姻关系者。

③丧偶:因各种原因,夫妻一方已死亡者。

④分居但未离婚:婚姻期间,因各种原因,两人未生活在一起。

⑤有婚姻:夫妻生活在一起(包括未婚同居)。

(13)医疗费用支付方式

①城镇职工基本医疗保险:通过用人单位和个人为职工筹集医疗资金,以解决职工本身医疗费用的一种制度和措施。

②城镇居民基本医疗保险:通过政府和个人筹集医疗资金,以解决居民本身医疗费用的一种制度和措施。

③新型农村合作医疗:指农民依靠集体经济的力量,在自愿互利基础上组织起来的医疗制度。

④贫困救助:生活贫困的人生病后,发生的医疗费用通过医疗救助解决。

⑤商业医疗保险:居民通过商业医疗保险公司购买保险,解决投保人医疗费用的一种措施。

⑥全公费:指国家机关及全民所有制事业单位的工作人员和离退休人员,还有二等乙级以上革命残废军人、国家正式核准的大专院校在校学生等享受公费医疗待遇的人。

⑦全自费:自己负担医疗费用。

(14)药物过敏史:表中药物过敏主要列出青霉素、磺胺或者链霉素过敏,如有其他药物过敏,请在其他栏中写明名称,可以多选。

(15)既往史:包括疾病史、手术史、外伤史和输血史。

①疾病:填写现在和过去曾经患过的某种疾病,包括建档时还未治愈的慢性病或某些反复发作的疾病,并写明确诊时间。如有恶性肿瘤,请写明具体的部位或疾病名称。对于经医疗单位明确诊断的疾病,都应以一级及以上医院的正式诊断为依据。有病史卡的,以卡上的疾病名称为准,没有病史卡,应有证据证明是经过医院明确诊断的。可以多选。

②手术:填写曾经接受过的手术治疗。如有,应填写具体手术名称和手术时间。

③外伤:填写曾经发生的后果比较严重的外伤经历。如有,应填写具体外伤名称和发

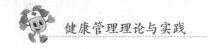

生时间。

④输血:填写曾经接受过的输血。如有,应填写具体输血原因和发生时间。

(16)家族史:指直系亲属(父亲、母亲、兄弟姐妹、子女)中是否患过所列出的具有遗传性或遗传倾向的疾病或症状。有,则选择具体疾病名称对应编号的数字,没有列出的请在"_____"上写明。可以多选。

2. 生活方式部分 见表2-6。

表2-6 健康档案生活方式部分

姓名:　　　　　　　　　　　　　　　　　　　　　　　　档案编号□□-□□□□□

填表日期		年　月　日	责任医生		
体育锻炼	锻炼频率	1每天　2每周一次以上　3偶尔　4不锻炼			□
	每次锻炼时间	分钟	坚持锻炼时间		年
	锻炼方式				
饮食习惯	主食(1大米、2白面、3杂粮)　□□□　一日___餐				
	1荤素均衡　2荤食为主　3素食为主　　□□□				
	1嗜盐　2嗜油　3嗜糖　　□□□				
吸烟情况	吸烟状况	1从不吸烟　2已戒烟　3吸烟			□
	日吸烟量	平均　　　支			
	开始吸烟年龄	岁	戒烟年龄	岁	
饮酒情况	饮酒频率	1从不　2偶尔　3经常　4每天			□
	日饮酒量	平均　　　两			
	是否戒酒	1未戒酒　2已戒酒,戒酒年龄:　岁			□
	开始饮酒年龄	岁	近一年内是否曾醉酒	1是　2否	□
	饮酒种类	1白酒　2啤酒　3红酒　4黄酒　5其他___			□/□
饮茶	开始年龄_____(岁)　饮茶量_____两/月				
	品种:1红茶　2绿茶　3花茶　4其他　　□□□				
睡眠	每天_____小时				
	午休:有(每天_____小时)　偶尔　无				
职业暴露情况	1无　2有(具体职业_____从业时间_____年)				□
	毒物种类　化学品_____防护措施1无　2有_____				□
	毒　物_____防护措施1无　2有_____				□
	射　线_____防护措施1无　2有_____				□

(1)体育锻炼:指主动锻炼,即有意识地为强体健身而进行的活动。不包括因工作或其他需要而必须进行的活动,如为上班骑自行车、做强体力工作等。锻炼方式填写最常采用的具体锻炼方式。

(2)吸烟:指每日吸香烟等于和多于1支或每月吸烟叶等于和多于1两且持续1年以上者,不吸或偶吸但不够以上标准者为"不吸烟"。"开始吸烟年龄"指有规律地吸烟开始的年龄。戒烟指戒一年以上。

"从不吸烟者"不必填写"日吸烟量""开始吸烟年龄""戒烟年龄"等。

（3）饮酒：不论是饮白酒、啤酒、葡萄酒、黄酒等哪种酒，只要平均每周等于或多于1两者即为饮酒、否则为不饮。如逢年过节等才饮一次者不算饮酒。"开始饮酒年龄"，指有规律地饮酒开始的年龄。戒酒，指戒一年以上。

"从不饮酒者"不必填写其他有关饮酒情况项目。

"日饮酒量"应折合相当于白酒"××两"。白酒1两折合葡萄酒4两、黄酒半斤、啤酒1瓶、果酒4两。

（4）职业暴露情况：指因患者职业原因造成的化学品、毒物或射线接触情况。如有，需填写具体化学品、毒物、射线名或填不详。

3. 体检部分　体检记录表见前一节。

（1）身高：测量时受检者应脱鞋、帽、外衣。测量尺与地面垂直（可把软尺贴在墙上）。受检者应背对测量尺，双足跟并拢，头、后背、足跟紧贴测量尺（墙壁）。测量时直角三角板与墙面垂直，并将头发压平，然后准确读出测量数值。以厘米（cm）为单位，计小数点后1位数，如173.5 cm。

（2）体重：测量前应校正体重计。体重计应放在硬地面上，并使其平衡。受检者应脱鞋、帽、外衣。体重计稳定后再读数，读数时双眼直对指针。以kg为单位，计小数点后1位数，如63.5 kg。

（3）腹围：测量腹围时，让患者排尿后取平卧位，用软尺经脐和第四腰椎棘突绕腹一周，测得的周长，即为腹围。通常以厘米为单位。

腰围：测量时受检者应穿贴身单衣单裤，直立、双手下垂、双足并拢。受检者应保持平静正常呼吸。在腰部肋下缘与髂骨上缘中点（近似于受检者做侧弯腰时的折线）处水平测量。使用服装软尺，量尺应松紧适宜，应特别注意保持测量时软尺前后在同一水平线上。重复测两次，以厘米（cm）为单位，计小数点后1位数。

（4）臀围：测量时受检者应穿贴身单衣单裤，直立、双手下垂、双足并拢。在耻骨联合水平测量臀部最大周径。测量时量尺应松紧适宜，应特别注意保持测量时软尺前后在同一水平线上。重复测两次，以厘米（cm）为单位，计小数点后1位数。

（5）血压：测量时房间应安静。测前1 h停止较强体力活动。统一使用汞柱式血压计，使用前血压计必须校正。测量受检者血压时，血压计汞柱必须垂直，坐位测量右肱动脉压。右上臂须充分暴露，并置于心脏同一水平，袖带捆匝松紧适宜，距肘窝2 cm。以听诊法测量血压，先加压到脉搏音消失再加压30 mmHg，然后将袖带放气，放气不宜过快，以每秒2 mm速度为宜。记录下收缩压和舒张压，收缩压以Korotkoff第一音（听到的第一个声音）为准；舒张压以Korotkoff第五音（所有声音消失）为准，如有个别声音持续不消失，则采用Korotkoff第四音（变调音）。两次测量之间应将袖带中气体完全排空，测定臂上举5 s后再放桌上，休息25 s后再测量，共测3次，以毫米汞柱（mmHg）为单位。

（6）营养状况：在营养状况等级（良好、中等、不良）上打"√"表示，单项选择。

①良好：精神饱满，皮肤色泽红润，弹性好，皮下脂肪丰满，指甲、毛发润泽肌肉坚实，肋间隙及锁骨上窝深浅适中。

②中等：介于良好与不良之间。

③不良：皮肤萎黄、干燥，弹性减低，皮下脂肪菲薄，指甲粗糙无光泽，毛发稀疏易脱

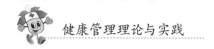

落,肌肉松弛无力,肋间隙及锁骨上窝凹陷,肩胛骨和髂骨嶙峋突出。

(7) 视力:用视力表检测左、右眼视力,并分别记录。

(8) 辨色力:用色盲表检测左、右眼辨色力,并分别记录。

(9) 眼疾:如有,记录疾病名。如无,记录"未见异常"。

(10) 口腔疾患:如有,记录疾病名。如无,记录"未见异常"。

(11) 查体:下列部位或器官(牙齿、皮肤、脊柱、四肢、心脏、肺脏、胸廓、腹部、肝脏、脾脏)检查情况,如患病,在相应部位或器官处记录疾病名。否则,记录"未见异常"。

足背动脉搏动:糖尿病患者必须进行此项检查。

乳腺:主要询问乳房是否随月经有周期性疼痛,检查外观有无异常,有无异常泌乳及包块。

妇科:外阴　记录发育情况及婚产式(未婚、已婚未产或经产式),如有异常情况请具体描述。

阴道　记录是否通畅,黏膜情况、分泌物量、色、性状以及有无异味等。

宫颈　记录大小、质地、有无糜烂、撕裂、息肉、腺囊肿;有无接触性出血、压痛等。

宫体　记录位置、大小、质地、活动度;有无压痛等。

附件　记录有无块物、增厚或压痛;若扪及块物,记录其位置、大小、质地;表面光滑与否、活动度、有无压痛以及与子宫及盆壁关系。左右两侧分别记录。

(12) 辅助检查:该项目根据各地实际情况及不同人群情况,有选择地开展。

空腹血糖:老年人健康体检、高血压患者、2型糖尿病患者和重性精神疾病患者年度健康检查时应免费检查的项目。

尿常规中的"尿蛋白、尿糖、尿酮体、尿潜血"可以填写定性检查结果,阴性填"－",阳性根据检查结果填写"＋"、"＋＋"、"＋＋＋"或"＋＋＋＋",也可以填写定量检查结果,定量结果需写明计量单位。

血钾浓度、血钠浓度为高血压患者年度健康检查时应检查的项目,建议有条件的地区为高血压患者提供该项检查。

糖化血红蛋白为糖尿病患者应检查的项目,建议有条件的地区为糖尿病患者提供该项检查。

眼底、心电图、胸部X线片、B超结果若有异常,具体描述异常结果。其中B超写明检查的部位。

其他:表中列出的检查项目以外的辅助检查结果填写在"其他"一栏。

(13) 日期:指体检日期(年、月、日)。

(14) 主检医生:指承担并负责体检工作,具有主治医师以上技术职称的医务人员。

四、健康档案管理

健康档案记载了服务对象一生中有关健康问题的全部,应集中存放,专人负责,服务对象每次就诊时,调档、就诊、登记、归档。有条件的单位应逐步发展微机化管理。

1. 建立健全制度　为使健康档案完整、准确、全面地反映一个人一生的健康状况,有必要制定有关健康档案的建立、保管、使用、保密等制度,完善相应的设备,配备专职人员,妥善保管健康档案。

2. 健康档案的建立　参加健康管理的人员要每人建一份个人健康档案,根据人员类别

(儿童、妇女和老人)在前述个人健康档案的基础上相应地建立保健记录,有慢性病者还要建立慢性病随访记录。建立健康档案可以在服务对象到健康管理服务机构初次就诊时建立。

家庭健康档案,一般在首次建档时,完成其主要内容的记录,待家庭发生变动或结合社区实际情况再补充或增加有关内容。家庭主要问题目录随时记录。

3. 健康档案的保管和使用　健康管理师在提供健康管理服务时,按规定格式要求完整记录,认真书写。当被管理对象生病就诊时,医务人员要填写健康档案。会诊时,由经治医师调档、记录有关会诊情况。转诊或住院时,事后要及时将有关转诊、住院期间的问题、处理经过及结果等录入健康档案。如就诊、转诊、住院医院与健康管理服务机构建立了微机联网,应由经治医师调档,记录相应健康问题等。

健康档案要统一编号,集中存放在健康管理服务中心(或全科医疗门诊部),由专人负责保管。健康管理对象每次就诊时凭就诊卡向档案室调取个人健康档案,就诊完后迅速将档案归还档案室,换回就诊卡。

健康档案建立后要定期或不定期地分析其间的有关内容,及时发现个人、家庭的主要健康问题,有针对性地提出防治措施,做到物尽其用,充分发挥健康档案在提高居民健康水平中的作用。

第五节　健康信息的计算机管理

一、电子计算机在健康管理服务信息管理中的作用

随着健康管理服务组织信息化程度的提高,信息技术与资源开发利用的内涵也将不断拓展和深入,电子计算机在健康管理服务信息管理中的作用将逐步受到重视。

1. 办公自动化　健康管理服务机构每年要投入相当大的人力、物力去处理办公室的事务,合理地利用现代信息手段能带来很多便利,其中包括:

(1) 公文处理。收文、发文、归档和查询。

(2) 档案管理。处理来自机构内外的文书档案、进行档案登记、分类、索引、编目、立卷、检索等,以及建立和维护电子文档等。

(3) 事务管理。计算机可以辅助进行规划、计划、总结、评价、工作安排及会务组织与记录等。

(4) 沟通联络。通过国际互联网与电子邮件,可进行常规信息发布、网上问题讨论;还可以查询火车、飞机时刻表、联系电话手册及联络交通工具等。

2. 财务管理　财务管理的特点是准确性要求高、计算量大、工作过程枯燥而烦琐。计算机的应用可以很好地解决这一系列的问题。具体来说,计算机可用于治疗、检查、药品费用的登记、划价等;可进行预收款管理,即当被管理对象的结余额小于一定数目时,由计算机提示或打印出该被管理对象的费用使用情况与补交预交金等;可进行费用结算、中途结算、转科结算,和当被管理对象对收费项目产生疑问时进行重新结算等;可为被管理对象就各项支出、总账、结算账、预收款等提供查询;可打印被管理对象报销凭证、结账汇总表、结账明细表等;可按科室工作量和收费项目进行统计汇总和进行科室核算等。

3. 设备管理　设备管理的特点与上述财务管理很相似,把设备的品名、规格、类型、产地、价格、金额、采购、销售等录入计算机,就可很方便地进行采购管理、库存管理、使用管理等。

这样不仅能提高设备管理的准确性和效率,同时还有助于杜绝设备管理的弊病与漏洞。

4. 健康档案管理　计算机化的健康档案管理与传统的纸质档案相比有很多优势。传统的手写档案不仅需要花费卫生保健人员很多时间和精力,而且具有因为书写不清而难以辨认、不便查阅和难以进行统计分析等弊端。如果改用计算机管理则不仅有助于保证档案有关信息的完整录入,而且还便于信息查询和数据备份,便于进行人群、健康状况、卫生保健信息和费用等统计,便于对卫生保健任务与质量进行监督控制,便于档案借阅管理和按卫生主管部门要求进行数据转换等。

5. 远程医学教育　大多数健康管理服务机构的图书资料极其有限,又没有经费和时间安排脱产进修学习,所以健康管理人员知识与技能很难得到及时更新与提高。这已成为制约健康管理服务发展的一个重要障碍。远程教育能在很大程度上解决这一问题。目前各种各样的网络学校层出不穷,有些医学、卫生网站还定期在网上举行专题学术会议、报告、讲座等活动。通过网络,健康管理人员不仅可以查阅最新的专业资料,还可接受正规的学历教育和继续医学教育。更重要的是,网上医学教育形式多样、时间灵活、费用低、不用离岗、不影响工作,很适合健康管理服务的实际。

实际上,现代信息技术在健康管理服务服务与管理的每一个方面都有极其广泛的用途,以上介绍的仅是其中的几项基本应用。这些应用的实施并不需要投入太多的资源,健康管理服务机构可首先选择从这几个方面入手,等做好充分的技术与资源准备之后,再考虑向更高级的应用领域拓展,如加入省内外的远程医疗网,提供网络卫生服务等。

二、健康管理服务管理信息系统的建立

健康管理服务管理信息系统是帮助健康管理服务工作者准确有效地处理信息的系统。它是通过使用计算机和通信设备采集、存贮、处理和传输健康管理对象的有关信息和与其有关的其他信息。

健康管理服务信息系统的组成主要由硬件系统和软件系统两大部分组成。在硬件方面,要有高性能的中心电子计算机或服务器、大容量的存贮装置、遍布健康管理服务机构各部门的用户终端设备以及数据通信线路等,组成信息资源共享的计算机网络;在软件方面,需要具有面向多用户和多种功能的计算机软件系统,包括系统软件、应用软件和软件开发工具等,要有各种健康管理服务信息数据库及数据库管理系统。

健康管理服务管理信息系统的建立,涉及面广,影响范围大,不仅要解决许多技术问题,同时也要解决管理、协调问题。

1. 建立信息系统必备的技术基础　健康管理服务管理信息系统的开发应有卫生管理人员、计算机工程人员和健康管理服务工作者。卫生管理人员(决策者)主要任务是确定与健康管理服务发展目标相一致的信息系统建设目标,统筹经费并协调与信息系统建设有关的各个部门的工作;熟悉健康管理服务工作过程和信息技术的专家,负责制定具体的目标、规划方案并组织实施。

2. 健康管理服务信息标准化　健康管理服务信息标准化是开发健康管理服务信息技术,建设和管理健康管理服务管理信息系统的重要步骤。医学信息分类编码的原则有科学性、标准化、准确性、唯一性、冗余性、结构化、实用性和易操作性。主要分类系统有国际疾病分类(ICD)、国际社区医疗分类(ICPC)、国际肿瘤疾病分类(ICD－0)、Read 临床分类(RCC)、MeSH 医学主题词表、中国疾病分类(CCD)等。我国卫生部组织进行了卫生信息标准化的研究工程,先后启动了"卫生信息框架标准"、"医院基本数据集标准"、"公共卫生信息分类框架和基本数据集标准"以及"社区卫生服务功能规范和基本数据集标准"等四个卫生信息标准的基础性研究。健康管理服务信息系统的建立应尽量应用已有的、成熟的规范和标准。

3. 重视人员培训　在系统投入使用之前要重视对使用人员和卫生管理人员的培训。培训的目的,一方面是提高他们的使用技能;另一方面也是使他们充分了解信息系统的特点。高技术的发展,不但要求投资大,而且技术也越来越复杂,对人的要求也越高,投资风险也越大。信息系统是靠人来操作的,只有提高使用人员的水平,才能使信息系统的应用水平得到提高,信息系统的效益才能充分发挥出来。只有经过严格培训,使用人员才能克服应用计算机的心理障碍,体验到能成为使用计算机的能手,并逐步学习更多的计算机知识,产生对应用计算机的浓厚的兴趣和依赖。否则,设计虽然成功,未必能有效地应用。

4. 规模适度、实用性优先　规模适度和实用性优先原则是信息系统成功的重要经验。在系统设计阶段,对系统规模和功能范围必须有适度的界定。片面追求大而全不一定可取,这样的系统可能缺乏完整性又不足以支持健康管理工作的正常运转,应当找到一种合理的折中,达到适度,使系统能实现良性发展。规模适度是达到较好的性能/价格比的有效方法。实用性优先原则是软件工程上公认的准则。

总体规划规模要适度,但要有合理的超前性。所谓合理超前是指通过对 5 年、10 年左右本机构在社会需求、模式、网络和计算机软硬件体系方面的技术进步可能达到的规模和水平进行分析,并据此对信息系统的规划作出合理的规定。对结构化布线必须特别强调超前,原则上应该采用当前最优良的体系和产品,因为布线涉及建筑土木和地下管道,一旦建成,改动十分困难。

合理选择软硬件平台。软硬件平台的选择要考虑诸多因素,包括先进性、开放性、实用性、安全性、可扩展性、可管理性、可维护性、传输速率、性能/价格比等。应根据使用的需要配置计算机设备。信息系统中的计算机设备配置要充分考虑到信息系统一旦使用后就不能中断这个特点,在选择计算机设备时除注重性能价格外,还要注意设备的可靠性。对于关键设备,如服务器、整个系统共用的设备等,要有备份。

5. 总体规划、分步实施　健康管理服务信息系统总体规划应一步到位,但实施要分步,由简到难,这样不仅可以积累经验,培训应用的人才,对机构管理的波动不大,有利于各项改革措施的推进,一般地来讲,在总体规划完成后,先选择一些业务流程简明的单位进行运行,如建档、随访、设备管理等,接着可以跟进科室核算、绩效管理等对流程改变较大的部门,最后完成医学图像(PACS)、临床信息系统(CIS)、电子病历等项目的应用。

规划上要采用"框架式结构"而不是"搭积木方式"。过去的 20 年,医院信息系统建设的重大教训就是缺乏长远规划。在技术上曾一度认为,各个局部网络可以轻易地互相连接,因此在建设中可以采用搭积木的方式。但由于各个功能模块或系统之间的关系不明确,在系统设计中存在许多不一致,程序接口无法明确。其结果是一些在计算机应用上曾经领先的单位如今陷入无法将分散的各个网络系统互相连接的困难。因此,必须针对自身的需要,对信息系统作出合理的总体规划。

三、健康管理服务信息系统的管理

1. 组织管理　对健康管理服务管理信息系统的管理必须设有专门的组织机构。可成立健康管理服务信息系统管理委员会或领导小组,由健康管理服务机构主管直接领导,负责健康管理服务管理信息系统的总体设计和开发应用。

健康管理服务管理信息系统的建立是一个长期的开发过程,必须首先设定建立系统的近期和远期目标,制定长远规划和分阶段实施的计划。为使系统的开发能顺利进行,在开发阶段应设专门的课题组负责其事。课题组应由领导、医务人员和工程技术人员共同参加组织实施。对投入运行的健康管理服务管理信息系统,必须制定一套切实可行的规章制度,如系统的使用规则、值班制度、服务守则等,要加强对系统使用的管理。要针对工作人员中不同阶段的思想活动,做好动员和解释工作,以使全体人员跟上时代潮流和科技发展的形势,不断转变观念,高瞻远瞩,做好此项工作。

2. 技术管理　健康管理服务管理信息系统涉及多门科学技术和高技术的知识,技术性很强。它能否成功建立,从技术上看首先在于有一个好的系统分析和设计。但事实上没有一个绝对正确全面且不容修改的系统分析和设计。在健康管理服务管理信息系统的使用过程中,由于用户需求的变化(这种变化是不可避免的),对系统设计做某些调整是正常的。

在技术管理上,首先要做好开发研制各应用软件的工作,使健康管理服务工作人员(用户)乐于接受,并从技术上保证和维护信息系统在健康管理服务工作中正常运行;同时要注意新技术的发展动向,不断改善和更新健康管理服务管理信息系统的技术状况,跟上时代先进水平。

3. 人才管理　人才配备是开展健康管理服务管理信息系统工作的关键问题。健康管理服务机构能否顺利开展计算机的应用工作,在很大程度上取决于通晓健康管理服务信息科学和具备计算机开发才能的专业人员。理想的健康管理服务管理信息系统人才应是既掌握计算机知识,又能熟知医学知识者。既有计算机的学位,又有医学的学位,而在中国则非常少见。

根据中国的实际情况,开展健康管理服务管理信息系统的工作还需实行工程技术人员与卫生保健人员结合的方法。计算机对一个科学工作者的素质养成来说是重要的,这种养成只有在计算机应用的实践中才能得到,不接触计算机是不可能提高认识的。对医务人员来说,需要在正确认识的基础上掌握计算机应用技术,又在实践中提高应用计算机的自觉性。有了自觉性就会坚持应用,否则,即使有了非常方便的应用程序也不会坚持,往往半途而废。对于计算机工程技术人员来说,必须认识到,在医学领域中所开发的应用软件一定要使用户易于学习和使用,不应让用户来勉强适应软件的各种规定,这样制作出来的软件,往往不易被医务人员所接受。

4. 设备管理　健康管理服务管理信息系统的硬件都是高度精密灵敏的电子设备,必须建立一套完整的使用、维护、检修制度,并认真落实。每台机器或设备都应有关于其名称、性能、操作规程、使用方法及注意事项等说明的明显标志,使用人员必须熟知有关事项,在使用前阅读有关资料,切实掌握使用要领。每台机器均应处于正常备用状态,并应检查核对电源、电压的工作状况。

要创造良好稳定的硬件设置环境,室内温度、湿度、空气净度均应按要求落实,定时检测有关数据,使之控制在规定范围以内。

(张开金　孙明伟)

第三章　健康风险评估和分析

慢性病的病因多不明确,通常由多种致病因素作用于机体所致,并且需要有一个相当长的作用时间才会逐渐显示出症状,造成的形态、功能损害一般不易恢复正常。因此,实施健康管理,评价社会心理行为因素对健康的危害程度及与疾病的关系,让人们懂得在疾病尚未形成之前,采取积极的预防措施,消除危险因素的危害,防止疾病的发生;在疾病已经形成的情况下,及时治疗,防止疾病恶化,尽量改善症状和体征,促进恢复正常功能。

第一节　风险与风险管理的概念

一、风险的定义

风险是指某种不利事件发生的可能性或某种事件预期后果估计中较为不利的一面。在现实生活中,受各种不确定因素的影响,人们的活动存在着各种各样的风险,诸如各种自然灾害、意外事故、人的疾病、死亡等。

总体上讲,风险存在并必然发生;风险一旦发生,损失严重,个人或家庭、单位难以承受;但风险什么时候发生、发生在谁身上、严重程度等,又是不确定的。

疾病风险指疾病发生及其所造成损失的不确定性。疾病风险有如下特点:

1. 疾病风险危害的是人,而不是财产物资。

2. 疾病发生有较大的随机性及不可预知、不可避免性。

3. 造成疾病风险的原因多样性(如自然、生物、环境、心理等)。

4. 与其他风险相联系。

5. 不一定能用经济补偿健康损失。

6. 疾病损失的外延性。如传染病的发生,除病人外,还可传染给其他易感者,引起他人发病。

二、风险管理

风险管理是指面临风险者进行风险识别、风险估测、风险评价、风险控制,以减少风险负面影响的决策及行动过程。也有人定义为对不确定要素造成的损失进行预测并根据预测的结果选择合适的管理方法和技术方法降低不确定带来的损失称为风险管理。

风险管理目标由两个部分组成,即损失发生前的风险管理目标和损失发生后的风险管理目标,前者的目标是避免或减少风险事故形成的机会,包括降低或控制风险因素、减少忧虑心理;后者的目标是努力使损失的标的恢复到损失前的状态,包括保护受益者的健康,康复治疗,减少并发症等。二者有效结合,构成完整而系统的风险管理目标。

风险管理的基本程序包括风险识别、风险估测、风险控制和风险管理效果评价等环节。

1. 风险的识别　是健康管理师和个人对所面临的以及潜在的风险加以判断、归类整理,并对风险的性质进行鉴定的过程。

2. 风险的估测　是指在风险识别的基础上,通过对所收集的大量的详细损失资料加以分析,运用概率论和数理统计,估计和预测风险发生的概率和损失程度。风险估测的内容主要包括损失频率和损失程度两个方面。

3. 风险管理方法　分为控制法和财务法两大类,前者的目的是降低损失频率和损失程度,重点在于改变引起风险事故和扩大损失的各种条件;后者是事先做好吸纳风险成本的财务安排。

4. 风险管理效果评价　是分析、比较已实施的风险管理方法的结果与预期目标的契合程度,以此来评判管理方案的科学性、适应性和收益性。

风险管理的步骤包括识别风险、评估风险、选择风险管理方法、实施与反馈。风险管理并不是一个严格的顺次过程,一个构成要素并不是仅仅影响接下来的那个构成要素。它是一个多方向的、反复的过程,在这个过程中几乎每一个构成要素都能够、也的确会影响其他构成要素。

第二节　健康风险评估技术与方法

健康风险评估是一种方法或工具,用于描述和估计某一个体未来发生某种特定疾病或因为某种特定疾病导致死亡的可能性。这种分析过程的目的在于估计特定事件发生的可能性,而不在于作出明确诊断。其理论依据是:看起来健康且没有病状的人也可能具有未发病或导致死亡的潜在风险。通过评估,能够找出可能导致风险的因素,控制危险因素可以预防或低致病或死亡的可能性,达到预防或延迟发病的效果。所以,健康风险评估是对健康状况的判断,对未来患病和(或)死亡危险的测算,并将评估结果以量化的形式表示出来。

健康风险评估一般分为健康危险因素评估(health risk appraisal)、疾病风险评估(disease specific risk assessment)和健康功能评估(health outcome assessment)。如果按功能化分,健康风险评估包括一般健康状况评估、疾病风险评估、生活质量评估、行为方式评估、体力活动评估、膳食评估和精神压力评估等。目前,做得最多的是健康危险因素评价和生活质量评估。

一、一般健康状况评估

通过问卷调查、健康体检,评价生活方式对健康的影响,评价生理、生化检查结果,增加个人改善健康的动力,提高健康管理项目的参加率。

1. 血压评价　根据被评价人血压水平(收缩压和舒张压),评价结果分为理想血压、正常血压、正常高值、1级高血压、临界高血压(亚组)、2级高血压、3级高血压、单纯收缩期高血压、临界收缩期高血压(亚组)(表3-1)。

表 3 - 1　血压水平的定义和分类

类别	收缩压(mmHg)	舒张压(mmHg)
理想血压	<120	<80
正常血压	<130	<85
正常高值	130~139	85~89
1级高血压(较轻)	140~159	90~99
亚组:临界高血压	140~149	90~94
2级高血压(中度)	160~179	100~109
3级高血压(重度)	≥180	≥110
单纯收缩期高血压	≥140	<90
亚组:临界收缩期高血压	140~149	<90

2. 血糖评价　根据被评价人血糖水平(表 3 - 2),评价结果分为正常、糖尿病、糖耐量减低(IGT)、空腹血糖受损(IFG)。

表 3 - 2　糖尿病及 IGT/IFG 的血糖诊断标准

	血糖浓度(mmol/L)		
	全血		血浆静脉
	静脉	毛细血管	
糖尿病			
空腹	≥6.1	≥6.1	≥7.0
或负荷后 2 h	≥10.0	≥11.1	≥11.1
或两者			
糖耐量减低(IGT)			
空腹(如行检测)	<6.1	<6.1	<7.0
及负荷后 2 h	≥6.7~<10.1	≥7.8~<11.1	≥7.8~<11.1
空腹血糖受损(IFG)			
空腹	≥5.6~<6.1	≥5.6~6.1	≥6.1~<7.0
及负荷后 2 h(如行检测)	<6.7	<7.8	<7.8
正常			
空腹	<5.6	<5.6	<6.1
负荷后 2 h	<6.7	<7.8	<7.8

3. 血脂评价　根据被评价人血脂水平(表 3 - 3),评价结果分为以下几种:

(1) 单项指标

①胆固醇(TC)正常、低密度脂蛋白胆固醇(LDL - C)正常、甘油三酯(TG)正常、高密度脂蛋白胆固醇(HDL - C)正常。

②胆固醇(TC)边缘升高、低密度脂蛋白胆固醇(LDL - C)边缘升高、甘油三酯(TG)边

缘升高。

③胆固醇(TC)升高、低密度脂蛋白胆固醇(LDL-C)升高、甘油三酯(TG)升高。

④高密度脂蛋白胆固醇(HDL-C)降低。

(2)两项以上

①血脂正常。

②血脂异常。

表 3-3 血脂水平判断

	血脂项目(mmol/L)			
	胆固醇(TC)	低密度脂蛋白胆固醇(LDL-C)	高密度脂蛋白胆固醇(HDL-C)	甘油三酯(TG)
正 常	<5.20	<3.12	≥1.04	<1.65
边缘升高	5.20~6.20	3.12~4.13		1.65~2.19
升 高	≥6.21	≥4.14		>2.20
降 低			<1.04	

4. 体重指数判断 根据被评价人体重和身高(表 3-4),评价结果分为体重过低、体重正常、超重、肥胖。

表 3-4 体重与体重指数

分类	体重指数(BMI,kg/m²)
体重过低	<18.5
体重正常	18.5~23.9
超 重	24~27.9
肥 胖	≥28

注:体重指数为体重(kg)除以身高(m)的平方

5. 肥胖与相关疾病危险的关系 根据被评价人体重、身高和腰围(表 3-5),评价结果分为增加、高、极高。

表 3-5 肥胖与高血压、糖尿病、血脂异常的危险关系

分类	体重指数(BMI,kg/m²)	腰围(cm)		
		男:<85 女:<80	男:85~95 女:80~90	男:≥95 女:≥90
体重过低	<18.5			
体重正常	18.5~23.9		增加	高
超 重	24~27.9	增加	高	极高
肥 胖	≥28	高	极高	极高

6. 高血压危险分层 根据被评价人高血压患者预后的影响因素(表 3-6),评价结果分为属于低危险、属于中危险、属于高危险、属于很高危险(表 3-7)。

表 3-6 高血压患者预后的影响因素

心血管疾病的危险因素	靶器官损害	并存的临床情况
Ⅰ.用于危险性分层的危险因素 　收缩压和舒张压的水平 　（1～3级） 　男性＞55岁 　女性＞65岁 　吸烟 　总胆固醇＞5.7 mmol/L 　（220 mg/dl） 　糖尿病 　早发心血管疾病家族史（发病年龄＜50岁，女性＜65岁） Ⅱ.加重预后的其他危险因素 　高密度脂蛋白胆固醇降低 　低密度脂蛋白胆固醇升高 　糖尿病伴微白蛋白尿 　葡萄糖耐量减少 　肥胖 　以静息为主的生活方式 　血浆纤维蛋白原增高	左心室肥厚（心电图、超声心动图或 X 线） 蛋白尿和/或血浆肌酐浓度轻度升高 106～177 mmol/L（1.2～2.0 mg/dl） 超声或 X 线证实有动脉粥样斑块（颈、髂、股或主动脉） 视网膜普遍或灶性动脉狭窄	＊ 脑血管疾病 　缺血性卒中 　脑出血 　短暂性脑缺血发作（TIA） ＊ 心脏疾病 　心肌梗死 　心绞痛 　冠状动脉血运重建 　充血性心力衰竭 ＊ 肾脏疾病 　糖尿病肾病 　肾功能衰竭（血肌酐＞177 mmol/L 或 2.0 mg/dl） ＊ 血管疾病 　夹层动脉瘤 　症状性动脉疾病 ＊ 重度高血压性视网膜病变 　出血或渗出 　视盘水肿

表 3-7 高血压危险分层

其他危险因素和病史	血压（mmHg）		
	1级 SBP 140～159 或 DBP 90～99	2级 SBP 160～179 或 DBP 100～109	3级 SBP≥180 或 DBP≥110
Ⅰ.无其他危险因素	低危	中危	高危
Ⅱ.1～2个危险因素	中危	中危	很高危
Ⅲ.≥3个危险因素或靶器官损害或糖尿病	高危	高危	很高危
Ⅳ.并存临床情况	很高危	很高危	很高危

二、疾病风险评估

对特定疾病患病风险的评估，通过筛查出患有指定疾病的个体，引入需求管理或疾病管理。测量医生和(或)患者良好临床实践的依从性与有效性，测量特定干预措施所达到的健康结果，测量医生(或)患者的满意度。

疾病风险评估有直接源于流行病前瞻性队列研究成果，或是对以往流行病研究成果的综合分析(循证医学)。常用的方法有生存分析法、寿命表分析法、Meta 分析和合成分析法等。

三、生活质量评估

生活质量，又称生命质量、生存质量，是以社会经济、文化背景和价值取向为基础，人们对自己的身体状态、心理功能、社会能力以及个人整体情形的一种感觉体验，是人们对自己生活状况的感受和理解。常用《标准生活质量测定量表》、《SF-12》、《SF-36》以及各种特殊行为功能量表进行评估。

1. SF-36 量表的使用　SF-36 即健康调查简表(见附录),它被广泛应用于人群的生存质量测定、临床试验效果评价以及卫生政策评估等领域。

(1) SF-36 量表的结构:SF-36 含 8 个维度,36 个条目(每个维度含 2～10 条目不等),分别属于"生理健康"和"精神健康"两大类。8 个维度分别是:①躯体健康(physical function,PF),指健康原因生理活动受限。②躯体角色功能(role-physical,RP),因为生理健康原因导致角色活动受限。③躯体疼痛(bodily pain,BP),指疼痛程度及其对日常活动的影响。④总体健康(general health,GH),指个体对自身健康状况及其发展趋势的评价。⑤精力(vitality,VT),指个体对自身精力和疲劳程度的主观感受。⑥社会功能(social function,SF),因为生理或情感原因社会活动受限。⑦情绪角色功能(role-emotional,RE),因为情感原因导致角色活动受限。⑧心理健康(mental health),指心理压抑和良好适应。此外,还包括一项健康变化指标,用于评价过去一年内健康的变化程度。

(2) SF-36 量表的作用:SF-36 主要应用于以下方面:①人群健康状况的测量。从 1992—1996 年,有数项研究在调查人群生命质量的基础上,利用 SF-36 制定了美国人、英国人和澳大利亚人分年龄、性别的 8 个健康正常值。②疾病程度的评价。通过 SF-36,测量患病对生命质量影响的程度。③临床疗法及干预措施的评价,如药物疗效、手术方式和预防措施的评价等。④卫生资源利用的决策。在卫生经济研究中,利用质量调整生命年(quality adjusted life years,QALY),通过比较相同成本下产生的最大 QALY 或同一 QALY 对应的最小成本,作出医疗卫生资源配置的决策。

(3) SF-36 量表的总分及各纬度的计分方法

①SF-36 量表总分的记分方法:SF-36 量表条目 2 为"与一年前比较,自我报告的健康变化",不参与量表得分的计算。其余 35 个条目归为 8 个维度,根据各个条目相应的权重或赋分记分,总分为 145 分,分值越高,代表健康相关生命质量(health related quality of life,HRQOL)越好(表 3-8)。

表 3-8　SF-36 量表各领域及计分(粗分)方法

维　度	条目数	得分范围	计分方法
躯体健康(PF)	10	10～30	3a+3b+3c+3d+3e+3f+3g+3h+3i+3j
躯体角色功能(RP)	4	4～8	4a+4b+4c+4d
躯体疼痛(BP)	2	2～12	7+8
总体健康(GH)	5	5～25	1+11a+11b+11c+11d
精力(VT)	4	4～24	9a+9e+9g+9i
社会功能(SF)	2	2～10	6+10
情绪角色功能(RE)	3	3～6	5a+5b+5c
心理健康(MH)	5	5～30	9b+9c+9d+9f+9h

注:①a,b,c,d,e,f,g,h,i,j 等分别代表(1)、(2)、(3)、(4)、(5)、(6)、(7)、(8)、(9)、(10)等条目序号;
②第 1、6、7、8 项及 9a、9d、9e、9h、11b、11d 为逆向条目,在计分时要进行正向变换;
③第 7 和 8 项计分有一定的规则(表 3-9 和表 3-10)。

表 3 - 9　第 7 项的答案选项及计分

选项	没有疼痛	稍微有点疼痛	有点疼痛	中度疼痛	严重疼痛	很严重疼痛
取值	1	2	3	4	5	6
计分	6.0	5.4	4.2	3.1	2.2	1.0

表 3 - 10　第 8 项的答案选项及计分

选　项	完全没有	有一点影响	中等影响	影响较大	影响极大
取值	1	2	3	4	5
7 条选 1	6.0	4	3	2	1
7 条选 2~6	5.0	4	3	2	1
7 条未回答	6.0	4.75	3.5	2.25	1.0

②SF - 36 量表各个维度的记分方法:SF - 36 量表的 8 个维度中,除躯体职能和情感职能两个维度的问题的回答为"是"与"否"外,其余问题的回答分 4~5 个等级,每个问题根据其代表功能损害的严重程度,赋予了相应的权重或分值,最后将各个维度的得分转化为百分制。一个维度最大得分为 100 分,最小为 0 分。得分越高,生命质量就越高。

每个维度得分计算公式:

$$各维度转换得分 = \left(\frac{实际得分 - 最低可能得分}{最高可能得分 - 最低可能得分} \right) \times 100$$

【例 3 - 1】　张华,女,45 岁,填写 SF - 36 量表"躯体健康(PF)"维度如下:

SF - 36 量表　　　　　　　　　　　　　　编号:10105

姓名　　张华　　性别　　女　　年龄　　45 岁

健康和日常活动

3. 以下这些问题都和日常活动有关。请您想一想,您的健康状况是否限制了这些活动? 如果有限制,程度如何?

(1) 重体力活动,如跑步、举重、参加剧烈运动等
　　①限制很大　　√②有些限制　　③毫无限制(权重或得分依次为 1,2,3,下同)

(2) 适度的活动,如移动一张桌子、扫地、打太极拳、做简单体操等
　　①限制很大　　②有些限制　　√③毫无限制

(3) 手提日用品,如买菜、购物等
　　①限制很大　　②有些限制　　√③毫无限制

(4) 上几层楼梯
　　①限制很大　　√②有些限制　　③毫无限制

(5) 上一层楼梯
　　①限制很大　　②有些限制　　√③毫无限制

(6) 弯腰、屈膝、下蹲
　　√①限制很大　　②有些限制　　③毫无限制

(7) 步行 1 500 米以上的路程
　　①限制很大　　√②有些限制　　③毫无限制

（8）步行 1 000 米的路程

    ①限制很大   √②有些限制   ③毫无限制

（9）步行 100 米的路程

    ①限制很大   ②有些限制   √③毫无限制

（10）自己洗澡、穿衣

    √①限制很大   ②有些限制   ③毫无限制

        调查者   王林   调查日期   2021 年 7 月 26 日

$$初评得分=3a+3b+3c+3d+3e+3f+3g+3h+3i+3j$$
$$=2+3+3+2+3+1+2+2+3+1$$
$$=22$$

$$各维度转换得分=\left(\frac{22-10}{30-10}\right)\times100=60$$

结论：张华躯体健康（PF）得 60 分。

四、心理评估

心理评估是采用心理学的理论和方法对人的心理品质及水平作出的评定，即对心理过程和人格特征等内容如记忆、情绪、意志、智力、性格等的状态、特征和水平作出实际的评价。常用的方法有观察法、会谈法、调查法、作品分析法和心理测验法等。

心理测验法是用心理学的理论和技术对人们的心理状态和行为表现进行客观的标准化的测量。它用数字或范围来对人的心理及行为活动进行描述。此法可以对心理现象的某些特定方面进行系统评定，并采用标准化数量化的方法，所得结果与常模进行比较，故可避免一些主观因素的影响，所以心理测验是心理评估中最常用的且较科学的测试方法。

1. 抑郁自评量表   抑郁是一种现实丧失或预期丧失引起的消极心情。患病时因为失去健康或器官组织，或社会功能的丧失而产生抑郁情绪。病人抑郁情绪的表现方式是多种多样的，从故作姿态、极力掩饰、少言寡语、对外界任何事物都不感兴趣，到哭泣不语等多种表现，还有的自暴自弃，放弃治疗，甚至出现绝望情绪、产生轻生的念头。

抑郁性障碍是以显著而持久的心境低落为主要特征的一组疾病。临床上主要表现为情感低落，伴有相应的认知和行为改变，包括抑郁发作和持续性心境障碍。常有复发倾向。

抑郁自评量表（SDS）（见附录）能相当直观地反映病人抑郁的主观感受，目前已广泛应用于门诊病人的粗筛、情绪状态评定以及调查和科研工作中。

评定量表由评定对象自行填写。要求评定对象把整个量表的填写方法及每条问题的含义都弄明白，然后作出独立的、不受任何人影响的自我评定。评定的时间范围是自评者过去一周的实际感觉。

SDS 共包含 20 个项目，每个项目按照"很少有"，"有时有"，"大部分时间有"和"绝大部分时间有"四个级别进行自我评定，并按 1～4 分记分，即 1＝没有或很少时间、2＝少部分时间或有时有、3＝相当多时间或大部分时间、4＝绝大部分或全部时间。其中，第 2，5，6，11，12，14，16，17，18，20 个项目为反评题，按 4～1 记分，余为正评题，按 1～4 记分。

SDS 分析方法简单，评定结束以后，把 20 个项目中的各项分数相加，即得到总粗分，然后将粗分乘以 1.25 以后取整数部分，就得到标准分。按照中国常模结果，SDS 总粗分的分界值为 42 分，标准分为 53 分。分数越高，抑郁倾向越明显。

SDS 评定的抑郁严重度指数按下列公式计算：

$$抑郁严重度指数＝各条目累计分/80(最高得分)$$

指数范围为 0.25～1.0,指数越高,抑郁程度越重。

Zung 氏提出 SDS 的评分指数在 0.5 以下者为无抑郁;0.50～0.59 为轻微至轻度抑郁;0.60～0.69 为中至重度抑郁;0.70 以上为重度抑郁。

2. 焦虑自评量表 当人患病后,无论生理和心理都感受到威胁,故产生焦虑情结。调查发现有 63％的内科病人出现焦虑。由于对疾病的担心,对病因、转归、预后不明确可导致与疾病有关的焦虑。医院的陌生环境、抢救病人的紧张气氛以及病人所见所闻也是引起焦虑的重要因素。焦虑可表现为担忧、易激惹,睡不好觉,吃不好饭,动则生气或任性。有时也会出现一些反常行为,如突然梳洗打扮、理发刮脸、狼吞虎咽地吃东西、在病房来回走动等。

焦虑症以广泛和持续性焦虑或反复发作的惊恐不安为特征,常伴有自主神经紊乱、肌肉紧张与运动性不安,临床上分为广泛性焦虑和惊恐发作。

焦虑自评量表(SAS)(见附录)能相当直观地反映病人焦虑的主观感觉,使用者也不需经过特殊训练。目前多用于门诊病人的粗筛,情绪状态的评定以及一般人群的流行病学调查、科研等。

评定量表由评定对象自行填写。要求评定对象把整个量表的填写方法及每条问题的含义都弄明白,然后作出独立的、不受任何人影响的自我评定。评定的时间范围是自评者过去一周的实际感觉。

SAS 共包含 20 个项目,按四级评定。即对 20 个项目作 4 级评分,1＝偶或无,2＝有时,3＝经常,4＝持续。其中,第 5,9,13,17,19 个项目为反评题,按 4～1 记分,余为正评题,按 1～4 记分。

评定结束以后,把 20 个项目中的各项分数相加,即得到总粗分,然后将粗分乘以 1.25 以后取整数部分,就得到标准分。

按照中国常模结果,SAS 总粗分的正常上限为 40 分,标准分为 50 分。分界值为 50,分数越高,焦虑倾向越明显。

五、运动评估

科学锻炼一定要适合自身的身体条件,运动强度太小,达不到锻炼效果,运动强度太大,则可能对身体造成损伤。所以在锻炼之前,一定要了解什么是适度的运动强度,以及如何作自我体能评估,避免造成运动伤害甚至发生更大的遗憾。

每个人体质不同,所能承受的运动负荷也不同,找到适合自己的活动强度和活动量,锻炼才会更加安全有效。

1. 靶心率 运动医学中常说的"靶心率",也就是运动时需要达到的目标心率,它是判断有氧运动的重要指标。有氧运动中维持适宜的心率,才能取得较好的健身效果,因为心率过慢,健身效果差;但心率过快,又存在对健康的威胁。这个适宜的心率,就是指靶心率。健康而体质较好的人群靶心率可以控制在 120～180 次/分;小运动量,120～140 次/分;中运动量,141～160 次/分;大运动量,161～180 次/分。

慢性病人群,靶心率大致控制在(170—年龄)~(180—年龄)

2. 活动指数　根据每日有规律的活动,算出活动指数(表3-11),再根据总得分来评价和确定体能类别(总得分＝强度×时间×频率)。总得分与有氧适能高度相关。活动指数总分等于或高于40分时,健身活动才能达到健身的目的。适当增加运动的总量或强度,身体获得的健康效益也将增加。如果活动指数低于40分,则必须增加每天的活动量(表3-12)。

表3-11　活动指数

	分值	日常活动
运动强度	5	持续用力呼吸和出汗,如长跑
	4	断续用力呼吸和出汗,如打网球、打壁球
	3	中度用力呼吸和出汗,如娱乐性竞技运动和骑自行车
	2	中等强度,如打排球、打垒球
	1	低强度,如钓鱼、步行
持续时间	4	超过30分钟
	3	20~30分钟
	2	10~20分钟
	1	低于10分钟
频率	5	每天或几乎每天都活动
	4	每周3~5次
	3	每周1~2次
	2	1月数次
	1	1月不超过1次

总得分＝强度×时间×频率

表3-12　活动指数评价和体能类别

总得分	评价	体能类别
100	积极活动的生活方式	优秀
80~100	活动的和健康的	良好
60~80	活动的	好
40~60	较满意	一般
20~40	不很够	差
低于20	不活动	很差

六、行为改变阶段判断

行为改变理论发展的超理论模式已经被广泛研究和应用,超理论模式认为健康行为的改变和进步要经历几个阶段。行为阶段模型认为,可以把人的行为分割成一些阶段,每个人处于不同的阶段中,而且,人们可以在不同的阶段之间移动,来实现期望要做的行为。用行为阶段模型设计的干预措施,是在不同的行为阶段采取特定的干预。

1. 行为改变阶段　已得到广泛认可的行为改变五个阶段:考虑前期阶段、认真考虑阶段、准备阶段、行动阶段和维持阶段。也有人分为五期,即意向前期、意向期、准备期、行动期和维持期。

（1）考虑前期阶段（意向前期）：是指当事人并没有打算在近期内改变自己的某种行为方式，他们通常会把改变的期限定为 6 个月内，处于"考虑前期阶段"的人们一般并不认为他们的行为方式存在着什么不妥—即便在别人（如他的家人、员工等）看来问题已经非常严重。

（2）认真考虑阶段（意向期）：是人们往往已经意识到他们的行为方式存在着很大的问题，而且准备在近期内（一般为 6 个月）对自身行为作出改变。

（3）准备阶段（准备期）：是人们希望马上改变自身行为方式（通常期限在下个月内），或者是目前他们已经在尝试着对自身行为方式做零星的改变，例如减少了每天的吸烟量或是偶尔参加一些体育活动。

（4）行动阶段（行动期）：是人们往往会为自己指定某个指标水平（如每周锻炼 3 次，每次 20 分钟或者更长时间，或是 6 个月内不吸烟），并积极地改变着自身行为。

（5）维持阶段（维持期）：当一个人对自身行为的改变已经维持一段时间（在实际操作中我们通常把这一时间定为 6 个月或更长），我们就认为它目前处于维持阶段。

大量研究成果把这五个阶段的发生定义为一个循环往复的过程，这似乎更为恰当。人们会以各自不同的速度，在这几个阶段中一遍又一遍地循环重复（图 3-1）。通常人们处于前几个阶段的时间会相对长一些，而且往往会在行动阶段或维持阶段功亏一

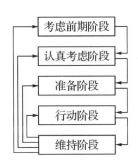

图 3-1 行为改变模式阶段

篑，而不得不再次重复前边的几个阶段，即考虑前期阶段、认真考虑阶段、准备阶段。

2. 判断行为改变阶段 在使用行为改变阶段模型时，要通过评估确定管理对象所处的行为改变阶段，应该先做一些小调查（比如简短的谈话，或问卷调查）来了解人们处于哪个行为改变阶段；然后，针对每个具体的人所处的阶段，确定有针对性地帮助他改变行为的方法。比如：

"这个人是不是读过与身体锻炼有关的文章，对身体锻炼有多深的了解？"如果答案是"否"，说明此人处于考虑前期阶段，就可以采用意识觉醒方法。

"这个人是不是相信锻炼身体能让他更健康？"如果答案是"否"，说明此人处于认真考虑阶段，就可以采用自我再评价方法。

还可以要求参与者做一份问卷调查表，回答问题。以运动为例：

（1）我现在不锻炼。　　　　　　　　　　　　　　A 是；B 否

（2）我打算在未来的 6 个月内开始锻炼。　　　　　A 是；B 否

（3）我现在就在进行有规律的锻炼。　　　　　　　A 是；B 否

（4）我已经进行有规律的锻炼并保持了 6 个月。　　A 是；B 否

根据问卷答案判断：

如果第 1 题＝是，并且第 2 题＝否，那么阶段＝意向前期；

如果第 1 题＝是，并且第 2 题＝是，那么阶段＝意向期；

如果第 1 题＝否，并且第 3 题＝否，那么阶段＝准备期；

如果第 3 题＝是，并且第 4 题＝否，那么阶段＝行动期；

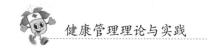

如果第 3 题＝是,并且第 4 题＝是,那么阶段＝维持期。

把行为改变阶段与行为改变方法密切地结合起来,只有这样才能有效地帮助人们从一个行为阶段转变到下一个行为阶段。

在实际工作中,阶段评估仅适用于对管理对象初次进行行为干预的行为所处阶段评估。多数情况下阶段评估以沟通方式完成,不宜过多使用问卷(问卷仅适合规模调查或某一特定评估)。过多使用问卷调查会增加管理对象合作的障碍,口头沟通形式更有利于健康管理师了解具体情况,包括管理对象个人对事物的认识、理解和态度,而问卷无法替代人与人的沟通。此外,面对面的沟通增进彼此了解,有利于管理对象建立良好的依从性。

七、简易膳食计算

民以食为天。食物提供人类生命活动必需的各种营养素,为人类的生存和发展奠定了必需的物质基础。"没有不好的食物,只有不好的食物选择",不合理的膳食将危害人类的健康。

天然食物包含人类生存繁衍必需的营养素,人们通过每天的膳食从食物中获取。由于年龄、性别、活动状态及特别的生命时期,包括疾病状态的不同,人们营养素的需要量有所不同,长期摄入不能满足机体需要的营养素,不管是过多还是缺乏,都会给机体带来不利影响甚至危害健康。

根据被评估者的年龄、性别、身高、体重和体力劳动等进行膳食需要量计算。

第一步:计算体重指数(BMI),并评价体型(表 3 – 13)。

$$BMI＝体重(kg)÷身高(m)^2$$

表 3 – 13 根据体重指数评价体型

BMI 范围	评价
BMI＜18.5	体重过低
18.5≤BMI＜24	正常
24≤BMI＜28	超重
BMI≥28	肥胖

第二步:计算理想体重。

成年男性理想体重＝实际身高(cm)－105＝(kg)

成年女性理想体重＝[实际身高(cm)－100]×0.9＝(kg)

第三步:计算总热量。

总热量＝理想体重(kg)×每千克体重热量＝(kcal)

表 3 – 14 评价每千克体重热量 单位:kcal

体重分类	卧床	轻体力	中体力	重体力
肥胖/超重	15	20～25	30	35
正常	15～20	25～30	35	40
体重过低	20～25	35	40	40～50

表 3-15　劳动强度分类

轻体力劳动	中体力劳动	重体力劳动
坐着做的工作	大多数室内活动	重工业、农业
洗衣、做饭	搬运轻东西	室外建筑、搬运工、建筑工
驾驶汽车(小车)	持续行走、环卫工作	铸造工、木工
缓慢行走	庭院耕作、油漆工、管道工	收割、挖掘等
	电焊工、电工等	

体力劳动强度判断(表 3-15):

(1) 轻体力劳动:坐着工作,不需要特别紧张肌肉活动者(如阅读、写字、办公室工作,组装和修收音机、钟表),教员讲课、一般实验室操作,打字员打字,店员售货,家务劳动。

(2) 中等体力劳动:肌肉活动较多或较为紧张者(如学生的日常活动、机动车的驾驶员、电工安装、金属切削、木工操作)。

(3) 重体力劳动:非机械化的农业劳动,炼钢、车床操作、舞蹈、体育活动(游泳、爬山、足球等),非机械化作业的装卸、垦荒、伐木、采矿、砸石、铸造等。

第四步:计算总份数。

总份数＝总热量(kcal)÷90 kcal≈_____份

第五步:计算营养素分配份数(表 3-16)

碳水化合物份数＝总份数_____×比例≈_____份

蛋白质份数＝总份数_____×比例≈_____份

脂肪份数＝总份数_____×比例≈_____份

表 3-16　营养素分配比例(%)

年龄(岁)	正常人			慢性病病人
	6～18	19～60	≥61	
碳水化合物	55～65	55～65	55～65	60
蛋白质	12～14	10～12	15～20	20
脂肪	25～30	20～30	20	20

第六步:计算热量餐次分配份数。

早餐份数:总份数_____×1/5≈_____份

午餐份数:总份数_____×2/5≈_____份

晚餐份数:总份数_____×2/5≈_____份

第七步:计算各类食物分配份数(用第五步结果)。

(1) 谷薯类:碳水化合物份数_____－蔬菜份数1－水果份数1＝_____份

(2) 蔬菜类:1 份

(3) 水果类:1 份

(4) 豆乳类:2 份

(5) 提供蛋白质的瘦肉/鱼肉/蛋类:蛋白质份数_____－豆乳类份数2＝_____份

(6) 油脂类:2 份

（7）提供蛋白质的瘦肉/鱼肉/蛋类:脂肪份数＿＿＿＿－脂肪类份数2＝＿＿＿＿份

（8）总瘦肉/鱼肉/蛋类:第五类份数＿＿＿＿｜第七类份数＿＿＿＿＝＿＿＿＿份

第八步具体食物交换。

根据第七步的结果,将每一份食物具体化。食物交换表见附录。

【例 3-2】 2 型糖尿病男患者 45 岁,身高 160 cm,体重 60 kg,轻体力劳动,空腹血糖 7.5 mmol/L,餐后 2 小时血糖 12 mmol/L,血脂水平正常,拟采用单纯饮食控制。计算该患者每天需要多少能量和三大营养素需要量。

步骤 1:计算标准体重(SW)。

$$SW＝身高(H)－105＝160－105＝55 \text{ kg}$$

步骤 2:判断是否肥胖或消瘦。

体重指数(BMI)＝体重(kg)/身高 m^2＝$60/1.6^2$＝23.4

目前体重状况(%)＝(实际体重－标准体重)/标准体重×100%

$$＝(60－55)÷55×100\%＝9\%$$

标准体重:实际体重在标准体重的±10%

该女士现体重 60 kg,在理想体重的 10%以内,则其属于标准体重。

步骤 3:判断活动强度:轻体力活动。

步骤 4:根据体重和活动强度查出每千克体重需要的能量为 125.5 kJ(30 kcal)。

步骤 5:计算总热量。

$$总热量＝125.5 \text{ kJ}(30 \text{ kcal})/\text{kg 理想体重}×55 \text{ kg}$$
$$＝6\ 903.6 \text{ kJ}(1\ 650 \text{ kcal})/\text{d}$$

步骤 6:三大营养素比例。

该患者按标准应提供 6 903.6 kJ(1 650 kcal)的能量。

按糖类每日供给量占总能量的 65%摄取,1 g 糖类产 16.7 kJ(4 kcal)热能,该患者糖类的需要量＝1 650×65%÷4 kcal＝268.3 g

按蛋白质每日供给量占总能量的 15%摄取,1 g 蛋白质产 16.7 kJ(4 kcal)热能,该患者蛋白质的需要量＝1 650×15%÷4 kcal＝61.9 g

按脂肪每日供给量占总能量的 20%摄取,1 g 脂肪产 37.7 kJ(9 kcal)热能,该患者脂肪的需要量＝1 650×20%÷9 kcal＝36.7 g

【例 3-3】 某女患者 61 岁,身高 172 cm,体重 82 kg,已退休。从事轻体力活动。

步骤1:计算理想体重。

$$SW＝(172－100)×0.9＝64.8(\text{kg})$$

步骤 2:判断是否肥胖或消瘦。

目前体重状况(%)＝(实际体重－标准体重)/标准体重×100%

$$＝(82－64.8)÷64.8×100\%＝27\%$$

该女士现体重 82 kg,超过理想体重 20%,则其属于肥胖。

步骤 3:判断活动强度:轻体力活动。

步骤 4:根据体重和活动强度查出每千克体重需要的能量为 83.7～104.6 kJ(表 3-14)。

步骤 5:计算总热量＝92.0 kJ(22 kcal)/kg 理想体重×64.8 kg

$$＝5\ 966.4 \text{ kJ}(1\ 430 \text{ kcal})/\text{d}$$

步骤 6：三大营养素比例。

该男士按标准应提供 5 966.4 kJ(1 430 kcal)的能量。

按糖类每日供给量占总能量的 65% 摄取，1 g 糖类产 16.7 kJ(4 kcal)热能，该患者糖类的需要量＝1 430×65%÷4 kcal＝232.5 g

按蛋白质每日供给量占总能量的 15% 摄取，1 g 蛋白质产 16.7 kJ(4 kcal)热能，该患者蛋白质的需要量＝1 430×15%÷4 kcal＝53.6 g

按脂肪每日供给量占总能量的 20% 摄取，1 g 脂肪产 37.7 kJ(9 kcal)热能，该患者脂肪的需要量＝1 430×20%÷9 kcal＝31.8 g

食物分配参见第十章例 10-2。

第三节　健康危险因素评估与应用

健康危险因素是指机体内外存在的与疾病发生、发展及转归有关的诱发因素，包括个人特征、生理参数、不良的行为与生活方式、暴露于有害的生活和生产环境、既往疾病史、家族遗传危险因素等。

健康危险因素评价(health risk appraisal，HRA)是研究危险因素与慢性病发病率及死亡率之间的数量依存关系及其规律性的一种技术与方法。它是评价人们生活在有危险因素的环境中发生死亡的概率，以及当改变不良行为、消除或降低危险因素时，死亡及危险改变的情况，可能延长的寿命，从而促进人们改变不良的行为，减少危险因素，提高健康水平的一种健康促进技术。

健康危险因素评价的基本思想是根据流行病学资料、人口发病率或死亡率资料以及运用数理统计学方法，对人们在生活、生产环境及医疗卫生服务中存在的与健康相关的危险因素进行测评，估计个体患病或死亡的危险性，预测个体降低危险因素的潜在可能性及可能延长寿命的程度，并向个体进行反馈。健康危险因素评价的主要目的是通过健康咨询，促进人们针对存在的危险因素进行个体化和群体化的干预与控制，改变不良的生活、生产环境和行为生活方式，避免或降低危险因素的影响，减少疾病，提高生活质量，进而提高人群的整体健康水平。

一、健康危险因素评价的历史

1. 健康危险因素评价的产生背景　随着社会经济的发展，医学科学技术的进步，死因谱、疾病谱、医学模式的改变，曾经严重危害人类健康的传染病在全球范围内逐渐得到有效控制，而慢性非传染性疾病日益成为人类最主要的死亡原因。据《非传染性疾病国家概况 2018》报告显示，2016 年全球约有 5 700 万人死亡，其中非传染性疾病占了 71.00%。造成这些死亡的主要非传染性疾病包括心血管疾病(1 790 万人)、癌症(900 万人)、慢性呼吸道疾病(380 万人)、糖尿病(160 万人)。根据 WHO 预计，到 2030 年，将有 5 300 万人死于慢性非传染性疾病，占总死亡人数的 75.00% 以上。《中国卫生健康统计年鉴(2021)》报告，我国 2008 年、2013 年、2018 年三次全国卫生服务调查数据显示，高血压患病率分别为 54.9‰、142.5‰、181.4‰；糖尿病患病率分别为 10.7‰、35.1‰、53.1‰，均呈明显的上升趋势。当前，以心脑血管疾病、肿瘤、糖尿病等为代表的慢性病已成为威胁人类健康的重要公共卫生问题，并成为医疗费用过度增长的主要原因。全国每天约 1.4 万人死于慢性病，占总死亡率中的 70％ 以上,在城市地区则高达 85％ 以上。

由于慢性非传染性疾病的迁延性、难愈性、高致残率、高致死率,不仅影响人类健康和生活质量,而且对有限的可利用的卫生资源造成了持久的消耗,对个人、家庭和社会的影响极大,因此,世界各国,尤其是发达国家,对这类疾病的病因及其防治进行了大量的研究。病因学、流行病学等研究成果表明,慢性非传染性疾病是由多种因素综合作用的结果,行为和生活方式、环境、生物遗传、医疗卫生服务等因素对这类疾病的发生、发展及转归起着重要作用,许多慢性非传染性疾病的发生与个人的不良行为与生活方式以及环境中的多种危险因素有密切联系。吸烟、酗酒、缺乏体育锻炼、不良饮食习惯和膳食结构、紧张等健康危险因素,不仅与心脑血管系统疾病有关,而且也是某些肿瘤的诱发因素。在当今影响人类健康的四大因素中,行为与生活方式约占 60％、环境因素占 17％、生物遗传因素占 15％、医疗卫生服务因素占 8％。因此,要有效地防治各种慢性病和恶性肿瘤,有效地进行个体化和群体化的慢性非传染性疾病预防与控制,就有必要对与疾病发生、发展有关的危险因素进行分析,对与其有关的各种健康危险因素进行测评,以便发现致病、影响健康的危险因素,预测疾病发生的概率和严重程度,为制定适宜的个体化或群体化干预措施及其效果评价提供科学依据。这是提出健康危险因素评价并使之很快发展起来的原因之一。

2. 健康危险因素评价的发展　健康危险因素评价的产生应该归功于 Robbins。当他在 Framingham 进行由美国公共卫生部资助的心脏病前瞻性调查时,就开始意识到某些行为特征或危害增加了该病的危险性。20 世纪 60 年代,Lewis C. Robbins 和 Jack. Hall 两位临床医师在总结临床经验的基础上提出健康危险因素评价,并于 1970 年出版了《怎样从事未来医学》(*How to practice prospective medicine*)一书,该书系统论述了定量研究危险因素的原理和方法。70 年代,生物统计学家 Harvey Geller 和健康保险学家 Mr. Norman Gesner 根据各种危险因素与相应慢性病之间联系的密切程度和作用强度制定了 Geller-Gesner 危险分数转换表,使健康危险因素评价方法更加完善。

最初的健康危险因素评价是用手工计算的,70 年代中期,美国疾病控制中心(the Centers for Disease Control,CDC)制作了健康危险因素评价的计算机软件,使健康危险因素的评价更加迅速、方便。1986～1987 年,Emory 大学的 Carter 研究中心与 CDC 合作制作了新的健康危险因素评价计算机软件"healthier people",它不仅可以用询问的方式对个体进行评价,而且可以对群体的健康状况进行评价,通过对咨询者进行适当的健康教育,达到促进人们改变不良生活方式的目的。

健康危险因素评价计算机软件的出现,促进了健康危险因素评价的迅速发展,美国、加拿大首先将健康危险因素评价用于健康教育及健康促进活动,日本、英国、澳大利亚等国家也开始将健康危险因素评价介绍到国内,并开展这方面的教学及应用工作。

在国内,20 世纪 80 年代初期,上海医科大学的龚幼龙将健康危险因素评价方法介绍到我国,国内一些医学院校将其作为社会医学的教学内容之一加以介绍,部分学者在人群中进行了一些应用性研究。80 年代末,华西医科大学的李宁秀在查阅国内流行病学调查资料及全国城市卫生服务调查资料的基础上,采用国外的危险分数表,在成都市区对 409 名 30～59 岁组人群进行了健康危险因素调查及评价,并反馈结果,指导其消除或降低危险因素,同时分析了不同人群的危险因素水平,为制定相应措施提供了依据。90 年代初,上海医科大学的袁建平采用国外的健康危险因素评价技术,利用上海市人群的死亡率、人口统计学资料结合部分国内、国外的流行病学资料,以5岁为一个年龄组,制定了20～74岁男女前15位主要死因的危险分数转换表。90年代以后,"危险因素评价"方法正日益受到国内流行病学家和其他专家的评议,并多次召开专题讨论会进行研讨,健康危险因素评价方法日益引起重视。近年来,随着相关疾病危险因素研究资料的增加,国内一些学者开始对此方法进行进一步研究,并将其与社区卫生服务的开展相结合。

二、健康危险因素评价的基本步骤与方法

健康危险因素评价要阐明有关疾病的危险因素与死亡率或发病率之间的数量联系,因此选择哪一种疾病及有关危险因素作为评价对象,并对其作出合理的解释非常重要。通常选择一些主要的病种作为调查对象,选择一种疾病而不选择一类疾病,因为一种疾病的危险因素一般比较具体明确,容易进行评价;而一类疾病由多种疾病组成,不易确定相应的危险因素进行评价。例如,选择冠心病而不选择心血管系统疾病,选择肺癌或肠癌而不选择全部肿瘤。此外,对于目前还不能明确危险因素的一些疾病,也不宜作为评价的病种。一般是选择影响当地目标人群最重要的且具有明确危险因素的10～15种疾病作为评价病种。

1. 资料收集

(1) 收集当地人群性别、年龄别和疾病别的死亡率资料:这类资料可以从常规死因报告登记系统、疾病监测系统、居民健康档案中获得,也可以通过回顾性的居民健康询问抽样调查获得。这部分资料主要用来计算同性别、同年龄别死亡率的平均水平,在评价时作为比较的标准。但在使用时必须换算为10年的死亡概率,以提高评价的稳定性。

(2) 收集评价对象的健康危险因素资料:一般采用询问调查或自填问卷方式收集评价对象的生活行为方式、环境、医疗卫生服务中的危险因素,通过体格检查、询问疾病史和实验室检查结果可以提供重要的资料。

通常可将需要收集的健康危险因素划分为下列5类:

①个人行为生活方式:如吸烟、饮酒、体力活动及使用安全带等。

②环境因素:包括自然环境和社会环境,如经济收入、家庭关系、居住条件、生产环境、工作紧张程度及心理刺激等。

③生物学因素:如性别、年龄、种族、身高、体重及疾病遗传史等。

④医疗卫生服务:如定期体格检查、直肠镜检查、X线检查、乳房检查及阴道涂片检查等。

⑤其他因素:除上述4类因素外,还应详细询问评价对象的既往疾病史、生育史、家族疾病史等。如询问评价对象本人是否患有高血压、糖尿病、原因不明的肛门出血,家族中是否有人患有高血压、糖尿病、冠心病、肝癌、乳腺癌、直肠癌和自杀等。

2. 资料分析

(1) 人群10年死亡概率的计算:将一年死亡率(M)转换为一年死亡概率(P),再根据寿命表的方法将一年死亡概率(P)转换为10年死亡概率(R)。具体步骤如下:

①首先得到全国(或某地区,如省)的性别、年龄组死因别死亡资料。

②根据 Reed-Merrill 公式,将1年全死因的死亡率转换成1年的死亡概率。

$$P=1-\exp[-M(1+0.008M)]$$

P:年死亡概率;

M:年死亡率。

③根据各死因在全死因中占的比例,将全死因的死亡概率转换成各个死因的死亡概率。

$$Q=D_{某死因}/D_{全死因}\times P$$

D:死亡人数

④利用寿命表法,将全死因 1 年的死亡概率转换成 10 年的死亡概率。公式为:

$$R_1=P_A$$
$$R_2=R_1+P_{A+1}(1-R_1)$$
$$R_3=R_2+P_{A+2}(1-R_2)$$
$$\cdots$$
$$R_X=R_{X-1}+P_{A+N}(1-R_{X-1})$$
$$R_{10}=R_9+P_{A+9}(1-R_9)$$

P_A:全死因 1 年死亡概率;

R_X:全死因 X 年后的死亡概率;

P_{A+N}:估计年龄组下限全死因 1 年的死亡概率。

根据类似的公式可以计算各死因的 10 年死亡概率。公式为:

$$S_1=Q_A$$
$$S_2=S_1+Q_{A+1}(1-R_1)$$
$$S_3=S_2+Q_{A+2}(1-R_2)$$
$$\cdots$$
$$S_X=S_{X-1}+Q_{A+N}(1-R_{X-1})$$
$$S_{10}=S_9+Q_{A+9}(1-R_9)$$

Q_A:各死因 1 年的死亡概率

S_X:各死因中 X 年后的死亡概率

Q_{A+N}:估计年龄组下限各死因 1 年的死亡概率

(2)将危险因素转换成危险分数:危险因素与死亡率之间的数量关系是通过将危险因素转换成危险分数这个关键环节来实现的。当评价对象所具有的危险因素相当于当地人群平均水平时,危险分数定为 1.0,即表示这个评价对象发生某病死亡的概率相当于当地死亡率的平均水平;危险分数大于 1.0 时,表示个体发生某病死亡的概率大于当地死亡率的平均水平;危险分数小于 1.0 时,表示个体发生某病死亡的概率小于当地死亡率的平均水平。危险分数越高,则死亡概率越大;反之则小。

计算危险分数是进行健康危险因素评价的关键步骤。常用的计算危险分数的模型有统计模型、聚类模型、Sposeff 模型、对数线性模型、logistic 模型等。其中,统计模型是最早由 Gesner 提出并用于健康危险因素评价研究之中计算各个危险因素的危险分数及组合危险分数的模型。

统计模型:

$$F_i=\frac{RR_i}{\sum\limits_{i=1}^{n}RR_i\times P_i}$$

F_i:某一暴露水平的危险分数;

RR_i：暴露于这一危险因素的相对危险度；

P_i：人群中暴露于这一水平危险因素的个体占总人口的比例。

【例3-4】 某53岁女性冠心病血压危险分数的计算方法为：已知该女性收缩压（SBP）=180 mmHg，舒张压（DBP）=110 mmHg，以无高血压（SBP<140 mmHg 或 DBP<90 mmHg）的比值比 OR 值为1.00，Meta 分析结果高血压对冠心病的合并效应量 OR 值为2.15，SBP 为180 mmHg 时的 RR 值为1.95，DBP 为110 mmHg 时的 RR 值为3.41，53岁女性高血压的患病率（P_e）为21.43%，则无高血压的百分率（$P_0=1-P_e$）为78.57%。高血压人群的基准死亡比例（BP）=$1/[(RR \times P_e)+(RR \times P_0)]$，以 OR 值估计 RR 值，则 $BP=1/[(2.15 \times 21.43\%)+1.00 \times 78.57\%]=0.80$，由此得到收缩压的危险分数=$1.95 \times 0.80=1.56$，舒张压的危险分数=$3.41 \times 0.80=2.73$（表3-17）。

表3-17 某53岁女性血压危险分数的计算举例

血压的暴露水平	OR 值	暴露者占人群的比例 P(%)	OR×P	基准死亡比例 BP [$1/(\sum OR_i \times P_i)$]	危险分数 RM (BP×OR)
有高血压	2.15	21.4	0.46	0.80	
无高血压	1.00	78.57	0.79		
180 mmHg	1.95				1.56
110 mmHg	3.41				2.73

美国生物统计学家 H. Geller 和健康保险学家 N. Gesner 依据统计模型编制了美国分年龄别（以5岁为1个年龄组）的危险分数转换表（简称 Geller-Gesner 表）。表3-18给出了40～44岁年龄组男性的 Geller-Gesner 表供参考。

表3-18 危险分数转换表（部分年龄组，男性40～44岁）

死亡原因	危险指标	测量值	危险分数
冠心病	收缩压 kPa(mmHg)	26.6(200)	3.2
		23.9(180)	2.2
		21.3(160)	1.4
		18.6(140)	0.8
		16.6(120)	0.4
	舒张压 kPa(mmHg)	14.1(106)	3.7
		13.3(100)	2.0
		12.5(94)	1.3
		11.7(88)	0.8
		10.9(82)	0.4
	胆固醇(mg/dl)*	280	1.5
		220	1.0
		180	0.5

续表 3－18

死亡原因	危险指标	测量值	危险分数
冠心病	糖尿病史	有	3.0
		已控制	2.5
		无	1.0
	运动情况	坐着工作和娱乐	2.5
		有些活动的工作	1.0
		中度锻炼	0.6
		较强度锻炼	0.5
		坐着工作,有定期锻炼	1.0
		其他工作,有定期锻炼	0.5
	家庭史	父母两人 60 岁以前死于冠心病	1.4
		父母之一 60 岁以前死于冠心病	1.2
		父母健在(＜60 岁)	1.0
		父母健在(≥60 岁)	0.9
	吸烟	≥10 支/日	1.5
		＜10 支/日	1.1
		吸雪茄或烟斗	1.0
		戒烟(不足 10 年)	0.7
		不吸或戒烟 10 年以上	0.5
	体重	超重 75%	2.5
		超重 50%	1.5
		超重 15%	1.0
		超重 10%以下	0.8
		降到平均体重	1.0
车祸	饮酒	频繁社交,明显无节制	5.0
		频繁社交,稍微有节制	2.0
		适度和偶然社交	1.0
		不饮	0.5
	使用安全带	＜10%的时间	1.1
		10%～24%	1.0
		25%～74%	0.9
		75%～100%	0.8
	行车里程	每年行车里程÷10 000=危险分数	

续表 3－18

死亡原因	危险指标	测量值	危险分数
自杀	抑郁	经常	2.5
		偶尔或没有	1.0
		有	2.5
		无	1.0
肝硬化	饮酒	酗酒	12.5
		频繁社交,明显无节制	5.0
		频繁社交,稍微有节制	2.0
		适度和偶然社交	1.0
		极少社交	0.2
		在症状出现之前戒酒	0.2
		不饮	0.1
脑血管病	收缩压 mmHg	200	3.2
		180	2.2
		160	1.4
		140	0.8
		120	0.4
	舒张压 mmHg	106	3.7
		100	2.0
		94	1.3
		88	0.8
		82	0.4
	胆固醇(mmol/L)*	7.3	1.5
		5.7	1.0
		4.7	0.5
	糖尿病史	有	3.0
		已控制	2.5
		无	1.0
	吸烟	吸香烟	1.2
		吸雪茄或烟斗	1.0
		戒烟	1.0
		不吸	0.8

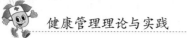

续表 3－18

死亡原因	危险指标	测量值	危险分数
肺癌	吸烟	40 支/日	2.0
		20 支/日	1.5
		10 支/日	1.1
		<10 支/日	0.8
		不吸	0.2
	雪茄和烟斗	≥5 次/日,吸入	1.0
		<5 次/日,不吸入	0.3
		戒烟	从原有危险分数中减去0.2,再减去戒烟年数乘0.1,但危险分数最小不能小于0.2
慢性风湿性心脏病	心脏杂音	有	10.0
		已用药	1.0
		无	1.0
	风湿热	有	10.0
		已用药	1.0
		无	1.0
	症状或体征	无	1.0
肺炎	饮酒	频繁社交活动	3.0
		适度或不饮酒	1.0
	肺气肿	有	2.0
		无	1.0
	吸烟	≥10 支	1.2
		不吸	1.0
肠癌	肠息肉	有	2.5
		无	1.0
	原因不明的肛门出血	有	3.0
		无	1.0
	溃疡性结肠炎	≥10 年	4.0
		<10 年	2.0
		无	1.0
	每年直肠镜检	无	1.0
		有	0.3

续表 3-18

死亡原因	危险指标	测量值	危险分数
胃癌、食道癌	胃酸过少	有	2.0
		每年用药	1.5
		无	1.0
高血压心脏病	收缩压(mmHg)	200	3.2
		180	2.2
		160	1.4
		140	0.8
		120	0.4
	舒张压(mmHg)	106	3.7
		100	2.0
		94	1.3
		88	0.8
		82	0.4
	体重	超重75%	2.5
		超重50%	1.5
		超重15%	1.0
		超重10%以下	0.8
		降到平均体重	1.0
肺结核	X线检查	未做	1.0
		阴性	0.2
	结核活动	有	5.0
		无	1.0

＊1 mg/dl×0.025 9＝1 mmol/L

查表时,如果某人危险因素的测量值不能直接从表中查出,这时可以根据相邻两个测量值的危险分数估算,或用内插法计算。如某 41 岁男性胆固醇测量值为 192 mg/dl,从表 3-18 中查不到该危险因素测量值及其危险分数,但根据与 220 mg/dl 和 180 mg/dl 相对应的危险分数 1.0 和 0.5,用内插法可计算得到 192 mg/dl 的危险分数为 0.6。

需要说明的是,自引进这一评价技术以来,国内至今还没有研制出一套适合应用于我国人口的危险分数转换表,目前主要引用 Geller-Gesner 表,或在此表基础上结合国情或地情进行适当修改后得到的危险分数表。

(3) 计算组合危险分数、评价年龄

①计算组合危险分数:许多流行病学调查证明,一种危险因素可对多种疾病产生作用,多种危险因素也可对同一种疾病产生联合协同作用,并可程度不同。因此,计算组合危险分数时分两种情况:

a. 与死亡原因有关的危险因素只有一项时,组合危险分数等于该死因的危险分数。

b. 与死亡原因有关的危险因素是多项时,组合危险分数的计算:

ⅰ.将危险分数大于1.0的各项分别减去1.0后剩下的数值作为相加项分别相加,1.0

作为相乘项。

　　ⅱ.小于或等于 1.0 的各项危险分数值作为相乘项分别相乘。

　　ⅲ.相加项和相乘相的结果相加,就得到该死亡原因的组合危险分数。

　　②存在死亡危险:该指标是指在某一种组合危险分数条件下,因某种疾病死亡的可能性。

$$存在死亡危险＝平均死亡概率×组合危险分数$$

　　③计算评价年龄:用总的存在死亡危险去查全死因的 10 年死亡概率表,利用内插法计算,得到评价年龄。

　　评价年龄是依据年龄与死亡率之间的函数关系,从死亡率水平推算得出的年龄称为评价年龄。具体的计算方法是首先将各种死因的存在死亡危险相加,得到总的存在死亡危险,然后查健康评价年龄表(表 3-19),即可得出相应的评价年龄。健康评价年龄表左边一列是男性总的存在死亡危险值,右边一列是女性总的存在死亡危险值,中间部分最上面一行数值是个体实际年龄的最末一位数字,余下的主体部分是相应的评价年龄值。

表 3-19　健康评价年龄表

男性存在死亡危险	实际年龄最末一位数					女性存在死亡危险	男性存在死亡危险	实际年龄最末一位数					女性存在死亡危险
	0	1	2	3	4			0	1	2	3	4	
	5	6	7	8	9			5	6	7	8	9	
530	5	6	7	8	9	350	4 510	38	39	40	41	42	2 550
570	6	7	8	9	10	350	5 010	39	40	41	42	43	2 780
630	7	8	9	10	11	350	5 560	40	41	42	43	44	3 020
710	8	9	10	11	12	360	6 160	41	42	43	44	45	3 280
790	9	10	11	12	13	380	6 830	42	43	44	45	46	3 560
880	10	11	12	13	14	410	7 570	43	44	45	46	47	3 870
990	11	12	13	14	15	430	8 380	44	45	46	47	48	4 220
1 110	12	13	14	15	16	460	9 260	45	46	47	48	49	4 600
1 230	13	14	15	16	17	490	10 190	46	47	48	49	50	5 000
1 350	14	15	16	17	18	520	11 160	47	48	49	50	51	5 420
1 440	15	16	17	18	19	550	12 170	48	49	50	51	52	5 860
1 500	16	17	18	19	20	570	13 230	49	50	51	52	53	6 330
1 540	17	18	19	20	21	600	14 340	50	51	52	53	54	6 850
1 560	18	19	20	21	22	620	15 530	51	52	53	54	55	7 440

续表 3-19

男性存在死亡危险	实际年龄最末一位数					女性存在死亡危险	男性存在死亡危险	实际年龄最末一位数					女性存在死亡危险
	0	1	2	3	4			0	1	2	3	4	
	5	6	7	8	9			5	6	7	8	9	
1 570	19	20	21	22	23	640	16 830	52	53	54	55	56	8 110
1 580	20	21	22	23	24	660	18 260	53	54	55	56	57	8 870
1 590	21	22	23	24	25	690	19 820	54	55	56	57	58	9 730
1 590	22	23	24	25	26	720	21 490	55	56	57	58	59	10 680
1 590	23	24	25	26	27	750	23 260	56	57	58	59	60	11 720
1 600	24	25	26	27	28	790	25 140	57	58	59	60	61	12 860
1 620	25	26	27	28	29	840	27 120	58	59	60	61	62	14 100
1 660	26	27	28	29	30	900	29 210	59	60	61	62	63	15 450
1 730	27	28	29	30	31	970	31 420	60	61	62	63	64	16 930
1 830	28	29	30	31	32	1 040	33 760	61	62	63	64	65	18 560
1 960	29	30	31	32	33	1 130	36 220	62	63	64	65	66	20 360
2 120	30	31	32	33	34	1 220	38 810	63	64	65	66	67	22 340
2 310	31	32	33	34	35	1 330	41 540	64	65	66	67	68	24 520
2 520	32	33	34	35	36	1 460	44 410	65	66	67	68	69	26 920
2 760	33	34	35	36	37	1 600	47 440	66	67	68	69	70	29 560
3 030	34	35	36	37	38	1 760	50 650	67	68	69	70	71	32 470
3 330	35	36	37	38	39	1 930	54 070	68	69	70	71	72	35 690
3 670	36	37	38	39	40	2 120	57 720	69	70	71	72	73	39 250
4 060	37	38	39	40	41	2 330	61 640	70	71	72	73	74	43 200

（4）可达到年龄、危险降低程度

①计算可达年龄：可达年龄是根据存在的危险因素，提出可能降低危险因素的措施后按上述相同步骤计算得到的新的评价年龄。对于危险分数大于1且危险因素属于行为生活方式的评价对象建议其改变危险因素，根据新的指标值查危险分数转换表，重新计算组合危险分数，计算出新存在的死亡危险，所得出的年龄为可达年龄。

②危险降低程度：危险降低程度表示评价对象根据医生建议改变了现有的危险因素后，死亡危险可能降低的绝对量占改变前总的存在死亡危险值的比例。

$$危险降低量＝存在的死亡危险－新存在的死亡危险$$

$$危险降低程度＝(危险降低量÷总存在死亡危险)×100\%$$

【例 3－5】 刘某,41 岁,男性,家住某地,不吸烟、不饮酒,血压 16.0/9.3 kPa,胆固醇 192 mg/dl,无糖尿病史,无高血压家族史,存在的危险因素有超重、缺乏体力活动、抑郁。健康危险因素评价见表 3－20。

表 3－20 某地某 41 岁男性健康危险因素评价表

死亡原因	死亡概率(1/10 万)	危险因素	测量值	危险分数	组合危险分数	存在死亡危险	根据医生建议改变危险因素	新危险分数	新组合危险分数	新存在死亡危险	危险降低程度	
											降低量	％
(1)	(2)	(3)	(4)	(5)	(6)	(7)	(8)	(9)	(10)	(11)	(12)	(13)
冠心病	1 877	血压(mmHg)	120/70	0.4	1.91	3 585.07	—	0.4	0.11	206.47	3 378.6	47
		胆固醇(mmol/L)*	5.0	0.6			—	0.6				
		糖尿病史	无	1.0			—	1.0				
		体力活动	坐着工作	2.5 / 0.9			定期锻炼	1.0 / 0.9				
		家族史	无	0.5			—	0.5				
		吸烟	不吸	1.3			—	1.0				
		体重	超重30%				降到平均体重					
车祸	285	饮酒	不饮	0.5	1.9	541.5	—	0.5	1.9	541.5	0	0
		驾车里程	25 000 km/a	2.5			—	2.5				
		安全带使用	90％	0.8			100％	0.8				
自杀	264	抑郁	经常	2.5	2.5	660.0	治疗抑郁	1.5	1.5	369.0	264.0	4
		家族史	无	1.0			—	1.0				
肝硬化	222	饮酒	不饮	0.1	0.1	22.2	—	0.1	0.1	22.2	0	0
脑血管病	222	血压(mmHg)	120/70	0.4	0.19	42.18	—	0.4	0.19	42.18	0	0
		胆固醇(mmol/L)*	5.0	0.2			—	0.6				
		糖尿病史	无	1.0			—	1.0				
		吸烟	不吸	0.8			—	0.8				
肺癌	202	吸烟	不吸	0.2	0.2	40.4	—	0.2	0.2	40.4	0	0
慢性风湿性心脏病	167	心脏杂音	无	1.0	0.1	16.7	—	1.0	0.1	16.7	0	0
		风湿热	无	1.0			—	1.0				
		症状体征	无	0.1			—	0.1				

续表 3－20

死亡原因	死亡概率(1/10万)	危险因素	测量值	危险分数	组合危险分数	存在死亡危险	根据医生建议改变危险因素	新危险分数	新组合危险分数	新存在死亡危险	危险降低程度 降低量	危险降低程度 %
肺炎	111	饮酒	不饮	1.0	1.0	111.0	—	1.0	0.1	111.0	0	0
		肺气肿	无	1.0			—	1.0				
		吸烟	不吸	1.0				1.0				
肠癌	111	肠息肉	无	1.0	1.0	111.0	—	1.0	0.3	33.3	77.7	1
		肛门出血	无	1.0			—	1.0				
		肠炎	无	1.0			—	1.0				
		直肠镜检查	无	1.0			每年检查一次	0.3				
高血压心脏病	56	血压(mmHg)	120/70	0.4	0.7	39.2	—	1.0	0.4	22.4	16.8	0.2
		体重	超重30%	1.3			降到平均体重	1.0				
肺结核	56	X线检查	阴性	0.2	0.2	11.2	—	0.2	0.2	11.2	0	0
		结核活动	无	1.0			—	1.0				
		经济和社会地位	中等	1.0			—	1.0				
其他	1 987			1.0		1 987		1.0		1 987	0	0
合计	5 560					7 167.45				3 430.35	3 737.1	52.14

＊ 1 mg/dl×0.025 9＝1 mmol/L

计算过程如下：

(1) 10 年死亡概率：查阅当地资料，经计算得 41 岁男性的全死因 10 年死亡概率为 5 560/10 万，冠心病 10 年死亡概率为 1 877/10 万，车祸 10 年死亡概率为 285/10 万。余类推，见表 3－19 第(2)栏。

(2) 将危险因素转换成危险分数：如血压 16.0/9.3 kPa，查表 3－18，危险分数为 0.4。见表 3－20 第(3)、(4)、(5)栏。

(3) 计算组合危险分数：如冠心病的危险因素有 7 项，其中危险分数大于 1.0 的有体力活动和体重超重 30% 两项，危险分数分别为 2.5 和 1.3，其余 5 项的危险分数都小于或等于 1.0。计算组合危险分数的具体步骤列举如下：

相加项：2.5－1.0＋1.3－1.0＝1.8

相乘项：0.4×0.6×1.0×0.9×0.5＝0.108

组合危险分数：1.8＋0.108＝1.91

结果见表 3－20 第(6)栏。

(4) 存在死亡危险：如冠心病存的死亡危险为 1 877×1.91，即等于 3 585/10 万。

该 41 岁男性总的存在死亡危险＝3 585.07＋541.5＋660.0＋22.2＋42.18＋40.4＋16.7＋111.0＋111.0＋39.2＋11.2＋1 987＝7 167.45。见表 3－20 第(7)栏。

(5) 计算评价年龄：查表 3－19，数值 7 167.45 介于 6 830 和 7 570 之间；该男性实际年龄为 41 岁,最末一位数字是 1,据此在中间部分相应的列中查出 6 830 的评价年龄为 43 岁,7 570 的评价年龄为 44 岁,两者平均为 43.5 岁,即为此人的评价年龄。

(6) 计算可达到年龄:首先将医生根据评价对象存在危险因素的性质和程度所建议的可能改变的危险因素列于表 3 - 20 第(8)栏;然后根据降低或改变了的危险因素的指标值查表 3 - 18 和计算所得的新危险分数、新组合危险分数、新存在死亡危险值分别填入表 3 - 20 第(9)、(10)、(11)栏;该 41 岁男性新的总死亡危险值为 3 430.35,查表 3 - 19 得到可达到年龄约为 36 岁。

(7) 危险降低程度:改变危险因素后,冠心病死亡危险降低的绝对量 = 3 585.07 - 206.47 = 3 378.6,其占改变危险因素前总的存在死亡危险值的比例 = 3 378.6/7 167.45 × 100% = 47%;依此类推。见表 3 - 20 第(12)、(13)栏。

3. 健康风险评估的报告:HRA 报告的种类和各种 HRA 报告的组合千差万别,较好的情况是 HRA 报告包括一份给受评估者个人的报告和一份总结了所有受评估者情况的人群报告。个人报告应包括健康风险评估的结果和健康教育信息(图 3 - 2、图 3 - 3)。

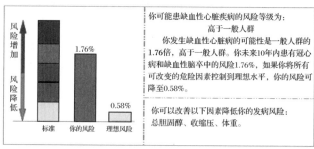

图 3 - 2　缺血性心血管疾病患病风险评估报告示例

糖尿病患病风险评价报告

姓名	健康
性别	男
编号	000001

危险因素状况：下表中列出了与糖尿病相关的危险因素。

危险因素	目前状况 2008/01/31	既往状况 2007/01/20	推荐范围	低危 中危 高危
年龄	56	55	45岁以上风险升高	
糖尿病家族史	无	无	无	
空腹血糖（mmol/L）	7.2	6.2	<5.6	
甘油三酯	1.8	1.5	<1.7mmol/L	
HDL胆固醇	1.02	1.06	≥1.04mmol/L	
血压水平	高血压	正常高值	收缩压<120mmHg 舒张压<80mmHg	
BMI	25.3	25.2	24	
吸烟状况	戒烟	戒烟	不吸	
体力活动水平	充分	不足	充分	

风险评价结果：下面列出了你的未来5年的糖尿病的患病风险评价结果

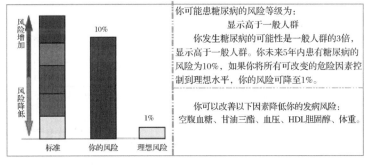

你可能患糖尿病的风险等级为：
显示高于一般人群
你发生糖尿病的可能性是一般人群的3倍，显示高于一般人群。你未来5年内患有糖尿病的风险为10%，如果你将所有可改变的危险因素控制到理想水平，你的风险可降至1%。

你可以改善以下因素降低你的发病风险：
空腹血糖、甘油三酯、血压、HDL胆固醇、体重。

注：一般人群水平：与你同性别同年龄的人群的平均发病风险。

"5年糖尿病患病风险评估技术"授权自中华预防医学会健康风险评估与控制专业委员会

图 3-3 糖尿病患病风险评价报告

三、健康危险因素评价的应用

健康危险因素评价方法可用于个体评价和群体评价。个体评价结果可以被用来对个体的健康进行预测并为健康教育和咨询提供科学依据，劝导个体改变不良的行为生活方式，努力控制并降低危险因素的危害，从而减少疾病和死亡的发生。通过群体健康危险因素评价，可以了解危险因素在人群中的分布及其严重程度，为确定疾病防治工作重点、制订干预策略和措施提供依据。

1. 个体评价 健康危险因素的个体评价主要是通过比较评价对象的实际年龄、评价年龄和可达到年龄三者之间的差别，评价危险因素对寿命可能损害的程度，以及降低危险因素后寿命可能延长的程度。

一般说来，如果评价对象的评价年龄大于实际年龄，则表示其存在的危险因素高于平均水平，即死亡概率可能高于当地同性别年龄组人群的平均水平；反之则低。可达到年龄与评价年龄的差数，表示评价对象接受医生建议并采取降低危险因素的措施后可能延长寿命的年数。

根据评价年龄、实际年龄与可达到年龄三者之间的关系将个体归为不同的类型。

$$\Delta X = 评价年龄 - 实际年龄$$

$\Delta X < -1$，认为该个体低于平均危险水平，归入健康型。

$-1 \leq \Delta X \leq 1$，认为该个体相当于平均危险水平，归入少量危险因素型。

$\Delta X > 1$，认为该个体是危险因素高于平均水平，归入危险因素型。

$$\Delta Y = 评价年龄 - 可达到年龄$$

$\Delta Y > 1$，认为该个体是因为生活方式等可去除或降低的危险因素所致的危险较多，这些危险因素可通过改变行为、生活方式而降低或消除，归为自创性危险因素型。

$\Delta Y \leq 1$，认为该个体的危险因素多为疾病史、家族遗传史，通过自身努力已很难消除，归为历史危险因素型。

（1）健康型：评价年龄小于实际年龄的评价对象属于健康型，如有一位实际年龄为47岁的评价对象，其评价年龄为43岁，说明该个体存在的危险因素低于平均水平，可能经历与43岁年龄组人群相同的死亡历程，预期健康状况较好。虽然还有进一步降低危险因素的可能，但延长预期寿命有限（图3-4）。

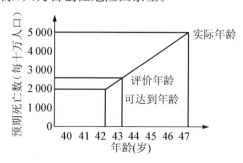

图3-4　健康型三种年龄的关系

（2）自创性危险因素型：评价对象的评价年龄大于实际年龄，而且评价年龄与可达到年龄相差大。如某男性，其实际年龄41岁，评价年龄43.5岁，可达到年龄36岁，评价年龄大于实际年龄，说明该个体存在的危险因素平均水平较高，而且多半是自创性的危险因素。对于这种类型的个体，通过降低危险因素的措施，如改变不良的行为生活方式，能明显延长预期寿命（图3-5）。

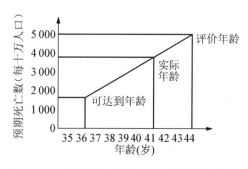

图3-5　自创性危险因素型三种年龄的关系

（3）历史危险因素型：评价对象的评价年龄大于实际年龄，但评价年龄与可达到年龄相差较小。如某人实际年龄41岁，评价年龄47岁，可达到年龄46岁，评价年龄与可达到年龄仅相差1岁。这种类型说明个体存在的危险因素可能主要是遗传因素或既往疾病史，而这些危险因素通常难以被降低或改变，即使有所改变，效果可能也不明显，因此，延长预期寿命的余地不大（图3-6）。

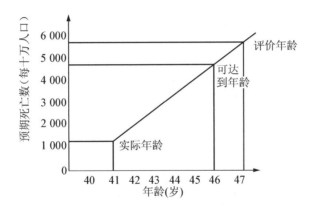

图3-6 难以改变的危险因素型三种年龄的关系

（4）少量危险因素型：评价对象的实际年龄接近于评价年龄，评价年龄又和可达到年龄相近，说明这种类型个体存在的危险因素接近于轻微危害程度，降低危险因素的可能性有限，预期死亡过程相当于当地同人群的平均水平。

除了分析危险因素的严重程度及其可能降低的程度以及三种年龄之间的关系外，还可以对某一种危险因素对个体预期寿命可能影响的程度作进一步分析。例如，减少吸烟的危险因素，或控制超体重的危险因素，以同样方法的计算评价年龄和可达到年龄，两者的差值大小可以反映某一种危险因素对预期寿命的影响程度。

危险因素对个体预期寿命影响的程度同样可以用改变危险因素后，危险因素降低程度来说明。如例3-5结果，该评价对象在接受医生建议改变生活行为方式、降低危险因素后，总危险因素的严重程度可降低52.14%，冠心病的危险程度可降低47.0%等等。

2. 群体评价　群体评价是在个体评价的基础上进行的，可以从下列几个方面对群体的健康危险因素进行分析与评价。

（1）人群存在危险程度的评价：在个体评价中，根据实际年龄、评价年龄和可达到年龄三者之间关系将评价对象划分为四种类型，即健康型、自创性危险因素型、历史危险因素型和少量危险因素型。在进行不同人群的危险程度分析时，将属于健康型的人归为健康组；属于存在危险因素型，包括自创性危险因素类型和历史危险因素类型的人归入危险组；少量危险因素型的人属于一般组。可以根据不同人群中各种类型的人所占比例来分析哪一种人群的危险水平高，以便确定防治重点。一般而言，某人群处于危险组的人越多，这个人群的危险水平就越高。可以分析不同性别人群的危险水平，也可以分析不同职业、不同文化程度、不同经济状况人群的危险水平。表3-21列举了南京市鼓楼区中老年人群的危险因素程度，男性人群的危险水平高于女性，前者占93.7%，后者为80.5%。

表3-21　南京市鼓楼区中老年居民不同危险水平的人群构成

危险水平	男		女	
	人数	比例（%）	人数	比例（%）
危险组	74	93.7	124	80.5
一般组	1	1.3	21	13.6
健康组	4	5.1	9	5.8
合计	79	100	154	100

（$\chi^2=9.582, P=0.008$）

(2) 危险因素属性分析:危险因素一般又可被分为难以消除的危险因素和可以消除的危险因素两大类。有些危险因素与人们的不良行为生活方式有关,属自创性的危险因素,通过建立健康的行为生活方式可以得到降低或消除。进行群体评价时,通过计算存在这两类危险因素人群的比例,可以为有针对性地制定个体化和群体化的健康干预措施及其效果评价提供依据。表3-22列举了成都市男性居民存在的危险因素中86.49%属于可以消除的自创性危险因素,而70.27%女性居民则存在难以消除的危险因素。因此,对男性居民进行旨在建立健康生活方式的健康教育和健康促进的活动较女性居民更为迫切。

表3-22　不同性别人群危险因素的属性

危险水平	男		女	
	人数	比例(%)	人数	比例(%)
难以消除的危险因素	15	13.51	78	70.27
可以消除的危险因素	96	86.49	33	29.73
合计	111	100.00	111	100.00

(3) 危险因素对人群健康影响的分析:为了有针对性地制订预防措施,可以分析多种危险因素对预期寿命可能产生的影响及其程度,从而发现哪一种危险因素对人群健康的影响最大。分析方法是将评价对象在去除了某一项危险因素后算得的评价年龄与可达到年龄的差值作为单项危险强度,将存在这一单项危险因素者在评价人群中所占比重作为危险频度,进而相乘得危险程度,以反映该危险因素对人群健康可能产生的影响及其程度。

$$危险程度＝危险强度×危险频度$$

表3-23列出了各危险因素影响男性居民健康的强度、频度及程度。以高脂饮食为例,假定去除高脂饮食这一危险因素后,算得评价对象的可达到年龄与评价年龄差数的均数为2.22岁,高脂饮食者在调查人群中的比例为46.8%,因而高脂饮食的危险程度为2.22×46.8%＝1.04岁。

从对表中各危险因素的危险程度分析中可以看出,某一项危险因素对人群健康影响的程度,不但取决于危险因素可能影响预期寿命的大小,而且与危险因素在人群中的分布范围密切相关。有些危险因素虽然对预期寿命影响较大,但如果这些因素在人群中分布范围有限,它对人群总体的危险程度并不严重;反之,有些危险因素对健康影响并不十分严重,但在人群中分布范围较广,其危害性可能更值得引起重视。

表3-23　单项危险因素对男性健康状况的影响(总人数79人)

危险因素	人数	危险强度(岁)	危险频度(%)	危险程度(岁)
高脂饮食	37	2.22	46.8	1.04
体重超重	52	1.88	65.8	1.24
饮酒	29	0.53	36.7	0.19

续表 3-23

危险因素	人数	危险强度（岁）	危险频度（%）	危险程度（岁）
吸烟	39	0.28	49.4	0.14
缺乏锻炼	60	0.18	75.9	0.14
高血压	39	1.46	49.4	0.72
糖尿病	17	2.17	21.5	0.47

3. 其他应用 近年来,健康危险因素评价方法除用于个体及群体评价、用于对一般人群的危险因素评价外,还被广泛应用于人群健康管理和疾病管理,也用于职业危害的评价,甚至用于健康保健领域。

(1) 职业健康:工作场所的健康促进活动在减少个体的健康危险因素方面是成功的。工作场所的健康促进活动主要通过以下方式改善个体的行为生活方式:①为职员提供健康促进项目活动,使其采取健康的行为方式降低危险因素;②通过建立健康的企业文化,支持个体的健康行为,鼓励其所做的努力在职业病的预防及治疗方面取得的较为成功的经验。

职业性的腰背损伤不仅显著影响工人的生命质量及生产率,而且会带来大量的医疗费用。多年来,研究人员从人口学、生理学、医学、环境学及心理学出发,研究这些因素与职业性腰背痛(工作伤残)的关系,通过对这些伤残的危险因素进行分析,确定伤残的危险因素及其预防策略。

大量的研究证明,健康危险因素与生产率、缺勤有密切关系,健康危险因素增加,生产率下降,缺勤增加。Burton 等对 1 601 名雇员的研究表明,工作效率指数(WPI,由雇员缺勤、伤残损失的时间及生产率三部分组成)与健康危险因素的种类和数量有关,随着健康危险因素数目的增加,雇员的工作效率下降。Robbins 等对 87 991 名人员平均随访 2.4 年的资料表明,无论男性、女性,当前吸烟者短期内的缺勤率及住院率均高于从不吸烟者。美国密歇根大学健康管理研究中心对 20 万名人员 10 多年的健康危险因素及生产率的资料的分析结果也证实了这一发现。

(2) 卫生服务需求与利用评价:研究表明,有健康危险因素者其门诊次数、住院次数及访问医疗机构的频率均高于无危险因素者,因此 Reed 等将 Carter 中心的健康危险因素评价用于美国阿巴拉契亚山脉社区卫生服务的需求判断。Weaver 等对伯明翰、亚拉巴马市2 898名人员运用健康危险因素评价了解不同危险因素者医疗服务的利用及医疗费用情况,结果发现,有心理社会危险因素、心血管疾病危险因素及总危险因素水平高者比无这些危险因素者更可能利用医疗服务,其费用也更高。Musich 等对 59 670 名汽车公司的退休工人的研究也发现,危险因素较多者其卫生服务的利用率高于全国平均水平。

(3) 降低慢性非传染性疾病的死亡率:目前,心脑血管疾病、肿瘤、意外伤害事故等慢性非传染性疾病已成为造成人类死亡的主要原因,而这些疾病与人类可改变的行为生活方式密切相关。大量的流行病学资料显示,生活方式习惯和一些生物测量指标如血压、血脂、血糖与负性健康状况存在明确的关系。久坐生活方式、吸烟、过度饮酒、药物滥用、营养不良、肥胖与高血脂、不良饮食习惯、体重过高或过低、高胆固醇、高应激状态、高血压、高血糖、抑郁等会影响健康,最终引起伤残和死亡。降低这些危险因素,相应的发病率及死亡率会明显降低。Baier 等在一个大的医疗中心运用健康危险因素评价,提高个体的心血管病防治意识并进行健康教育,主要针对血压及血清总胆固醇,对评价者提供健康危险因素评价结果及心血管病的危险因素,并适时地推荐他们参加由全民健康指南制定的卫生保健及教育计划。随访 3 个月、6 个月,发现有积极的行为改变;8 个月后进行第二次血压及血清总胆固醇的筛检,结果显示,血压及血清总胆固醇有所降低。

(4) 降低医疗费用:健康危险因素与医疗费用的关系目前正成为研究的热点,Milliman 和 Robertsont,Yen,Golaszewsk 和 Bertera 等分别对此进行了研究。他们的研究认为:①不良的健康行为及可改变的危险因素会增加经济负担,有危险因素的个体即使在短时间内其医疗费用也高于无危险因素者;②减少危险因素会降低医疗费用;③健康习惯能够改变,并在一段时间内保持低危险状态;④改变不良习惯、降低健康危险因素比控制医疗费用更为重要。他们通过研究 6 个大的健康保险公司 46 026 名人员 3 年的资料,将每种危险因素分为高危险与低危险,结果表明,高危险者其健康状况较差,医疗费用明显高于低危险者。高危险组比低危险组医疗费用增加的比例分别为:精神压抑者 70%,高紧张状态者 46%,高血糖者 35%,体重过高或过低者 21%,吸烟者 20%,有高血压者 12%,久坐生活方式者 10%。目前,一些健康保险公司正在利用健康危险因素评价进行疾病管理,并将健康危险因素评价、健康教育作为一、二级预防活动的重要内容,以控制不断上涨的医疗费用。

除此,健康危险因素评价在公共卫生方面,如吸烟、乙醇滥用、暴力等方面也发挥了十分显著的作用。健康危险因素评价也应用于其他领域,如在临床实践中根据患者的危险因素采取降低危险因素的措施,促进患者的康复;应用健康危险因素评价了解肝移植、肾移植后的健康问题;将健康危险因素评价作为发展卫生保健策略的正确工具;在招聘人员培训中用健康危险因素评价预防吸烟和戒烟。加拿大甚至将健康危险因素评价作为考核工作能力的参考,根据健康危险因素评价的评价结果决定一个人到了法定年龄退休是否可继续留任。

总之,健康危险因素评价作为一种健康促进的技术、预防疾病的一项有效手段,方法简便易行,结果直观,人们易于接受,是一种值得推广应用的技术与方法。但是,健康危险因素评价的研究起步较晚,发展历史并不长,还存在不少缺陷,有待进一步研究改进与完善。

第四节　健康风险评估的计算机应用

计算机技术的迅速发展给社会各个领域带来了巨大的影响,同样也给健康风险评价发展提供了新的机遇,并注入新的活力。通过建立计算机网络,集中存贮社区居民的健康资料和医疗数据,实现数据资源共享,建成一个可以浏览、报告并附带支持系统的最终用户访问工具,将有利于对健康风险的监测、统计和危险因素分析。对于方便居民就医,健康记录的快速查询是非常有利的,为此,我们开发了《社区慢性病健康管理系统》。

《社区慢性病健康管理系统》按照疾病管理思路,分为三部分,即:收集资料,了解健康状况;风险评价,认识健康;采取干预措施,管理好健康。健康风险评估包括一般健康状况评估(血压评估、血糖评估、血脂评估、体重指数评估、肥胖与相关疾病危险的关系、高血压危险分层);健康危险因素评估;生活质量评估;心理测验(精神症状评定);运动评估(判断行为改变所处阶段、运动效果评估);简易膳食计算;儿童生长发育评估等模块。以下重点介绍健康风险评估。

启动软件后,输入用户标志和口令(图 3-7),进入主菜单(图 3-8)。

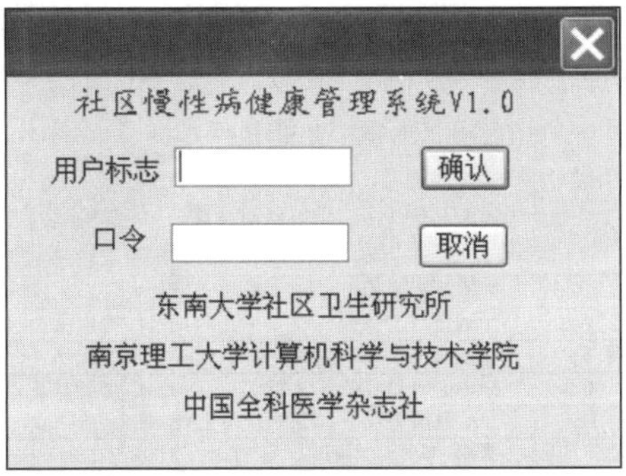

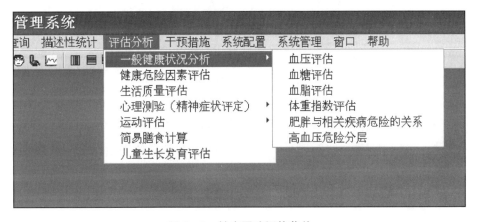

图3-7 输入用户标志和口令

图3-8 健康风险评估菜单

1. 一般健康状况评估 一般健康状况评估又分为血压评估、血糖评估、血脂评估、体重指数评估、肥胖与相关疾病危险的关系、高血压危险分层,输入相应的体检数据,按提交,得到评价结果,评价结果可打印给病人(图3-9、图3-10)。

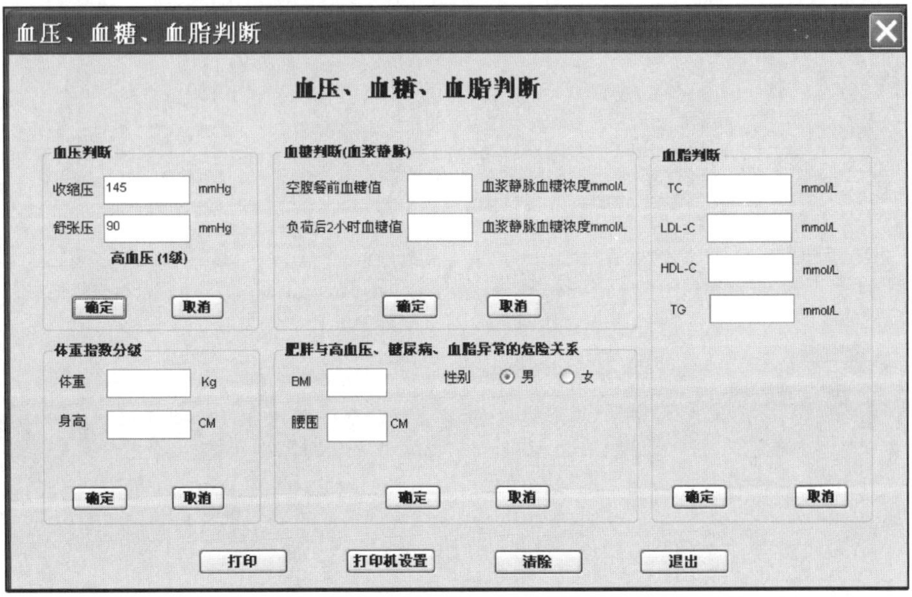

图3-9 一般健康状况评估数据输入界面

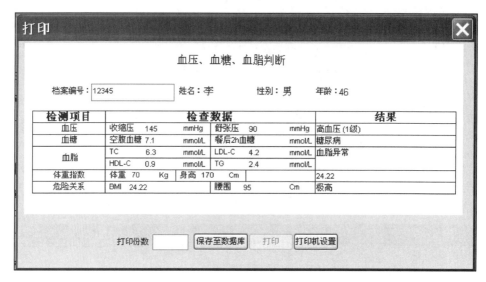

图 3‑10　一般健康状况评估结果打印

2. 健康危险因素评价　根据被评价人有关"健康危险因素",评价结果为:

(1)"与冠心病有关的危险因素"、"与脑血管病有关的危险因素"。

(2)列出评价年龄、评价年龄所对应的"冠心病 10 年死亡概率(1/10 万)和脑血管病 10 年死亡概率(1/10 万)"。

(3)列出参考值:当前性别年龄的"一般人群冠心病 10 年死亡概率(1/10 万)和脑血管病 10 年死亡概率(1/10 万)"。

先得到评价年龄(图 3‑11、图 3‑12)。

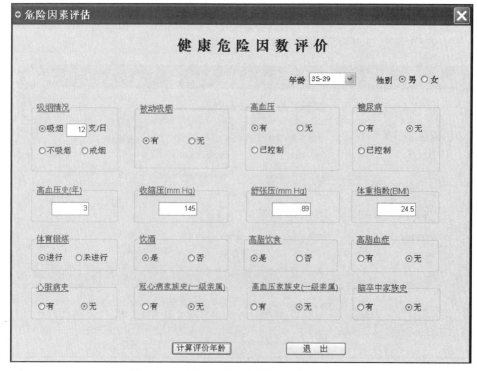

图 3‑11　健康危险因素评价数据输入界面

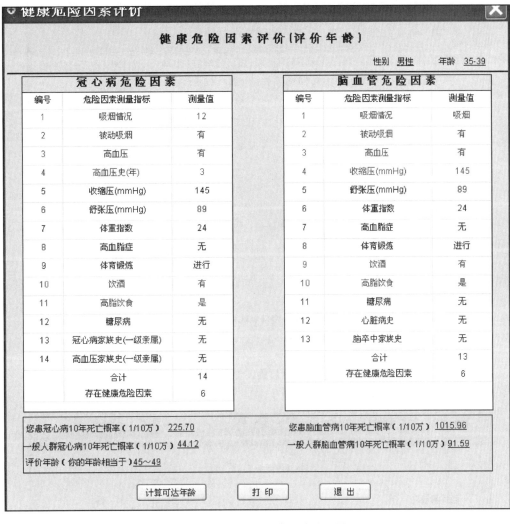

图 3-12 健康危险因素评价结果界面

根据医生的建议,改变生活方式,再计算可达到年龄,步骤同评价年龄计算。

3. 生活质量评估 利用 SF-36 作为简明健康调查问卷,从躯体健康、躯体疼痛、总体健康、社会功能等 8 个方面全面概括了被调查者的生存质量。社会功能(SF):因为生理或情感原因导致社会活动受限;情绪角色功能(RE):因为情感原因导致角色活动受限;心理健康(MH):指心理压抑和良好适应;精力(VT):指个体对自身精力和疲劳程度的主观感受;躯体健康(PF):指健康原因生理活动受限;躯体角色功能(RP):因为生理健康原因导致角色活动受限;躯体疼痛(BP):指疼痛程度及其对日常活动的影响;总体健康(GH):指个体对自身健康状况及其发展趋势的评价。评价结果可以打印给被管理对象(图 3-13、图3-14)。

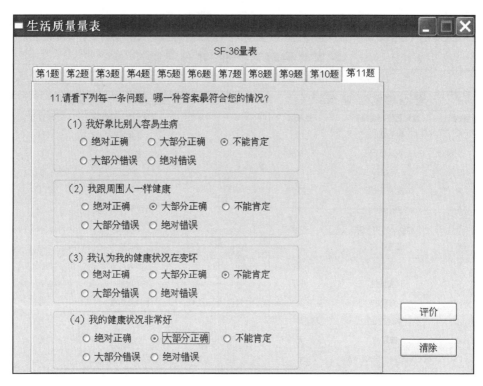

图 3 - 13　生活质量评价数据输入界面

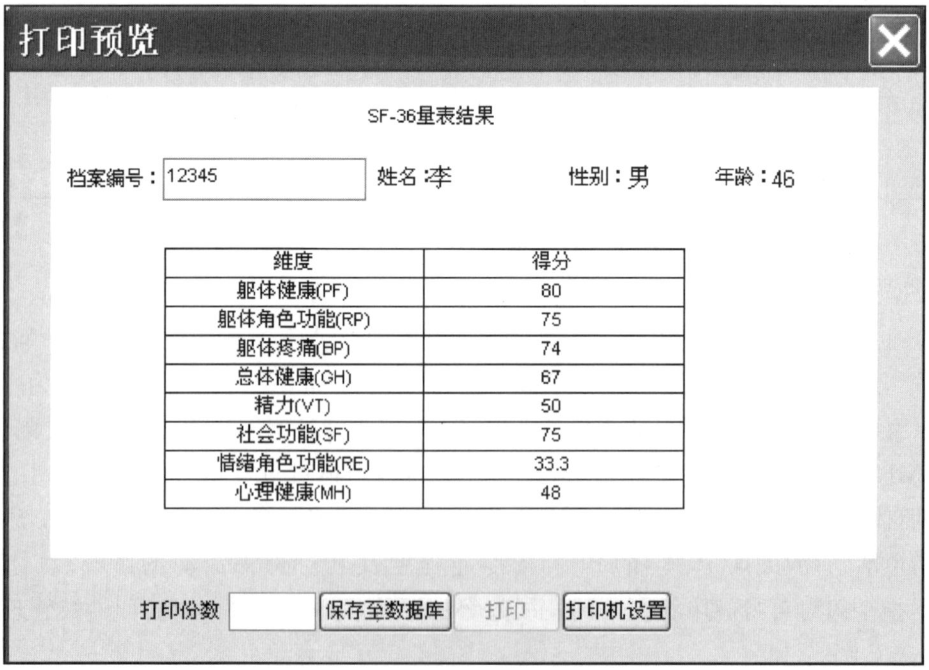

图 3 - 14　生活质量评价结果打印界面

4. 心理评估　心理评估是采用抑郁自评量表(SDS)和焦虑自评量表(SAS)。量表能相当直观地反映病人抑郁、焦虑的主观感受,目前已广泛应用于门诊病人的粗筛、情绪状态评定以及调查和科研工作中。评价结果可以打印给被管理对象(图3-15、图3-16)。

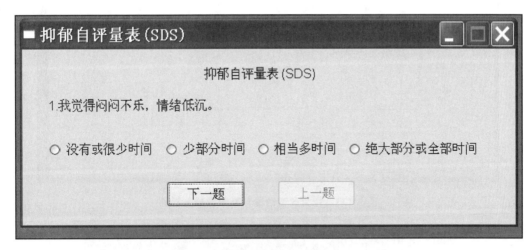

图3-15　抑郁自评量表数据输入界面

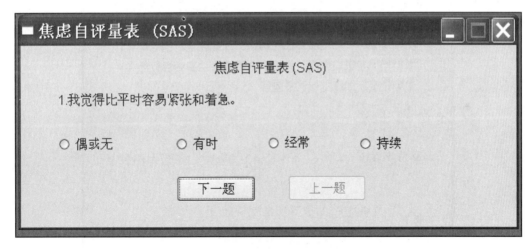

图3-16　焦虑自评量表数据输入界面

5. 运动评估　科学锻炼一定要适合自身的身体条件,运动强度太小,达不到锻炼效果,运动强度太大,则可能对身体造成损伤。运动评估包括运动前、运动中和运动后的评估。

运动前要了解被管理者是处于行为改变哪个阶段(意向前期、意向期、准备期、行动期和维持期),用行为阶段模型设计的干预措施,是在不同的行为阶段采取特定的干预。运动中评估是要了解运动强度,避免造成运动伤害甚至发生更大的遗憾。评价结果可以打印给被管理对象(图3-17~图3-19)。

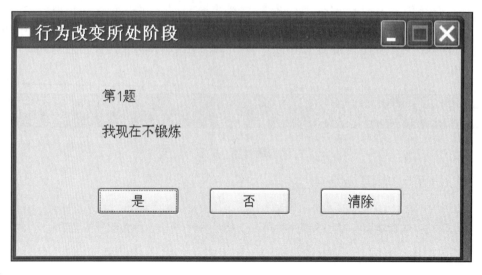

图 3 - 17　行为改变阶段判断数据输入界面

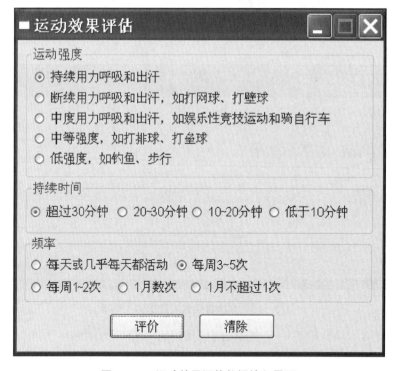

图 3 - 18　运动效果评估数据输入界面

　　6. 简易膳食计算　天然食物包含人类生存繁衍必需的营养素,人们通过每天的膳食从食物中获取。由于年龄、性别、活动状态及特别的生命时期,包括疾病状态的不同,人们营养素的需要量有所不同。长期摄入不能满足机体需要的营养素,不管是过多还是缺乏,都会给机体带来不利影响甚至危害健康。简易膳食计算是根据被评估者的年龄、性别、身高、体重和体力劳动等进行计算,得到热量餐次分配份数。评价结果可以打印给被管理对象(图 3 - 20)。

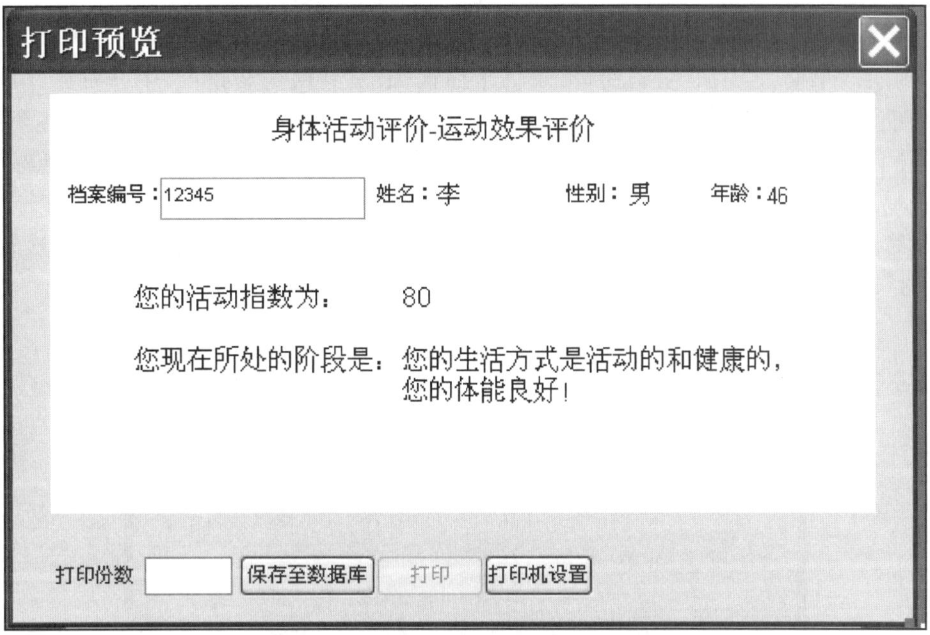

打印预览   ✕

身体活动评价-运动效果评价

档案编号：12345   姓名：李   性别：男   年龄：46

您的活动指数为：   80

您现在所处的阶段是：您的生活方式是活动的和健康的，
您的体能良好！

打印份数 [   ] [保存至数据库] [打印] [打印机设置]

图 3‑19　运动效果评价结果打印界面

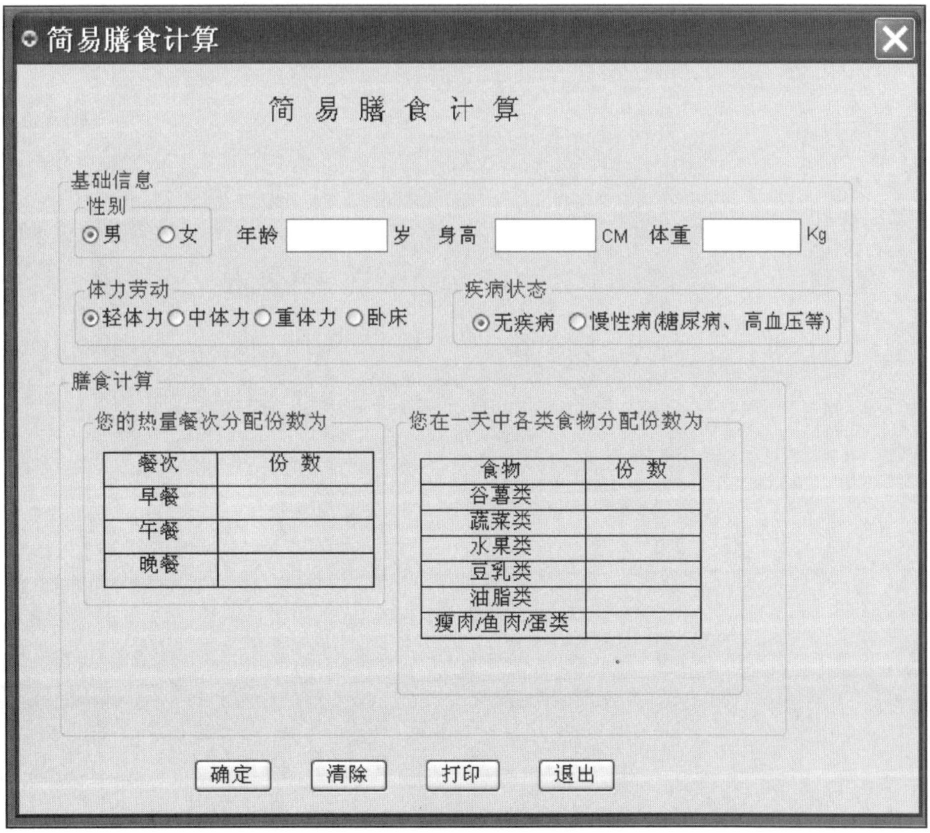

⊙ 简易膳食计算   ✕

简 易 膳 食 计 算

基础信息
性别
◉男 ○女   年龄[   ]岁 身高[   ]CM 体重[   ]Kg

体力劳动   疾病状态
◉轻体力○中体力○重体力○卧床   ◉无疾病 ○慢性病(糖尿病、高血压等)

膳食计算
您的热量餐次分配份数为   您在一天中各类食物分配份数为

餐次	份　数
早餐	
午餐	
晚餐	

食物	份　数
谷薯类	
蔬菜类	
水果类	
豆乳类	
油脂类	
瘦肉/鱼肉/蛋类	

[确定] [清除] [打印] [退出]

图 3‑20　简易膳食计算数据输入和结果界面

7. 儿童发育及营养评价 从健康到疾病需要经过发生、发展的过程。对于慢性非传染性疾病而言,这个过程大多会很长。比如一个健康的人从低危状态发展到高危状态;再到疾病早期,发生早期病变,出现临床症状;最后到疾病诊断,产生并发症。这需要一个长期的过程,特别是在疾病被确诊之前,这个过程大多会是几年、十几年,甚至更长。而这期间诸多的健康变化是不容易被察觉的,并且各个阶段没有明确的划分指标,所以我们极易忽视,结果导致疾病的产生。在这个漫长的过程中,疾病危险因素逐渐积累。儿童发育及营养评价有助于慢性病的早发现和早预防。评价结果可以打印给被管理对象(图 3 - 21)。

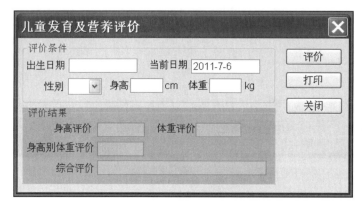

图 3‑21 儿童发育及营养评价数据输入和结果界面

(张开金 周玲)

第四章 健康教育与指导

健康教育和健康促进是健康管理工作中的一项重要内容。健康管理师要为病人等被管理者提供促进健康的服务,教给人们防治疾病的知识,使其对疾病能防患于未然,增强自我保健能力,不断提高健康水平。例如在社区开展糖尿病的健康教育,帮助患者学习糖尿病的相关知识,掌握自我血糖监测及胰岛素注射的操作技能,提高患者糖尿病自我管理的能力。可以说,搞好健康教育,是实现健康管理的重要措施之一。

第一节 健康教育与健康促进的基本概念

一、健康教育

健康教育(health education)是通过有计划、有组织、有系统的社会和教育活动,促使人们自觉地采纳有益于健康的行为和生活方式,消除或减轻影响健康的危险因素,预防疾病,促进健康和提高生活质量。

健康教育的核心问题是促使个体或群体改变不健康的行为和生活方式,尤其是组织的行为改变。而改变行为与生活方式是艰巨的、复杂的过程。许多不良行为并非属于个人责任,也不是有了个人的愿望就可以改变的,因为许多不良行为或生活方式受社会习俗、文化背景、经济条件、卫生服务等的影响。更广泛的行为涉及生活条件。生活条件(condition of life)是指人们日常生活、休闲和工作的环境,这些生活条件是社会、经济和物质环境的产物,如居住条件、饮食习惯、工作条件、市场供应、社会规范、环境状况等。因此,要改变行为,还必须增进健康行为的相关因素,如获得充足的资源、有效的社区开发和社会的支持以及自我帮助的技能等。此外,还要采取各种方法帮助居民了解他们自己的健康状况并作出自己的选择,以改善他们的健康,而不是强迫他们改变某种行为。所以健康教育必须是有计划、有组织、有系统的教育过程,才能达到预期的目的。

健康教育是连续不断的学习过程,一方面是通过人们自我学习或相互学习取得经验和技能,另一方面是通过有计划、多部门、多学科的社会实践获取经验。健康教育活动已经超出了保健的范畴,更确切地说,应该包括整个卫生体系和卫生服务的开展以及非卫生部门(如农业、教育、大众媒介、交通和住房等许多涉及卫生问题的部门)。因此健康教育不仅是教育活动,也是社会活动。

从中我们可以对健康教育的基本特征作一些总结:①健康教育是有计划、有组织、有系统、有评价的传播与教育活动。在对社区开展高血压病的健康教育项目时,应是对开展地区进行社区诊断,提出周密计划、制定目标、确定相应的策略与方法,并对实施的健康教育干预活动进行科学评价的完整的过程。②健康教育的基本策略是传播、教育和行为干预。正确的信息是行为改变的基础,行为干预是实现健康教育目标的手段,健康教育应该提供

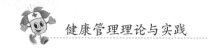

必需的知识、技能和服务,帮助个体、群体的行为改变。③健康教育的场所包括社区、医院、学校、工厂及公共场所等,动员群众参与,不同的场所有不同的目标人群、教育内容和教育方式。

二、健康促进

健康促进(health promotion)比健康教育的意义更为广泛。健康促进的定义较多,但目前国际上比较公认的有两个。其一是 1986 年在加拿大渥太华召开的第一届国际健康促进大会发表的《渥太华宪章》中指出的:"健康促进是促使人们提高、维护和改善他们自身健康的过程。"这一定义表达了健康促进的目的和哲理,也强调了范围和方法。另一定义是 Lawrence W. Green 等提出的:"健康促进是指一切能促使行为和生活条件向有益于健康改变的教育与生态学支持的综合体。"其中所提的教育是指健康教育,健康教育在健康促进中起主导作用;生态学是指健康与环境的整合,其主要特征是人类物质社会环境和与其健康息息相关的自然环境。健康与环境的整合需要通过跨部门的合作来完成。在健康促进规划中特别强调创造支持性环境。

《渥太华宪章》明确指出了健康促进的 5 条基本策略(行动领域)。

1. 制定健康的公共政策　健康促进的含义超越了保健范畴,它把健康问题提到了各个部门、各级领导的议事日程上,使他们了解其决策对健康后果的影响并承担健康的责任。健康促进的政策由互补的多方面综合而成,它包括政策、法规、财政、税收和组织改变等。健康促进政策需要确定在非卫生部门中采纳健康的公共卫生政策将遇到的障碍及克服的方法。其目的是使决策者能较易作出更正确的选择。

2. 创造支持性环境　人类与其生存的环境是密不可分的,这是对健康采取社会-生态学方法的基础。健康促进在于创造一种安全、舒适、满意、愉悦的生活和工作条件。任何健康促进策略必须提出:保护自然、创造良好的环境以及保护自然资源。

3. 强化社区行动　健康促进工作是通过具体和有效的社区行动,包括确定优先项目、作出决策、设计策略及其执行,以达到更健康的目标。在这一过程中,核心问题是赋予社区以当家做主、积极参与和主宰自己命运的权利。这就是 WHO 倡导的给社区和个人的健康赋权(empowerment for health),发扬社区与个人自主、自立的精神。健康促进也就是赋权的过程。

社区开发重点在于利用社区现有的人力、物力资源,以增进自我帮助和社会支持,形成灵活的体制并促进群众积极参与卫生工作。这就要求社区能充分、连续地获得卫生信息、学习机会以及资金的支持。

4. 发展个人技能　健康促进通过提供信息、健康教育和提高生活技能,以支持个人和社会的发展,这样做的目的是使群众能更有效地维护自身的健康和他们的生存环境,并作出有利于健康的选择。促成群众终身学习,了解人生各个阶段和处理慢性疾病和伤害,是极为重要的。学校、家庭、工作场所都有责任这样做。

5. 调整卫生服务方向　健康促进在卫生服务中的责任要求个人、社区组织、卫生专业人员、卫生服务机构和政府共同承担。他们必须在卫生保健系统中共同工作,以满足健康的需求。卫生部门的作用不仅仅是提供临床与治疗服务,还必须坚持健康促进的方向。

调整卫生服务方向也要求更重视卫生研究及专业教育与培训的转变。这就要求卫生服务部门态度和组织的转变,并立足于把一个完整的人的总需求作为服务对象。健康管理的产生和发展也是秉承了这一时代需求。

综上所述,健康促进的概念要比健康教育更为广泛,健康促进涵盖了健康教育和生态学因素。健康促进是健康教育发展的结果,是新的公共卫生方法的精髓,是"人人享有卫生保健"全球战略的关键要素。

健康促进的内涵应体现在以下几方面:

(1) 健康促进涉及整个人群的健康和生活的各个层面,而非仅限于疾病预防。

(2) 健康促进直接作用于影响健康的各种因素,包括社会行为、生态环境、生物因素和卫生服务等。

(3) 健康促进是运用多学科、多部门、多手段来增进群众的健康,包括传播、教育、立法、财政、组织改变、社区开发以及当地群众自发的维护自己健康的活动。

(4) 健康促进的工作主体不仅仅是卫生部门,而是社会的各个领域和部门。

(5) 健康促进强调个体、家庭、社区和各种群体有组织的积极参与;为了增进健康,我们必须促进社会公平与平等,而这需要组织机构的改变和社会的变革。

(6) 健康促进是建立在大众健康生态基础上,强调健康-环境-发展三者的整合。

三、健康促进、健康教育与卫生宣传的关系

目前,仍有不少人把健康教育与卫生宣传等同起来。但实际上,卫生宣传仅仅是健康教育的重要手段(表4-1),如果我们不能有效地促使群众积极参与并自觉采纳健康行为,这种健康教育是不完善的。例如,仅仅告诉群众戒烟是健康行为,这不是健康教育,健康教育应提供戒烟所必需的条件和社会支持,以促使个体、群体和社会的行为改变。健康促进主要在于综合氛围的创造,其核心是健康支持的环境,实施主体是政府和管理者,落实关键在于社区参与。例如,社区控烟政策的制定和有效实施,社区居民控烟督导小组的建立等等,都是健康促进的有效措施。

表4-1 卫生宣传、健康教育、健康促进的比较

	卫生宣传	健康教育	健康促进
内涵	信息+宣传	知识+信念+行为改变	健康教育+政策环境支持
方法	大众传播为主	传播与教育结合,以教育为主	健康教育+社会动员+营造环境
特点	单向传播	以行为改变为核心	全社会参与、多部门合作,对影响健康的危险因素实施综合干预
效果	卫生知识的积累	知识、信念、行为的变化,可带来个体和群体健康水平的提高	个体和群体健康水平的提高,创造健康环境,效果有持久性

四、健康教育在健康管理中的地位和作用

健康管理是一种全新的健康行为指导观念和实践模式,其关键是针对特定人群的特定

健康问题,提出预期的目标和相应的健康管理策略与方法,提升健康水平。健康教育之所以成为当前健康管理实践领域中一个备受关注的重要课题,正是取决于它自身在健康管理模式中的独特地位和作用。健康教育在健康管理中的地位和作用,可以从如下三个方面加以理解:

1. 健康教育是健康管理内容的重要组成部分 健康管理要求为服务对象提供适合个体需要的最佳服务,不仅包括疾病的诊疗方面,也包括疾病的预防和保健方面。健康管理的许多内容需要通过健康教育的途径加以实现。健康管理工作者只有在满足对服务对象的各项保健需求的同时,也做好了对服务对象的健康教育,才真正实现了健康管理的目标。没有健康教育的健康管理,其意义是不完整也是不成功的。

2. 健康教育是落实健康管理的重要措施 健康教育是实施"以人的健康为中心"的健康管理模式的产物。要实现健康管理的总体目标,必须以科学的工作程序为指导,对服务对象实施健康教育。健康教育是全面落实健康管理不可缺少的重要措施。因此,在根据科学的工作程序制定健康教育计划的同时,必须按照科学的工作程序的步骤加以实施,以达到健康管理的预定目标。

3. 健康教育促进健康管理向纵深发展 健康教育作为健康管理的重要组成部分,对促进健康管理向纵深方向发展具有十分重要的意义。开展健康教育能够不断提高健康管理者的自身素质,为促进健康管理的开展打下坚实的基础。随着健康管理在国内的普遍开展,不断探索和研究健康教育的新情况、新特点,积极开展健康教育,可以使健康管理的优越性得以充分体现,从而进一步促进健康管理向纵深发展。

第二节 健康教育促进方案的基本内容、设计原则与方法

以循证为基础,加强社区健康教育与健康促进的科学性和规范性,是当前我们在设计具体健康教育促进方案时需要注意的问题,而不是传统的出于健康管理者的自身经验或兴趣来开展,很少考虑到社区居民的真正需求;或是缺乏科学的设计或项目有效评估的依据。作为健康管理的一项重要内容,健康教育与健康促进规划包括设计、实施和评价三大部分。三者之间相互制约,形成密不可分的统一整体。我们可以按照一定的理论模式来开展我们的健康教育项目活动。

一、健康教育与促进规划主要模式

目前在健康促进的研究和实践方面,国内外应用最多、发展成熟的健康促进规划是Lawrence Green 和 Marshall Kreuter 提出的 PRECEDE-PROCEED 模式。该模式是基于目标人群和目标社区需要的综合性的规划制定体系,是以评价社区和人群需要的研究和分析开始,倒推满足这些需要的步骤和措施。

该模式分为两个阶段:PRECEDE(predisposing, reinforcing, and enabling constructs in educational diagnosis and evaluation)是指在教育环境诊断和评价中应用倾向因素、促成因素和强化因素,涉及前 5 个步骤;PROCEED(policy, regulatory, and organizational constructs in educational and environmental development)则是指在执行教育和环境干预中运用政策、法规和组织手段。PRECEDE 阶段着重应用于诊断,或称为需求评估,涉及后 4 个步骤。基本步骤见图 4-1。

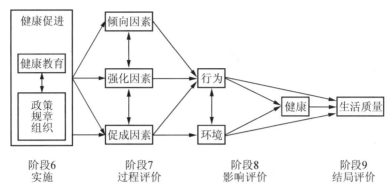

图4-1　PRECEDE-PROCEED模式框架

1. 社会诊断　社会诊断主要是通过估测目标人群的生活质量入手,评估他们的需求和健康问题。

2. 流行病学诊断　通过流行病学调查和医学调查,确定目标人群特定的健康问题;阐明这些健康问题的危险因素,探明其最重要的危险因素;揭示这些疾病或健康问题的敏感人群及其性别、年龄、种族、职业特征;描述这些疾病或健康问题随地区、季节、时间变化而变化的规律。

3. 行为和环境诊断　确定与上述健康问题有关的行为与环境因素。行为诊断首先区分引起健康的行为和非行为因素。行为因素是指可直接引起健康问题的不良行为,如可诱发肺癌的吸烟行为。非行为因素是指对健康问题产生作用,但不受行为制约的个人或环境因素,如年龄、性别、遗传素质等。其次,依据其与健康问题联系密切程度及是否常见,确定其重要性。最后确定其可变性;即通过健康促进成功改变的难易程度。以上分析有助于明确应优先干预的健康问题及其危险因素。

4. 教育与生态诊断　健康行为受到三类因素的影响,即倾向因素、促成因素和强化因素。

(1)倾向因素:是指产生某种行为的动机、愿望,或诱发某行为的因素。倾向因素包括知识、信念、态度和价值观。

(2)促成因素:是指使行为动机和意愿得以实现的因素,即实现或形成某行为所必需的技能、资源和社会条件。包括保健设施、医务人员、诊所、医疗费用、交通工具、个人保健技术及相应的政策法规等。

(3)强化因素:是指激励行为维持、发展或减弱的因素。主要来自社会的支持、同伴的影响和领导、亲属以及保健人员的劝告等。任何一种健康行为均会受到这三类因素的影响,教育诊断主要分析这三类因素。

5. 管理与政策诊断　管理与政策诊断的核心内容是组织评估和资源评估。组织评估包括组织内分析和组织间分析两个方面;资源评估则是对实施健康教育与健康促进的资源进行分析。

6. 实施与评估(6～9阶段)　接下来需确定数据收集计划来评价项目实施过程、影响及结局。

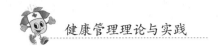

二、健康教育与促进规划设计

计划在整个健康教育活动中起着决定其工作目标、内容、方法和步骤及其发展方向的作用。在具体健康教育工作中,虽然每项健康教育项目的规模大小、对象、内容和目标不同,但对计划设计的要求是大体一致的。概括地讲,项目计划工作就是在健康教育活动开展之前,通过调查研究预先决定以下几个问题。

(1) 做什么?(内容、目标)

(2) 为什么做?(目的)

(3) 何时做?(活动日程)

(4) 在哪里做?(地点、范围)

(5) 何人做?(执行人员)

(6) 如何做?(方法、步骤、技术、所需设施、资料)

(一) 计划设计的原则

1. 参与的原则　强调社区干部和群众积极参与项目的制定及其全过程,这是保证项目成功的一个重要原则。

2. 明确的目标　每一项健康教育计划设计都必须有明确的目的和目标,所要达到的目标必须是明确的和可以测量的。

3. 从实际出发　要根据人力、财力、物力因地制宜地制订计划,而不是从主观愿望出发。在制定规划前必须做周密细致的深入调查研究,不仅是健康问题,还包括社会问题、群众的思想、习俗、传统观念、兴趣、文化水平、经济状况,以及工作中可能遇到的困难和障碍等。

4. 重点要突出　计划的重点必须突出,切忌面面俱到、包罗万象。否则,势必造成目标含混不清,干预分散,有限的资源不能集中使用,而使计划难以奏效,同时也难以进行效果评价。项目计划,通常是指某一个项目,如"老年高血压病患者营养健康教育计划"。

5. 要留有余地　规划是面向未来的,所以在制定项目计划时,要尽可能预见到实施过程中可能遇到的或发生的情况,留有余地,并事先预定应变对策,以确保计划的顺利实施。这可谓"弹性计划"。但在没有评价反馈、没有修改计划的指征时,不要随意更改计划,这是一项重要的原则。

(二) 计划设计的基本内容和方法

参照国外成功模式,结合我国健康教育实际,健康教育项目计划的程序可归纳为以下6个步骤:①需求评估;②确定优先项目;③确定规划目标;④确定教育(干预)策略;⑤安排项目活动日程;⑥制定监测与评价方案。

1. 需求评估　在制定健康教育规划时,首先不是考虑我们主观上要解决什么问题,而是被教育对象需要我们解决什么问题?哪些问题可以通过健康教育干预得到解决?目前应优先解决的健康问题是什么?因此,必须做好需求评估,为计划的制订提供必要的资料、数据与依据。需求评估包括社会诊断与流行病学调查。具体有以下几种方法:

(1) 召开座谈会:通过邀请当地卫生行政部门、爱国卫生机构、预防保健机构、社区管理机构的领导、专家、技术人员以及群众代表等参加座谈讨论,集中大多数人的意见和基层群众的要求,分析、研究、确定被教育对象的主要健康问题。

(2) 分析文献资料:从当地卫生部门、统计部门公布的信息资料、专题报告或发表的调查研究文献中获取有关社区人群健康状况、健康危险因素等方面的资料,分析研究,找出被教育对象存在的主要健康问题。

（3）流行病学调查：发现哪些是被教育对象最严重、最主要的健康问题和需要优先解决的健康问题,并分析哪些行为因素和环境因素是引起这些健康问题的危险因素及其影响最大的因素,特别是行为危险因素在被教育对象人群中分布的情况,哪一类人群受影响最大等,为制定干预策略提供科学依据。

2. 确定优先项目　确定优先项目在于真实地反映社区存在的群众最关心的健康问题,以及反映各种特殊人群存在的特殊健康问题,决定最重要、最有效的,所用的人力、资金最少而能达到最高效益的项目。

在同时存在几个主要健康问题时,优选的原则是：

（1）重要性：主要看疾病或健康问题的频度和危害程度,通过分析社区人群中发病率、病残率、死亡率以及疾病或健康问题造成的经济负担、社会负担、康复成本、经济损失等来确定其重要性。

（2）有效性：主要看疾病或健康问题是否能够通过健康教育手段得以解决。干预实施后,是否会收到明显的效果和社会效益。

（3）可行性：主要分析社会以及政策对疾病或健康问题干预的支持力度和有利条件,包括领导的支持、社会有关部门的配合,人力、物力、技术支援的条件,特别是经济资源的支持,以及健康教育是否会得到社区人群尤其是被教育对象的支持和赞同。

3. 确定规划目标　当项目确定后,就要针对项目计划干预的内容,确定干预人群、范围、计划所要达到的目标以及为实现目标要求而制定的各项指标。

（1）制定目标：目标是健康教育计划活动的总方向,即在执行计划后,预期要达到的理想结果。目标一般是比较宏观、笼统、长远的,它只是给整个计划提供一个总体上的要求或努力方向。例如：通过本项目计划的实施,使社区内吸烟人数减少,吸烟率降低,与吸烟有关的慢性病发病率得到控制。

（2）制定指标：指标即具体的目标,是目标要达到的具体结果,要求是明确的、具体的、可测量的而又必须达到的指标。指标包括 5 个要素,即：对谁、什么变化、多长时间、变化程度多大、如何测量这种变化。一项健康教育计划通常包括三方面的指标,即教育指标、行为指标和健康指标。

教育指标：是指为实现行为改变所应具备的知识、态度、信念和技巧等,是反映健康教育计划近期干预效果的指标。例如："中老年人高血压预防健康教育计划"1 年后,知识方面：100％的吸烟者能说出戒烟的好处；信念方面：80％的吸烟者相信能够戒烟；技能方面：100％的戒烟者掌握如何控制烟瘾的方法。

行为指标：是指健康教育计划实施后,干预对象特点行为变化的指标,也是反映计划中期效果的指标。例如：实施"中老年人高血压预防健康教育计划"2 年后,使社区 30％的吸烟者实现戒烟并保持不复吸。

健康指标：是指通过健康教育计划的实施,反映干预对象健康状况改善情况的指标。由于要使干预对象的健康状况改变往往是一个较长的时期,所以,健康指标反映的通常为远期效果。包括发病率的降低、健康水平和生活质量、平均期望寿命的提高等。例如：执行控烟健康教育计划 3 年后,使社区内 35 岁以上的居民高血压患病率由目前的 18.8％下降至 14％以下。

一项健康教育计划应该设计什么指标、多少个指标，没有统一规定，也不是所有计划都要具备知识、行为、健康这三项指标。要根据计划的内容、对象、时间以及期望产生的效果来定。

4. 确定教育（干预）策略　在确定目标后，就要确定目标人群、达到目标的方式、方法和途径，即干预策略。教育（干预）策略主要包括以下几项内容：

（1）确定三级目标人群：一级目标人群是指实施建议健康行为改变的对象，例如吸烟者；二级目标人群是指对一级目标人群有重要影响的人，能激发、教育、支持和加强一级目标人群的信念和行为的人，如健康管理师、家庭成员；三级目标人群是指决策者、领导、提供资助者，如社区领导、戒烟项目资助者等。针对不同级别的目标人群采取有针对性的干预策略。

（2）确定教育方法：健康教育干预是通过卫生知识传播、保健方法和技术的应用指导等来实现的，因此，按干预手段和目的的不同，可将教育方法分为信息传播类、行为干预类和社区组织方法三大类。不论采用哪一种方法，都必须以如下原则作评价：是否容易为受教育者所接受？方法是否简便？效率与效果如何？是否经济？

（3）确定教育内容：计划中的教育内容，应针对目标人群的知识水平、接受能力、项目的目的和要求来确定，要讲究教育内容的科学性、针对性、通俗性和实用性。

（4）确定教育材料：健康教育活动教育材料主要有视听材料和印刷材料两大类。可购买出版发行物，也可自行编印。不论选择哪一种教材，其内容设计都必须符合教育（干预）内容的要求。

（5）组织与培训：确定组织网络和执行人员，搞好培训，是执行计划的组织保证。组织网络以健康教育专业人员为主体，吸收政府各部门、基层组织、各级医药卫生部门、大众传播部门、学校等参加，组成具有多层次、多部门、多渠道的网络，确保计划目标的实现。

5. 安排项目活动日程　健康教育项目计划、实施大致分为四个阶段：调研与计划设计阶段，包括基线调查、确定教育对象、制定教育目标、设计监测和评价方案等；准备阶段，包括确定教育内容、选择教育方法、制作教育材料、建立教育网络、培训教育执行人员、准备物质、材料等；执行阶段，包括争取领导和社会支持、各种传播、教育（干预）手段的运用、对活动过程进行监测和评价等；总结阶段，包括收集、整理、分析资料、数据，撰写活动执行情况和项目总结报告，找出存在的问题和不足，提出今后改进的意见。

6. 制定监测与评价方案　在项目的设计阶段就要考虑评价问题，对监测与评价的活动、指标、方法、工具、时间、监测与评价负责人等作出明确的规定。

另外，也应做出项目的经费预算。根据项目的活动，分别测算出每项活动的开支类别即所需费用，然后汇总，并列出整个项目的预算。

第三节　常用健康资料的选择与健康信息传播方法

健康教育材料泛指健康教育活动中所使用的辅助资料。制作和使用健康教育材料的目的是获得好的信息传播效果。在实施健康教育与健康促进计划的过程中使用好健康教育传播材料，是获得好的传播效果的必要手段和方法。如何制作和使用合适的传播材料是健康教育工作中的一项关键性的工作。

一、常用健康资料的选择和使用

　　健康教育材料形式多样,按制作形式可分为印刷材料、音像材料和实物材料三类。印刷材料可分为小册子、传单、折页、书签、海报、挂图、期刊、书籍、路牌广告等;音像材料包括光碟、录像带(模拟、数字)、录音带(模拟、数字)、多媒体、幻灯等。实物材料包括带有健康教育内容的领带、徽章、钥匙扣、纸杯、纸巾、扑克牌等。按照材料对象不同,健康教育材料可分为:面向个体的传播材料,指发放给个人或家庭使用的小折页、健康教育处方等;面向群体的传播材料,指组织培训、讲座和小组讨论时常常用到的如挂图、幻灯片等;面向大众的传播材料,指在公共场所所张贴或公开播放的宣传画、报刊等。常用健康教育材料优缺点比较见表4-2。

表4-2　常用健康教育材料优缺点比较

项目	传单	宣传画	报纸	杂志	广播节目	电视节目	户外广告
接触最多的社会阶层	低、中层	低、中层	中、上层	中、上层	所有阶层	低、中层	所有阶层
每千人成本	低	低	高	中	低	中	低
受众的选择性	尚可	尚可	尚可	最好	良好	尚可	不好
受众的累积速度	最快	较快	最快	慢	快	最快	较快
地理适应性	尚可	尚可	最好	尚可	最好	最好	最好
信息的复杂程度	中	中	高	高	中	中	低
传播效果	较好～好	较好～好	较好	较好～好	较好	差～较好	差～较好

　　我们在选择和使用传播材料时,应注意它的一些基本特性:①科学性:传播材料要正确无误,这是原则。②时效性:传播信息一要新,二要快,其制作计划要有提前量,当某些公共卫生事件发生时,能及时面对受众,起到应有的作用。③艺术性:传播材料应具备一定的艺术水平,使其有足够的吸引力。④经济性:选择健康教育传播材料种类,必须考虑经济性,如有无足够的经费和制作技术能力,如何发放和使用等等。

　　如何在种类众多的形式中制作、选择和使用合理的健康教育材料? 首先,要有正确的思路:

　　(1) 某项具体的健康教育活动的目标是什么?

　　(2) 为什么要制作媒体材料?

　　(3) 材料是给谁使用?

　　(4) 他们需要什么信息? (材料应该给受众传播哪些讯息?)

　　(5) 用什么样的形式表达这些讯息最合适?

　　(6) 受众接受信息的能力怎样?

　　(7) 什么样的材料适合受众?

　　(8) 怎样才能让受众更好地使用材料?

　　(9) 怎样才能知道材料的效果(包括信息传播效果和使用者对材料的喜好两个方面)?

　　其次,应遵循科学的程序(图4-2),目的是通过使用材料获得好的信息传播效果。

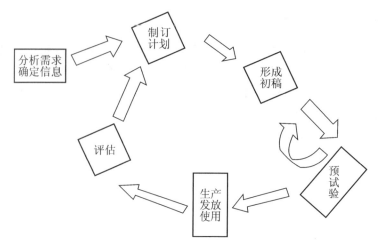

图 4－2　健康教育材料制作和使用过程

最后,根据对象不同,健康教育材料的选择和使用技巧可分为:

1. 使用面向个体的材料　一般来说,发放给个人或家庭中使用的健康教育处方、图片、折页、小册子等健康教育材料,应当对材料的使用方法给以具体指导。主要技巧有:

(1) 向教育对象强调学习和使用材料的重要性,引起对方的重视。

(2) 提示材料中的重要内容,引导教育对象加强学习和记忆。

(3) 讲解具体的使用或操作方法,使教育对象能够遵照有关步骤自行操作。

(4) 在病人复诊或再次进行家访时,了解材料的保管和使用情况,必要时再次给以辅导。

2. 面向群体的材料　在组织健康教育培训、专题讲座或小组讨论时,常常需要挂图、幻灯、投影片、模型等辅助性教材,在使用这些面向群体的健康教育材料时,主要技巧是:

(1) 距离适中,向教育对象显示的文字、图画,要让他们看得见、看得清。

(2) 面向大家,身体站在一侧,避免挡住部分与会者的视线。

(3) 重点讲解材料中的主要内容,边讲解边提示。

(4) 有计划地提出问题或让大家提问题,对不清楚的地方做进一步的解释。

(5) 活动结束前,总结要点,以加强印象。

3. 使用面向大众的材料　在公共场所或单位张贴的宣传画、卫生报刊、布置的宣传栏等属于此类。使用时应注意:

(1) 地点便利,选择目标人群经常通过又易于驻足观看的地方。

(2) 位置适宜,挂贴的高度应以成人看阅时不必过于仰头为宜。

(3) 定期更换,一种材料不宜留置过久,应适时更换,以便读者保持新鲜感。

(4) 注意维护和保管,发现有损坏者应及时修补或更换,以免因内容不全导致信息丢失甚至信息误导。

二、健康信息传播方法

传播就是传递、散布、交流信息的行为和过程。具体地说,传播是一种社会性传递信息的行为,是个人之间和集体之间,以及集体与个人之间交换传递信息的过程。一个完整的传播活动不仅是发送信息,同时要收集反馈信息,因此,通常把传播称为"交流"。

（一）信息传播的要素

一次完整的传播活动必须有一些基本因素存在，这些基本因素称为传播要素。

1. 传播者 传播者是指在传播过程中指传递信息的个人（如健康管理师）或团体（如报社、电台、通讯社），是信息的发出者。

2. 信息 在传播学中，信息就是传播者所传递的内容。

3. 媒介 媒介是信息的载体，传递信息的中介渠道。如书刊、报纸、宣传画等。

4. 受传者 受传者是指在传播过程中接受信息的一方（如听众、观众等）。信息接受者人数众多，简称为受众。

5. 效果 效果是受传者接受信息后产生的反应。

6. 反馈 反馈是指受传者对信息的反应和把这种反应回归到传播者的过程。在交流活动中反馈可以存在，也可能不存在；可能是直接的，也可能是间接的；可能是受传者主动的反馈，也可能是传播者主动的收集。

例如，健康管理师利用宣传画向肺癌患者宣传戒烟的好处，健康管理师就是信息的发送者，画面上讲的"烟的烟雾（特别是其中所含的焦油）是致癌物质"就是信息，宣传画是传播的媒介，肺癌患者就是信息的接受者。肺癌患者听到这些信息后的反应就是效果，健康管理师了解到这些效果就是得到了反馈。

（二）健康教育主要传播类型

应用于健康教育工作的主要是人际传播和大众传播两种类型。

1. 人际传播 人际传播也称人际交流，是指人与人之间的一种直接的信息沟通活动。这种交流活动主要通过语言来完成，也可以通过非语言的方式来进行，如动作、手势、表情、信号（包括文字和符号）等，是传播活动中一种古老而普遍的方式。

人际传播可以分为个人与个人之间、个人与群体之间、群体与群体之间三种形式。个人与个人之间的传播形式有交谈、访问、劝告、咨询等。个人与群体之间的传播形式有授课、报告、演讲、讲座等。群体与群体之间的传播形式有会谈、座谈、讨论等。其特点是直接、充分、准确、简便易行，不受机构、媒介、时空等条件限制；交流双方可以立即得到反馈，双方可以及时了解对方对信息的接受程度和传播效果。

2. 大众传播 大众传播是指职业性的信息传播机构使用电子和印刷技术，通过广播、电视、网络、报纸、期刊、书籍等媒介向范围广泛、为数众多的社会人群进行的信息传播活动。其特点是信息的发送者是职业性的传播机构和人员；信息的接受者众多；信息量大，覆盖范围广，传播速度快；基本上是单向传播，缺乏及时和充分的反馈。

（三）人际交流的主要技巧

人际交流是通过语言和非语言交流来影响或改变教育对象的知识结构、态度和行为的双向交流的过程，主要包括说的技巧、提问技巧、反馈技巧和非语言传播技巧。

1. 说的技巧 掌握谈话的技巧，就是要使用对方能够理解的语言和能够接受的方式，向教育对象提供适合个人需要的信息。

（1）内容明确，重点突出，一次谈话紧紧围绕一个主题，避免涉及内容过广。

（2）语调平稳，语速适中。

（3）适当重复重要的概念。一般在一次交谈过程中，重要的内容应重复 2～3 次，以加强理解和记忆。

（4）把握谈话内容的深度。应根据谈话对象的身份、文化层次及对疾病的了解程度，

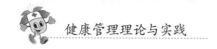

选用适当的医学术语,必要时使用当地语言和老百姓的习惯用语。

(5)注意观察,及时取得反馈。交谈过程中对方常常不自觉地以表情、动作等非语言形式表达他的感受,要注意观察其情感变化及其内在含义,这将有助于对其谈话深入。

(6)适当停顿,给对方以提问和思考的机会。

2. 倾听技巧　倾诉与倾听,共同构成了交流的基础。倾听是通过有意识地听清每个字句,观察和了解每一个字句的表达方式,借以洞察说话人的真正含义和感情。只有了解了教育对象存在的问题、对问题的想法及其产生的根源,才能有效地进行健康教育工作。要做到这些,倾听是必不可少的。

(1)主动参与,给以积极的反馈。在听的过程中,采取稳重的姿势,力求与说话者保持同一高度,双目注视对方,不断用点头、发出"嗯、嗯"等鼻音或重复关键词语的方法,表明对对方的理解和关注。

(2)集中精力,克服干扰。很多原因会打断听的过程,如环境中有噪声、谈话中有人来访等,除了这些客观原因,还有分心、产生联想、急于表态等主观上的心理因素。对外界的干扰,要听而不闻,即使是偶尔被打断,也要尽快把注意力集中回来;对于主观因素,要有意识地加以克服和排除,培养健康的心理机制。

(3)充分听取对方的讲话,不轻易作出判断,也不要急于做出回答。听的过程中,不断进行分析,抓住要点。不轻易打断对方的讲话,但对离题过远或不善言表者,可给以适当的引导。

3. 提问技巧　提问是交流中获取信息、加深了解的重要手段。一个问题如何问,常常比问什么更重要。有技巧的提问,可以鼓励对方倾谈,从而获得所期望的信息。提问的方式可分为五种类型,每种提问都会产生不同的谈话结果。

(1)封闭提问:这种提问方式比较常见,要求对方简短而确切的回答"是"或"不是"、"好"或"不好"、"有"或"没有"以及名称、地点、数量等一类问题,往往是为了证实一种情况。如"您有多大岁数了?""你昨天去做体检了吗?"适用于收集简明的事实性资料。

(2)开放式提问:这类问题比较笼统,能诱发交谈对方说出自己的感觉、认识、态度和想法,有助于谈话者真实地反映情况,并有助于病人心理的宣泄,表达他们抵制的情感。常用的方式有"什么?""怎么?""哪些?"等。例如"您今天感觉怎么样?"、"你平常给孩子添加哪些辅食?"

(3)探索式提问:又称探究式提问。为了了解教育对象存在问题或某种认识、行为产生的原因,常常需要进行更深层次的提问,也就是再问一个"为什么"。如"你为什么不去做体检呢?",适用于对某一问题进行深入的了解。

(4)偏向式提问:又称诱导式提问。提问者把自己的观点加在问话中,有暗示对方作出自己想要得到答案的倾向。如"你今天感觉好多了吧?"更容易使人回答:"嗯,好多了。"在了解病情、健康咨询等收集信息为首要目的的活动中,应避免使用此类提问方法。但可以用于有意提示对方注意某些场合,如"你今天该去做体检了吧。"

(5)复合式提问:指在一句话中包括了两个和两个以上的问题。如"你经常给孩子吃水果和蔬菜吗?"水果和蔬菜是两类食品,是否经常吃则又是另一个问题。此类问题使回答者感到困惑,不知如何回答,且易顾此失彼。因此,在任何交流场合,都应避免使用。

4. 反馈技巧　反馈及时,是人际传播的一个重要特点。反馈技巧是指对对方表达出来的情感和言行作出适当的反应,可使谈话进一步深入,也可使对方得到激励和指导。常用反馈方法有：

（1）肯定性反馈：对谈话对方的正常表示赞同和支持。祈求得到他人对自己的理解、支持，是人们在袒露情感、表明态度和采取新行为时的一种普遍心态。在交谈时，适时地插入这样一些话："是的"、"很好"这种肯定性反馈，会使对方感到愉快，受到鼓舞而易于传授。在技能训练、健康咨询、行为干预时，运用肯定性反馈尤为重要。除了语言外，也可用点头、微笑等非语言形式予以肯定。

（2）否定性反馈：对对方不正确的言行或存在问题提出否定性意见。为了取得预期效果，否定性反馈，注意两个原则：一是首先肯定对方值得肯定的一面，力求心理上的接近；二是用建议的方式提出问题所在，如"你这样有一定道理，但是……"，而不要直截了当地一棍子打死。否定性反馈的意义在于：使谈话对方保持心理上的平衡，易于接受批评意见和建议，敢于正视自己存在的问题。

（3）模糊性反馈：向对方作出表示没有明确态度和立场的反应。如"是吗？""哦"。适用于暂时回避对方某些敏感问题或难以回答的问题。

5. 非语言传播技巧　非语言传播技巧指以动作、姿态等非语言形式传递信息的过程。美国学者雷·伯德惠斯特尔认为，人际交流中大约 65％ 的信息是通过非语言形式传播的。非语言传播常常是人的心理活动的自然反应，因此，表情、眼神、语言声调等都有着丰富而真实的信息内涵。非语言传播形式融会贯通在说话、倾听、反馈、提问等技巧之中。

（1）运用动态体语：即通过无言的动作来传情达意。如用手势来强调某事的重要性；以皱眉、点头的表情来表示对病人的理解和同情；以注视对方的眼神表明在认真地听，表明对对方的重视和尊重。

（2）注意仪表形象：仪表服饰、体态、姿势等属于静态体语，与行为举止一样，它能够显示人的身份、气质、态度及文化修养，有着丰富的信息功能。在与群众接触时，衣着整洁大方，举止稳重，使人易于信任，易于接近。

（3）恰当运用类语言：指说话时的语音、语调以及鼻音、喉音等辅助性发音。在交谈中适度地改变声调、音量和节奏，可有效地引起注意，调节气氛。

（4）创造适宜的时空语：首先，安排适宜的交谈环境，安静整洁的环境给人以安全感和轻松感；其次，与交流对象保持适当的距离。人们在交往中的人际距离是在无意识中形成的，它反映了人们之间已经建立或即将建立的关系，并常常受到民族文化和风俗习惯等社会因素的影响。谈话双方的相对高度也是创造交流气氛的一个要素。大人习惯于和小孩弯下腰说话，和卧床病人谈话时最好坐下。一般来讲，人们处于同一高度时，较易建立融洽的交流关系。

（四）小组讨论技巧

小组讨论是指在一位主持人的带领下，一小组人围绕某个专题进行座谈讨论。选择适宜的主持人，做好必要的准备工作，掌握必要的小组讨论技巧，是组织小组讨论的关键。

1. 小组讨论的准备步骤

（1）明确讨论主题，拟定讨论提纲：讨论提纲包括讨论目的、讨论的一系列问题和预期达到的目标。讨论提纲有助于主持人熟悉讨论内容，并在讨论中起到备忘录作用，使讨论不脱离既定的目标和内容。

（2）组成小组：讨论小组应根据讨论的主题选择一些有着相似背景和共同需求与兴趣的人。如关于母乳喂养的专题讨论可分别组织新婚夫妇、孕妇及其家人、婴幼儿的母亲等

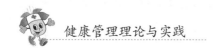

人参加,参加小组讨论的人数一般以 6~10 人为宜。

（3）选择时间和地点:要尽量安排在所有参加者都认为较为合适的时间,讨论时间的长短要根据讨论内容和参与者的情况而定,一般掌握在一个半小时。地点应选择人们感到比较舒适、方便、不受外界干扰的地方。室内布置得整洁、宽松,安置易于移动的桌椅,播放些人们喜爱的音乐,可以吸引人们的兴趣,调动人们的积极性。

（4）座位排列:座位的布置方法是保证小组讨论成功的一个因素。座位应围成圆圈式或马蹄形,以利于参与者面对面的交谈。

2. 主持小组讨论的技巧

（1）热情接待:主持人应提前到达会场,对每一个来参加小组活动的人表示欢迎。在小组讨论正式开始前,可以拉拉家常或谈些轻松的话题,使人们放松,尽快地相互熟悉起来。

（2）说好"开场白":通过开场白向人们说明讨论的目的和主题,并做好自我介绍。开场白应通俗易懂,简单明了,有幽默感,并表明每一个与会者对于讨论都是十分重要的,使他们感到自己的作用和参加讨论的意义。

（3）建立关系:开场白之后,请小组每个成员作一下自我介绍,使人们相互初步了解,建立起和谐的关系。

（4）鼓励发言:根据讨论提纲,依次提出一些开放式问题,鼓励大家积极发言。对发言踊跃者给以适当的肯定性反馈,可用个别提问、点名法来征求发言不积极者的意见。

（5）打破僵局:小组讨论开始时,常常会出现与会者沉默不语的困境。预先设计一些组织讨论方法,可有效地克服这一局面。例如,使用宣传画或播放一段短小的录像片作为引发材料,然后提出一个可以引起注意的开放式问题,可以为人们提供生动形象的讨论情景和主题。也可使用轮流发言法,给每人均等的发言机会;或分散议论法,先化整为零,组成 2~4 人的小组,分头议论,再集合起来向大家汇报。

（6）控制局面:当大家情绪高涨、讨论热烈时,难免出现偏离主题的现象,主持人要及时提醒与会者。对于成员之间的争论,不要急于制止,等每个人的见解都已表达时,对有争议的问题做出小结,转向其他问题。如果有人非常健谈,形成了"一言堂"局面,这时主持人要礼貌的插话,如"这个想法的确很好,不过我也希望听听他人意见。"或者通过向对方提问,改变对话方向。

（7）结束讨论:讨论结束时,主持人应对讨论的问题做出小结,并对大家的参与表示感谢。

第四节　健康咨询、指导与观察、随访的技巧与方法

一、健康咨询

（一）健康咨询的定义和类型

健康咨询(health counseling)是人际传播的一种形式,是指一个有健康需求的个体(通常是患者)与一个能提供支持和鼓励的个体(例如健康管理师)接触,通过讨论,使有需求的个体获得自信并找到解决健康问题办法的过程。例如健康管理师对高血压病患者进行心理咨询、营养咨询。它是临床场所尤其是初级卫生保健场所帮助个体及家庭改变不良行为最常用的一种健康教育方式。

健康咨询有五个基本的步骤,称之为"5A模式":①评估(Ask/Assess,以病情、知识、技能、自信心为主);②劝告(Advise,指提供有关健康危害的相关信息,行为改变的益处等);③达成共识(Agree,指根据患者的兴趣、能力共同设定一个改善健康/行为的目标);④协助(Assist,为患者找出行动可能遇到的障碍,帮助确定正确的策略、解决问题的技巧及获得社会支持);⑤安排随访(Arrange,指明确随访的时间、方式与行动计划)。最终通过患者自己的行动计划,达到既定的目标。

健康咨询的形式多种多样,依据不同的分类方法可以分为不同的类型。最为正式的健康咨询提供方式是健康管理公司(中心)或医院的咨询门诊。而实际上,青少年受着青春期发育问题的困扰,新婚夫妇面临着生育时机的选择,老年人在担心自己的安全和健康,他们不断地向现有的、可接近的卫生保健人员寻求指导和帮助。只要我们与个人或家庭一起工作,就会有咨询的机会。这里主要介绍一些健康咨询的形式分类。

1. 个别咨询 健康管理师和医疗保健人员深入家庭、病室或在其他一切自然场合下,展开咨询工作。这种方式简便易行,机动灵活,比较亲切,针对性强,极为群众所欢迎。但普遍开展个别咨询活动,尚须对基层卫生保健人员普遍进行关于人际技能方面的培训。

2. 门诊咨询 这种咨询形式在我国已经得到广泛地开展。各级医院或健康管理公司根据实际需要设有不同服务内容的健康咨询门诊,如计划生育、儿童保健、优生与遗传等知识的咨询。咨询门诊的任务是接受群众的询问,宣传普及卫生科学知识,指导卫生保健实践。这种方式的优点是:有专业知识和经验较多的医务人员专门负责,正规化、专业性强。其不利之处是:坐等咨询对象上门,不利于深入基层群众。

3. 街头咨询 配合"世界无烟日"、"全国高血压日"等重大卫生宣传日活动,医务人员走上街头,或深入集市,结合展览、广播、发放传单、义务体检等,开展咨询活动。其特点是:主题鲜明,颇有声势,且方便群众,是与社会性宣传教育相结合的一种常用方式。

4. 信函咨询 多见于卫生报刊读者与卫生报刊编辑之间的交流往来。据统计,卫生报刊读者来信中绝大多数是求医问药或针对报刊所载内容进一步了解新的信息。

5. 电话咨询 这种咨询活动在国外早已开展,其做法是把人们关心的一些卫生保健问题录制成磁带,按问题编号,有人询问时,值班人员通过电话播放录音,答复询问者。此种方法工作效率高,但易受时间及通讯条件限制。近年来我国一些大中城市建立心理服务的咨询热线,使许多处于心理危机的人解除了痛苦的心境。

6. 广播咨询 在一定范围内,在规定的广播时间,就普遍意义的问题向听众进行解答。这种方法可以获得较大的影响面。广播咨询的不利之处是缺乏针对性、直接性和互动性。

(二)健康咨询的方法和技巧

健康咨询作为人际传播的一种,应遵循一定的原则:①建立友好关系;②鉴定需求;③移情;④调动参与;⑤保守秘密;⑥尽量提供信息和资源。同时多注重使用倾听、反馈、强化、自我开放等传播技巧。

1. 自我开放技巧 自我开放,亦称"自我暴露",即向他人揭示自我内心世界,使他人了解自我的愿望、感觉和行为。相互了解是建立融洽人际关系的基础,也是开展咨询的必要前提。在人际交流过程中,相互了解在很大程度上取决于双方的自我开放。在帮助他人的情境中,自我开放技巧有着重要的价值。在许多情况下,自我开放技巧是激发更深层次的思想交流的必要手段。

自我开放可以通过语言和非语言传播两种途径来表达关于个人特性的信息。在倾听和观察过程中,健康咨询者适当运用自我开放式语言,可以激发对方做进一步的自我开放,从而引导出更多、更深层次的咨询内容。例如,多使用第一人称"我"或者"我们";运用开场白技巧帮助当事人克服窘困心理;健康管理师对吸烟者说:"我知道戒烟多不容易,我有吸烟和戒烟的经历,我自己就是这样过来的。"可以引导这位吸烟者谈出面临的具体问题和坚定戒烟的决心。

非语言的自我开放则是用动作来向他人表达个人的情感和态度。如前所述,手势、表情、凝视、姿势等都是表达个人感情的重要手段。我们可以以微笑着点头来无言地表示"我很同意"。语言与非语言自我开放的重要区别在于,前者较后者更易被自我控制,因而更具有技巧性。

2. **强化技巧**　强化,意即在行动反应之后出现的、可使行为重复的可能性增加或减少的某种刺激。在日常生活和人际交往中,人们有意识或无意识地使用着强化的技巧。例如,家长和孩子一起收拾玩具,一边微笑着低语:"真是好孩子,收拾得又快又好!"强化在人的社会学习和教育中起着相当重要的作用。健康咨询中常用的强化技巧是积极性强化。

积极性强化是通过语言和非语言强化来表扬、激励他人的过程。

(1) 语言性强化:用语言激励咨询对象保持某一行为。语言性强化大致分为四种类型:

①认可性强化:指用词汇或短句来表示已知晓或同意对方的言论或行为,如"好"、"是的"。这是一类不太强烈的强化技巧,有时只是礼节性的表达,但它是当事人所期望的反应。

②评价性强化:对当事人做出的努力给以正面的评价,这是一种强有力的强化手段。例如:"你已经尽力了"、"说得好"、"这是一个成功的尝试"等。评价性强化通常由咨询人员用来激励当事人继续努力。

③支持性强化:这一方法是用于表达对对方的理解和鼓励,表明咨询者是在公正客观地考虑和感受当事人的处境。"我十分理解你的感受。""对你来说,这确实是太难了"。支持性强化用于咨询对象需要同情和理解的情境,在咨询过程中广泛应用。

④个人强化:与评价性强化不同,个人强化着眼于对人身体的某些方面进行评价,而不是针对他的行为表现。例如:"你今天看来气色很好"。面对当事人正在好转的情绪,康复期病人,下定决心的戒烟者,适时的几句"奉承",无疑是对他们最好的行为强化剂。

(2) 非语言性强化:包括了大多数以积极、鼓励方式表达的非语言传播方式。微笑、点头、目光注视对方是常用的非语言强化手段。某些身体接触,如用手拍拍对方肩膀;某些手势,如竖起大拇指,都是用来表示支持、鼓励、赞赏的非语言强化技巧。

二、行为指导

行为指导指的是通过语言、文字、声像等材料和具体的示范指导,帮助教育对象学习和掌握新的行为方式,采纳有益健康的行为,提高自我保健与自我护理能力。如对育龄妇女进行乳腺自检的指导,对糖尿病病人的运动指导,指导术后病人进行康复训练。行为指导中重要的技术是技能训练与示范技巧。

以操作为主要方式进行活动的能力叫"技能"。如血压计的使用、注射胰岛素等,需要掌握相应的操作技能。通过示范、练习或操作,使学习者掌握操作方法和技术的过程是技

能训练。根据技能训练的"整—分—合"原理,进行示范和技能训练的要点是:

1. 训前准备:选择宽敞明亮的场所,便于学习者观看和联系;示范时用的材料和器材应是可以就地取材的用具,如量取食盐的用具可用酒瓶盖、盐勺,而不用天平之类。技能训练可以是对个人单独进行,也可以小组集体学习(小组人数不宜过多,以保证人人都有参与的机会)。

2. 示范前说明:首先向学习者简要说明所要示范的内容,并强调技能训练的作用、目的和意义。

3. 准确示范动作:完整地向学习者演示一遍操作过程。示范时应注意:①面对学员,让每个人都能看到示范动作。②操作动作要清楚,速度不要过快。③边做边讲解,每一步骤都应讲明要领。

4. 让每一位被训者都有练习的机会:将操作动作分解开,边做示范边让学习者跟随模仿。注意观察学习者的反应,鼓励提问。如有不懂的地方,及时重复。示范后,请1~2位学员照样操作一遍,同时请其他人观察和评论。给每一个学员一次实际练习的机会,观察其操作是否正确,及时给予指导和帮助,直到掌握为止。

5. 对学习者的技能掌握情况作出评估和总结。

6. 培训后随访:利用复诊或家庭随访的机会,了解受训者在实际运用中的情况,及时提供现场指导。

【案例4-1】 指导高血压病患者进行正确的家庭血压自我监测

正确测量血压的方法应分以下几个步骤:

1. 袖带缠于上臂应平服紧贴,气囊中间部位正好压住肱动脉,气囊下缘应在肘弯上2.5 cm。

2. 打开血压计开关,快速充气,待触知桡动脉脉搏消灭后再加压30 mmHg。

3. 将听诊器胸件置于袖带下肘窝处肱动脉上,然后放松气阀,使压力以每秒2~3 mmHg的速度下降。

4. 当水银柱在下降过程中,从听诊器中听到第一个心搏音时数值即为收缩压;当听诊器里心搏音消失时的数值即为舒张压。如果水银柱到零位心搏音仍不消失,则以变音时数值为舒张压。

5. 放松气囊阀门,使水银柱回到零位,关闭血压计开关,把所测的收缩压/舒张压数值记录下来。

注意以下的细节,能使测量更加准确:

①测血压前休息5分钟,等呼吸平稳、心跳正常了再测。运动、情绪激动等都会使血压波动。

②选择符合国际标准的血压计,并提前校准。

③血压计(无论水银还是电子血压计)的感受器应对准肱动脉,腕式血压计应对准手腕的动脉。无论是坐位还是卧位,上臂和血压计都要和心脏处于同一水平。老年人、糖尿病患者及出现立位性低血压情况的人,还应再测一下站立位血压。

④上臂围粗大的患者应该使用加长袖带,如果使用了普通袖带,袖带相对过短,袖带压力不能有效阻断血流。

⑤测量时要保持安静、不说话,手臂也不要活动。

⑥放气速度不能过快,听诊器也不宜向下用力压。这些会影响袖带阻断血流的压力,

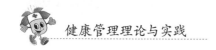

造成血压数据的不准确，或影响听诊器听取血压，引起血压数值偏低。

⑦每次最好测2次，间隔1~2分钟，取平均值。如果两次血压值读数相差5 mmIIg，应再测一次，以3次平均值作为测量结果。

⑧最好定期自测血压，并将每次的数值记录下来，帮助医务人员正确判断病情变化。

三、观察、随访

随访(Arrange)，指制订随访计划，通过家庭访视、电话随访、信函通知和门诊等方式进行随访管理和进一步的干预。在慢性病疾病管理过程中，健康管理师需要做好观察和随访管理的工作。

慢性病随访的内容包括：了解患者病情，评估治疗情况；了解慢性病治疗的效果，包括非药物治疗和药物治疗的执行情况；相关指标的检查和监测；健康教育和患者自我管理指导；高危人群定期体检，及早发现患者。随访复查计划应根据患者病情个体化，同时要取得亲属及家庭的支持与配合。慢性病随访应采取由全科医生、社区护士以及健康管理专业人员组成服务团队进行分工负责，以利于随访计划的落实。具体随访方式可采取门诊预约、电话联系、家庭访视、集体座谈等多种形式，保证个体化随访的及时性和连续性。

慢性病随访是对慢性病进行动态管理，根据内容可分为疾病随访和功能随访。疾病随访主要内容是观察慢性病人的临床表现、治疗措施及效果、预测并发症等。功能随访的主要内容是慢性病病人功能的综合评价。功能是一个多维的概念，包括躯体、情感、认知和社会适应等四个方面。对慢性病人而言，还包括疾病带来的病痛和对躯体健康的满意程度。例如：在慢性病随访中，可以发现不同的人患同一类型的疾病，严重程度、治疗方法、控制措施和并发症都相同，却可能出现完全不同的功能状况。其中，有一些人适应良好，并适当调整工作和生活方式，仍能带病工作；而另一些人因疾病而苦恼不已，不能正常地工作和生活。慢性病病人的功能状况需要通过随访进行评估，为进一步改进康复、医疗、护理措施提供依据，以改善不良的功能状况。

在慢性病随访中应根据患者的情况及时做好转诊，对慢性病患者中出现下述情况的及时转到相应的上级医疗机构：①需要获得专科、专用设备的诊断治疗；②并发症的出现使诊断和治疗变得复杂化，需要进一步明确诊断和确定治疗方案；③缺乏相应的治疗药物；④缺乏实验室或仪器设备检查；⑤出于病人或家属的焦虑或压力，到相应专家处证实全科医生的诊断和治疗方案；⑥借专家之口向不遵医嘱的病人施加权威影响，使其配合治疗。

【案例4-2】 高血压病患者社区管理中的随访要求

1. **随访目的** 对高血压患者进行随访是实行社区病例管理的重要方式，通过随访主要达到以下目的：

(1) 根据患者血压级别和其他危险因素情况，进行患者危险分层，实行分级管理。

(2) 对患者进行临床评估，确定管理级别，制订个体化规范治疗和随访管理方案。

(3) 进行健康教育和患者自我管理的指导。

(4) 监测患者的血压、各种危险因素和临床情况的改变以及观察疗效，并进行随访记录。

2. **随访内容**

(1) 血压动态情况：指导患者对血压定期自我监测和记录，或为患者测量和记录血压值，分析和评价最近血压控制情况。

（2）健康行为改变情况：记录患者现有的不健康生活方式和危险因素，开展有针对性的健康教育，普及健康知识，提供健康处方，教会患者改变和（或）消除行为危险因素的技能，进行生活方式和危险因素动态监测。

（3）药物治疗情况：了解患者就诊和药物使用情况，评价药物治疗的效果。对于治疗有效的患者，督促其坚持用药；对于效果不佳的患者，督促其到综合医院调整治疗方案。

（4）根据患者病情和高血压分级管理要求，督促患者定期去医院做心、肾功能检查和眼底检查。发现患者出现靶器官损害可疑情况时，应及时督促患者去医院进一步检查。

3. 随访管理要求

（1）一级管理

管理对象：男性年龄低于55岁、女性年龄低于65岁，高血压1级、无其他心血管疾病危险因素，按照危险分层属于低危的高血压患者。

管理要求：至少3个月随访一次，了解血压控制情况，针对患者存在的危险因素情况采取非药物治疗为主的健康教育处方。当单纯非药物治疗6～12个月效果不佳时，增加药物治疗。

（2）二级管理

管理对象：高血压2级或1～2级，同时有1～2个其他心血管疾病危险因素，按照危险分层属于中危的高血压患者。

管理要求：至少2个月随访一次，了解血压控制情况，针对患者存在的危险因素采取非药物治疗为主的健康教育处方，改变不良生活方式。当单纯非药物治疗3～6个月效果不佳时，增加药物治疗，并评价药物治疗效果。

（3）三级管理

管理对象：高血压3级或合并3个以上其他心血管疾病危险因素，或合并靶器官损害或糖尿病合并临床情况者，按照危险分层属于高危和很高危的高血压患者。

管理要求：至少1个月随访一次，及时发现高血压危象，了解血压控制水平。加强规范降压治疗，强调按时服药，密切注意患者的病情发展和药物治疗可能出现的副作用，发现异常情况，及时向患者提出靶器官损害的预警与评价，督促患者到医院进一步治疗。

4. 随访管理形式

（1）门诊随访管理：适用于定期去社区卫生服务机构就诊的患者。全科医生利用患者就诊时开展患者管理。

（2）社区个体随访管理：适用于卫生资源比较充裕的社区，可满足行动不便或由于各种原因不能定期去医院就诊的患者的需要。全科医生可通过在社区设点或上门服务开展患者管理，并按照要求填写高血压患者管理随访卡。

（3）社区群体随访管理：适用于卫生资源不很充裕的社区，可满足行动不便或由于各种原因不能定期去社区卫生机构就诊的患者。全科医生可通过在社区设立高血压俱乐部或高血压管理学校等各种形式开展患者群体管理。

上述各类随访方式，都应当将随访情况及时记入患者健康档案。

（陆慧　李宁）

第五章 健康危险因素干预

第一节 健康危险因素的概述

健康管理最基础和核心的内容是针对健康危险因素所开展的干预和管理活动,因此,全面了解和掌握健康危险因素的相关知识,熟悉健康危险因素的干预方法,成为开展健康管理活动必备的知识基础和核心技能。

一、健康危险因素的概念

健康危险因素是指能使疾病或死亡发生的可能性增加的诱发因素,或者能使健康不良后果发生概率增加的因素。健康危险因素很多,包括环境危险因素、行为危险因素、生物遗传和医疗服务的危险因素等。了解危险因素影响健康的特点,对于预防和控制慢性非传染性疾病具有重要意义。

（一）潜伏期长

危险因素对健康的危害大多为长期慢性过程,往往是在人们长期、反复接触危险因素之后才有可能出现症状或处于疾病状态。例如,吸烟是导致肺癌的一个危险因素,往往在吸烟十几年甚至数十年后才出现明显的肺癌临床症状。又如,长年累月的高糖高脂饮食,能诱发 2 型糖尿病。现实生活中存在的危险因素是潜在的、多元的、累积性的,因而,致病的长潜伏期常使人们容易忽视危险因素与疾病之间的因果联系。这一特点给疾病预防工作带来了一定的困难,但另一方面,也为采取某些干预危险因素的措施提供了可能的时机。

（二）特异性弱

表现为危险因素与疾病之间的因果联系,可以是一因多果的关系,也可以是多因一果,或者多因多果的关系。例如,吸烟是引起肺癌、冠心病、胃溃疡等多种疾病的危险因素。冠心病的发生又与吸烟、高脂饮食、缺少体育锻炼、肥胖、紧张等多种危险因素有关。由于现实生活中存在的危险因素与疾病之间的联系特异性不明显,以及不同个体对危险因素致病作用的耐受性存在差异,因此,人们容易忽视这些危险因素对健康的影响。

（三）联合作用明显

随着越来越多的危险因素进入人类的生产和生活环境,导致人类健康危险因素的多重叠加。多种危险因素同时存在,可以明显增加致病的可能性。例如,同时患有高血压、高血脂,且吸烟者,可以数倍甚至数十倍地增加冠心病的发生概率。

（四）广泛存在

危险因素广泛存在于人们日常的生活和工作环境之中,还没有引起人们的足够重视。例如,生活水平迅速提高,加上生活节奏紧张,令许多人走进了饮食误区:配有油煎鸡蛋、炸鸡腿、煎鱼的快餐,不但成为许多"白领丽人"的工作餐,同时也是现代男女学生的家常饭。美国的研究报道,妇女经常吃煎炸蛋肉会增加患卵巢癌、乳腺癌和子宫癌的危险性。每隔两天吃一次者较 1 次/周、1 次/月者,患病的危险分别高 3 倍和 5 倍。有害的社会和自然环境因素、不良的行为与生活方式对健康的影响往往是潜在的、渐进的,需要长久暴露才能产生明显的危害作用,这就增加了人们对危险因素的发现、识别和评价的难度,特别是不利于健康的行为已经成为人们的生存方式和习惯时,对这种危险因素的干预将会非常困难。因此,深入、持久、灵活、有效的危险因素干预策略将非常重要。

二、健康危险因素的分类

引起人类疾病或死亡的危险因素包含了极其广泛的内涵,为了便于理解和掌握,可以从多种角度对健康危险因素分类,如根据危险因素对健康影响所处的因果链位置,将健康危险因素分为直接健康危险因素与间接健康危险因素;从危险因素对健康影响可能产生的范围特点,分为群体健康危险因素与个体健康危险因素。在此,从健康管理角度,将健康危险因素概括为以下四类:

(一)环境危险因素

环境是指人类生活于其中的各要素的总合。环境危险因素包括自然和社会环境危险因素。

1. 自然环境危险因素 从人类生态学角度来看,环境不仅影响着人类的生活和生产,甚至还影响着人类的健康。由于人类对自然环境的过度改造,不仅严重破坏了人们赖以生存的生态系统,而且导致大量的危险因素进入人们的生存环境,各种环境健康危险因素给人类社会的整体生存带来前所未有的严重影响。

自然环境危险因素可以概括为:生物性危险因素、物理性危险因素和化学性危险因素。

(1)生物性危险因素:自然环境中影响健康的生物性危险因素有细菌、病毒、寄生虫、生物毒物等,是传染病、寄生虫病和自然疫源性疾病的直接致病原。

(2)物理性危险因素:自然环境中的物理性危险因素有高低温、噪声、电离辐射、电磁辐射等。

(3)化学性危险因素:自然环境中的化学性危险因素有生产性毒物、粉尘、农药、工业废水、交通工具排放的废气等。

理化污染是工业化、现代化带来的次生环境危险因素,成为日益严重的健康杀手。

2. 社会环境危险因素 社会经济发展在促进人类健康水平提高的同时,也带来一系列新的社会问题,对人类健康有着潜在的危害。在经济发展过程中,由于不合理地开采利用资源,人类生态环境遭到了严重的破坏和污染,如滥伐森林造成水土流失、土地沙漠化;二氧化碳排放过多,导致全球气温上升;工业"三废"污染大气、水系及食物等,由此产生的潜在健康危害广泛存在。同时,大量人工合成化学物质广泛渗透在人们生活的吃、穿、住、用等方面,对人类健康的不良影响已经或越来越受到关注。随着社会竞争日益激烈,工作和生活节奏的加快,紧张、刺激和工作压力对身心健康产生了不良影响,精神心理问题逐渐成为现代人突出的健康问题。经济的发展改善了生活条件,改变了人们的生活方式,高血压、糖尿病、肥胖等"富裕病"的发病率增加;物质生活的丰富,电子或电气产品以及互联网的广泛应用,产生了空调综合征、电脑综合征、网络成瘾等"文明病"。

(二)行为与生活方式危险因素

行为与生活方式危险因素是由于人类不良的生活行为方式而创造出来的健康危害,又称为自创性危险因素。随着疾病谱的改变,与不良行为生活方式密切相关的慢性病越来越

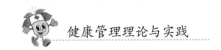

成为人类健康的主要威胁。2022年我国的统计年鉴资料显示,我国居民前10位死因中,60%～70%的死亡为恶性肿瘤、脑血管疾病、心脏病等慢性非传染性疾病致死,而造成这些死亡原因的危险与人类的行为生活方式密切相关。

2020年,世界卫生组织(WHO)的卫生报告中,提出影响全球的十大健康危险因素:营养不良、不安全性行为、高血压、吸烟、酗酒、不安全饮用水及不良卫生设施和卫生习惯、铁缺乏、室内烟尘污染、高胆固醇、肥胖等。在北美、欧洲和亚太地区工业化程度很高的国家,全部疾病负担中至少有1/3归因于烟草、乙醇、高胆固醇和肥胖。烟草造成每年将近500万人早死,高血压造成700万人早亡。因此,加强对行为和生活方式危险因素的研究与监测,制定针对性干预策略,加大健康教育和行为矫治,消灭自创性危险,是增进健康的明智选择。

(三)生物遗传危险因素

随着医学的发展及对疾病认识的不断深入,人们发现,无论是传染病还是慢性病的发生,都是遗传因素和环境因素共同作用的结果。各因素在致病过程中所起的作用不同,可能以其一为主,其二或其他为辅。它们的作用可为单纯的相加,也可能彼此促进或协同。随着分子生物遗传学的发展,遗传特征、家族发病聚集倾向、成熟老化和复合内因学说等,已在基因遗传等分子生物学的最新成就中找到客观依据。

(四)医疗卫生服务中的危险因素

医疗卫生服务中影响健康的危险因素,指医疗卫生服务系统中存在的各种不利于保护并增进健康的因素。广义上说,医疗资源布局不合理,城乡卫生人力资源配置悬殊,初级卫生保健网络不健全,重治疗轻预防的倾向和医疗保健制度不完善等都是可能危害人们健康的因素。在医疗行为中,诱导过度和不必要的医疗消费;医疗过程中医院内感染,滥用抗生素和激素;医疗服务质量低下、误诊或漏诊等都是直接危害健康的因素。

第二节　常见慢性病的相关危险因素

随着社会经济的发展,人们行为生活方式的改变和人口老龄化,我国疾病谱和死亡谱发生很大变化,慢性非传染性疾病(简称慢性病)发病率和死亡率迅速上升,已成为我国重要的公共卫生问题。我国正面临着传染病和慢性病防治的双重挑战。针对慢性病相关危险因素的干预,是疾病预防和健康保健的重要任务。

一、慢性非传染性疾病的概念

慢性非传染性疾病,简称慢性病,或慢病,是一组潜伏时间长,一旦发病不能自愈的,且很难治愈的非传染性疾病。

慢性病具有以下特点:发病隐匿,潜伏期长;多种因素共同致病,一果多因;一因多果,相互关联,一体多病;个人生活方式对发病有重要影响;增长速度加快,发病呈年轻化趋势。

目前,对健康有重要影响的慢性病的主要类型:

①心脑血管病,包括高血压、血脂紊乱、心脏病和脑血管病等。

②肿瘤,包括肺癌、肝癌、胃癌、食管癌、结肠癌等。

③代谢性疾病,包括糖尿病、肥胖等。

④精神疾病,包括精神分裂症、神经症(焦虑、强迫、抑郁)、老年痴呆等。

⑤口腔疾病,包括龋齿、牙周炎等。

按照国际疾病系统分类法(ICD-10)标准,将慢性病分为:

1. 精神和行为障碍　老年性痴呆、精神分裂症、神经衰弱、神经症(焦虑、强迫、抑郁)等。

2. 呼吸系统疾病　慢性支气管炎、肺气肿、慢性阻塞性肺部疾病等。

3. 循环系统疾病　高血压、动脉粥样硬化、冠心病、心肌梗死等。

4. 消化系统疾病　慢性胃炎、消化性溃疡、胰腺炎、胆石症等。

5. 内分泌、营养代谢疾病　血脂紊乱、痛风、糖尿病、肥胖、营养缺乏等。

6. 肌肉骨骼系统和结缔组织疾病　骨关节病、骨质疏松症等。

7. 恶性肿瘤　肺癌、肝癌、胃癌、食管癌、结肠癌等。

IDC-10是系统的分类,每种疾病有一个统一的国际编号,适合疾病统计工作。

目前,我国重点预防的主要慢性病有:恶性肿瘤、心脑血管病(高血压、冠心病、脑卒中)、糖尿病、慢性阻塞性肺疾病等。

二、常见慢性病的危险因素

(一)高血压

1. 高血压的定义和分类　高血压(hypertension,HBP)是动脉收缩压或舒张压持续升高的一组临床综合征。

高血压是我国最常见的心血管疾病,世界各个国家和地区主要的流行病之一,患病率高,常常引起严重的心、脑、肾等并发症,是脑血管意外、冠心病的主要危险因素。

高血压可分为以下两种类型:

(1)原发性高血压(即高血压病):病因不明,以血压升高为主要表现的一种独立疾病,占高血压患者中的90%以上。

(2)继发性高血压:有明确而独立的病因,血压升高是某些疾病的一种临床表现。5%~10%的高血压患者属于这种类型,其中70%以上继发性高血压由肾脏疾病引起。

高血压的诊断标准和分类:

《中国高血压防治指南(2022年版)》将高血压的诊断界定为:在未用抗高血压药情况下,收缩压≥140 mmHg 和(或)舒张压≥90 mmHg,按血压水平将高血压分为1、2、3级。收缩压≥140 mmHg 和舒张压<90 mmHg 单列为单纯收缩期高血压。患者既往有高血压史,目前正在用抗高血压药,血压虽然低于140/90 mmHg,亦应该诊断为高血压。

将18岁以上成人的血压,按不同水平进行分类(表5-1)。若患者的收缩压与舒张压分属不同的级别,则以较高的分级为准。

表5-1 血压水平的定义和分类

类别	收缩压(mmHg)	舒张压(mmHg)
理想血压	<120	<80
正常血压	<130	<85
正常高值	130~139	85~89
1级高血压(较轻)	140~159	90~99
亚组:临界高血压	140~149	90~94
2级高血压(中度)	160~179	100~109
3级高血压(重度)	≥180	≥110
单纯收缩期高血压	≥140	<90
亚组:临界收缩期高血压	140~149	<90

2. 高血压流行特征

(1) 我国高血压患病率呈逐年上升趋势：近年来，由于社会经济的快速发展和人们生活方式的变化，我国的高血压发病率有增长的趋势。2012—2015 年我国 18 岁及以上居民高血压患病粗率为 27.9%（标化率 23.2%），与 1958—1959 年、1979—1980 年、1991 年、2002 年和 2012 年进行过的 5 次全国范围内的高血压抽样调查（5.1%、7.7%、13.6%、18.8% 和 25.2%）相比较，患病率总体呈增高的趋势。

(2) 同一人群高血压患病率有季节差异，冬季高于夏季：血压会随着季节、气候变化，夏季的血压偏低，到了冬天就会升高一些。冬季之所以血压会升高是人体对周围环境变化的反应，是一种物理现象，血管收缩以后可以保暖，减少散热，但是血管收缩后会引起血压升高。除了血管收缩引起血压升高，在冬季人的运动相对减少，运动有降压的作用，缺乏运动也会使血压偏高。

(3) 不同地区高血压患病率差别较大：我国高血压患病率北方高南方低的现象仍存在，但目前差异正在转变，呈现出大中型城市高血压患病率较高的特点，如北京、天津和上海居民的高血压患病率分别为 35.9%、34.5% 和 29.1%。农村地区居民的高血压患病率增长速度较城市快，2012—2015 年全国调查结果显示农村地区的患病率（粗率 28.8%，标化率 23.4%）首次超越了城市地区（粗率 26.9%，标化率 23.1%）。

(4) 高血压患病率随年龄增长而增加：我国高血压患病情况的抽样调查结果表明，高血压患病率随年龄增长而增加；人群高血压患病率随年龄增加而显著增高，但青年高血压亦值得注意，据 2012—2015 年全国调查，18～24 岁、25～34 岁、35～44 岁的青年高血压患病率分别为 4.0%、6.1%、15.0%。

(5) 高血压患病率不同民族间比较有差异：藏族、满族和蒙古族高血压的患病率较汉族人群高，而回、苗、壮、布依族高血压的患病率均低于汉族人群。

(6) 我国高血压患者的知晓率、治疗率和控制率：2015 年调查显示，18 岁以上人群高血压的知晓率、治疗率和控制率分别为 51.6%、45.8% 和 16.8%，较 1991 年（26.3%、12.1% 和 2.8%）和 2002 年（30.2%、24.7% 和 6.1%）明显增高。

3. 高血压的危险因素　国内外大量的流行病学和临床研究证明，高血压是遗传因素与环境因素长期相互作用而形成的慢性疾病。除遗传因素外，国际上公认的高血压发病危险因素是：超重和肥胖、高盐膳食以及过量饮酒。

(1) 超重和肥胖：超重和肥胖是高血压发病的重要危险因素。我国 24 万成人数据表明，体质指数（BMI）≥24 kg/m² 者（超重及肥胖），患高血压的危险是体重正常者的 3～4 倍。身体脂肪的分布特点也与高血压有关。男性腰围大于等于 85 cm、女性大于等于 80 cm 者，患高血压的危险是腰围低于此界限者的 3.5 倍。

(2) 过量饮酒：大量的研究结果表明，长期大量饮酒是高血压的重要危险因素。在男性，每周饮酒 300～499 ml 者，收缩压和舒张压比不饮酒者高 2.7 mmHg 和 1.6 mmHg；每周饮酒多于 500 ml 者，收缩压和舒张压比不饮酒者高 4.6 mmHg 和 3.0 mmHg；男性持续饮酒者比不饮酒者，4 年内发生高血压的危险增高 40%。也有报道认为，饮酒量与血压呈 J 形关系，即少量饮酒反而有降压效应，但是有关引起血压升高的乙醇阈值量目前尚不肯定。

(3) 膳食高盐、低钾：成人摄盐每日 1～2 g 足以满足生理需要。食盐中致血压升高的成分主要是钠，食物中的钾可以对抗钠的升血压作用。钾的来源是蔬菜水果。流行病学研究表明:我国北方地区,蔬菜水果少,膳食偏咸,南方地区食盐摄入量为每日7~8 g,蔬菜水果丰富,因而北方高血压患病率高于南方,从某种程度上证明了膳食高盐低钾的升压作用。

(4) 遗传因素:高血压患者多有家族史,其直系亲属的血压水平高于同龄非直系亲属。双亲有高血压的子女发生高血压的危险性是双亲正常者的5倍。一般认为高血压发病遗传因素大约占40%,环境因素大约占60%。

此外,还存在一些可能或不确定的危险因素,如:缺乏体力活动、精神紧张或应激、A型性格、吸烟等,有待进一步研究确定。

从因素的人为可变性角度,又可将高血压发病的相关因素分为两类:不可改变的因素,例如年龄、性别、遗传;可改变的因素,例如高盐饮食、超重和肥胖、过量饮酒、缺乏体力活动、长期精神紧张等。促使人们减少有害的、可改变因素暴露,减少或延缓发病,是健康教育要达到的目的。

(二) 糖尿病

1. 糖尿病的定义和分类　糖尿病(diabetes mellitus,DM)是由多种病因引起的代谢紊乱,其特点是慢性高血糖,伴有胰岛素分泌不足和(或)作用障碍,导致碳水化合物、脂肪、蛋白质代谢紊乱,造成多种器官的慢性损伤、功能障碍衰竭。

糖尿病患病率呈现世界性的上升趋势,成为继心脑血管疾病、恶性肿瘤之后的又一严重危害大众健康的慢性病。

糖尿病分为4种类型:

(1) 1型糖尿病(胰岛β细胞破坏,导致胰岛素绝对缺乏),约占糖尿病患者的5%。

(2) 2型糖尿病(从主要以胰岛素抵抗为主伴相对胰岛素不足,到主要以胰岛素分泌缺陷伴胰岛素抵抗),糖尿病患者中90%以上为这种类型。

(3) 其他特殊类型糖尿病,由于β细胞、胰岛素作用等遗传缺陷,或内分泌腺疾病,以及药物或感染等诱发的糖尿病。

(4) 妊娠糖尿病。

糖尿病的诊断标准和分类(表5-2):

WHO 1999年提出的糖尿病诊断标准为:

(1) 有典型糖尿病症状。

(2) 任何时候血糖≥11.1 mmol/L,或空腹血糖(FPG)≥7.0 mmol/L;或糖耐量试验(OGTT)中,葡萄糖负荷(75 g无水葡萄糖)后2小时血糖(2 h PG)≥11.1 mmol/L。

IFG或IGT的诊断标准:

除了糖尿病病人外,还有一组个体,他们的血糖水平尚未达到糖尿病的诊断标准,但又不能被认作正常,而是处于从正常向糖尿病发展的中间阶段,即糖调节受损阶段(图5-1),包括空腹血糖受损(简称IFG)和糖耐量减低(简称IGT),其血糖诊断标准见表5-2。

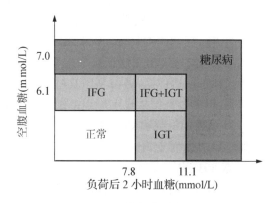

图5-1　糖调节受损

表 5－2　糖尿病及 IGT/IFG 的血糖诊断标准

	血糖浓度(mmol/L)		
	全血		血浆
	静脉	毛细血管	静脉
糖尿病			
空腹	≥6.1	≥6.1	≥7.0
或负荷后 2 h	≥10.0	≥11.1	≥11.1
或两者			
糖耐量减低(IGT)			
空腹(如行检测)	<6.1	<6.1	<7.0
及负荷后 2 h	≥6.7~<10.1	≥7.8~<11.1	≥7.8~<11.1
空腹血糖受损(IFG)			
空腹	≥5.6~<6.1	≥5.6~6.1	≥6.1~<7.0
及负荷后 2 h(如行检测)	<6.7	<7.8	<7.8
正常			
空腹	<5.6	<5.6	<6.1
负荷后 2 h	<6.7	<7.8	<7.8

2. 糖尿病流行特征

(1) 患病率呈逐年上升趋势:近 30 多年来,我国糖尿病患病率显著增加。1980 年全国 14 省市 30 万人的流行病学资料显示,糖尿病的患病率为 0.67%。1994 至 1995 年全国 19 省市 21 万人的流行病学调查显示,25~64 岁人群糖尿病患病率为 2.51%,糖耐量减低 (IGT)患病率为 3.20%。2002 年中国居民营养与健康状况调查结果显示,在 18 岁以上的 人群中,城市人口的糖尿病患病率为 4.5%,农村人口为 1.8%。2007 至 2008 年,中华医学 会糖尿病学分会组织的全国 14 个省市糖尿病流行病学调查结果显示,我国 20 岁及以上成 年人的糖尿病患病率为 9.7%。2010 年中国疾病预防控制中心和中华医学会内分泌学分 会调查了中国 18 岁及以上人群糖尿病的患病情况,显示糖尿病患病率为 9.7%。2013 年 我国慢性病及其危险因素监测结果显示,18 岁及以上人群糖尿病患病率为 10.4%。 2015 至 2017 年中华医学会内分泌学分会在全国 31 个省市进行的甲状腺、碘营养状态和糖 尿病的流行病学调查显示,我国 18 岁及以上人群糖尿病患病率为 11.2%。

(2) 不同地区糖尿病患病率差异较大:我国经济发达地区的糖尿病患病率高于中等发 达地区和不发达地区,城市高于农村,在不发达地区和中发达地区这一差别尤为明显,2015 至 2017 年的调查结果显示城乡差别有减小的趋势。

(3) 糖尿病患病率随着年龄增加而升高:几乎全世界的调查都显示 2 型糖尿病的患病 率随年龄增加而上升,在 40 岁以上人群中患病率显著升高。2007 至 2008、2010、2013、 2015 至 2017 年的调查中,60 岁以上的老年人群糖尿病患病率均接近或超过 20%。

(4) 各民族的糖尿病患病率存在较大差异:2013 年的调查结果显示,我国 6 个主要民 族的糖尿病患病率分别为汉族 14.7%、壮族 12.0%、回族 10.6%、满族 15.0%、维吾尔族 12.2%、藏族 4.3%。

(5) 未诊断的糖尿病比例较高:2013 年全国调查结果显示,新诊断的糖尿病患者占总糖尿病人数的 62%,2015 至 2017 年调查结果显示这一比例为 54%,较前有所下降。从 2010、2013 年两次大规模流行病学调查结果看,按照美国糖尿病学会(ADA)标准诊断的糖尿病患者中,糖尿病的知晓率分别为 30.1% 和 36.5%,治疗率分别为 25.8% 和 32.2%,控制率分别为 39.7% 和 49.2%,都有所改善,但仍处于较低水平,尤其在农村更明显。

(6) 体力劳动者的患病率低于脑力劳动者:印度的调查发现,专业人员的患病率超过 10%,而未受过训练的工人不到 1%。我国成都调查的 11 046 人中也发现脑力劳动者的患病率显著高于体力劳动者。

(7) 有糖尿病家族史患病率高于无家族史者:2 型糖尿病存在家族聚集性,我国 11 省市的调查结果表明,有糖尿病家族史者的糖尿病患病率(7.74%)显著高于无糖尿病家族史者(3.91%)。糖尿病一级亲属的患病率较一般人群高 5~21 倍,其患病率为 2.1%~5.2%。

3. 2 型糖尿病的危险因素　2 型糖尿病主要由遗传和环境因素引起外周组织(主要是肌肉和脂肪组织)胰岛素抵抗和胰岛素分泌缺陷,导致机体胰岛素相对或绝对不足,使葡萄糖摄取利用减少,从而引发高血糖,导致糖尿病。

(1) 肥胖或超重:肥胖是 2 型糖尿病最重要的易患因素之一。我国 11 省市的调查发现,糖尿病和 IGT 患病率随着体重的增加而上升,肥胖和超重者患糖尿病的危险性为正常人的 3.43 倍和 2.36 倍;肥胖类型与糖尿病的关系更为密切。糖尿病者腰臀比平均为 0.90,IGT 患者平均为 0.86,正常人平均为 0.83。说明向心性肥胖易患糖尿病。

(2) 膳食不平衡:高能饮食是明确肯定的 2 型糖尿病的重要膳食危险因素。日本相扑运动员每日摄能达 18 832.5~27 202.5 kJ(4 500~6 500 kcal),比一般日本人的 10 462.5 kJ(2 500 kcal)高得多。他们中 40% 发展为糖尿病。目前认为,摄取高脂肪、高蛋白、高碳水化合物和缺乏纤维素的膳食可能与发生糖尿病有关。

(3) 体力活动不足:许多研究发现体力活动不足增加糖尿病发病的危险,活动最少的人与最爱活动的人相比,糖尿病的患病率相差 2~6 倍。2002 年中国居民营养健康调查显示,与每日静态生活时间不足 1 小时的人相比,静态生活时间超过 4 小时者糖尿病增加 50%。其中,每天看电视 4 小时以上者,糖尿病的患病风险比每天看电视不足 1 小时者增加 46%。

(4) 遗传因素:2 型糖尿病有较强的家族聚集性,Barnett 等收集 200 对同卵双生子的资料,每对中至少有一个糖尿病患者,发现 1 型糖尿病双生子共显性为 54%,2 型糖尿病双生子共显性为 91%。随着分子生物学技术和分子流行病学的发展,2 型糖尿病的一些遗传基因也相继被确定。但到目前为止,在易感基因研究中所取得的进展只能解释 2 型糖尿病约 10% 的遗传变异。

综合多方面研究资料,具有这些因素者为 2 型糖尿病的高危人群:年龄在 40 岁以上;有糖尿病阳性家族史;肥胖:BMI>25;曾患妊娠糖尿病的妇女;娩过巨大胎儿的妇女;高血压者;血脂异常者。高危人群应尽量减少可改变的环境危险因素的暴露,例如控制膳食热量,增加体力活动等,以减少或延缓发生糖尿病。

(三) 冠心病(coronary heart disease,CHD)

1. 冠心病的定义和分类　冠心病是冠状动脉粥样硬化性心脏病的简称,亦称缺血性心脏病,是由于冠状动脉功能性或器质性改变而引起的冠状动脉血流和心肌需求不平衡所导致的心肌缺血性心脏病。

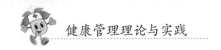

自 20 世纪 50 年代以来,冠心病已成为危害人类健康的一个主要非传染性疾病。WHO 报告,全球每年有超过 1 700 万人因冠心病而死亡,占全球总死亡人数的近 1/3,在发达国家有 1/3 的死亡归因于冠心病,是第 1 位死亡原因。同发达国家相比,我国和多数发展中国家冠心病的发病率和死亡率相对较低,但近 20 多年来呈现明显的上升趋势。

根据 WHO 的临床分型标准,冠心病可分为心绞痛、心肌梗死和猝死,前两种类型最常见。

2. 冠心病流行特征

(1) 全球冠心病的发病率和死亡率呈上升趋势:发达国家自 20 世纪 60 年代和 70 年代冠心病发病率达到高峰以来,北美、西欧和澳大利亚等国家和地区采取了积极有效的预防措施,冠心病的发病率呈下降趋势,但冠心病仍然是大多数发达国家成人最主要的死因。发展中国家随着工业化的进程,生活方式的逐渐西化,冠心病发病率和死亡率具有不同程度的增加。从世界范围来看,冠心病的发病率和死亡率呈上升趋势。2013 年中国第 5 次卫生服务调查显示,城市调查地区 15 岁及以上人口冠心病患病率为 12.3‰,农村调查地区为 8.1‰,城乡合计为 10.2‰。60 岁以上人群冠心病患病率为 27.8‰。与 2008 年第四次调查数据相比(城市 15.9‰,农村 4.8‰,合计 7.7‰),城市患病率有所下降,但总患病率升高。

(2) 冠心病发病率随年龄增加而增加:冠心病的发病年龄一般为 40 岁以后明显增多,每增加 10 岁,其患病率约递增 1 倍。1984—1993 年北京地区 MONICA 监测 35～74 岁人群急性冠心病事件显示,男女人群发病率绝对上升幅度最多的是 70～74 岁组(率差为 132/10 万和 89/10 万),但 10 年间相对增长幅度最大的是 45～49 岁(50%)和 55～59 岁(32%)。

(3) 男性发病率和死亡率均高于女性:WHO 37 个 MONICA 监测点的资料表明,所有监测点男性死亡率均高于女性,男女死亡率比值在 1.92～6.75 之间,平均 3.91。中国 16 省 MONICA 监测结果显示,除安徽 1992—1993 年男女发病率为 0/10 万外,其他监测区相同年份男性发病率均高于女性。

(4) 不同种族或民族的发病率和死亡率差别很大:据 WHO MONICA 资料,总的来说亚洲黄种人冠心病死亡率低于白种人。我国 20 世纪 70 年代全国范围的冠心病患病率调查显示,蒙古族为 15.6%,新疆维吾尔族为 11.74%～14.78%,汉族为 2%～10%,贵州苗族为 1.65%。

(5) 脑力劳动者冠心病的患病率高于体力劳动者:有报道,长期坐办公室的人患冠心病的危险性是一般人群的 1.4～4.4 倍。1975 年天津市的调查资料显示,脑力劳动者的冠心病患病率为 5.54%,高于体力劳动者(2.99%)。

3. 冠心病的危险因素　目前认为全人群冠心病是一种多危险因素单一作用或联合作用所致的慢性疾病,一般认为是遗传因素与环境因素相互作用的结果。其常见的危险因素主要包括疾病因素(高血压、高胆固醇血症、糖尿病、肥胖)、不良生活方式(吸烟、过量饮酒、缺乏体力活动)、社会心理因素(A 型性格)、遗传因素。

(1) 高血压:国内外大量研究证实,高血压是冠心病的重要危险因素。美国一项研究表明,血压超过 160/90 mmHg 者的冠心病患病率比血压在该水平以下者高 2.3 倍;舒张压超过 94 mmHg 者患冠心病的危险性比正常血压者高 3.6 倍。我国 10 组人群前瞻性研究结果表明,收缩压升高 10 mmHg,冠心病发病的危险性增加 28%,舒张压升高 3 mmHg,冠心病发病的危险性增加 24%。

（2）高胆固醇血症：人群血清总胆固醇（TC）水平与冠心病的发病率和死亡率成正比。血清 TC 在 4.5 mmol/L 以下冠心病的发病率较低，血清 TC 每降低 1％，冠心病的危险性可减少 2％，冠心病患者的血清胆固醇多数在 5.0～6.5 mmol/L 之间。低密度脂蛋白胆固醇（LDL-C）将胆固醇内流和沉积在动脉壁，是冠心病的危险因素；而高密度脂蛋白胆固醇（HDL-C）属保护因素，HDL-C 每下降 0.03 mmol/L，冠心病事件的相对危险性增加 2％～3％，当 TC/HDL-C 比值大于 4.4 时，冠心病的危险性明显升高。

（3）糖尿病：Framingham 研究显示，男性糖尿病患者冠心病发病率是非糖尿病患者的 2 倍，女性糖尿病患者冠心病发病率约为非糖尿病患者的 4 倍。国内外大量研究证明，糖尿病是冠心病的独立危险因素。

（4）吸烟：Framingham 研究指出，吸烟可增加冠心病发病率；吸烟多于每天 20 支，或为每天 20 支，及少于每天 20 支者，发生冠心病的危险性分别是不吸烟者的 7.25、2.67 和 1.43 倍。我国的 7 个前瞻性研究显示吸烟者发生冠心病的危险性是不吸烟者的 2～4 倍。大量研究表明，开始吸烟的年龄越早、每天吸烟量越大、吸烟年数越长，患冠心病的危险越大。

（5）肥胖：肥胖是诱发冠心病风险增加的高危因素。一般认为它主要通过高血压、高血糖和高血脂等危险因素而引起冠心病。

（6）过量饮酒：饮酒与冠心病的关系较为密切。大量饮酒可增加心脏的负担，乙醇又会直接损害心肌，还可使血中的甘油三酯增高。促进冠心病的形成。但适量饮酒，特别是饮用少量葡萄酒，可抑制血小板聚集，防止凝血，而起到预防急性心肌梗死的作用。一个纳入 51 项研究的 Meta 分析显示，每天饮用 0～20 g 乙醇，患冠心病风险可相对降低 20％。

（7）缺乏体力活动：适量运动有助于促进新陈代谢，减少肥胖，Aannika 等对 47～55 岁的 7 142 名无冠心病症状的参与者随访 20 年发现，中等强度的体力活动可产生明显的健康效应，能减少冠心病的发生。但已患冠心病者要避免剧烈运动和在寒冷中运动，以免诱发病情加重。

（8）A 型性格：1959 年 Friedman 和 Roseman 首先提出 A 型性格与冠心病有关，1977 年国际心肺和血液病学会公认 A 型行为容易发生冠心病，1981 年美国心脏医学会将 A 型性格列为患心脏病的危险因素之一。美国 Framingham 心脏病研究中对 A 型行为与冠心病的发生进行了为期 10 年的随访研究，发现 A 型行为类型者比非 A 型者的冠心病发病危险性增加 2 倍。目前认为，A 型行为中过度的敌意（愤怒）特征导致心血管高反应性，引起高血压或冠心病。

（9）遗传因素：冠心病发病有明显的家族聚集性。遗传流行病学研究显示，冠心病患者一级亲属的发病危险较非冠心病者一级亲属增加 2～6 倍，且在早发（60 岁以前）的病例中更加显著。双生子研究也发现，女性如 65 岁之前死于冠心病，其同卵双胞胎死于冠心病的危险性增加 14 倍，异卵双胞胎增加 2.6 倍；男性如 55 岁之前死于冠心病，其同卵双胞胎死于冠心病的危险性增加 7.1 倍，异卵双胞胎增加 2.8 倍。

概括起来，与冠心病相关的危险因素包括：高血压、高胆固醇血症、糖尿病、吸烟、肥胖或超重、过量饮酒、缺乏体力活动、社会心理因素、家族史、年龄、性别等。其中，前 4 个因素是最重要的致病性危险因素，避免或减少这些危险因素对于预防冠心病的发生尤为重要。

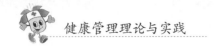

（四）脑卒中

1. 脑卒中的定义和分类　脑卒中（stroke）又称为脑血管意外或中风，是因脑血管阻塞或破裂引起的脑血流循环障碍和脑组织功能或结构损害为表现的急性脑血管疾病，共同特征有突然发病，出现意识障碍和局灶性神经功能缺失。

临床类型可分为两大类：缺血性脑卒中和出血性脑卒中，包括脑出血、蛛网膜下腔出血、脑血栓形成、脑栓塞。

根据全球疾病负担研究数据，脑卒中的年龄标准化发病率最高的是东亚国家，中国尤甚（354/10 万），而发病率最低的是拉丁美洲中部国家和地区，尤其是萨尔瓦多（97/10 万）。《2022 中国卫生健康统计年鉴》数据显示我国卒中死亡率仍处于较高水平，2021 年我国农村居民卒中死亡率为 175.58/10 万，城市居民为 140.02/10 万。

2. 脑卒中流行特征

（1）不同国家或地区脑卒中发病率和死亡率相差明显：总体上为发展中国家高于发达国家，高纬度（寒冷）地区高于低纬度（温暖）地区，高海拔地区高于低海拔地区，在同一国家或地区中常与高血压的地理分布保持高度一致。NESS-China 研究数据显示：2012 年—2013 年，我国脑卒中年发病率东北地区（365/10 万）最高，其次是中部地区（326/10 万）、西北地区（316/10 万）和南部地区（155/10 万），西南地区（154/10 万）较低；年死亡率东北地区（159/10 万）最高，其次为中部地区（154/10 万）、西北地区（139/10 万）和东部地区（97/10 万），南部地区（65/10 万）最低。

（2）我国脑卒中发病率和死亡率有逐年上升趋势：全球疾病负担研究数据显示，2005 年—2019 年 15 年间，我国缺血性脑卒中发病率由 117/10 万上升至 145/10 万，出血性脑卒中发病率由 93/10 万下降至 45/10 万；缺血性脑卒中患病率整体呈上升趋势，由 1 044/10 万上升至 1 256/10 万，而出血性脑卒中患病率时间趋势较为平稳，由 2005 年的 253/10 万下降至 2019 年的 215/10 万。2019 年，农村居民脑卒中粗死亡率为 159/10 万，城市居民粗死亡率为 129/10 万。2010 年—2019 年，城市居民脑卒中粗死亡率总体无明显变化，而农村居民粗死亡率呈现上升趋势，均远高于城市居民同期水平。

（3）脑卒中发病率和死亡率随年龄的增长而上升：一般人群 40 岁后开始发病，60～65 岁后急剧增加。据估计，脑卒中死亡者 3/4 为 70 岁以上，15% 在 60 岁左右。我国 MONICA 方案 16 省市研究表明：急性脑卒中男女发病率和死亡率均在 45～54 岁年龄段明显增高，与每 10 岁的年龄组增加呈指数关系。

（4）男性脑卒中发病率和死亡率高于女性：WHO MONICA 方案中，9 个国家 14 个中心大多数地区男性的发病率几乎为女性的 2 倍，而各地区男性的死亡率平均比女性高 1.8 倍。我国 16 省市 MONICA 方案研究，男女脑卒中发病率之比为 1.6∶1。但是随着女性寿命普遍长于男性，老年期女性发病率逐渐接近男性。

（5）同一地区不同种族或民族发病情况有明显差异：美国同一地区的黑人脑卒中患病率高于白种人。我国汉族脑卒中患病率高于少数民族，而朝鲜族、回族、维吾尔族、蒙古族高于居住在南方的 4 个少数民族（白族、布依族、彝族和壮族）。

（6）职业与脑卒中的发病有一定联系：日本研究资料表明，重体力劳动者，如装卸工人、脚夫等，脑卒中发病率较高，而中度和轻度体力劳动者，如售货员、办事员、司机等，发病率较低；经常上夜班者发病率明显高于上白班者。我国 MONICA 方案研究结果表明：农村发病率明显高于城市人群，体力劳动者明显高于脑力和其他劳动者。

3. 脑卒中的危险因素　多年来大量的临床和流行病学研究认为,比较肯定的脑卒中危险因素有:高血压、心脏病、糖尿病、短暂性脑缺血发作、吸烟、酗酒;尚未统一的因素有:血脂水平、血小板聚集性增高、肥胖或超重、遗传、口服避孕药、低气温、高尿酸血症、食盐摄入量多等。

(1) 高血压:大量证据表明,无论是收缩压还是舒张压升高,都是脑卒中的一个最重要独立的危险因素。脑卒中发病率与死亡率的地理分布差异与高血压的地理分布差异高度一致。美国 Framingham 一项对高血压患者随访 18 年的研究发现,血压高于 160/95 mmHg 者,发生脑卒中的危险性是正常血压者的 7 倍。对日本福冈县久山地区一组高血压患者随访 14 年发现,高血压组脑出血死亡率比血压正常组高 17 倍,脑梗死死亡率约高出 4 倍。我国 10 组人群前瞻性研究结果表明,收缩压每增高 10 mmHg,出血性脑卒中的发病危险增加 54%,缺血性脑卒中的发病危险增加 47%。舒张压每增高 5 mmHg,发生脑卒中的危险增加 46%。我国 21 省农村及少数民族地区调查证实,有高血压病史者发生脑卒中的危险性增加 13～24 倍。

(2) 心脏病:除高血压之外,各种原因所致的心脏损害是脑卒中第 2 位的危险因素。在任何血压水平上,心脏病者患脑卒中的危险增加 2 倍以上,特别是缺血性脑卒中的危险性增加。美国明尼苏达州进行的一项前瞻性研究表明,与无心脏病史者相比,高血压性心脏病患者发生缺血性脑卒中的相对危险性为 2.2、冠心病患者为 2.2、先天性心脏病患者是 1.7。上海一项前瞻性研究证明,有冠心病或高血压性心脏病患者的男性比无此病者发生出血性脑卒中的危险性高 6.8 倍,女性差别不明显;同无心脏病者相比,有冠心病或高血压性心脏病者发生缺血性脑卒中的危险性,在男性为 5.48、女性为 4.22。国内 21 省农村研究显示,有心脏病史者患缺血性脑卒中的危险性增加 15.5 倍,有心律不齐及心脏扩大者,其危险性增加 7～8 倍。

(3) 糖尿病:糖尿病也是脑卒中的重要危险因素之一,特别是缺血性脑卒中。Lehto 等在芬兰随访 1 059 名 2 型糖尿病患者和 373 名非糖尿病患者 7 年的结果显示,男性 2 型糖尿病患者脑卒中危险性是非糖尿病患者的 3 倍,而女性为 5 倍。Abbott 等对 690 例糖尿病患者及 6 908 名非糖尿病患者观察 12 年,结果发现糖尿病患者脑卒中发病率为 6 230/10 万,而非糖尿病患者为 3 270/10 万。WHO 专家组的报告结论是,糖尿病是因大血管损害而引起缺血性脑卒中的危险因素增加,对小血管的影响尚有争议。糖尿病对出血性脑卒中的作用尚未确定。

(4) 短暂性脑缺血发作:据统计,短暂性脑缺血(TIA)发作病例发作后 5 年间引起脑卒中的可能性为 24%～29%,发生短暂性脑缺血发作之后较易发生脑梗死,1 个月内发生率 4%～8%,1 年之内为 12%～13%。Dennis 等对 10.5 万人群中在 1981—1986 年期间有 TIA 发作的 184 例患者平均随访 3.7 年,发现 TIA 后第一年内发生脑卒中的危险性是正常人的 13 倍,7 年内发生脑卒中的危险性是正常人的 7 倍。国内 21 省农村调查显示,脑梗死病例中 11% 曾有 TIA 病史,这个比例与美国一些研究相一致。

(5) 吸烟:吸烟可增加脑卒中发病的危险性直到最近才得以确定。美国 Framingham 心脏病研究首先报道了吸烟与脑卒中类型及剂量反应关系,显示吸烟是各类脑卒中的独立危险因素,尤其是缺血性脑卒中。脑卒中发生的危险随着吸烟量的增加而增加,每天吸烟超过 40 支者,发生脑卒中的危险是每天吸烟低于 10 支者的 2 倍。我国 10 组人群前瞻性研究表明,在控制了血压、体重指数、血清胆固醇等因素后,吸烟者发生缺血性脑卒中的危险为不吸烟者的 2 倍,但对出血性脑卒中无显著影响。此外,国内 21 省农村研究亦显示吸烟与缺血性脑卒中有关。吸烟是否与脑出血有关目前尚无充分证据。

(6) 饮酒:一般认为,无论是一次酗酒或长期酗酒,都会增加出血性脑卒中的危险,但对于脑梗死则没有达成一致结论。此外,少量饮酒与脑卒中的关系研究结果也不一致。Reynold 等人对 1966～2002 年之间 35 项队列研究或病例对照研究的 122 篇有关饮酒与脑卒中的文章进行荟萃分析,结果显示,相对于不饮酒者,每天饮酒超过 60 g,发生脑卒中的相对危险性明显增加,而每天饮酒少于 24 g,发生脑卒中的相对危险则明显下降。

综上所述,与脑卒中相关的主要危险因素中,疾病因素有:高血压、心脏病、糖尿病、短暂性脑缺血发作;不良生活方式有吸烟、过度饮酒;此外,还有年龄、性别及职业的体力劳动强度等。

(五) 肿瘤

1. 肿瘤的定义和分类　肿瘤(tumor)是一类疾病的总称,指生长于某种器官但却与该靶器官不相协调的组织团块的异常增生。其基本特征是细胞增殖与凋亡失控,扩张性增生形成新生物(neoplasm)。

肿瘤可分为两种类型:良性肿瘤和恶性肿瘤。良性肿瘤虽可增长至相当大的体积,但仍保留正常细胞的某些特性,通常在瘤体外有完整的包膜,手术切除后患者预后良好。恶性肿瘤统称为癌症(cancer),它的重要特性是能侵袭周围组织,疾病晚期癌细胞发生远端转移,破坏受侵袭的脏器,最终使机体衰亡。根据组织学起源,恶性肿瘤可分为三种:癌、肉瘤和淋巴瘤。起源于上皮细胞的恶性肿瘤称为癌(carcinoma),大部分成人恶性肿瘤属此类;起源于间叶组织如结缔组织、骨和肌肉的恶性肿瘤称为肉瘤(sarcoma);起源于脾和淋巴结等的淋巴细胞的恶性肿瘤称为淋巴瘤(lymphoma)。

恶性肿瘤目前已成为威胁人类健康的最严重疾病之一,是当前全球突出的公共卫生问题。根据国际癌症研究机构发布的数据显示,2020 年全球癌症新发 1 929 万例,死亡 996 万例,其中中国癌症新发 457 万例,死亡 300 万例。我国发布的数据显示,2016 年我国新发癌症 406 万例,死亡 241 万例,恶性肿瘤已经成为我国居民死亡的重要原因,占据我国居民全部死因的 24.09%。

2. 恶性肿瘤的流行特征

(1) 大部分恶性肿瘤的发病率及死亡率逐年上升:全球肿瘤标化发病率整体呈上升趋势,1990—2019 年平均每年上升 0.30%;全球肿瘤标化死亡率整体呈下降趋势,1990—2019 年平均每年下降 0.60%。并且全球肿瘤发病率和死亡率均随年龄升高而升高,全球肿瘤疾病负担仍然较重。肺癌是全球肿瘤中发病率和死亡率最高的肿瘤,其中男性全球发病率最高为肺癌,女性全球发病率最高为乳腺癌。我国近 10 多年来,恶性肿瘤发病率每年保持约 3.9% 的增幅,死亡率每年保持 2.5% 的增幅。城乡恶性肿瘤发病水平逐渐接近,城市恶性肿瘤发病率高于农村,而农村恶性肿瘤死亡率高于城市。

(2) 恶性肿瘤常有明显的高发区和低发区:同一肿瘤在不同地区的发病率或死亡率是不同的。表 5 - 3 显示我国常见恶性肿瘤地区分布特征。可见肿瘤有非常明显的地区分布差异。例如我国肝癌的分布特点为,南方高于北方,东部高于西部,沿海高于内地,以江河三角洲地区和岛屿为多发,提示地理环境及这些地区共有的气候条件可能与肝癌发病有关。

表5-3 中国常见恶性肿瘤地区分布特征

癌症部位	地区分布
鼻咽癌	华南五省相对高发,主要分布于广东(肇庆、佛山、广州)、广西、湖南、福建、江西等省
食管癌	极为集中,河南、河北、山西三省交界地区,四川川北地区、大别山、闽南和广东东北地区,江苏苏北地区,新疆哈萨克族聚居地区
胃癌	主要集中在西北和沿海各省,尤以甘肃、青海、宁夏、上海、江苏、浙江、福建及辽东半岛、山东半岛地区更为突出
肝癌	东南沿海地区、吉林长白山地区
肺癌	以京、津、沪为多,云南个旧、宣威高发
宫颈癌	连接成片:内蒙古-山西-陕西-湖北-湖南-江西-浙江、福建、江苏、上海

(李立明,2007)

(3) 恶性肿瘤的分布呈现明显的城乡差异:由于城市在经济、卫生、生活条件等方面优于农村,因此,恶性肿瘤的分布特征在城乡之间有显著差异。在食管癌、胃癌、肝癌、宫颈癌等方面,农村死亡率高于城市。另一方面,城市受环境污染和饮食行为习惯等因素影响,肺癌、乳腺癌、膀胱癌、肠癌等的死亡率高于农村。据国家癌症中心数据显示,2016 年我国城市恶性肿瘤世标死亡率为 102.8/10 万,前 5 位死因顺位分别为:肺癌、肝癌、胃癌、结直肠癌和乳腺癌。农村地区恶性肿瘤世标死亡率为 106.1/10 万。前 5 位死因顺位为:肺癌、肝癌、胃癌、食管癌、结直肠癌(表 5-4)。

表5-4 中国城市、农村恶性肿瘤前五位死因顺位(2016 年)

城 市		农 村	
死因	死亡率(/10 万)	死因	死亡率(/10 万)
恶性肿瘤	102.8	恶性肿瘤	106.1
肺癌	28.0	肺癌	27.6
肝癌	13.9	肝癌	16.6
胃癌	10.6	胃癌	14.3
结直肠癌	9.0	食管癌	11.0
乳腺癌	7.0	结直肠癌	6.7

(4) 恶性肿瘤的年龄分布:不同的恶性肿瘤其高发年龄不同,一般随着年龄增长,恶性肿瘤死亡率上升,老年人发生恶性肿瘤的危险性最高。各年龄组有其特有的高发恶性肿瘤,恶性肿瘤的年龄别发病率变动类型有:

①幼年高峰型:发病率以婴幼儿为多,以后明显下降。如:肾母细胞瘤。

②持续升高型:发病率随年龄持续升高。如胃癌、食管癌,提示致癌因素在人生过程中持续存在。

③上升后下降型:发病率上升至一定年龄后下降。如:目前肺癌的死亡率在 75 岁后有所下降,提示致癌因素在不同时期作用强度不同,或老年人对此癌症的易感性有所降低。

④双峰型:发病率可在两个年龄段出现高峰。如:乳腺癌,女性青春期和更年期发病率高于其他时期,提示绝经期前后,乳腺癌的致癌因素可能不同,需加以探索。

(5) 恶性肿瘤的性别分布差异:恶性肿瘤在男女间发病率有所不同,除女性特有肿瘤外,通常为男性高于女性,其中尤以消化道癌症及肺癌、膀胱癌为甚。肝癌的男女性别比在高发区可达(4～6)∶1,低发区为(2～3)∶1。肺癌男女性别比为(1.5～3)∶1。2015年我国男性恶性肿瘤发病率为305.47/10万,中标率为207.99/10万,世标率为206.49/10万。女性恶性肿瘤发病率为265.21/10万,中标率为175.47/10万,世标率为168.45/10万,累积率(0～74岁)为18.60%。城乡地区人群的年龄别发病率变化趋势相似,男性年龄别发病率的城乡差异不明显,城市地区女性人群的恶性肿瘤发病率略高于农村地区的女性人群。

(6)不同婚育状况的恶性肿瘤分布差异:早婚多育妇女宫颈癌多发,未婚者及犹太妇女中罕见,说明宫颈癌的发生可能与性行为和性卫生有关。乳腺癌的发生在有哺乳史的妇女中明显少于无哺乳史者,生育、哺乳等造成的生物学和内分泌变化可能与之有关。

(7)不同种族间某些癌症的分布可能不同:例如鼻咽癌多见于中国的广东方言人群,原发性肝癌多见于非洲班图人,皮肤癌和不同人种皮肤色素沉着多少有关。癌症的种族差异提示人群的生活习惯和遗传特征可能与其对某种肿瘤的易患性有关。

(8)癌症的职业分布与职业性致癌因素的分布一致:职业性膀胱癌多发生在染料、橡胶、电缆制造业;职业性肺癌患者常有石棉、砷、铬、镍以及放射性矿开采史;职业性皮肤癌往往多见于煤焦油和石油产品行业。

(9)移民群体恶性肿瘤分布的特征:移民是一类特殊人群,具有相对稳定的遗传性和与原籍不同的新环境。在新环境中,其生活习惯和饮食类型也可发生变化,因此,比较同类人群生活在不同地区或不同人群生活在同一地区的恶性肿瘤发病率或死亡率,可以进一步探讨恶性肿瘤的环境因素和遗传因素的作用。例如我国在世界各地的华侨,尤其是广东方言者,不管是在东南亚还是北美,其鼻咽癌的发病率远较当地人为高,且在移民后代中仍保持鼻咽癌的高发特性。又如,日本胃癌高发,美国肠癌高发,日本胃癌死亡率约为美国的5倍,而美国肠癌死亡率约为日本的5倍。移民流行病学研究发现,美籍日本人中胃癌死亡率下降,尤其是第二代移民,其胃癌死亡率更低;而肠癌恰恰相反,日本人的肠癌死亡率逐渐上升。研究结果提示,这两种癌的发生与环境因素关系密切,与遗传因素关系较小。

3. 恶性肿瘤危险因素 上述恶性肿瘤的流行特征,与恶性肿瘤危险因素的分布特点和变化有关。恶性肿瘤的发病潜伏期较长,是多因素、多效应、多阶段的过程。多数由环境因素与细胞遗传物质相互作用引起,多数环境致癌因素是通过人们不良的生活行为方式而进入机体。危险因素包括环境理化因素、生物学因素和社会心理因素和遗传因素等。

(1)环境理化因素

①环境化学因素:WHO估计,人类恶性肿瘤的80%～90%与环境因素有关,其中最主要的是环境中的化学因素。目前已证实可对动物致癌的环境化学物约有100多种,通过流行病学调查证实对人类有致癌作用的达30多种。环境中的化学致癌物可来自烟草、药物、饮用水以及工业、交通和生活污染等。

●吸烟:烟草是恶性肿瘤的罪魁祸首,吸烟与1/3的癌症有关。吸烟引起鳞状细胞肺癌的归因危险度男女分别为65.44%和53.79%。已知烟草可导致肺癌、膀胱癌、口腔癌、胰腺癌、肾癌、胃癌、喉癌和食管癌,还可能包括结肠癌。约有150多项流行病学研究均证明吸卷烟可致肺癌,一般认为吸卷烟可提高肺癌死亡率10倍以上。吸烟与肺癌危险度的关系与烟草种类、开始吸烟年龄、吸烟年限和吸烟量有关。不同烟草类别中以长期吸卷烟最为危险,相对危险度可达9.0,仅抽雪茄或烟斗者危险度较低,吸不带过滤嘴烟或多焦油烟者肺癌的危险度高于吸过滤嘴烟或低焦油烟者。

● 膳食:著名的流行病学家 Doll 认为,20%～60%的癌症与膳食有关。美国癌症学会提出"美国每年 50 万癌症死亡者中约 1/3 是由于饮食不当引起的"。如饮食中叶酸和维生素缺乏可致胃癌、食管癌等上消化道癌症发病率增加。

● 药物因素:国际肿瘤研究所确认致癌物中,可诱发恶性肿瘤的药物有多种,例如咪唑硫嘌呤、环孢霉素、环磷酚胺、己烯雌酚、左旋苯丙氨酸氮芥、绝经后的雌激素治疗、非甾族雌激素、甾族雄激素、复方口服避孕药、顺式型口服避孕药、人抗动情激素等。

● 被污染的饮用水和含乙醇饮料:江苏省启东肝癌高发区居民大多饮用沟塘水,而相对低发区居民饮用河水或深井水,饮沟塘水者肝癌的发病率是饮用井、河水者的 3 倍以上。现已发现沟塘水中蓝绿藻产生藻类毒素含量显著高于井水,该因素与肝癌的发生有一定的联系。

WHO(1997 年)和美国癌症学会(1996 年)确认乙醇可增加口腔、咽和食管等部位癌的危险性。长期饮酒可导致肝硬化,继而导致肝癌的发生。饮酒又吸烟者患某些恶性肿瘤的危险性更高。酒中的致癌物主要是亚硝胺。

● 空气污染物:污染的城市空气中存在一些致癌物,有研究发现城市空气的抽提物有致癌性和致突变性。大城市的肺癌死亡率高于小城市和农村可能与大气污染有关。流行病学调查提示,苯并芘类的多环芳烃在大气污染和吸烟的烟雾中普遍存在,约有 10%的肺癌病例可由大气污染与吸烟的联合作用所致。

● 职业因素:职业环境中的致癌物质造成的职业性肿瘤占全部恶性肿瘤的 1%～5%,以男性多见。目前,约有 21 种职业化学物质被定为确认致癌物,包括砷及砷化合物、石棉、联苯胺、沥青焦油、氯乙烯、苯等,所致肿瘤主要有肺癌、膀胱癌、白血病、皮肤癌和肝血管肉瘤等。

②环境物理因素:环境物理因素以电离辐射最为主要。自 16 世纪以来,电离辐射诱发人类癌症问题一直受到人们的关注。电离辐射可引起人类多种癌症,如各种类型的白血病、恶性淋巴瘤、多发性骨髓瘤、皮肤癌、肺癌、甲状腺癌、乳腺癌、胃癌、胰腺癌、肝癌、喉癌、脑瘤、神经母细胞瘤、肾脏细胞瘤及鼻窦癌等。1945 年 8 月原子弹在日本广岛和长崎爆炸后的幸存者中,白血病发病率明显增加,且距爆炸中心越近,接受辐射剂量越大者,白血病发病率越高。

此外,已明确太阳光的紫外线照射是引起人类皮肤癌的主要原因,氡及氡子气是肺癌的致病原因。

(2)生物学因素:生物性致癌因素包括病毒、真菌、寄生虫等。其中以病毒与人体肿瘤的关系最为密切,研究也最深入。病毒感染与肿瘤关系的研究已有 100 多年的历史,世界上有 15%～20%的肿瘤与病毒等有关。已有明确的证据证明乙型肝炎病毒和丙型肝炎病毒是原发性肝细胞癌的致病因子;幽门螺杆菌是胃癌的致病因子;人乳头瘤病毒 16 型和 18型是宫颈癌的致病因子。目前认为可致人类肿瘤的还有 EB 病毒(Burkitt 淋巴瘤及鼻咽癌)等。

真菌的种类很多。与肿瘤发生关系比较明确的有黄曲霉菌,它产生的黄曲霉毒素 B_1 是已知最强的化学致癌物之一。国际癌症研究中心(IARC,1987)已将黄曲霉毒素定为人类有足够证据的致癌物。我国从 1970 年代开始注意到黄曲霉毒素与肝癌的关系,在广西不同地区发现黄曲霉毒素 B_1 污染与肝癌死亡率相关。1987～1989 年在广西扶绥的研究

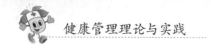

发现,经平方根转换的黄曲霉毒素 B_1 摄入量无论男女均与肝癌死亡率相关($r=0.56$,$P<0.001$)。黄曲霉毒素 B_1 主要来源是玉米和花生油,发生黄曲霉菌霉变的玉米和花生中的黄曲霉毒素含量相当高。

人体内寄生虫的种类甚多,寄生虫感染是否可能诱发肿瘤,曾经引起许多研究者的关注。研究较多的有日本血吸虫感染与大肠癌、华支睾吸虫感染与胆管型肝癌的关系,但迄今未能明确它们之间的因果关系。

(3)社会心理因素:独特的感情生活史和精神心理因素等与恶性肿瘤的发生有一定关系。如家庭中的不幸事件、过度紧张、人际关系不协调、心灵创伤、家庭破裂等导致的长期持续紧张、绝望等,都是引起恶性肿瘤的重要精神心理因素。影响恶性肿瘤发病的重大生活事件一般都先于恶性肿瘤起病前 6～8 个月。个体的性格特征也与恶性肿瘤的发生有一定的关联,具有下列性格特点者易患癌症:①多愁善感,精神抑郁;②易躁易怒,忍耐性差;③沉默寡言,对事物态度冷淡;④性格孤僻,脾气古怪。

(4)遗传因素:尽管人们都接触各种致癌因子,却非人人都发生恶性肿瘤,表明还存在个体的易感性不同。肿瘤发生的遗传因素往往表现为一个家族中的恶性肿瘤发病率高,发病年龄较早,可能与多个基因的异常有关,这些基因通常称为易感性基因。此外,一个家族内可能多个成员患同一类型的肿瘤,形成家族性癌,如 12%～25% 的结肠癌有肠癌家族史。还可表现为肿瘤发病率的种族或民族差异,如中国广东人易患鼻咽癌,黑人很少患皮肤癌。

(六)慢性阻塞性肺疾病(chronic obstructive pulmonary diseases,COPD)

1. COPD 的定义　COPD 简称慢阻肺,是一种具有气流受限特征的、可以预防和治疗的疾病,气流受限不完全可逆、呈进行性发展,与肺部对香烟烟雾等有害气体或有害颗粒的异常炎症反应有关。具体包括慢性支气管炎和肺气肿两种疾病。

慢性支气管炎是指在除外慢性咳嗽的其他已知原因后,患者每年咳嗽、咳痰 3 个月以上,并连续 2 年者。肺气肿则指肺部终末细支气管远端气腔出现异常持久的扩张,并伴有肺泡壁和细支气管的破坏而无明显的肺纤维化。

肺功能测定是诊断 COPD 的金标准。在吸入支气管扩张剂后,第一秒用力呼气容积(FEV1)<80% 预计值,且第一秒用力呼气容积/用力肺活量(FEV1/FVC)<70% 表明存在气流受限,并且不能完全逆转。

目前国际上有不同的 COPD 诊断标准,例如美国胸科学会(ATS)、欧洲呼吸学会(ERS)、COPD 全球倡议(GOLD)的诊断标准等,不同国家采用的流行病学统计方法存在差异,世界各地的 COPD 流行病学报道的发病率不尽一致。同一项 COPD 流行病学调查资料,若分别按上述 3 种诊断标准进行分析,成人 COPD 的发病率分别为 2.9%、14.3% 和 13.9%。

COPD 是一种可致残、致死的疾病,为仅次于恶性肿瘤、心脑血管病、艾滋病的人类第四大杀手。世界银行/WHO 公布,至 2020 年 COPD 将位居世界疾病经济负担的第 5 位。在我国,COPD 同样是严重危害人民身体健康的重要慢性呼吸系统疾病。我国城市人口 10 大死因中,呼吸疾病(主要是 COPD)占 13.89%,居第 4 位,在农村占 22.04%,居第 1 位。全国每年因 COPD 死亡的人数达 100 万。

2. COPD 的流行特征

(1)慢阻肺患病率整体呈上升趋势:1990 年至 2017 年,全球慢阻肺患病率的相对增幅为 5.9%。1965—1995 年间,美国慢阻肺患病率上升 16.3%。现阶段我国慢阻肺的患病率也有逐年上升的趋势,2014 年至 2015 年期间,我国≥40 岁人群的慢阻肺患病率为 13.6%,高于 2002—2004 年 8.2%的水平。随着发展中国家吸烟率的升高,高收入国家老龄化加剧,慢阻肺的发病率预计在未来 40 年内持续上升,到 2060 年每年可能有超过 540 万人死于慢阻肺和相关疾病。

(2) 不同国家和地区慢阻肺患病率存在差异:美国一项国家健康调查发现 18 岁以上成人慢阻肺患病率为 6.2%,在夏威夷的 3.4%到西弗吉尼亚州的 13.8%之间。欧洲 40 岁及以上人群慢阻肺患病率地理分布分析显示,北欧、西欧和中欧的患病率分别为 11.5%、14.2%和 14.1%。在亚洲地区,2014 至 2015 年期间,我国一项横断面调查结果显示慢阻肺患病率最高的 3 个空间聚类位于四川、甘肃、陕西等省区。印度 30 岁及以上人群的慢阻肺患病率为 7.0%。

我国城乡居民慢阻肺的患病率也存在较为明显的差别,全国农村地区慢阻肺患病率(14.9%)高于城市地区(12.2%)。四川省郊区和农村≥18 岁居民慢阻肺患病率也显著高于城市,新疆乌鲁木齐市 40 岁及以上城乡居民慢阻肺的患病率分别为 8.8%和 10.9%。而部分地区相反,如湖南省 40 岁及以上城市居民慢阻肺患病率 15.9%,高于农村地区的 12.3%。

(3) 不同人群慢阻肺患病率:慢阻肺患病率总体上来说男性高于女性,Meta 分析显示,全球 30 岁及以上人群男性患病率(14.3%)高于女性(7.6%)。40 岁以下人群男性和女性的患病率分别为 3.4%和 3.3%,70 岁及以上男性患病率为 27.2%,女性为 15.9%。我国慢阻肺监测资料显示,随年龄增加慢阻肺患病率有明显的递增趋势,且男性患病率同样高于女性,如重庆市渝中区≥40 岁居民男性患病率(27.7%)明显高于女性(6.8%)。

3. COPD 的危险因素　流行病学研究资料显示,引起 COPD 的危险因素有遗传因素和环境因素两类。

(1) 吸烟:尽管只有一部分重度吸烟者会罹患 COPD,但主动吸烟仍是 COPD 最重要的危险因素。既有的证据,无论是横断面研究还是队列研究,都一致表明吸烟者的 FEV1 下降的可能性更大,从平均每年下降 7～33 ml。同样的,来自不同研究的结果都一致证明吸烟量与 FEV1 的下降之间存在剂量反应关系。同时,考虑到吸烟者戒烟后,COPD 患者的症状能够有一定程度的缓解,现有的证据也一致认为吸烟者戒烟后,其受损的 FEV1 也不可能恢复到不吸烟者的水平。研究者关于吸烟是 COPD 的一个危险因素的观点是一致的,而被动吸烟与 COPD 之间的关系则有争议。出生前的烟雾暴露是成年后患 COPD 的一个潜在的危险因素,其机制在于动物实验表明母体的烟雾暴露负面影响胎儿期肺脏发育。尽管相关证据来自横断面研究或者研究对象主要为年轻人,但出生后的烟雾暴露仍被证明可增加 FEV1 降低和患 COPD 的风险,暴露于被动吸烟可以解释 5%的 FEV1 最大量的降低。

(2) 空气污染:近年来,室内空气污染与 COPD 患病率的联系日益受到关注。有研究表明,烘烤面包、编织地毯、生物燃料是肺疾病的重要危险因素,饲养家禽、使用煤油、气体燃料是相对危险因素。取暖造成的污染与 COPD 患病率有关,尤其是取暖月份长短与 COPD 患病率存在剂量反应关系。居室环境的灰尘污染也可引起 COPD 的发生。

有关室外空气污染与 COPD 之间关系的证据还不全面,主要是由于大多数学者都是研究室外空气污染和肺功能、死亡率之间的关系,而非直接与 COPD 的关系。有许多的研究表明,室外空气污染与肺功能损伤之间存在联系。在 1960 年代,有关英国邮政工人、荷兰的全人群、美国南加州成年年轻人一系列研究表明,居住在空气污染程度较高地区者的肺功能损害程度较大。最近报道的在端士开展的研究表明,室外固体颗粒污染物($<10\ \mu m$)和室内 NO_2 污染以及个人吸入 NO_2,都与研究对象较低的用力肺活量(FVC)相关联。在美国加州不吸烟者中的队列研究也表明,空气污染可导致 FEV1 的损害。美国和加拿大的横断面研究认为,空气中固体颗粒的污染与儿童青少年的肺功能发育不良有关联。同时,队列研究也认为固体颗粒和 NO_2 污染二者都与肺功能损伤有关。虽然,由于空气成分的复杂和污染暴露水平的笼统区分,在这些研究中都难以明确与肺功能损伤有关的具体污染物。但是,一些队列设计的研究以及多因素分析的结果却显示城市空气污染与肺功能损伤和 COPD 有关。

(3)职业暴露:作为 COPD 的危险因素之一,职业暴露虽然没有吸烟那么重要,但职业暴露与吸烟之间则存在交互作用。粉尘和理化刺激因子与 COPD 关系密切。研究表明,农村的弹棉花工、养路工、碾拌工、石匠、电焊工等患 COPD 的比例较高,焊接工人的总抗氧化能力、SOD、过氧化氢酶浓度显著低于对照组。

(4)营养素:维生素 C 和维生素 E 由于具有一定的抗氧化功能,可以在一定程度上抵消或中和吸烟和空气污染物所造成的呼吸道的氧化损害,因而具有预防 COPD 的作用。英国的研究表明食用新鲜水果较少的研究对象,其 FEV1 较低。元素镁也是独立于维生素 C 的 COPD 的保护因素之一。$\omega-3$ 脂肪酸参与机体花生四烯酸的代谢,有研究认为在吸烟者中多食用 $\omega-3$ 脂肪酸可以降低患 COPD 风险。一项研究报道,食用鱼类较多者的 FEV1 较大。

(5)感染:呼吸道感染是 COPD 发病和加剧的另一个重要因素,肺炎链球菌和流感嗜血杆菌可能为 COPD 急性发作的主要病原菌。病毒也对 COPD 的发生和发展起作用。儿童期的下呼吸道感染可以增加成年后患 COPD 的风险。一个出生队列研究发现,2 岁时患支气管炎、细支气管炎和肺炎的研究对象成年后,最大呼气量与常人相比偏低。

(6)社会经济状况:有研究认为即使在进行混杂因素的调整后,低的社会经济状况与低 FEV1 和 FVC 之间仍然存在相互关联。在以儿童为对象的研究中也得到相似的结论。在调整了年龄、性别、吸烟状况和职业后,文化程度为小学和中学者患 COPD 的风险分别是文化程度为大学者的 5.2 和 1.8 倍。巴西的一项研究发现,文化程度低、居住房屋差、家庭收入都与慢性支气管炎之间存在独立的关联。有研究认为,生命早期生活相关的社会经济状况是 COPD 的一个可能的危险因素。早期不良的社会经济状况的暴露造成成年后患 COPD 风险增加的原因可能是:肺部发育受到影响、呼吸道感染、持续至成年的吸烟行为以及营养不合理等。社会经济状况与 COPD 之间的关系在不同人群、不同设计的研究中的结论都具有一致性,表明社会经济状况在人群患 COPD 方面的影响相当巨大。

(7)支气管的高反应性:一些学者认为支气管的高反应性是身体自身特质,可以直接导致肺功能的下降;而另一些研究者则认为吸烟所致的呼吸道炎症会造成支气管的高反应性,从而损伤肺功能。荷兰一项 24 年(2 684 人)的随访研究表明,在调整了研究对象的年龄、性别、居住地和吸烟状况后,具有支气管高反应性的研究对象患 COPD 的风险是没有支气管高反应性者的 2 倍。同时,COPD 患者中,与不具有支气管高反应性者相比,具有支气管高反应性人群的死亡率也显著增加。一项在早期严重的 COPD 病人一级亲属中开展的研究显示,与男性相比,吸烟的和戒烟的女性的 FEV1 下降得更为显著。

(8)遗传因素:COPD 发病具有典型的多基因遗传特点和家族聚集倾向,患者各级亲属的发病率高于一般群体发病率。亲代中有 COPD 患者是子女 FEV1(ml)降低和 FEV1%＜70%预计值的独立危险因素,说明 COPD 和肺功能受损具有家族聚集倾向,但不能区分这种聚集性是遗传所致还是环境所致。重度吸烟者中也仅有 20%左右发展成 COPD,说明 COPD 患者体内可能存在遗传易感基因。α_1-抗胰蛋白酶是迄今为止唯一确定的 COPD 遗传易感因素。COPD,尤其是无放射性肺气肿表现的 COPD 的发生,与肿瘤坏死因子(TNF-α)489G/A 基因多态性相关,其他的基因如 α_1-抗凝乳蛋白酶,可以解释吸烟者的 COPD 基因易感性,微粒体环氧化物水解酶可能与 COPD 有关。多个基因多个多态性结合,共同决定个体对吸烟和其他环境因素导致 COPD 的易感性。

第三节 健康危险因素干预技术与方法

一、三级预防的概念

健康管理是对健康人群、亚健康人群、疾病人群的健康危险因素进行全面监测、分析、评估、预测、预防和维护的全过程。在对个体或群体进行健康危险因素评估基础上,如何预防疾病和维护健康,为健康管理对象提供干预健康危险因素的预防服务是健康管理师的重要职责。

根据疾病自然史的不同阶段,预防可分为三级,一级预防是在疾病尚未发生时针对致病因素(危险因素)采取措施,是预防疾病和维护健康的根本措施;二级预防是防止或延缓疾病发展而采取的措施;三级预防是为了防止伤残和促进功能恢复,提高生存质量,延长寿命,降低病死率而采取的措施。因此,根据疾病自然史的不同阶段,采取不同的相应措施,来阻止疾病的发生、发展或恶化,既疾病的三级预防措施(图 5-2)。

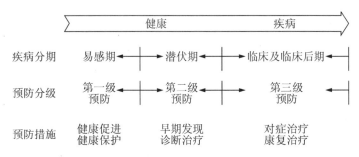

图 5-2 三级预防与疾病自然史的关系示意图

因此,针对不同健康管理对象,采取分级预防是必要的。对于一般人群,可针对危险因素采取一级预防,其中包括健康促进和健康保护,通过健康教育,促使人们改变不良的生活方式、合理膳食和体力活动、开展环境保护和职业防护、积极控制感染等。对于高危人群,应采取二级预防,早期发现和诊断、早期治疗疾病,可采取普查、筛检、定期健康检查、高危人群重点项目检查等措施。对已患有并发症的病人,应采取第三级预防,对症治疗,防止病情恶化或复发,预防并发症和伤残;对残疾者,通过康复治疗,促进身心康复,达到残而不废。需要指出,在对不同健康状态人群实施分级预防的同时,健康管理要强调"早",预防为主,关口前移;强调对危险因素的控制;个体服务与社区干预相结合,综合防治;注重提高病人的生命质量;病人参与、自我管理。并且,由于健康危险因素影响许多疾病的发生、发展和预后,因此对健康危险因素的干预贯穿所有对象的健康管理全过程。

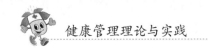

二、健康危险因素干预的基本原则

WHO曾宣布，个人的健康和寿命60%取决于自己，15%取决于遗传，10%取决于社会因素，8%取决于医疗条件，7%取决于气候影响。而取决于个人的因素中，行为生活方式是主要因素。众多的证据表明，人们的不良行为生活方式与慢性病在内的许多疾病密切相关，改变和调整行为能有效地降低生活方式相关疾病的发病率。发达国家的经验证实，通过干预行为生活方式，可使高血压发病率下降55%，脑卒中下降75%，糖尿病下降50%，肿瘤下降33%。20世纪80年代，我国在天津开展了心血管病的社区健康教育干预项目，也有效地降低了心血管病的发病率。改变和调整行为生活方式越来越受到重视。对人们不良的行为和生活方式进行干预的生活方式管理，成为健康管理的重要手段和策略，是各种健康管理的基本组成部分。

许多慢性病拥有共同危险因素——不健康生活方式，因此可以采取共同防治的策略，这样可以更为有效和经济。这是1990年WHO在赫尔辛基国际卫生会议上的指导思想之一，即同一病因(某种不健康的生活方式)造成的疾病不应分别防治，而应一起防治，实施综合规划，可做到事半功倍。倡导健康的生活方式，可以减少慢性病的发生，病情控制良好则可以减少并发症，降低死亡率。实践证明，采取单因素生活方式的防治是低水平的，并且是低效果的。更由于慢性病生活方式各危险因素间的内在联系，若对各因素分别进行干预，其效果显然不佳。对于慢性病只有采取针对多种相关影响因素进行立体化综合干预，才能取得良好的效果。

WHO提出的人类健康四大基石——"合理膳食、适量运动、戒烟限酒、心理平衡"是一级预防的基本原则，也是健康管理中行为和生活方式管理的基本原则。

三、健康危险因素干预技术和方法

（一）膳食管理

良好的饮食习惯及合理的营养(每日摄入量适宜、营养素搭配比例合理)是保证身体健康、预防疾病的首要因素。各种食物所含的营养素不完全类同，而人体每日所需要的营养素大体上恒定，因此必须通过多种食物进行搭配，方可得到所需要的各种营养素。这种全面达到营养素供给量的膳食称为合理膳食。

1. 膳食能量与合理能量配比　人体要靠每天摄入的食物来获得能量，以满足机体进行基础代谢(维持正常体温、呼吸、心跳、分泌等)、体力活动、摄取食物。人体所需的能量来源主要是食物中的碳水化合物、脂肪和蛋白质。它们又称"生热营养素"。

1 g碳水化合物在体内氧化所产生的能量为16.74 kJ(4 kcal)，1 g脂肪为37.67 kJ(9 kcal)，1 g蛋白质为16.74 kJ(4 kcal)。

在正常情况下，人体摄入总能量与消耗总能量处于动态平衡之中。膳食总能量是指每日摄入的所有食物产生的总热能，即摄入总能量。消耗总能量是指基础代谢消耗＋食物特殊动力＋运动消耗的能量。当摄入总能量大于消耗总能量时，人体体重就会增加。

在保持摄入与消耗总能量平衡的同时，还应注意能量比，能量比包含每餐能量占总能量的比和一种营养成分产生的能量占总能量的比。

（1）正常情况各餐能量分配比原则：如表5-5所示。对有血糖增高和代谢综合征的患者，提倡少食多餐。

表5-5 各餐适宜能量分配比

餐次	早餐	加餐	午餐	加餐	晚餐	加餐
三餐	30%	—	40%	—	30%	—
四餐	30%	—	30%	10%	30%	—
五餐	30%	10%	30%	10%	20%	—
六餐	20%	10%	30%	10%	20%	10%

（王镭,2004）

（2）三大营养素能量平衡比:总热量中,碳水化合物应占55%～60%;脂肪占25%～27%;蛋白质占15%～20%。

设计平衡膳食时,以各种食物中所含营养素的数量为基础,而这个数量是指烹调前的含量。因此,为保证人体所摄入的营养素实际量与设计量接近,必须注意合理烹调。

2. 合理加工和烹调方法 食物在加工、烹调过程中会造成营养素损失。在切菜过程中,蔬菜中的维生素C通过切口与空气接触被氧化破坏。浸泡也可使无机盐、维生素C和B族维生素损失。

（1）洗:一般淘米不要超过3次,洗米忌用力搓洗。洗蔬菜或水果,宜先洗后切,切后不宜暴露时间过长,不可在水中泡。

（2）切:瓜果蔬菜应食用前切,切后立即食用或烹调。凡可带皮食用的瓜果宜尽量不去皮。

（3）焯:焯菜要在水沸时放入,并尽量减少菜在水中的时间。焯完的菜,不要过多地挤去其中的水分。

（4）煮:煮菜时最好使汤浓缩与菜一起进食,做汤时待水沸再将菜下锅。煮骨头汤、鱼汤时加少许醋,可促进钙的溶解,利于吸收。

（5）炒:炒肉类及其他动物性食物或蔬菜时,应采用急火快炒的方法,炒菜时尽量少加水,可减少水溶性维生素和无机盐的损失。可用淀粉勾芡,使汤菜黏在一起,同时淀粉还可以保护维生素C。

（6）蒸:白肉、鱼、蔬菜等味道淡薄的食品,宜采用蒸的方法,等锅中的水沸腾后再蒸,可以减少营养素的损失。蒸馒头要用酵母而禁用小苏打,待锅中水沸腾再蒸,可以避免营养素的损失。

（7）炸:采用炸的方式可严重损失食物中的维生素,但若在所炸食物的表面挂面糊,避免食物直接与油接触,可起到保护作用,减少营养素的损失。

3. 营养素之间关系与合理膳食的搭配原则

（1）营养素之间的关系

①三大营养素与维生素间的关系:蛋白质、脂肪、碳水化合物这三大营养素的能量代谢过程,需要维生素B_1、维生素B_2和烟酸的参与,因而这三种维生素的需要量随能量代谢的增加而增大。

膳食中多不饱和脂肪酸越多,体内越容易产生过氧化物,这时便需要增加维生素E的摄入量以对抗氧化损伤。

膳食中如果蛋白质过少,则维生素B_2不能在体内存留而经尿排出。

②氨基酸之间的相互关系:必需氨基酸和非必需氨基酸都是合成蛋白质所必不可少的。为使蛋白质合成能够正常进行,必须充足地供给这两类氨基酸。食物中缺乏某一种或

几种氨基酸时,可在食物中添加化学合成的氨基酸,强化所缺的氨基酸,以提高其蛋白质营养价值。过量加入某一种氨基酸,造成氨基酸不平衡,反而会降低蛋白质的利用率。这种不良影响以蛋氨酸过量时最为严重。

③矿物质之间及与其他营养素间的关系:钙和磷共同构成牙齿和骨骼,适当的钙磷比例为1∶1。如果磷过多,会妨碍钙的吸收。

血液内钙、镁、钾、钠等离子的浓度必须保持适当比例,才能维持神经肌肉的正常兴奋性。

膳食钙过高会妨碍铁和锌的吸收,锌摄入过多又会抑制铁的利用。

硒对氟有拮抗作用,大剂量硒可降低氟骨症病人骨骼中的氟含量。

硒和维生素 E 互相配合可抑制脂质过氧化物的产生。

蛋白质对微量元素在体内的运输有很大作用。例如,铜的运输靠铜蓝蛋白;铁的运输靠铁蛋白;锌参与蛋白质合成,锌缺乏会影响儿童生长发育。

碘是甲状腺素的组成成分,而甲状腺素是调节人体能量代谢的重要激素,对蛋白质、脂肪和碳水化合物的代谢有促进作用。

(2) 合理膳食的搭配原则:合理膳食可概括为两句话:一、二、三、四、五、六、七;红、黄、绿、白、黑。

"一"指每日一袋牛奶。我国居民膳食普遍缺钙,每日一般膳食钙摄入量在 500 mg 左右,每袋牛奶含钙约 250 mg,两者相加可达到中国营养学会要求的每日摄钙 800 mg 的标准。牛奶补钙有助于预防高血压及动脉粥样硬化,也有助于预防中老年因骨量减少所致的骨痛、龟背及骨折。

"二"指每餐主食二两左右,大约每日 250 g 左右碳水化合物相当主食 6 两,通过调控主食,可调控血糖、血脂及体重。

"三"指每日三份或四份优质蛋白食品。约相当于每公斤体重摄入蛋白质 1～1.5 g。每份优质蛋白食品相当于:半两黄豆;1 两瘦肉;1 个大鸡蛋;2 两豆腐;2 两鱼虾;2 两鸡鸭。优质蛋白的选择顺序为:鱼虾蛋、鸡鸭(去皮)、猪牛羊的瘦肉。优质蛋白的摄入(如鱼)可降低血压,减少冠心病的死亡率。

"四"指 4 句话:有粗有细;不咸不甜;三四五顿;七八分饱。粗细粮搭配有明显蛋白质互补作用,能提高蛋白质利用率。粗粮的纤维素有助于降血脂,预防糖尿病、结肠癌、乳腺癌。过多甜食会促成肥胖、高胆固醇血症和高甘油三酯。太咸的食物对健康不利,每日摄入食盐 5～6 g 已达到生理需要量,而我国居民已大大超标。在总量控制的前提下,可少量多餐,有利于防治糖尿病、减肥、降血脂。克服不进早餐的不良习惯,它与肥胖、脂肪肝、血脂异常(高血脂)有关。

"五"指每日 500 g 蔬菜和水果。新鲜蔬菜和水果除补充维生素、纤维素、微量元素以外,已证明还有重要的抗癌作用。膳食中的抗氧化作用可降低冠心病的风险,蔬菜是食物中抗氧化物的主要来源,包括冷压制橄榄油、西红柿、胡萝卜和其他蔬菜,如洋葱和茶。

"六"代表每日 6 g 盐。正常人的日食盐量仅有 6 g,但是现在北方人大多超过了这个量,量大之后容易发生糖尿病、肥胖、高血压等病。

"七"代表 7～8 杯白开水。正常人每天除了饮食之外,应当增加白开水的用量,白开水是世界上最好的饮料。能补充水分、各种微量元素,同时能增加体内液体代谢。

"红"指红葡萄酒。每日饮 50～100 ml 红葡萄酒,能升高高密度脂蛋白胆固醇,减轻中老年人动脉硬化。世界卫生组织提出:喝酒越少越好。饮啤酒不宜超过 300 ml,白酒不宜超过 25 ml。每日饮酒乙醇量控制在 15～30 g 为宜。

"黄"指黄色蔬菜。如胡萝卜、红薯、南瓜、玉米、西红柿等蔬菜,还代表绿色蔬菜。此类蔬菜富含胡萝卜素,能在体内转化为维生素 A。缺乏维生素 A,对儿童会因免疫力低而诱发呼吸道感染,对成人与恶性肿瘤有关。我国膳食缺点是缺乏钙及维生素 A、维生素 B₂,优质蛋白质不足。

"绿"指绿茶。饮料中茶最高雅。饮茶富有生活韵味和文化气息。对调适缓解工作快节奏带来的紧张心情很有益处。绿茶含有的茶多酚最多,有较强的抗氧自由基,可产生抗动脉硬化和防癌作用。

"白"特指燕麦粉和燕麦片。每日食用燕麦片粥,可降低血胆固醇和甘油三酯,对糖尿病患者效果尤其明显。燕麦含有比大米小麦更丰富的蛋白质和赖氨酸,对儿童生长发育有益处。

"黑"指黑木耳。每日 10～15 g 即可有明显的抗血小板聚集、抗凝、降低胆固醇的作用。经北京心肺中心科研结果证实,其抗血小板聚集作用与小剂量阿司匹林相当。

4. 膳食管理的原则

(1) 因人而异,量出为入:应根据人群的年龄、性别,职业的体力劳动强度,爱好的运动等,消耗多少热量,而确定进食多少热量,以避免肥胖。膳食管理是糖尿病等慢性病综合治疗中的基础方法,应根据不同的人,不同的病情,不同病程来管理膳食。

(2) 平衡膳食,结构合理:膳食中必须具备谷薯、菜果、肉蛋与油脂四大类,不可偏废。在总热量确定的前提下,适当调整,以达到防治慢性病,又保证机体正常生理功能的需要。

(3) 长期坚持、终身遵守:膳食管理需长期坚持方可达到防治目的。要让管理对象了解膳食管理的意义和方法,主动配合膳食管理,并乐于长期坚持。

5. 膳食管理的具体方法　在对管理对象膳食干预管理之前,健康管理师必须充分认识到膳食干预的重要性和必要性,了解营养方面的相关知识。在管理过程中需发现膳食主要存在的问题,选择应优先解决的问题,最终使管理对象的饮食每日均能达到总能量平衡、结构合理,并持之以恒,使之保持膳食管理的最佳效果。

膳食管理的步骤和方法:

(1) 治疗前的准备

①让管理对象充分了解整个干预计划,以便加强与管理师的合作。要告知管理对象:

a. 危险因素的程度;

b. 干预的重要性和必要性;

c. 干预的计划和干预可能持续的时间;

d. 干预中要注意克服的困难。

②对客户进行健康教育,安排听健康教育课 1～2 次,发宣传材料,让管理对象了解什么是健康的膳食习惯,进一步坚定接受干预的决心。

③发给管理对象膳食记录表格,指导其进行膳食记录。初次记录要求隔日或连续记录 5～7 天,必须包括周末的某一天。只需告诉他将所有吃入的食物一一不漏地填入表格,包括零食的记录。

④指导管理对象佩带、使用能量监测仪,要求把每日的运动消耗和总能量消耗记录填入表内。

(2) 膳食干预的第一阶段:在起始几天,不要期望管理对象能立即写出标准的膳食日记,应逐渐指导管理对象掌握记录膳食日记的方法。膳食日记的记录是膳食干预的关键,直接关系到干预的结果(表5－6)。

表 5－6　膳食记录分析

初期膳食日记特点	健康管理师的工作重点
1. 记录粗犷,缺项或漏记	1. 发现不良膳食习惯或饮食嗜好
2. 记录天数太少,常未含周末	2. 指导膳食日记的记录:记录的天数要反映客观情况;对家庭或单位就餐提出指导办法
3. 仅记录饮食内容,未记录饮食量	
4. 未记录油盐食用量	3. 纠正不良饮食习惯中最重要的几点
5. 总能量与运动消耗量错填	4. 初期的膳食记录需要管理师与客户共同完成
6. 充分暴露不良饮食习惯	

①健康管理师的工作内容

a. 发现管理对象不良膳食习惯和饮食偏好;记录天数达到规定要求;询问记录表空白处是否漏记;获得更多信息后,协助填写缺项。

b. 指导记录膳食日记:对在家庭就餐者,嘱其家中使用盐勺、油勺等量具,便于掌握油、盐食用量。推荐使用米勺、面勺,有条件的可购买配餐秤。与家人一起就餐者,可通过记录每餐原材料的用量来推算患者的饮食量,要力求将油、肉、花生、瓜子坚果类高能量的食品记录准确。必要时请家中负责做饭的家属一起来接受辅导。对常在外就餐者,嘱其尽量减少在外就餐次数。必须在外就餐时,嘱其选择蒸、煮、拌等方式做出的低能量食品。记录估计量。每天最好不超过一次。

充分利用日常生活中可计量的容器,如:标准玻璃大杯 250 ml、小杯 200 ml,一次性纸杯 200 ml,中等不锈钢勺一勺油 10 g,一平勺盐 6 g。咨询室设食物交换模型或图片,以方便被指导者随时观看。

c. 纠正不良饮食习惯中最重要的是:病人每次就诊时,医嘱最好不超过四条,并应记录在膳食日记或饮食、运动处方上,以便于客户执行。初次的膳食记录会有许多可纠正处,医生应向管理对象指出,但不要期望他/她会在一夜之间抛弃多年形成的不良习惯,而应耐心地反复引导。正确的方法是将问题记录在健康处方中,再择最重要的几条告诉管理对象并建议改正,等该问题基本改正后,再提出下一步的纠正目标。一般来说,最初的膳食记录由于记录粗犷,不可能进行能量的精细计算,一般不需输入计算机进行膳食分析。

②膳食干预的开始阶段可能出现的问题及处理方法:见表5－7。

表 5－7　膳食存在的问题及处理方法

存在问题	解决方法
餐次不合理:少于 3 餐/天或多于 4 餐/天(血糖异常和有特殊情况者除外)	教育:餐次少者,要保持每日三餐的正常进食;零食摄入过多者,不要把零食当作无聊时的消遣,隔离食物,不让轻易得到;不暴饮暴食,减少应酬,宴会时控制适当饮食
就餐不规律:暴饮暴食。七天中有 5 次以上为重度,3~4 次为中度,1~2 次为轻度	
高能量饮食摄入过多:粗算后摄入能量大大超标,一餐的摄入能量大于一天的总能量	将计算结果告诉病人,选择低能量食物,计算机打印标准食谱作为选择食物的参考
果蔬摄入太少:7 天中有 5 天摄入蔬菜少于 500 g,7 天中 5 以上不食用水果	鼓励多吃果蔬
优质蛋白与奶类缺乏	计算机打印健康食谱作为选择食物的参考

续表 5-7

存在问题	解决方法
油脂、盐摄入过多,烹调方法煎、炒、炸,食用动物油	嘱其家中使用盐勺、油勺等量具,便于掌握油盐食用量,推荐使用米勺、面勺,必要时请家中负责做饭的家属一起来诊室辅导
大量食用腌菜、罐头、方便食品	教育少吃
大量饮酒	先换酒、后减量(换低度数红酒,逐渐减少量),高血压者每周不超过一次

(3) 膳食干预第二阶段:在第一阶段干预的基础上,符合要求的可进入第二阶段。此阶段管理师只需稍加询问,适当指导,就可以获得比较详细的膳食记录,管理对象已能逐渐地记录详细的日记。如果他/她不能记录较详细、真实的膳食日记,无论干预时间多长都不能说进入了第二阶段,反之,如果他/她很快就能记录详细真实的资料,也就进入了第二阶段。此阶段的膳食记录需用全面评估膳食,逐步消除危险因素。

第二阶段是干预的重要时期,如果说管理对象的态度与健康管理师的熟练程度决定了初期所需时间,那么,客户的膳食中不良习惯的严重程度与管理师的干预技巧,决定着中期干预需要持续的时间。第二阶段的目的是让客户初步形成健康的膳食习惯。

这一阶段健康管理师工作的重点是:不断地发现管理对象的膳食问题,分期分批地进行纠正,找出妨碍纠正不良膳食习惯的原因,利用营养学知识和慢性病防治管理系统加以解决。管理时要注意掌握个体化指导的技巧性,如家庭共同就餐能量的计算方法。

①油盐的计算,采取用油勺、盐勺,监测油、盐的用量,需让管理对象及其家庭成员了解家庭油盐食用超量情况,以及超量对身体造成的危害,主动进行油、盐食量的限制。

②高能量的食物采取分份配餐。

③家庭成员配合膳食日记的记录。

④就餐人口多的家庭对病人采取分餐。

对管理对象进行膳食管理时,应注意尽量将食品调整得丰富多彩,烹调方法采用蒸、煮、微波炉加工可降低脂肪含量。治疗过程中不要急于求成,防止管理对象产生逆反心理。在干预时应注意,纠正不良饮食习惯不等于不能吃饱或饥饿;少吃并不等于科学膳食,种类丰富的饮食才是科学膳食;不要使膳食管理教条化,在把握总原则的情况下,不同的人有不同的治疗方案,应根据个人口味配餐,根据病情随时调整干预方案。

(4) 膳食干预第三阶段:管理对象在此阶段可完整地记录膳食,虽然文化程度不同,膳食记录的形式不同,但均能较好地反映个人膳食的实际情况。他/她可灵活掌握动态平衡,膳食习惯大为改善,第一、二阶段发现的问题能得到较好的解决。这一阶段管理师工作的重点是:

①与管理对象商量坚持持久干预的方法,以保证良好干预效果的延续,终身受益。

②定期监督:a. 膳食日记的分析,每月 1 次或每 3 个月 2 次,一次记录不少于 3 天;b. 指导膳食的详细食谱,每月 1 次。

③综合考虑其他危险因素的干预,确定复查时间。

④总结并进行阶段评估,确定危险因素干预的效果,跟踪观察就诊者。

必须指出:膳食的干预应与其他危险因素的干预同步进行,这样综合干预效果较好,利于长期保持。饮食治疗的最终目的是:使客户能较轻松地保持每日膳食的总能量平衡和每日膳食营养素的构成合理。

（二）运动管理

1. 运动管理的作用　运动管理提倡采用有氧运动。有氧运动也称有氧代谢运动,是指人体在氧气充分供应产生能量的情况下进行的体育锻炼。或者说,在整个运动过程中,人们吸入的氧气大体与需求相等,即达到平衡状态。特点为:强度低、有节奏、不中断、持续时间较长。有氧运动的作用有:

（1）耐力运动能增加血液流动总量,血流量的增加提高了氧气输送能力。

（2）增强肺功能,使锻炼者呼吸加深加快,从而提高肺活量和吸入氧气的能力。

（3）运动可加强脂肪代谢,促进脂肪分解,降低血液中胆固醇 LDL 的比例,提高 HDL 的比例,从而降低高脂血症,减少或消除体内脂肪堆积,尤其是腹部脂肪的堆积,即达到减轻体重和纠正肥胖的作用。

（4）改善心脏供血和心脏功能,使心肌变得强壮有力,提高血液胆固醇中高密度脂蛋白的比例,从而减少冠心病和血管硬化的发生。

（5）运动还可以加强代谢,增强机体对胰岛素的敏感性,合理的运动可以调节血糖,控制病情,这对于胰岛素拮抗与糖耐量受损者的干预和糖尿病患者的治疗有着重大意义。

（6）增加骨密度,防止骨质疏松。

（7）改善心理状态,能使人精神愉快和心情舒畅,增加应付生活中各种压力的能力。

（8）锻炼人的毅力,增强生活信心,增强体质,有助于人际关系协调,促进家庭和睦及夫妻间的性生活美满。

（9）运动能促使安静时 80% 处于关闭状态的毛细血管开放,可使肌肉血管扩张,能使肌肉的血流量增加 20 倍。由于大量的血液进入肌肉,在血管内的血流量相对减少,从而起到降低血压的作用。病人的运动与健康人群的运动不尽相同,前者需要更科学的监测与更严谨的运动方案,以确保运动量达到治疗疾病的量。

2. 运动处方　1969 年,WHO 使用了运动处方(prescribed exercise)术语,从而在国际上得到确认。

（1）运动处方的分类

①预防保健运动处方:健康人和中老年人进行运动锻炼,以增强体质,提高健康水平。

②临床治疗运动处方:对慢性病患者,以治疗疾病、提高康复医疗效果。

③竞技训练运动处方:用于运动员进行科学训练,以提高身体素质和运动技术水平。

（2）运动处方的优点

①计划性:可使运动安排得当,达到最佳的防治效果。

②效果好:科学地监测靶心率和运动量(卡),有利于把握运动强度,获得最佳治疗量。

③安全可靠性强:各种运动的运动能量累计监测,能有效防止运动量过大引起的伤害。

④综合多变的运动项目:提高运动兴趣,易于坚持。

（3）运动处方的制定原则

①安全适用:制定运动处方,要满足安全、适用、健身的需要,也要注意患者的兴趣爱好,以保证最大的顺应性。同时要有明确而详细的指导,注意事项的告知。

②个体化:充分了解个人状况,如病情、体质、体力、年龄、运动爱好等,根据个人的实际情况,因人而异,制定出具有个人特征的运动处方来。

③可操作性:选择便于客户长期坚持的运动项目,选择受外界因素影响小的场所,选择不影响生活的运动时间等。

(4) 运动处方的具体制定方法:健康管理师应该向所有缺乏活动的管理对象推荐锻炼计划,通过明确而详细的指导,满足安全、娱乐和实用的需要。

①运动锻炼计划的基本要求

a. 要循序渐进,最初只安排步行,一周以后,在适应性增强的基础上,再适当增加运动量。首先增加持续时间,然后增加强度,如快步走,或步行与慢跑交替进行。

b. 运动持续时间、强度和锻炼次数决定运动量的大小。如果选择运动量较小的项目,每周 4~5 次、每次持续 20~30 分钟。

c. 制订锻炼计划必须同时考虑呼吸或肌肉骨骼疾病,以及周围血管疾病可能造成的不适。

②运动方式选择:大量的实验研究表明,人们在从事健身运动时,只有先根据运动者的自身健身特点和健身目的的不同要求,合理选择适宜的运动项目,方可取得良好的健身效果。不同年龄、体质的人,应选择不同类型的健身项目。如:青年人可选择运动对抗性稍强,强化全身肌肉,增强身体素质,加速身体新陈代谢的运动项目:足球、篮球、田径、武术、举重等;中年人可选择一些放松身心,休闲娱乐,提高心肺功能的保健性运动项目:健身跑、游泳、网球、羽毛球、健美操、交际舞等。老年人应选择轻松平缓,无拘无束的保健运动项目:散步、快慢走、慢跑、太极拳、五禽戏、八段锦、乒乓球、登楼梯、健身游泳等。某些慢性病患者应选择有助治疗和预防疾病的康复医疗体育,如阶梯式运动、处方规定的步行、爬楼梯、健身操、体疗体操等(表 5-8)。

表 5-8 有氧、无氧及混合运动项目示例

有氧运动	无氧运动	混合运动
步行	短距离全力跑	足球
慢跑	举重	篮球
自行车	拔河	手球
远足	跳跃项目	冰球
网球	投掷	橄榄球
排球	肌力训练	间歇训练
高尔夫球	潜泳	

③选择有氧运动的原则

a. 保持大肌群参加运动,如腰部和上臂肌肉。

b. 大肌肉群应有连续的、有节奏的、数分钟以上的运动。

c. 为了达到有氧运动的目的,运动必须达到适宜的强度,心率达到最高心率的 60%~70%,身体要出汗。

d. 每次参加锻炼,必须先做准备活动,再做有氧运动,最后做整理活动的程序。

e. 有氧运动的次数,每周进行不少于 3~4 次是比较适宜的。

f. 训练时间逐渐延长到每次 20~30 分钟。

g. 在有氧运动前,应做全面体格检查,特别是心肺功能的检查,以循序渐进进行锻炼,加强监测,确保安全。最好按医生的健康处方进行,并用简便的检测仪进行运动强度的监测。

④运动强度:运动强度可根据运动中心率评价。运动中能取得较好锻炼效果并保证安全的心率,称为靶心率或有效心率范围(表 5－9)。

表 5－9　按年龄预计运动适宜心率及相应摄氧量表

运动强度	最大摄氧量(%)	各年龄组心率(次/分)				
		20～29 岁	30～39 岁	40～49 岁	50～59 岁	60 岁以上
较大	90	175	170	165	155	145
	80	165	160	150	145	135
	70	150	145	140	135	135
中等	60	135	135	130	125	120
	50	125	120	115	110	110
较小	40	110	100	105	100	100

⑤运动时间:指每次持续运动的时间,由于运动强度和运动时间的乘积等于运动量,以健身为目的的运动。中老年采用强度较小而时间长的处方效果好,而青少年采用短促的激烈运动反复多次的处方,对增进健康很有好处,必要时间为 15～20 分钟。三种不同中等运动量健身时间与强度的配比为:60 分钟用最大耗氧的 50%;30 分钟用 60%;15 分钟用 70%。

根据病情不同选择不同运动时间。如糖尿病人的运动,通常时间应选择在餐后 0.5～1 小时,尤其提倡晚餐后。因为,早晨交感神经兴奋,易促发心脑血管疾病,而糖尿病患者多伴有心脑血管疾病,所以不宜早晨空腹做较大强度的锻炼;还有环境因素,如傍晚比晨起空气中含氧量多,适应中国人晚上进食多的饮食习惯。

⑥运动量:应因人而异,采取由少量逐渐至大量的阶梯式运动量。运动量应适合本人身体条件,运动强度达到有效心率限度,花费较少的时间,可获得最佳的健身效果。例如,一个中等运动量的人,每周通过锻炼消耗 8 370～12 555 kJ(2 000～3 000 kcal)的热能,与每周能量消耗低于 2 092.5 kJ(500 kcal)的人相比,其发生冠心病的危险降低 2～3 倍。如何掌握这样运动强度,由于不同体重、不同运动方式运动耗能量不好计算,用运动时心率计算,使用既不很方便,也不很准确(不适合服药的人群)。使用能量监测仪,则可达到科学性、有效性和安全性的统一。

⑦运动频率:指每周的锻炼次数。实验证明,每周运动 3～4 次是适宜频度,每周运动不得少于 2 次。小运动量可每天锻炼。慢性病患者需按阶梯式运动处方执行运动频度。

⑧注意事项

a. 应避免禁忌的项目和某些易发生危险的项目。

b. 运动时出现指标异常时应停止运动。停止运动的指征:胸闷伴随胸绞痛;呼吸非常困难;感到分外疲劳;恶心、眩晕或头痛;四肢肌肉剧痛;脉搏显著加快等。

c. 每次锻炼前后都要做好充分的准备活动和整理活动。整理活动的内容包括:做 1～2 分钟的减速步行或原地缓慢小跑;做几节柔软的体操,即伸展肢体活动;下肢肌肉群的按摩或自我抖动肌肉的放松动作。

3. 不同体质患者的运动治疗　通过简单的体力评价,评价治疗者的体能(表 5－10),

根据体能评价结果用能量监测仪监测进行阶梯式运动治疗。不同体能患者适宜的阶梯式运动处方如表 5-11 所示,表中所列的能量值均按 60 kg 体重者计算。

表 5-10　简单的体力评价

级别	体力标准	时间(min)	步行距离(m)	能量消耗(kcal)
1	优秀	10	>1200	80
2	良好	10	1 000~1 199	65.8~79
3	一般	10	800~999	58.6~65
4	差	10	600~799	47~58
5	非常差	10	<600	<47

(王镭,2004)

表 5-11　不同体力活动能力者的运动处方

体力标准	周次	每日运动消耗(cal)	每日运动时间(min)	每日运动次数	每周运动次数	每周总运动消耗(kcal)
优秀	1~2	130	20	2	10~14	650~910
	3~5	180	25	2	10~14	900~1 260
	6~8	230	35	2	10~14	1 380~1 610
	9~10	280	40	2	12~14	1 680~1 960
	11~12	305	30	2	12~14	1 830~2 135
良好	1~2	135	30	2	10~14	675~945
	3~5	165	30	2	10~14	825~1 155
	6~8	195	30	2	10~14	1 170~1 365
	9~10	225	40	2	12~14	1 350~1 575
	11~12	245	45	2	12~14	1 470~1 715
一般	1~2	75	20	2	10~14	400~560
	3~5	95	20	2	10~14	475~665
	6~8	105	25	2	10~14	630~735
	9~10	120	30	2	12~14	720~840
	11~12	135	30	2	12~14	810~945
差	1~2	65	20	2	10~14	375~525
	3~5	75	20	2	10~14	425~595
	6~8	85	25	2	10~14	570~665
	9~10	100	30	2	12~14	630~735
	11~12	115	30	3	15~21	695~805

续表 5‐11

体力标准	周次	每日运动消耗(cal)	每日运动时间(min)	每日运动次数	每周运动次数	每周总运动消耗(kcal)
	1～2	50	20	2	10～14	250～350
	3～5	65	20	2	10～14	325～455
非常差	6～8	80	25	2	10～14	480～560
	9～10	95	30	2	12～14	570～665
	11～12	100	30	2	12～14	600～700

(王镭,2004)

各种体质者的运动处方表可以相连接使用,如体力中等者完成了该级运动处方的最高档后,如仍有余力可继续进入体质良好级的档次继续锻炼。运动时如能轻松完成每档运动量,即可转入高一档次的运动量继续锻炼,而不必拘泥固定周数。

(三)心理疏导

心理健康是人体健康的重要组成部分,心理健康与生理健康关系密切,对生理健康产生重要影响,心理的变化会引起生理的一系列变化。当心理状态长期处于不平衡状态时,正常的生理变化就会演变成病理变化,产生身心疾病。20世纪70年代中期以来,成为病死率最高的三大疾病都是心因性疾病,即脑血管病、心血管病、癌症。主要原因是:心理压力大,不良情绪体验多,长期处于应激状态中,导致自主神经功能紊乱,影响生理功能而产生障碍。因此对客户的及时心理疏导,促进心理健康,对于预防慢性病和促进健康都有重要作用。

1. 心理疏导疗法概述 心理疏导疗法是将临床医学、基础医学、人文社会科学、心理学、教育学和行为科学的理论、方法,融合、引入心理疏导领域而形成的疗法。它主要通过健康管理师在与客户咨询交往过程中,对客户的病态心理进行疏通引导,从而达到治疗和预防的目的。

心理疏导疗法强调在整个诊疗过程中始终要尽可能地充分调动病人的主观能动性,树立自信心,引导患者自我调整心态,解决自己的问题。

心理障碍和心身疾病患者情况复杂,个体差异大,心理疏导疗法不应照葫芦画瓢,"如法炮制",应当采用"一把钥匙开一把锁"的因人而异的方法。心理疏导疗法要求疏导者不论对何种疾病患者,都应强调一个"爱"字,对他们要满腔热情、体贴入微、关心备至,要千方百计把他们从痛苦中解放出来,让他们幸福地生活。

心理疏导疗法的特点是综合性强,适应性广,以提高自我认识为主,实与虚密切结合。强调被疏导者的自我认识、自我完善、自我保护。疏导者和被疏导者还要共同商讨疏导中的信息交流,要鼓励被疏导者积极配合,发挥其主观能动性,学会自己动手解决问题。心理疏导治疗目标是长期的,是持续不断的认识—实践—再认识—再实践。以最少的信息,实现最优的控制,达到最佳的效果。即疗程短、疗效好、效果巩固。

2. 心理疏导疗法的作用 临床上常见的病人或来访者有 A、B、C、D 级:

A 级:希望通过心理疏导来提高其某些方面的心理素质。

B 级:因困惑不解或心理障碍,想从心理疏导中找到出路,得到启发。

C级:多是由于心理疾病而寻求解脱。

D级:则是因心理危机而濒临绝境,需要立即采取抢救措施。

心理疏导的目的:根据被疏导者的心理特征,找出其心理冲突的主线,然后进行引导,使其体会到求得解脱的迫切感,启迪其良性的联想和逻辑思维,在潜在力量的驱使下,对于客观的现实生活采用一种新的逻辑思维方式,从而有效地抵御各种不利的心理-社会因素的刺激。

整个心理疏导过程,是一个破坏旧的心理不平衡、建立新的心理平衡的过程,借此帮助被疏导者培养心理上辨别真伪的能力。虽然患者的文化修养各不相同,其个性及心理-社会因素差异较大,但都具有一个共同的愿望,就是摆脱困境,建立新的生活。要达到这个目的,必须将其偏离自己能动性的心理动点转移到可行的理解范围之中。

3.心理疏导疗法的内容 心理疏导的主体是以揭示人们的心理实质,实现心理转化为轴心,形成有利于启迪人们的智能,净化心理,促进身心健康,治病育人的情境,使之有利于性格的改造及人生价值的取向。它的主要内容有:

(1)向被疏导者提供有关心理知识,提高心理素质,以便更好地适应社会环境,保障心身健康,以及提高病人的防御机能。

(2)帮助被疏导者认识心理治疗的意义,使其在治疗中与疏导者积极合作,提供翔实的信息,并作出及时、确切的判断。

(3)帮助被疏导者及家属正确处理有关心理障碍的一系列问题。

(4)帮助解决由于精神疾病而造成的后果,并妥善处理一系列由此而引发的实际问题。

4.心理疏导的方法

(1)科学的疏导:疏导不是单纯说教,要针对被疏导者的不同病情和心理的改变,科学地分析。根据被疏导者的实际情况,采用通俗易懂的语言和乐于接受的形式,使其达到预期的效果。

(2)精湛的语言:语言是互相表达情感、交流思想的工具,每句话都会引起对方的心理反应,或迷惑不解,或凝神思索,或豁然开朗,或大彻大悟。对此,需随时注意捕捉反馈信息。前面曾提到,被疏导者的个性差异很大,其修养、能力、所处的环境及风俗习惯各不相同,因此,语言的运用应注意技巧。总的原则是:简练、生动、富于哲理。要准确地贯彻这个原则,必须注意:一是少讲术语,多用常用词语;二是少说套话,多用自然实在的语气,以免令人生厌。关键是要深入领会被疏导者的意图和希望,抓住其心理活动的主线。

(3)准确的分析:心理疏导的对象是患者,患者的心理活动往往十分复杂,时常会对疾病悲观,对生活厌倦,对接受的信息作出自己的主观判断、推理和分析。所以,帮助患者在现实社会中保持心身健康,是一个很复杂的综合工程。

(4)和谐的气氛:心理疏导重视环境优雅与气氛和谐,和谐的气氛往往能使心理障碍者心情舒畅,使患病者接受心理疏导更容易,效果更好。

(5)有效的引导:疏导者在疏导中不能将自己看成是局外人,而是将自己作为与被疏导者并肩作战的引导者;对于出现心理障碍的人来说,重要的不是从疏导者处得到有限的知识,而是在医生的帮助下学会运用这些知识,或者是从医生处找到一条寻求答案的道路,自己去解除负担,从而终身受益。

（6）坚定的实践：教育被疏导者不能只为了暂时的精神寄托，重要的是将解决心理障碍的方法应用于实践，不回避矛盾，面对疾病这一现实。如对肿瘤病人来说，面对死亡的威胁，树立逐渐增强自己解决矛盾的能力。这样才可以从根本上达到抵御疾病带来的刺激。在实践过程中使心理机能得到锻炼，适应自己周围社会环境。

5. 心理疏导的程序　如何做好心理疏导？如何解除心处逆境者的不安与忧虑？具体的方法是细致复杂的，难以用简单的公式表达清楚。通过临床实践，初步归纳出如下程序：

（1）建立特定的友好关系：被疏导者与疏导者经过交往和信息传递，由起初建立信心发展为产生信赖，而这种对疏导者的信赖又可进一步增强被疏导者的自信心。

（2）详尽的叙述：被疏导者对什么问题产生疑虑，处于逆境的因素何在？通过详尽的叙述，引导被疏导者敢于讲出心灵深处的矛盾，然后进行分析与综合，设计出对病态心理的疏导方案，进一步帮助被疏导者寻求并获得心理上的援助。

（3）创造轻松的环境氛围：对患者叙述的问题和看法，要注意倾听，避免立即评论，更不要表现出漠不关心。应尽量创造出一种轻松的环境气氛。

（4）做到认识与实践同步：这样既可以引发被疏导者的信任，又可以解决其心理上的实际问题，不使被疏导者产生渺茫的感觉，要让他们从亲身的经历中尝到甜头。对他们取得的每一点进步，都要予以肯定、鼓励和支持，以增强其必胜的信心。

（5）统筹兼顾：疏导作为一种科学的、实践的学问，是开创人的心理素质变化的综合性再教育过程，不能只强调某一方面，而忽视其他方面。要统筹兼顾，突出重点矛盾，建立一个完整的系统。

（6）找出症结，对疾病的预后不要过于悲观：帮助被疏导者查明导致心理障碍、心理危机、心身疾病的根源，找出由量变引起质变的关键及诱发因素。

（7）制订心理疏导的解答方案。

6. 心理疏导的注意事项

（1）注意减少被疏导者对疏导者的依赖性，帮助被疏导者培养独立解决问题的能力。

（2）疏导者主要起支持引导作用。

（3）从各方面帮助被疏导者树立自信心。

（4）疏导的重点应放在心理逆境上。

（5）注意摸清全面的情况，必要时改变周围的环境和条件。

7. 心理疏导的基本原则　疏导者应根据个体的经验、患者的个性、知识水平、认知方式、价值观以及所患心理障碍的特点，选择针对性强且被疏导者易于接受的心理治疗方法；充分鼓励被疏导者发挥主动性、积极性；心理治疗与药物治疗相结合。

8. 心理疏导的基本要求

（1）对疏导者的基本要求：对被疏导者有强烈的同情心或认同感；掌握医学、社会学、心理学等多门知识；具备敏锐的感知觉和正确的判断能力；具有较丰富的社会经验；具有健康的心理与态度；维护被疏导者的利益并为他们隐私保密；熟练的人际交往技巧及言语技巧。

（2）对被疏导者的基本要求：乐意接受心理治疗；能和疏导者较好地配合；能正确表述主观感受。

（3）对治疗环境及时间的要求：专门的治疗室；治疗室整洁、宁静、安全；无第三者干扰，便于交谈；每次治疗时间 30～60 分钟。

9. 心理疏导的主要形式

（1）个体疏导：是最基本的、传统的形式。个体疏导的优点是易于深入，可灵活处理。

（2）集体疏导：指对一组被疏导者集体进行心理疏导，一般 10～15 人一组，最多不超过 50 人。集体疏导前疏导者应充分准备。常常采用讲座的形式，也可采用被疏导者的现身说法，谈系统感受与经验。集体疏导优点是：被疏导者积极参与，宣传力度大，被疏导者间的相互良好影响有渗透作用，感染力强，经过集体疏导后也能促进个体疏导。

（四）行为调整

1. 吸烟的行为矫正

（1）吸烟的危害：烟草中的组成成分及其烟雾中含有烟碱、3,4-苯并芘、亚硝胺、砷、钋、一氧化碳、尼古丁、焦油等 1 200 余种有害物质。人体吸入不同烟雾后对呼吸道、心血管、胃肠道、肝、肾等器官有不同程度的损害，造成血氧含量降低，血压升高，免疫机能降低，性功能障碍，诱发癌变。世界卫生组织称吸烟是"20 世纪的瘟疫"、"慢性自杀"行为。我国是吸烟大国，中国人消费的香烟约占世界香烟产量的 1/3。据调查，2018 年我国 15 岁以上人群吸烟率为 26.6%，其中男性吸烟率为 50.5%。由此估计，目前全国约有 3.5 亿吸烟者，此外，还有 9 亿多被动吸烟者。所以，我国人人皆遭受烟的危害，吸烟是我国最主要的不良行为。

其主要危害为：

①吸烟者身体内几乎每个器官都要受到吸烟的影响，烟草可以引发多种疾病，包括常见的慢性病如冠心病、脑血管病、慢性阻塞性肺疾病、肺癌等多种恶性肿瘤。

②女性吸烟的危害比男性更大。每天吸烟量与男性相同的情况下，女性吸烟者患肺癌的概率是男性的 3 倍，发生心肌梗死的危险性几乎是男性的 2 倍。长期吸烟的女性更易患骨质疏松，骨重量指数比不吸烟者平均低 5%～10%。吸烟可增加女性特有的乳腺癌和宫颈癌的危险性。吸烟妇女较不吸烟妇女患不孕症的可能性高 2～3 倍。

③妇女吸烟还会直接损害孩子的健康。吸烟孕妇的胎儿易发生肺功能减弱、早产、体重不足和宫内发育迟缓，易于生病。

④被动吸烟的危害。吸烟既害己又害人。吸烟者散发的烟雾散于空气中，使周围不吸烟者遭受被动吸烟的危害，其危害性甚至比主动吸烟更大。孕妇被动吸烟可以造成流产、早产、胎儿先天畸形。父母吸烟可使婴儿发生支气管炎及肺炎的危险增加，并容易患哮喘。

⑤吸烟导致火灾。全球每年因吸烟引起的火灾损失多达 4.09 亿～6.16 亿美元。美国居民火灾中的一半是由吸烟引起的。我国 1987 年的大兴安岭火灾的起因就是因为吸烟，造成了 400 人死亡，5 万人无家可归。

⑥吸烟造成巨大的经济损失。吸烟对于个人、家庭和国家均会造成额外的经济负担。我国因吸烟引起的各种疾病所造成的经济损失每年达 270 亿元。其中用于治疗由吸烟导致疾病（恶性肿瘤、冠心病、脑血管病和慢性呼吸系统疾病）的医疗费达 70 亿元。由于吸烟所致疾病的误工损失为 26 亿元。

（2）戒烟指导：矫治吸烟行为是一项非常严谨的工作，必须具备指导戒烟的专门技能。

①提供戒烟帮助的层次：向吸烟者提供戒烟帮助可分为三个层次。

第一层次：教育并鼓励患者戒烟。适用于所有吸烟者，重点是尚未决心戒烟者。

第二层次：帮助患者戒烟。适用于已接受戒烟建议，有戒烟的动机，但感到存在困难而需要得到某种帮助者。

第三层次：提供强化支持与治疗。适用于已有戒烟行动者。

②戒烟指导的步骤和方法：遵循以病人为中心的干预原则，开展3～10分钟的相对简单但有效的戒烟指导。以病人为中心的指导，就是要重视患者自身的意愿，而不是医务人员自行设计好的方案强迫患者依从。

帮助病人戒烟是一项艰难的工作。明确患者所处的阶段，有针对性地提供适当支持至关重要。Prochaska等人根据吸烟者的戒烟意向将其改变过程分成5个连续的阶段：考虑戒烟前期（不想戒），考虑戒烟期（打算戒烟，但不是近期），准备戒烟期（计划近期戒烟），采取戒烟行动（努力戒烟），维持戒烟期（已戒断一段时间）。在成功戒烟前，吸烟者可能会在打算戒烟和采取戒烟行动两阶段间循环多次。健康管理师针对吸烟者所处特定阶段所提供相应的指导与帮助，将有助于提高他们戒烟成功的可能性（图5-3）。

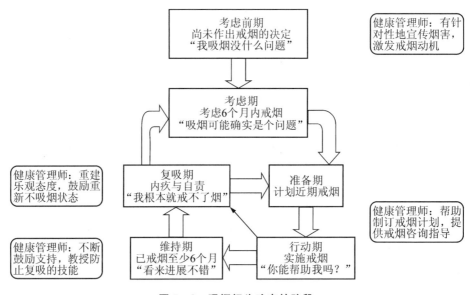

图 5 - 3　吸烟行为改变的阶段

帮助吸烟者制定戒烟计划或实施戒烟的5A技能包括：询问（Ask）、建议（Advice）、评估（Assess）、帮助（Assist）、随访（Arrange）。

5A技术可以直接、快捷地确认那些有意戒烟的吸烟者，并确定如何采取较佳的途径帮助他们成功戒烟。健康管理师可以参考下面介绍的方法步骤，将这一模式纳入日常健康管理工作。

（1）询问（Ask）

①询问并记录患者的吸烟状况（表5-12）。利用每次出诊机会，评估患者的吸烟行为，包括从未出现过任何与吸烟有关症状的患者。存档并注意保证记录随时更新。

表 5 - 12　吸烟情况评价表

| 姓名_____ | 日期：_____年___月___日 |

1. 是否吸烟？　①现在吸烟(平均 1 支/天以上)　②曾经吸烟　③从不吸烟

2. 现在吸烟量：_____支/天；经常吸哪种烟？_____

3. 吸烟年限：_____年_____个月

4. 是否想戒烟？　①是　②否

5. 过去曾戒过烟吗？　①是　②否

6. 是否被动吸烟？　①是，地点：A. 工作单位　B. 家　C. 社会　②否

A. 如果吸烟，询问吸烟年限、吸烟量、最近是否考虑(再次)尝试戒烟？

B. 对不吸烟者，特别是过去曾吸烟但现已戒烟者，应该对其不吸烟表示赞赏。

②评估患者吸烟行为所处的阶段(图 5 - 4)。

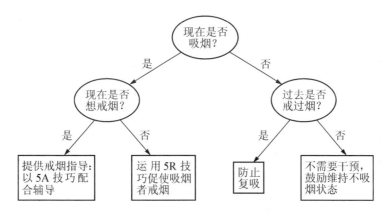

图 5 - 4　评估吸烟行为所处的阶段及干预要点

③将吸烟状况清楚地记录在病历上或者录入信息系统。

a. 注意保证记录随时更新。

b. 强调在病历中标明吸烟者所处的阶段(打算戒烟前期，有戒烟想法，近期准备戒烟，采取戒烟行动，维持戒烟)，以便为下一次干预作提示。

(2) 建议(Advice)：极力劝说所有吸烟者戒烟，提出个体化的戒烟建议。健康管理师进行有关吸烟的后果和戒烟的好处的劝告，特别是结合吸烟者的自身健康情况的多次劝告可以在很大程度上增强吸烟者的决心和自觉性。应该明确、有力地提出个体化的戒烟建议。干预内容包括：

①定期与吸烟者讨论吸烟的害处与戒烟的益处(对尚未采取戒烟行动者更要反复讨论)。

②定期鼓励吸烟者戒烟。

③向吸烟者发放戒烟宣传材料。

④明确提出个体化的戒烟建议。

必须遵循有同情心、不让吸烟者产生敌意的原则。切忌审讯式的询问，过度热情的方法也会适得其反。为避免上述情况，应尽可能选择吸烟者最容易接受的方式干预。关于吸

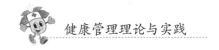

烟危害的宣传教育应客观,避免夸大其词。

(3) 评估(Assess):对每一位吸烟者评估其戒烟动机与意愿。

戒烟动机和决心大小对戒烟成败至关重要,因此有必要分析吸烟者的价值观和信念,了解戒烟动机。通过询问戒烟的兴趣与意愿,对戒烟动机作定性的判定,是较简便易行的方法。例如:可以这样询问:"你曾经想过戒烟吗?"

对于目前还不想戒烟者,应将干预重点放在强化戒烟动机方面。吸烟者不愿意戒烟的原因主要有:误识,包括不认为吸烟对自己本人真正有害、对戒烟成功的信心不足、以前戒烟失败的经历等。处于此阶段,多数不能正确地认识到自己吸烟存在任何问题,因此也不准备改变吸烟行为。期望他们很快明白吸烟是个严重的问题,且在此时决定戒烟更不现实。这种情况下过于激进地、强制性地建议戒烟反而易导致争论。更好的做法是承认双方目前对此问题看法不一致,并告知吸烟者:作为健康管理师,今后还将重新讨论该问题。应提供关于吸烟危害、戒烟益处的宣传材料,让吸烟者了解更多知识,并安排随访。

戒烟动机随时间变化波动较大,很大程度上受当前环境的影响。使吸烟者认识到成瘾性的危害,或至少认识到吸烟问题的严重性,都足以动摇他们的吸烟信念,促使他们能更客观地讨论吸烟问题。戒烟者的决心需要通过宣传吸烟危害与戒烟的益处不断强化。对不愿意戒烟者,重要的是遵循个体化的原则,定期与吸烟者讨论吸烟的害处与戒烟的益处(对尚未采取戒烟行动者更要反复讨论),鼓励其尽早下定戒烟决心。

对于不愿意戒烟者,建议运用5R技巧促使吸烟者戒烟。

● 相联(Relevance):向吸烟者提供的教育、劝导要与吸烟者本人及其身边的人密切相关,切中戒烟者所关心的问题。增强戒烟动机的教育信息要围绕吸烟者本人的年龄、身份、健康状况、病史、家庭状况(如家里有孩子)、以往的戒烟经历(理由、失败的原因等)等,以求产生更大的说服力。

● 危害(Risk):引导吸烟者自发地分析吸烟的潜在危害,指出其中与其个人关系最大的不良影响。如:引起多种癌症、呼吸系统疾病、心脏病,损害胎儿/婴幼儿健康,影响生育能力等。同时,还应强调吸低焦油或低尼古丁含量的烟草制品并不能真正减低吸烟的危害;被动吸烟危害家人健康。

● 报偿(Rewards):使吸烟者认识到戒烟能带来的切身益处,强调与戒烟者最可能相关的好处。如:促进健康,有利于现患疾病的恢复,延缓衰老,节省花费,保护孩子和家人免遭被动吸烟危害,为孩子树立不吸烟的榜样等。

● 障碍(Roadblocks):应引导吸烟者预想戒烟过程中可能遇到的各种障碍,并教授处理技巧。如:戒断症状、害怕影响工作或社交、信心不足、缺乏支持等。

● 重复(Repetition):利用每次与吸烟者接触或沟通的机会,反复增加戒烟动机的干预,不断鼓励其积极尝试戒烟。对于有过戒烟失败经历者,告知他们大多数人在成功戒烟之前往往要经过多次努力。处于考虑中的患者,有打算戒烟的可能性,但往往存矛盾心理,并不愿意在近期具体实施戒烟。此时,对其拒绝接受戒烟建议应予以理解。最重要的是了解他们的矛盾心理,对吸烟与戒烟利弊的具体看法。此时应避免争吵,告知患者这种感觉很正常,尽可能挖掘原因并逐步引导他们更深入了解吸烟的弊端和戒烟的益处(表5-13)。

表5－13 尚不考虑戒烟者平衡抉择表

	好处	不利影响	继续吸烟的理由
吸烟	例如：减轻压力、有助于思考等 请记下你个人的感受：	例如：牙齿和手指变黄、口臭、面色灰暗、全身烟味 请记下你个人的感受：	例如：工作社交需要、戒不掉、习惯等 请记下你个人的感受：
戒烟	例如：呼吸更顺畅、自信、面容改观、现有疾病减轻、担心得病、为了家人健康 请记下你个人的感受：	例如：烟瘾上来时受不了、可能发胖 请记下你个人的感受：	例如：已患病、证明自己的意志等 请记下你个人的感受：

戒烟意识的增强来自对自身吸烟问题认识的深入。给予侧重吸烟危害、他人成功戒烟经历实例的戒烟宣传材料是增加认识的好方法。应每几个月评估一下吸烟者的戒烟准备程度。采取诱导式的询问方法，引导吸烟者权衡利弊，至少继续吸烟的信念会逐渐动摇。例如：

    A. 吸烟对你有什么好处？有什么害处？

    B. 吸烟会对你身边的人有什么好处？有什么害处？

    C. 假如你戒烟，你认为难点在哪里？

    D. 你知道戒烟对你有什么益处吗？（结合个人的具体状况）

    （4）帮助（Assist）：向有意戒烟者提供帮助，基本内容是帮助制订戒烟计划，指导如何解决戒烟过程中的遇到问题。

    ①戒烟准备阶段：制订戒烟计划是戒烟准备阶段的重要工作内容。帮助欲戒烟者制订一个合理可行的戒烟计划，可以增加成功戒烟的概率。戒烟准备阶段包括的工作内容有以下三个方面。

    a. 强化戒烟的决心：提供信息、建议和鼓励，促使吸烟者将戒烟意向转化为坚定的戒烟决心。戒烟者的决心需要通过宣传吸烟危害与戒烟的益处不断强化。针对每个个体的家庭、社会环境和个人爱好等，分析吸烟的危害，寻找激励吸烟者戒烟的有效方法。

    ● 让吸烟者列出戒烟的理由，并将它放在每天都能见到的地方。

    ● 对某些吸烟者，采取签订合约的方式可能会更具促动力。

    b. 强调戒烟的可能性：与吸烟者讨论戒烟的可能性很重要。根据吸烟者的个人特征预测戒烟成功的可能性会有助于激励、帮助其戒烟。应随时鼓励他们能成功戒烟的信心。尽可能告知所有吸烟者他们能够戒烟，多数吸烟者可能尼古丁依赖程度并不强；不是所有人都难戒烟；尼古丁成瘾并不意味着不能戒除，戒烟是可能的事。表达对其戒烟能够成功的信心，同时提供有帮助的行为提示。

    c. 帮助制订合理的戒烟计划：在以上工作的基础上，帮助欲戒烟者制订戒烟计划。合理的戒烟计划最好包括以下内容：

    ● 确定目标戒烟日期：根据吸烟者戒烟的决心，最好将戒烟日定在2周内，并要求吸烟者在当天断然戒烟。选择逐渐减少吸烟量的方式，往往会使戒烟更艰难。

    ● 营造"无烟"环境，避开吸烟环境：在家中或办公室显眼的地方张贴"不吸烟"标志；丢弃香烟以及与吸烟有关的物品;提醒在戒断敏感期可能需要暂时避开吸烟的朋友;注意远离吸烟环境等。

● 鼓励吸烟者宣布戒烟的决定,争取家人、朋友的理解与支持。

● 与吸烟者一起回顾他以往的戒烟经历,明确有助于戒烟的因素和妨碍因素;对有戒烟史者,应了解以往的戒烟经历、失败的原因,并作为本次戒烟指导的重要提示。对首次戒烟者,可以通过询问了解他们的需求,比如:如果戒烟,你认为最主要的障碍是什么;最需要哪些方面的帮助等等。

● 预见可能遇到的问题并适当解释,提示有效可行的应对措施:解释吸烟的生理依赖性、心理依赖性和戒断症状的原因与表现;说明复吸是一种普遍现象;教授一些处理戒断症状和复吸的技能。

● 制订一个健康饮食计划(包括充足水分和健康零食),以及增加运动的计划。告诫其戒烟期间避免饮酒。

● 明确容易诱发吸烟的日常习惯,鼓励戒烟者有意识地培养能使自己不吸烟的新习惯。

● 告知戒烟者咨询联络方式,便于其能够与戒烟指导者随时沟通。

②采取戒烟行动阶段:此阶段重点放在帮助处理出现的戒断症状、指导使用辅助戒烟药物、常见问题咨询。

a. 在戒烟日当天断然戒烟。在举行断烟仪式的同时,营造"无烟"环境,避开吸烟环境。例如:弃掉烟具和其他所有与抽烟有关的东西;清洁室内烟味;宣布戒烟的决定以取得支持;时刻注意改变引起吸烟的旧习惯;在家中或办公室显眼的地方粘贴"不吸烟"标志。

b. 帮助戒烟者完成对自己的吸烟类型和行为的分析与评价,了解吸烟的生理、心理依赖性与习惯性,寻找应对措施与具体方法(表5-14)。

表5-14 吸烟行为分析表

日期	时间	地点	做什么	情绪	吸烟渴望度	吸烟量	如何应对

c. 正确认识尼古丁成瘾与戒断症状。

尼古丁成瘾:大多数人吸烟是因为对尼古丁成瘾。尼古丁具有高度成瘾性,其作用和成瘾性与海洛因和可卡因相似。尼古丁既可作为兴奋剂,亦可作为镇静剂。尼古丁有心理兴奋作用。吸烟后尼古丁于十几秒内随血流转运到大脑与脑细胞受体结合,引起中枢神经系统先兴奋后抑制。尽管能产生愉悦感,增强记忆,降低食欲,并有抗抑郁的特性,但这些效用都是暂时的,且只有在血液循环中的浓度达到一定水平时才能起作用。事实上,尼古丁的兴奋作用维持时间不久,很快转为抑制作用。停止吸烟后,人体内的尼古丁水平达不到所需水平,就会不断产生强烈的吸烟渴求,并出现抑郁、易怒等戒断症状。

长期吸烟者随着吸烟时间的延长,机体对尼古丁的作用不敏感而需要更大剂量的药物,故吸烟量会增加。由于尼古丁成瘾性具有长期、经常复发的特征,故需要长期的管理和支持。

正确认识戒断症状:戒断症状的本质是尼古丁依赖和心理依赖。由于尼古丁是一种强有力的精神活性药物,戒断症状在戒烟后几小时内即可出现。戒断症状是暂时的,是停止吸烟后机体进行自身调整、恢复正常生理机能的过程,是健康逐渐改善的征兆。多数戒烟者在戒烟后的第1~2周内戒断症状最强烈,2~3周后逐渐减弱至消失。但个别人戒断症状可能会在戒烟后几年内波动出现。

戒断症状的出现使戒烟者感到迷惑与产生挫败感,并进而导致为了缓解症状的复吸。尝试戒烟者可能会诉说由于停止吸烟,他们出现了种种不适。戒断症状可有多种表现,如:烦躁不安、易激惹、焦虑抑郁、注意力不能集中、不时出现的吸烟欲望,头痛、口干、咳嗽咳痰、刺痛感、腹泻或便秘、睡眠障碍等生理症状。并非所有吸烟者都会出现上述症状,但往往会出现其中几种症状,特别是长期吸烟者。

教授处理戒断症状的技能:处理好戒断症状对戒烟的成败很重要。戒烟后的最初 2 周是戒断症状最严重,也是最需要得到支持与帮助的关键时期。

可以教授尝试以下方法对抗吸烟欲望:吸烟欲望强烈时,尽量延迟吸烟;做一些使自己无法吸烟的事情,如刷牙、织毛衣、运动、种花、嘴里嚼些东西等替代行为;想吸烟时做深呼吸;喝足量的水或果汁;与他人讨论、交流,特别是要与医务人员随时沟通;时刻提醒自己这些症状背后的益处。

建立一整套健康的生活方式。饮食清淡,宜多吃水果蔬菜,避免酒、浓茶等刺激性饮料与食物。保证睡眠、增加体育锻炼既有助于戒烟,本身又是健康生活方式的一部分。精神压力大者,可采取运动锻炼、做精神放松练习、运用想象技术做一个美好设想等放松技术缓解紧张;另外,深呼吸、饮水、洗热水澡等也有助于缓解压力。烟瘾强烈者,可考虑在医生的指导下使用辅助戒烟药物。此外,可以利用戒烟门诊咨询,参加戒烟学习班等资源。

d. 指导使用辅助药物戒烟:戒烟只有在吸烟者确实想戒烟的前提下才能够成功,药物具有促进戒烟的益处。已经公认,在行为干预的基础上加上药物治疗,戒烟效果更好。研究表明,尼古丁口香糖、贴片以及喷鼻剂等尼古丁制剂加上心理咨询指导,能够使戒烟成功率提高 2 倍左右。评估尼古丁成瘾性,当判断成瘾性较强或凭借个人的决心与毅力很难坚持戒烟时,应建议使用辅助戒烟药物。只要没有禁忌证,所有尝试戒烟者都可使用一种或多种戒烟药物。对于日吸烟量 10～15 支以下的吸烟者以及青少年吸烟者,尤其应注意评估其尼古丁依赖程度,谨慎用药,或用药量酌减。

● 评价尼古丁依赖程度:建议使用国际上通用的 Fagerstrom 尼古丁依赖量表(表 5-15)。

表 5-15 Fagerstrom 尼古丁依赖量表

1. 通常在起床后多长时间吸第一支烟?

 5 分钟内(3 分);6～30 分钟(2 分);31～60 分钟(1 分);60 分钟以上(0 分)

2. 在不准吸烟的场所是否感到受限制?

 是(1 分);否(0 分)

3. 如果必须取消一次吸烟的机会,最不愿意取消一天中的哪一次?

 晨起第 1 支(1 分);任何 1 支(0 分)

4. 每天吸几支烟?

 多于 30 支(3 分);21～30 支(2 分);11～20 支(1 分);少于 10 支(0 分)

5. 晨起后 1 小时内吸烟量是否多于其他时间 1 小时?

 是(1 分);否(0 分)

6. 即使因为不舒服卧床也要吸烟吗?

 是(1 分);否(0 分)

◆评估:0～2 分,很低;3～4 分,低;5 分,中等;6～7 分,重度;8～10 分,极重度

● 指导用药:烟瘾较强烈者可考虑使用替代疗法缓解戒断症状。目前有多种有效的戒烟药物可供使用。美国食品与药物管理局(FDA)已经认定 5 种有效的一线辅助戒烟药物,均具有可靠的提高长期戒烟率的疗效。包括:

◆ Nicotine gum. 尼古丁口胶糖(1984 年,OTC)

◆ Nicotine inhaler. 尼古丁吸入剂(1998 年,OTC)

◆ Nicotine nasal spray. 尼古丁喷鼻剂(1996 年)

◆ Nicotine patch. 尼古丁贴片(1992 年,OTC)

◆ Bupropion SR. 安非他酮缓释片(1997 年)

此外,FDA 认定的二线治疗药物 Clonidine(可乐定)和 Nortriptyline(去甲替林)也有一定的辅助戒烟效果,在一线药物无效时可考虑使用。这两种药物作为中枢抑制剂,具有镇静作用,主要作用于中枢神经系统减轻吸烟渴望,减少抑郁情绪。

尼古丁替代疗法:在停止吸烟的同时使用尼古丁替代品,主要是以非香烟的形式,部分提供原来从香烟中获得的尼古丁,以缓解戒断症状,减轻吸烟欲望,一旦达到戒烟的目的,应逐步停止使用。业已证实,尼古丁替代递减治疗是一有效的戒除烟瘾的治疗手段,可减轻戒断症状,降低复吸率,提高戒烟成功率。

FDA 认定的上述 5 种有效的一线辅助戒烟药物中有 4 种是尼古丁替代品。需注意的是,开始使用尼古丁替代品前要完全停止吸烟;应认识到:只有在医生的指导下,并与戒烟计划相配合使用,尼古丁替代品才会有效。

● 衡量继续吸烟和戒烟的花费:由于目前不少辅助戒烟产品需要自己付费,对于有些经济条件不太宽裕又需要使用这类药物的吸烟者来说,价钱可能将是一个影响他们接受规范戒烟治疗的重要因素之一。对这类人,帮他们计算一下吸烟的费用和使用辅助戒烟药的费用会大有帮助(表 5 - 16)。

表 5 - 16　吸烟与戒烟的花费

吸烟的花费	使用辅助戒烟药的费用
你每天吸烟花多少钱?_____元/天 你一年的吸烟花费:_____元/年(每天花费×365 天) 你已经用于吸烟的花费_____元(年费用×吸烟年限) 如果这些钱不用于吸烟,而是购买其他东西,请写下等值物品: _____ 也许剩下 10 年不吸烟的钱,你能够买一辆小汽车	若使用辅助戒烟药物,按 8 周疗程,根据目前该类药物的市场价格推算,一次戒烟的花费在 600～1 000 元

③维持戒烟阶段:维持阶段的重点任务是防止或应对复吸。

绝大多数患者的复吸发生在 3 个月内,因此有必要安排随访,随时提供戒烟帮助与支持。具体内容见随访部分。

(5) 随访(Arrange):与患者做好约定,提醒患者达到目标和随访要求。

①安排随访,增强患者的依从性。

随访人员:常规将患者转诊给健康教育护士等人员,接受随访、更强化的戒烟干预指导。

随访方式:可以采取打电话、门诊见面、发信件或邮件等随访方式。

随访时间安排:

a. 在开始戒烟后的 1 周内应进行随访。第 1 周戒断症状严重,需要告诉戒烟者咨询电话,以便随时咨询遇到的问题。

b. 1 个月内要进行第 2 次随访,同时应安排下次随访。如条件许可,第 1 个月内最好每周随访一次。

c. 3 个月时应安排 1 次随访。最好 6 个月时再次随访。

d. 对复吸者,加强随访咨询力度,适当增加随访次数。

随访内容:

a. 对坚持戒烟者:鼓励和加强,强调坚持戒烟的重要性。了解戒烟药物的应用情况。

b. 对复吸者:医生的鼓励和支持对增强患者的信心是十分重要的。让复吸者意识到偶尔吸一支烟并不意味着本次戒烟的失败,关键是要从复吸中获得经验。告诫立即停止吸烟,并再次明确指出:大多数人成功戒烟平均需要经历多次尝试,重建患者对戒烟的乐观态度,而不是责备。当患者做好再次尝试戒烟的准备时,鼓励患者重新开始。

一旦出现复吸,应询问患者整个戒烟情况,总结戒烟的成功之处,了解哪些咨询建议最有帮助?哪些建议实施起来有问题?据此帮助患者更新方案。

帮助寻找导致复吸的因素和应对办法极为重要。外界环境的干扰、戒断症状、工作生活压力或情绪波动、饮酒是造成戒烟者复吸的常见原因。提醒患者从复吸中吸取教训,同时预测保持戒烟将面临的问题和危险情况,尽可能地帮助患者寻找复吸的原因,教授具体的对抗方法。例如:拒绝别人敬烟,远离吸烟环境与人群的社交技巧,尽量争取社会支持的技能,应对紧张压力的技术,养成健康的饮食习惯等。

根据经验,对以下较难戒烟者需给予特别关注,包括:吸入深度大者、烟龄长者、既往戒烟时戒断症状重者、女性以及戒烟期间有说谎倾向的人。

②评估辅助戒烟药物的疗效和出现的问题。

③必要时,将病人转诊到专科接受专科戒烟咨询与治疗。

转诊标准:

a. 某些反复复吸者,单纯靠简单戒烟干预不能戒烟者。

b. 使用辅助戒烟药物,出现不能处理的副反应,特别是使用安非他酮者。

c. 戒烟者出现较严重的戒断症状时,如出现抑郁症的典型症状。

2. 酗酒的行为矫正

(1) 酒的危害:酒是乙醇,其分子量很小,能穿透人体内组织细胞膜,对所有器官发生影响。医学上曾用酒作为止痛剂、麻醉剂、兴奋剂、消毒剂、溶剂,都取得了满意的效果。酒可以提供热能,还可以通过解除人的抑制和焦虑,提高兴奋性而增加性欲,但饮用过量的酒反而会使性活动能力失败。酒还能刺激消化道,产生食管炎、胃炎、胰腺炎。在围产期饮酒的妇女常发生胎儿畸形。酒也损伤精子,从而使胎儿痴呆。酒中的乙醇等物质对细胞有一定的毒性,它在肝脏中被氧化成乙醛,进而生成 CO_2 和水,这一化学过程要消耗肝细胞内很多的酶蛋白质,久之便会损伤肝脏,产生脂肪肝、肝硬化和肝癌。酒还可以损伤心肌细胞,使心肌纤维化,产生心肌炎。长期饮酒对脑细胞也有急性抑制作用和慢性毒性作用。交通意外事故中的 55% 是由酒后驾车引起的。

(2) 限酒的问题:无节制的嗜酒、饮酒和酗酒,对人体有百害而无一利,且易导致车祸、行为失当、家庭矛盾及诸多社会问题,必须坚决地加以制止。由于饮酒已成为人类社会生活的传统习惯,喜庆、聚会必不可少的重要形式和内容,故不必戒断,而应加以节制。科学研究证实,饮用天然的红葡萄酒,每天饮用量不超过 3 两(约含乙醇 50 g 左右),对人体健康有利,可以起到对心血管系统的保护作用。过量则会使危害性增高。由于每个人对乙醇的耐受度差异很大,故应根据具体情况适当限制酒的饮用量,以免造成身体伤害。

3. 睡眠习惯的调整　正常规律的睡眠对保持身心健康是重要的。长期严重失眠对人体健康是不利的。睡眠过多或过少均对健康不利。有人经过连续6年的纵向调查发现:每晚睡眠超过10小时的成人,死亡率要比每晚睡7~8小时的人高80%;每晚睡眠少于6小时的成人,死亡率也比每晚睡7~8小时的人高80%。有动物实验证明,禁食25~30天的犬不至于死亡,但剥夺睡眠120小时,便会引起犬的死亡。

正常的睡眠对健康的重要意义在于:睡眠时身体各种生理活动和神经系统、脑的活动都在进行调节,身心得到休息。每个人的睡眠时间因人、因时、因地而各不相同,如果用精确的时间长短来衡量睡眠是否充足,可能有些机械。一般以睡眠起床后全身轻松、头脑清醒、疲劳消除、精力恢复作为睡眠充足的标准。大部分成年人需要保证每天8小时的睡眠时间。老年人的新陈代谢减慢,体力活动减少,则睡眠时间较一般成年人少,每日大约需要4~6小时。由于各种原因造成的入睡困难、睡眠不深、早醒,以致睡眠不足称为失眠。睡眠过度则以异常过多的睡眠为特点,常见于脑部疾病和内分泌代谢性疾病;睡眠呼吸暂停综合征(SAS)指夜间睡眠时发生的,30次以上并至少持续10秒钟的呼吸暂停,多发生于中等肥胖者,常伴有昼夜多睡,肺通气不良;睡眠行为障碍还有睡眠时发作性异常:包括睡行症、夜惊梦魇、遗尿等。当出现失眠或睡眠行为障碍后,应积极治疗并设法调整。

(1) 生活起居要有规律:尽可能在同一时间按时就寝,按时起床,长期坚持下去形成习惯,甚至是条件反射。如果病人有严重失眠的现象,中午应避免睡着,可以躺在床上闭目休息,防止因中午睡觉而晚上失眠的现象出现。

(2) 消除各种不利于睡眠的因素:睡前应开窗通风,保持居室的空气清新,关闭门窗保持居室的安静,避免强烈的灯光刺激,可以打开台灯或地灯,调整好被褥和枕头及睡眠的姿势;睡前避免吃得过饱,不喝浓茶、咖啡;睡前情绪要保持平稳,防止过分激动、紧张;睡前还应避免大量饮水防止夜尿过多。

(3) 做些有利于睡眠的活动:晚饭后应稍活动,如散步、打太极拳;睡前用温水泡脚或洗温水澡;上床前可以饮用一杯牛奶有利于睡眠。

(4) 学会诱导睡眠:在睡觉之前忘掉不愉快的事情,调整自己的情绪;睡前可听一些舒缓的音乐或催眠曲;自己学会使用默记数的方法诱导睡眠。

(5) 根据医嘱适当用药:如果病人连日休息不好,情绪不稳,血压出现增高的趋势时,应考虑服用镇静安眠药。在医生的指导下,根据不同的失眠类型选用药物,但镇静安眠药不可长期服用。

4. 不良用药行为的矫正　据世界卫生组织统计,因不合理用药而导致住院病人发生药物不良反应的比例为10%~20%,其中5%的病人因严重的药物不良反应而导致死亡。不良用药行为的表现形式多种多样,如不重视药物的副作用,重复用药,看广告用药,效仿他人用药,在非正规医疗机构用药,多科就诊跨科多处方用药,使用非有效期内药品,剂量不准确,服药方法和方式不当或未完全按服药要求用药等。上述用药行为,皆属于不合理用药,结果均会造成用药者身体和经济的损害,严重者还可能危及用药者的生命。

矫正方法:强化安全、合理用药知识的教育,将药品知识教育纳入健康教育的内容。使患者了解自己的病情,了解常用药物的药理作用、毒副作用,帮助识别不合理用药。

(周玲　张开金)

第六章 健康管理策略与实践

健康管理大体由健康恢复、健康维护、健康促进三大部分组成,具体包括健康咨询、健康体检、健康治疗和健康数据库管理等。健康管理的基本程序包括信息收集、风险评估、健康改善。

在收集个人健康信息管理的基础上,通过疾病危险性评价模型分析计算,得出按病种的疾病危险性评价报告。健康管理者及个人能够清楚地了解个人患慢性病的危险性。一旦明确了个人患慢性病的危险性及疾病危险因素分布,健康管理服务即可通过个人健康改善的行动计划及指南对不同危险因素实施个人化的健康指导。

此外,健康管理还可汇总、评价群体健康信息,作出人群健康管理咨询报告,为企事业单位提供人群健康需求的参考信息。

第一节 健康管理策略概述

健康管理的基本策略是通过健康信息收集、健康风险评估和健康干预,控制健康风险,达到维护健康的目的。健康管理的表现形式在发达国家主要有生活方式管理、需求管理、疾病管理、灾难性病伤管理、残疾管理和综合的群体健康管理等。

1. 生活方式管理 生活方式管理主要关注健康个体的生活方式、行为可能带来的健康风险,这些行为和风险将影响他们对医疗保健的需求。生活方式管理使用对健康或预防有益的行为塑造方法,促进个体建立健康的生活方式和习惯,以减少健康风险因素。它要帮助个体作出最佳的健康行为选择,调动个体对自己健康的责任心,通过采取行动降低健康风险和促进健康行为来预防疾病和伤害。因此,生活方式管理的效果取决于如何使用行为干预技术来激励个体和群体的健康行为。生活方式管理的策略也可以是其他健康管理的基本组成成分。

2. 需求管理 以人群为基础,通过帮助健康消费者维护健康以及寻求适当的医疗保健来控制健康消费的支出和改善对医疗保健服务的利用。需求管理试图减少人们对原以为必需的、昂贵的和临床上不一定有必要的医疗保健服务的使用。需求管理使用电话、互联网等远程病人管理方式来指导个体正确地利用各种医疗保健服务满足自己的健康需求。

3. 疾病管理 疾病管理着眼于一种特定疾病,如糖尿病,为患者提供相关的医疗保健服务。目标是建立一个实施医疗保健干预和人群间沟通、与强调病人自我保健重要性相协调的系统。该系统可以支持良好的医患关系和保健计划。疾病管理强调利用循证医学指导和增强个人能力,预防疾病恶化。疾病管理以改善病人健康为基本标准来评价所采取行动的临床效果、社会效果和经济效果。

4. 灾难性病伤管理 灾难性病伤管理是疾病管理的一个特殊类型,它关注的是对健康危害十分严重,医疗卫生花费巨大的"灾难性"疾病或伤害。如为患癌症、肾衰竭等病伤的病人及家庭提供各种医疗服务,要求高度专业化的疾病管理,解决相对少见和高价的问题。通过帮助协调医疗活动和管理多维化的治疗方案,灾难性病伤管理可以减少花费和改善结果。综合利用病人和家属的健康教育,病人自我保健的选择和多学科小组的管理,使医疗需求复杂的病人在临床、财政和心理上都能获得最优化结果。

5. 残疾管理　试图减少工作地点发生残疾事故的频率和费用代价,并从雇主的角度出发,根据伤残程度分别处理以尽量减少因残疾造成的劳动和生活能力下降。残疾管理的具体目标是:①防止残疾恶化;②注重残疾人的功能性能力恢复而不仅是病人疼痛的缓解;③设定残疾人实际康复和返工的期望值;④详细说明残疾人今后行动的限制事项和可行事项;⑤评估医学和社会心理学因素对残疾人的影响;⑥帮助残疾人和雇主进行有效的沟通;⑦有需要时考虑残疾人的复职情况。

6. 综合的人群健康管理　综合的群体健康管理是通过协调以上五种健康管理策略,来对人群中的个体提供更为全面的健康和福利管理。这些策略都是以人的健康需要为中心而发展起来的,有的放矢。

健康管理在中国还处于起步阶段,多数健康管理公司主要开展了生活方式管理、需求管理和疾病管理等。随着健康管理在中国发展,灾难性病伤管理、残疾管理和综合的群体健康管理也会逐步开展。

第二节　生活方式管理

生活方式,即人们采取的生活模式,包括饮食结构、工作、睡眠、运动、文化娱乐、社会交往等诸多方面。它以经济为基础,以文化为导向。其核心要素是生活习惯,受人文的价值观、道德伦理等的影响较大,与健康密切相关。过重的压力造成精神紧张,不良的生活习惯,如过多的应酬、吸烟、过量饮酒、缺乏运动、过度劳累等,都是危害人体健康的不良因素。

生活方式管理是通过健康促进技术,来保护人们远离不良行为,减少健康危险因素对健康的损害,预防疾病,改善健康。它的核心就是通过科学的方法指导或帮助人们矫正不良生活方式。

对于一个人来说,要改变过去几十年的生活行为是一件非常不容易的事情,试图通过泛泛的健康教育、健康指导、健康咨询等方式改变人们的生活方式的效果不尽如人意。提倡好的健康生活方式,我们不但要有一个良好的意愿,还要有一个坚定的决心,同时,也要有一个科学的方法。这就需要我们去不断地学习,去认识自己,掌握科学的健康生活方式知识和自我改善的技能,建立良好的生活方式,为提高全人群的健康贡献一份自己的力量。

一、生活方式管理的特点

1. 以个体为中心,强调个体的健康责任和作用　由于不同的文化背景使人们在情趣、爱好、嗜好、价值取向方面有所不同,因而生活习惯、风度、气度也有所差异,生活方式是由我们自己来掌控的,选择什么样的生活方式纯属个人的意愿。我们可以告诉人们哪些是有利于健康的生活方式,应该坚持,比如运动、戒烟,不挑食等等。我们也可以通过多种方法和渠道帮助人们作出决策,比如访谈、讲座、俱乐部,提供条件供大家进行健康生活方式的体验,指导人们掌握改善生活方式的技巧等等,但这一切都不能替代个人做出选择何种生活方式的决策。

2. 以健康为中心,强调预防为主　在健康管理过程中,要始终贯穿以人的健康为中心,树立科学的生活方式、构筑健康的"四大基石",即合理膳食、适量运动、戒烟限酒、心理平衡。预防是生活方式管理的核心,其含义不仅仅是预防疾病的发生,还在于逆转或延缓疾病的发展历程。我们能够通过对自己生活方式的调整,适当采取保健措施,来达到最大限度促进自身健康的目的。

3. 形式多元化,强调综合性 在实际应用中,生活方式的管理可以以多种不同的形式出现,也可以融入健康管理的其他策略中去。例如,生活方式管理可以纳入疾病管理项目中,用于减少疾病的发生率,或降低疾病的损害;可以在需求管理项目中出现,帮助人们更好地选择食物,提醒人们进行预防性的医学检查等。不管应用了什么样的方法和技术,生活方式管理的目的都是相同的,即通过选择健康的生活方式,减少疾病的危险因素,预防疾病或伤害的发生。

二、健康行为改变的技术

生活方式管理可以说是其他健康管理策略的基础。其中生活方式的干预技术在生活方式管理中举足轻重,有四种主要技术,即教育、激励、训练和营销,常用于促进人们改变生活方式。①教育:是传递知识,有助于人们确立态度,改变行为。②激励:通过正面强化、反面强化、反馈促进、惩罚等措施进行行为矫正。③训练:通过一系列的参与式训练与体验,培训个体掌握行为矫正的技术。④营销:利用社会营销的技术推广健康行为,营造健康的大环境,促进个体改变不健康的行为。单独应用和联合应用这些技术,可以帮助人们朝着有利于健康的方向改变生活方式。

行为改变理论发展的超理论模式已经被广泛研究和应用,超理论模式认为健康行为的改变和进步要经历几个阶段。行为阶段模型认为,可以把人的行为分割成一些阶段,每个人处于不同的阶段中。而且,人们可以在不同的阶段之间移动,来实现期望要做的行为。用行为阶段模型设计的干预措施,是在不同的行为阶段采取特定的干预。

1. 行为改变阶段 已得到广泛认可的行为改变五个阶段:考虑前期阶段、认真考虑阶段、准备阶段、行动阶段和维持阶段。也有人分为五期,即意向前期、意向期、准备期、行动期和维持期,见图 6-1。

(1) 考虑前期阶段(意向前期):是指当事人并没有打算在近期内改变自己的某种行为方式,他们通常会把改变的期限定为 6 个月内,处于"考虑前期阶段"的人们一般并不认为他们的行为方式存在着什么不妥——即便在别人(如他的家人、员工等)看来问题已经非常严重。

(2) 认真考虑期(意向期):是人们往往已经意识到他们的行为方式存在着很大的问题,而且准备在近期内(一般为 6 个月)对自身行为做出改变。

(3) 准备阶段(准备期):是人们希望马上改变自身行为方式(通常期限在下个月内),或者是目前他们已经在尝试着对自身行为方式做零星的改变,例如减少了每天的吸烟量或是偶尔参加一些体育活动。

(4) 行动阶段(行动期):是人们往往会为自己指定某个指标水平(如每周锻炼 3 次,每次 20 分钟或者更长时间,或是 6 个月内不吸烟),并积极地改变着自身行为。

(5) 维持阶段(维持期):当一个人对自身行为的改变已经维持一段时间(在实际操作中我们通常把这一时间定为 6 个月或更长),我们就认为它目前处于维持阶段。

大量研究成果把这五个阶段的发生定义为一个循环往复的过程,这似乎更为恰当。人们会以各自不同的速度,在这几个阶段中一遍又一遍地循环重复。通常人们处于前几个阶段的时间会相对长一些,而且往往会在行动阶段或维持阶段功亏一篑,而不得不再次重复前边的几个阶段,即考虑前期阶段、考虑阶段、准备阶段。

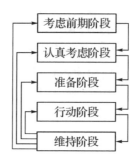

图 6-1　行为改变模式阶段

2. 方法　确定某个人所处的行为改变阶段,可以让我们了解他的行为改变的动机就绪状态,然后就可以确定适合这个人的干预措施和方法。通常帮助人们改变行为的方法有意思觉醒、情感唤起、自我再评价、环境再评价、自我解放、帮助的人际关系、反制约、增强管理、刺激控制和社会解放等(参见"心理学")。

表 6-1 是以增加身体锻炼为例,说明行为改变的 5 阶段,以及相对应的行为改变的 10 个方法。

表 6-1　把改变阶段模型用于增强病人的身体锻炼的方法

行为改变阶段	问题	改变行为的方法
考虑前期阶段 (意向前期)	没有考虑要增加身体锻炼	分析目标行为的积极和消极方面,并提供简单的信息(意识觉醒、情感唤起)
认真考虑阶段 (意向期)	想要增加身体锻炼	鼓励和帮助人们作出承诺,增加自我效能,选定锻炼课程(社会解放)
准备阶段 (准备期)	询问医生,并考察锻炼场所	确定目标,确定开始锻炼时间和锻炼方式,利用社会支持(帮助的人际关系),利用刺激控制
行动阶段 (行动期)	参加锻炼场所活动	评价人们的目标实现程度,给人们提出建议应对疲劳、不适、缺乏动机的方法。对高自我效能的人们表示出赞扬(增强管理、反制约、刺激控制)
维持阶段 (维持期)	在 6 个月内,每周 3 次去锻炼场所锻炼身体	评价人们各种应对方法的有效程度,调整锻炼目标和锻炼方法

另外,当当事人认为另外某个人或某些人希望他参与某项特定的健康行为活动时,他就会深受鼓舞并积极地开始该项活动,而且无论如何当事人都会尽全力实现那个人的意愿。当一位"极为重要的人士"有能力影响他人的行为时,我们就说这个人拥有"参考力量"。"专业人士"更有可能拥有参考力量,因为他们的当事人不仅会认为他们的建议可行,而且会认为他们很仁慈,值得钦佩,容易接近。

三、生活方式管理的策略和步骤

第一步　收集资料，了解生活方式。

在进行生活方式管理前，首先要了解管理对象的生活方式，包括饮食、起居、运动、娱乐、爱好等。同时，还要了解管理对象的价值取向和对健康行为的态度等。

1. 饮食　食物结构、进食频率和量、口味等。

2. 运动　运动项目、频率和量等。

3. 起居　作息时间。

4. 嗜好　是否吸烟，吸烟的品种、每天吸的量，开始吸烟的年龄，吸烟的年限等。是否饮酒，酒的品种、每天饮的量，开始饮酒的年龄，饮酒的年限等。

第二步　评估行为危险因素。

根据管理对象的生活方式，分析判断存在的健康危险因素，如高脂饮食，钠盐摄入过多，蔬菜水果摄入不足，不参加运动等。膳食评估见第三章和第十章。

第三步　判断行为改变所处阶段。

在使用行为改变阶段模型时，要通过评估确定管理对象所处的行为改变阶段，应该先做一些小调查(比如简短的谈话，或问卷调查)来了解人们处于哪个行为改变阶段。然后，针对每个具体的人所处的阶段，确定有针对性地帮助他改变行为的方法。比如：

"这个人是不是读过与身体锻炼有关的文章，对身体锻炼有多深的了解？"(如果答案是"否"，就可以采用意识觉醒方法)

"这个人是不是相信锻炼身体能让他更健康？"(如果答案是"否"，就可以用自我再评价方法)

还可以要求参与者做一份问卷调查表，回答问题。以运动为例：

(1) 我现在不锻炼。　　　　　　　　　　　A 是；B 否

(2) 我打算在未来的 6 个月内开始锻炼。　　A 是；B 否

(3) 我现在就在进行有规律的锻炼。　　　　A 是；B 否

(4) 我已经进行有规律的锻炼并保持了 6 个月。　A 是；B 否

根据问卷答案判断：

如果第 1 题为"是"，并且第 2 题为"否"，那么阶段为意向前期。

如果第 1 题为"是"，并且第 2 题为"是"，那么阶段为意向期。

如果第 2 题为"否"，并且第 3 题为"否"，那么阶段为准备期。

如果第 3 题为"是"，并且第 4 题为"否"，那么阶段为行动期。

如果第 3 题为"是"，并且第 4 题为"是"，那么阶段为维持期。

把行为改变阶段与行为改变方法密切地结合起来，只有这样才能有效地帮助人们从一个行为阶段转变到下一个行为阶段。

在实际工作中，阶段评估仅适用于对管理对象初次进行行为干预的行为所处阶段评估。多数情况下阶段评估以沟通方式完成，不宜过多使用问卷(问卷仅适合规模调查或某一特定评估)。过多使用问卷调查会增加管理对象合作的障碍，口头沟通形式更有利于健康管理师了解具体情况，包括管理对象个人对事物的认识、理解和态度，而问卷无法替代人与人的沟通。此外，面对面的沟通增进彼此了解，有利于管理对象建立良好的依存性。

第四步　制定和实施保健计划。

提出分阶段计划,并与管理对象进行沟通。在管理对象接受行为改变的建议并尝试进行行为改变后,为管理对象制定该行为改变的阶段计划,有利于行为的进一步改善。

在计划实施过程中,将行为的改善与管理对象本人的自我主观感觉和相关指标改善相联系,有利于增强管理对象执行计划的信心,也利于提高计划的执行率。

行为改变跨理论模式在健康心理学上用于解释和预测一个人完成指定的行为改变是成功还是失败,比如养成不同的习惯,分为五个阶段(考虑前期阶段、认真考虑阶段、准备阶段、行动阶段和维持阶段)。以上阶段计划可因人而异,但最重要的是需要健康管理师与管理对象充分沟通,讨论计划的可行性以及可能遇到的障碍,确保计划的实施。阶段间隔时间以1~2个月为宜,过短管理对象行为未改变,过长不利于该计划的落实。而在评估后行为改变过程中阶段的分段并不明显,而且各阶段的分段也因人而异,一小部分人因健康需求高和实施条件成熟,行为改变进入维持期较快;但大部分人在接受第一次的健康教育至最后的行为进入维持期需要相当长的时间,其中与其健康状况及周围支持有关,健康状况差的、周围支持环境好的,改变快。健康状况一般的人,改变该行为的意愿不强烈,周围支持环境又一般,尤其是工作中单位领导和同事的支持度对管理对象行为改变的影响较大。

四、生活方式管理实施

【案例 6-1】　刘某,男,54 岁,某公司高管,某健康管理公司会员。体检结果:血压 152/100 mmHg;BMI 30;TC 4.31 mmol/L, TG 6.45 mmol/L, HDL - C 0.78 mmol/L, LDL - C 4.14 mmol/L;B 超提示脂肪肝,胆囊炎。

健康管理师通过初次与刘总沟通发现:刘总对自己血压情况不知晓,只是在工作劳累后或季节变化有头昏感觉 3 年,既往未参加体检。

【策略】

(一)饮食管理

第一步　调查了解生活方式

1. 24 小时饮食结构　见表 6-2。

表 6-2　刘某 24 小时饮食结构

餐次	就餐时间	主食	荤食	蔬菜/水果	其他	就餐地点
早餐	7:30	面条 3 两	猪腰花 1 两			小餐馆
中餐	12:00	米饭 4 两	扣肉 2 两	青菜 0.5 两		单位食堂
			红烧肉 3 两	木耳 0.5 两	白酒:8 两	工作应酬
晚餐	7:00	无	红烧鱼 2 两	芹菜 0.5 两		
			对虾 2 两			

注:以上饮食情况每周有 4~5 天

2. 个人饮食喜好　口味重,喜食油腻食物,如红烧肉、扣肉和腌制品,不喜欢食用蔬菜和水果。由于家人都在外地工作,自己一人,平时饮食不规律,从来不在家吃饭。

3. 个人运动情况　基本不运动。有时也有去运动的想法,但从未行动。

第二步 评估行为危险因素

高脂饮食,钠盐摄入过多(目前无具体标准,根据本人提供的口味和饮食偏好判断),蔬菜水果摄入不足,不参加运动。

第三步 判断行为改变所处阶段

1. 会员刘总目前处于考虑前期阶段(意向前期),在这个阶段的行为改变方法,是鼓励他思考,而不是让他去做改变。

2. 措施 采用意思觉醒、情感唤醒和自我再评价的方法。

(1) 本人对该危险因素的理解和认识:高脂饮食属于不健康习惯,会影响健康,但具体影响什么方面不清楚,也未将自己目前的健康状况与高脂饮食相联系。

(2) 家人和朋友态度:知道刘总的饮食习惯不好,但不知道如何劝说,也未过多建议其改变。

(3) 交谈:详细介绍《中国居民膳食宝塔图》中肉禽类的每天摄入量,将刘总目前的肉禽类摄入量与此进行比较,加深其对自身荤食摄入量过多的理解,目前每天的量是"推荐量的2~3倍",给其留下深刻印象。

将高脂饮食与其目前健康状况相联系,因为长期摄入荤食,导致饮食中脂肪比例增加,体重增加而肥胖,引起身体不适。如果不进行控制,长期高血压会导致身体器官的损害,如中风,冠心病,高血压肾病等,给其留下印象"我的高脂饮食与我现在的身体指标不好有关",促进健康需求形成—本人有改变"高脂饮食"的想法。

(4) 家人和单位支持:在充分取得会员本人同意的情况下,将其现状与家人和单位领导进行沟通,取得他们的理解和支持,为会员下一步此行为改善提供支持环境。

第四步 制订和实施保健计划

提出分阶段计划,并与会员进行沟通。在会员接受行为改变的建议并尝试进行行为改变后,为会员制定该行为改变的阶段计划,有利于行为的进一步改善。

1. 内容

(1) 让会员学会自我判断每天摄入的荤食量,减少每次就餐量,如每顿减少1/3或少吃几块荤食。

(2) 会员与健康管理师沟通确定本月荤食每日摄入量,通过半年至一年的时间,在原基础上下降50%(不宜较快达到标准量,这样易反弹,因为会员往往因为指标改善后生活方式又回到以前,甚至更多,不利于健康行为的养成)。

(3) 就餐地点的调整,尽可能在家就餐,或增加在家就餐次数,每周不少于2天。

(4) 应酬时食量能在原基础上减少摄入量30%。

(5) 减少饮酒量。

2. 措施

(1) 在日常随访中,跟进会员对此危险因素改变的想法,并了解近期饮食情况。

(2) 通过跟进血压情况,了解会员对血压的关注程度,加深行为改变对血压控制的主观认识。

(3) 进行适当指导,强调措施的可行性和易接受性,如每次少吃一口荤食,多吃一口蔬菜,以减少脂肪摄入和增加脂肪的分解等。

(4) 多方面收集会员饮食信息,不仅听本人反映,还要听家人或同事对其饮食的反映。

（5）对会员取得的任何进步给予积极肯定，并及时向家人或单位进行反馈，以取得会员进一步改变行为的决心。

（二）运动管理

运动管理较饮食管理更难，因为运动的行为建立更需要支持环境。

第一、二步同饮食管理。

第三步　判断行为改变所处阶段。

1. 会员刘总目前处于考虑前期阶段（意向前期），在这个阶段的行为改变方法，是鼓励他思考，而不是让他去做改变。

2. 措施　采用意思觉醒、情感唤醒和自我再评价的方法。

（1）本人对该危险因素的理解和认识：不运动会增加体重，但不知道对血压也有影响。

（2）家人和朋友态度：无法改变，他就是不喜欢运动，总不能天天拉他去运动吧。

（3）交谈　运动对健康的影响，运动与体重的相关性，运动与血压的关系，运动后控制体重，提高血管的弹性，可降低血压，等等。促进健康需求形成——本人有改变"运动对我有好处"的想法。

（4）家人和单位支持　在充分取得会员本人同意的情况下，将其现状与家人和单位领导进行沟通，取得他们的理解和支持，为会员下一步此行为改善提供支持环境。

家人可充当运动伙伴，提醒和陪同其完成每周的运动计划。单位可考虑建立运动活动室、组织运动比赛或提供健身场所的健身卡，以体现单位对员工运动的重视和关注。

这两项支持工作对于会员运动习惯的培养和运动的坚持性有很大的帮助，运动难以坚持的原因：运动伙伴少，运动地点的便利性，运动与工作时间相冲突等。因此，运动的启动难，坚持更难。

第四步　制订和实施保健计划。

提出分阶段计划，并与会员进行沟通。在会员接受行为改变的建议并尝试进行行为改变后，为会员制定该行为改变的阶段计划，有利于提高行为的进一步改善。

1. 内容

（1）介绍哪些活动对血压改善有利，对体重控制有利。

（2）每周散步一次。

（3）会员与健康管理师沟通确定本季节运动计划，并开具运动处方。

表6-3　运动处方

姓名：刘＊＊　性别：男　年龄：　54岁　日期：2022-05-10

身高：1.70 m　体重：85 kg

运动目的：减轻体重，降低血压，联合药物使血压控制达标

运动内容：有氧运动　如：快走或慢跑

运动强度：心率在110～120次/分

运动时间：40～50分钟

运动频度：每周3次

注意事项：锻炼时感觉轻松或吃力，可以适当调节运动强度或时间。每周适当增加运动量。运动中或运动后，身体有不适，应停止运动。锻炼期间应当控制饮食，注意膳食平衡

处方者签名：梅＊＊　　　　　　　　　　　处方接受者：刘＊＊

(4) 每天有一定的体力活动,"日行一万步,天天好血压"提供各种活动的千步换算方法。

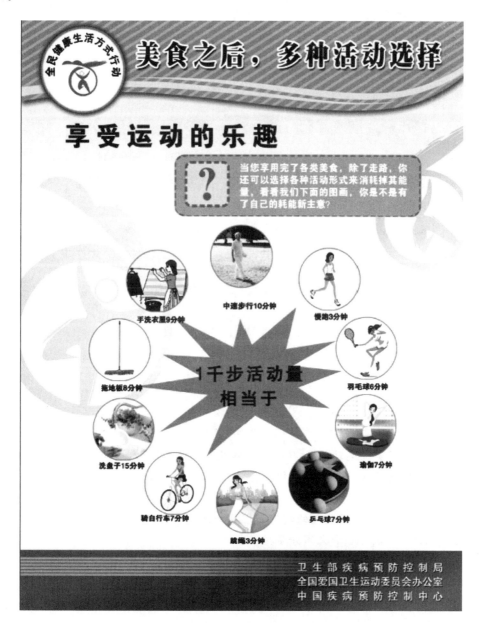

图 6-2 千步换算方法

(5) 一年内达到规律运动(每周三次以上,每次 40 分钟以上,中等强度的体育运动)。

2. 措施

(1) 在日常随访中,跟进会员对此危险因素改变的想法,并了解近期运动情况。

(2) 通过跟进血压情况,了解会员对血压的关注程度,加深行为改变对血压控制的主观认识。

(3) 进行适当指导,强调措施的可行性和易接受性,如每周饭后散步一次,坚持一个月,将运动情况进行记录(表 6-4)。

表6-4 "健走,保护我们的心脏"运动记录表

星期日	星期一	星期二	星期三	星期四	星期五	星期六
						1 😎🙂😐
2 😎🙂😐	3 😎🙂😐	4 😎🙂😐	5 😎🙂😐	6 😎🙂😐	7 😎🙂😐	8 😎🙂😐
9 😎🙂😐	10 😎🙂😐	11 😎🙂😐	12 😎🙂😐	13 😎🙂😐	14 😎🙂😐	15 😎🙂😐
16 😎🙂😐	17 😎🙂😐	18 😎🙂😐	19 😎🙂😐	20 😎🙂😐	21 😎🙂😐	22 😎🙂😐
23 😎🙂😐	24 😎🙂😐	25 😎🙂😐	26 😎🙂😐	27 😎🙂😐	28 😎🙂😐	29 😎🙂😐
30 😎🙂😐	31 😎🙂😐					

😎 运动充分:连续运动30分钟以上,行程4 km以上,达到有效运动强度

🙂 运动达标:运动时间累计30分钟以上或行程累计3 km以上,达到有效运动强度

😐 运动不足:有运动,时间累计小于30分钟或行程累计小于3 km

(4) 多方面收集会员运动信息,不仅听本人反映,还要听家人或同事对其运动的反映。

(5) 对会员取得的任何进步给予积极肯定,并及时向家人或单位进行反馈,以取得会员进一步改变行为的决心。

现在已经一年了,前几天刘总的健康管理师回访,又跟他聊起这一年的感受,刘总觉得有必要把自己这一年的体验和大家分享:

"经过去年2个月的干预,体重和指标都正常了,当时心里很高兴,虽然很认同健康管理师的生活方式管理理念,但是毕竟只有2个月的时间,对于这个理念的长期效果还是有点不放心。但过了这一年的自我管理阶段,可以告诉大家,我们都应该关注自己的健康,关注自己的生活方式,健康是属于自己的。

完成了2个月的干预后,我就正式进入了生活方式管理的第三阶段——自我管理阶段。虽说是自我管理,但是健康管理师还是每半月对我进行'督导'。

现在我的生活方式变化表现为:

(1) 饮食规律:以前三餐中早餐是最不规律的,基本上上班时间早餐是能免就免,而晚餐由于应酬,则是饱餐的最好时候,估摸着当初的体重和'三高'就在这种方式下养成的。

(2) 参加运动:自从体重上去以后,喜爱的踢球等运动已是有心无力,现在有机会就找球友切磋,没有机会就自个儿爬爬楼梯或者打打太极,有时候一家人散散步也是不错的选择。

（3）自我管理：在干预的 2 个月里，特别是刚开始那会儿还是有点不适应，因为毕竟生活方式的改变是一个有点痛苦的过程，再加上对健康管理师的这套方式不熟悉，首先自己的思想上就有一种对立的情绪，但是在健康管理师的再三督促下，每日汇报三餐和运动、饮水情况。当第一周腰围就瘦下去以后，自我感觉这套方法可行，值得一试，所以越到后来，我越是自觉。现在基本上是自己主动与健康管理师沟通，饮食、运动等方面自己都比较注意。现在体重的控制对我而言已经不是问题了。

这一年的调整，使我受益很多。不仅身体健康，生活规律，更加关键的是不光是我而是我们一家人都懂得了什么是健康的生活方式，懂得了如何生活才能让全家人更健康、更快乐。健康的生活就是最美的！"

第三节　疾病管理

一、疾病管理的概念

疾病管理是基于"预防疾病要比治疗疾病的花费要低"这一理念建立的。它是以疾病发展的自然过程为基础的、综合的、一体化的保健和费用支付管理体系。其特点是以人群为基础，重视疾病发生、发展的全过程，提供全方位的疾病诊断、治疗、监测、维护服务（如疾病高危人群的识别和管理，患病后的临床诊治、疾病状况的监测、生活方式干预和改善、其他疾病并发症的风险评估预防与治疗、疾病的自我维护与监测、相关医学和健康知识的普及和教育等），帮助病人控制病情的发生发展，防止病情的恶化及并发症的出现，提高病人和家人的生活质量。强调预防、保健、医疗等多学科的合作，强调个人积极参与和自我管理，提倡资源的及早利用，减少非必需的发病之后的医疗花费，提高卫生资源和资金的使用效率。

美国疾病管理协会（DMAA）对疾病管理的定义为：疾病管理是一种通过整合性医疗资源的介入与沟通来提高病人自我管理效果的管理系统。

疾病管理的目标是通过健康产业链的各组织和部门相互协作，提供持续、优质的健康保健服务，提高成本效益，并在此基础上提高疾病好转率和目标人群的生活质量，以及对健康保健服务的满意度。

二、疾病管理特点

疾病管理为患有特定疾病（慢性病）的人提供需要的医疗保健服务，主要是在整个医疗服务系统中为病人协调医疗资源。它强调病人自我保健的重要性，实质上是病人自我管理。病人必须监督自己疾病进展，在各个方面改善自己的行为，如坚持服药、饮食和症状监控等。病人必须每天和医护人员交流自己的疾病状态。

1. 目标人群是患特定疾病的个体。

2. 不以单个病例和（或）其单次就诊事件为中心，而是关注个体或群体连续性的健康状况与生活质量，这也是疾病管理与传统的单个病例管理的区别。

3. 医疗卫生服务及干预措施的综合协调至关重要。疾病管理关注健康状况的持续性改善过程，而多个服务提供者的医疗卫生服务与干预措施的一致性需要协调。

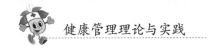

三、疾病管理的策略和步骤

根据国外经验,整个疾病管理的计划包括设计、实施、评价和推荐四个阶段。其中以病人为中心的管理团队模式,强调疾病管理责任师的特殊作用、患者自我管理和家庭社会支持的作用,强调个性化的综合干预。开展疾病管理的步骤如下:

1. 筛查病人　通常可用以下几种方法:①可从已建立的健康档案中找出所要管理的患者,进行登记和核实,最好是将健康档案与社区常规的诊疗信息系统连接起来,开展持续性保健服务;②对常规体检发现属于管理范围的病人进行登记等;③对常规门诊就诊的、属于管理范围的病人进行登记等;④其他途径的筛查,如流行病调查等。

疾病管理目标人群为:①疾病的高危人群;②疾病患者。对高危险度、高医疗费用的人群开展早期预防和治疗,开展疾病管理。确定高危险人群首先要对患者的风险度进行评价,患者患其他疾病的风险度以及患疾病本身并发症的风险度。

最适合疾病管理的疾病,必须满足以下的基本条件:

(1) 依照循证医学,容易并能够制定疾病治疗和预防指南的疾病。

(2) 结果是可以衡量的。

(3) 五年内容易看到成效。

(4) 耗费医疗成本极大的疾病。

依照国内外的文献,最为适合疾病:糖尿病,心脏病,脑卒中,癌症,哮喘,前列腺疾病,皮肤疾病和心理健康疾病如抑郁症等。次适合的疾病为:高血压、肾脏透析、药物滥用和消化性溃疡、AIDS等。据相关资料,通常选择高血压、糖尿病、哮喘、抑郁症等疾病作为管理疾病。这些疾病往往医疗费用较高,但是通过对病人进行健康教育和医生的培训,会大大提高治疗效果,提高患者治疗的依从性,减少并发症和死亡。

2. 管理病人分层　为确定随访的频率、干预的方式和干预的强度,将精力放到危险度高、自我保健意识差的人群上,将预备管理的病人进行分层。确定病人个体危险(情感和心理,功能状况,社会工作和支持系统,经济状况,环境,健康行为和知识,病史,医疗状况,疾病过程等),对危险程度进行分级(层),一般分3~5层即可。以高血压为例,可这样分为三层:一层为血压大于140/90 mmHg,并且有并发症和相关临床情况的高血压患者;二层为没有并发症的和相关临床情况,血压大于140/90 mmHg 的高血压患者,没有定期监测血压;三层为所有其他的高血压病人。

3. 制订保健计划　针对每个患者的实际情况,在患者的共同参与下一步一步地设立小的具体的目标,逐步达到最终的目标。目标设定要具有可行性,要十分具体、清楚,可操作。一次不要设定太多的目标,最好一次一个目标。如指导患者减重,可定为把早餐的油条改为馒头或面包。

管理好患者不仅仅是科学,还是科学和艺术的结合。每个居民的问题都不一样,有些人是忘记服药,有些人是怕药物有副作用而不服药物。健康管理师要学会与患者沟通的技能,建立良好的医患关系,这样患者的依从性就会加强,制订的保健计划才有针对性,体现个性。

4. 执行保健计划、定时随访　对疾病管理患者定时随访内容包括健康教育、临床用药指导、健康行为生活方式建立,如患者是否减少了盐的摄入、是否戒烟等。

(1) 方法:常见的疾病管理干预方式有电话咨询指导、邮寄健康教育材料或上网阅读和上门家访。危险度低的患者可采用邮寄健康教育的文字材料或上网阅读的干预方式。这种方式成本最低,但干预效果也较差。多数患者的管理采用电话干预的方式,电话干预成本中等,效率高,干预效果中等至高。采用电话干预每个人占 20 分钟左右。上门家访的方式成本高,但干预效果好。由于这种方式很费人力、物力,建议用于行动困难的老年人、残疾患者或有非凡困难的家庭。

(2)患者自我管理:疾病管理成功的要害是患者的自我治理能力的提高。患者的自我管理能力都包括哪些方面呢？以高血压为例,患者的自我治理能力主要包括:对自己血压监测的能力,患者对自己血压评估的能力,患者对药物作用及副作用的简单了解,患者用药物依从性的能力,患者把握行为矫正的基本技能,选择食物、进行体育锻炼的能力,戒烟、戒酒、减重、压力管理的技能,寻求健康知识的能力和就医的能力。

(3)培训:理解和贯彻医学会、社区卫生协会制定的有关技术指南和规范,是医生培训的主要内容。技术指南提供的信息具有权威性,是根据大量循证医学研究的结果由专家集体论证达成一致的建议。因此,医生应把握技术指南的精神并应用到医疗实践中,这样才能给患者提供最好的医疗保健。

(4)协调:协调卫生保健服务是疾病管理的重要内容,要为患者建立转诊和急诊通道。当病情需要转诊时,基层医生要把握转诊的标准。疾病管理责任师应为患者建立双向转诊的通道,为患者进一步到上级医院就诊提供方便,减少不必要的重复检查,节省卫生经费。

在这个环节中,疾病管理责任师起了至关重要的作用,担负的职责:与患者沟通,与医生和患者共同制订个体化的疾病防治计划,健康教育,危险因素干预,连续观察患者病情及治疗依从性的变化,了解患者需求并及时向医生反馈患者病情,帮助患者提高自我管理以及获得家庭和社会支持等。疾病管理责任师要为患者提供更多的健康教育和更多的疾病预防知识,尽可能改变患者的不良生活方式,减少疾病危险因素的危险。

5. 疾病管理效果评价 测量结果对于疾病治理成功与否也是十分重要的。这些反馈的结果对于找出管理的不足,提高疾病管理质量十分有帮助。评价干预效果应测量以下几方面:

(1)临床结果:测量临床指标、并发症、发病及死亡情况等。

(2)经费结果:测量医疗费用、住院、急诊和门诊次数、误工天数、生活质量。

(3)行为结果:测量患者和医生的依从性、患者的自我治理能力。

(4)服务质量结果:测量患者的满足度、医生的满足度和治理者的满足度。

疾病管理发展到今天,方法和策略已经标准化,但管理的技术还在不断地发展。疾病管理的目标人群主要针对的是患病的人群,因此从社区全人群的健康目标出发,疾病管理还要从个体转向以人群为基础的健康管理。

四、疾病管理实施

以高血压病人个体管理实施方案为例。

第一步 收集临床评估资料,筛选病人。应用个人健康档案、健康检查记录、慢性病病人门诊随访记录、高血压规范管理随访监测记录表中信息。

1. 评估是否为易患个体。

2. 确定是否为原发性高血压。

3. 排除继发性高血压。

第二步 患者血压水平分级。根据病人血压水平,按表 6-5 诊断、分级。

表 6-5 血压水平的定义和分类

类别	收缩压(mmHg)	舒张压(mmHg)
理想血压	<120	<80
正常血压	<130	<85
正常高值	130～139	85～89
1 级高血压(较轻)	140～159	90～99
亚组:临界高血压	140～149	90～94
2 级高血压(中度)	160～179	100～109
3 级高血压(重度)	≥180	≥110
单纯收缩期高血压	≥140	<90
亚组:临界收缩期高血压	140～149	<90

第三步 完善相关检查。做相关检查,收集资料(表 6-6)。

1. 明确有无心血管疾病危险因素。

2. 明确是否存在靶器官损害及并存的相关疾病。

表 6-6 高血压患者预后的影响因素

心血管疾病的危险因素	靶器官损害	并存的临床情况
Ⅰ.用于危险性分层的危险因素 收缩压和舒张压的水平(1～3 级) 男性>55 岁 女性>65 岁 吸烟 总胆固醇>5.7 mmol/L (220 mg/dl) 糖尿病 早发心血管疾病家族史(发病年龄<50 岁,女性<65 岁) Ⅱ.加重预后的其他危险因素 高密度脂蛋白胆固醇降低 低密度脂蛋白胆固醇升高 糖尿病伴微白蛋白尿 葡萄糖耐量减少 肥胖 以静息为主的生活方式 血浆纤维蛋白原增高	左心室肥厚(心电图、超声心动图或 X 线) 蛋白尿和/或血浆肌酐浓度轻度升高 106～177 mmol/L (1.2～2.0 mg/dl) 超声或 X 线证实有动脉粥样斑块(颈、髂、股或主动脉) 视网膜普遍或灶性动脉狭窄	*脑血管疾病 　缺血性卒中 　脑出血 　短暂性脑缺血发作(TIA) *心脏疾病 　心肌梗死 　心绞痛 　冠状动脉血运重建 　充血性心力衰竭 *肾脏疾病 　糖尿病肾病 　肾功能衰竭(血肌酐>177 mmol/L 或 2.0 mg/dl) *血管疾病 　夹层动脉瘤 　症状性动脉疾病 *重度高血压性视网膜病变 　出血或渗出 　视盘水肿

第四步 确定危险分层。根据患者血压水平分级、心血管疾病的危险因素、靶器官损害(TOD)、并存的临床情况(ACC)和患糖尿病与否作判断(表6-7)。

表6-7 高血压危险分层

其他危险因素和病史	血压(mmHg)		
	1级 SBP 140～159 或 DBP 90～99	2级 SBP 160～179 或 DBP 100～109	3级 SBP≥180 或 DBP≥110
Ⅰ.无其他危险因素	低危	中危	高危
Ⅱ.1～2 个危险因素	中危	中危	很高危
Ⅲ.≥3 个危险因素或靶器官损 害或糖尿病	高危	高危	很高危
Ⅳ.并存临床情况	很高危	很高危	很高危

第五步 制定个体管理方案,实施随访管理。疾病管理责任师收集病人生活行为方式,根据患者血压级别和其他危险因素情况,进行患者危险分层,并按危险分层情况,制定健康保健计划,实行分级随访和管理。按分级管理的频次,监测患者的血压、各种危险因素、临床情况、疗效、相关生活行为因素。

1. 一级管理

(1)管理对象:男性年龄低于55岁,女性年龄低于65岁,高血压1级,无其他心血管疾病危险因素,按照危险分层属于低危的高血压患者。

(2)管理要求:至少3个月随访一次,了解血压控制情况,针对患者存在的危险因素情况采取非药物治疗为主的健康教育处方。当单纯非药物治疗6～12个月效果不佳时,增加药物治疗。

2. 二级管理

(1)管理对象:高血压2级或1～2级同时有1～2个其他心血管疾病危险因素,按照危险分层属于中危的高血压患者。

(2)管理要求:至少2个月随访1次,了解血压控制情况,针对患者存在的危险因素采取非药物治疗为主的健康教育处方,改变不良生活方式。当单纯非药物治疗3～6个月效果不佳时,增加药物治疗,并评价药物治疗效果。

3. 三级管理

(1)管理对象:高血压3级或合并3个以上其他心血管疾病危险因素或合并靶器官损害或糖尿病或有并存的临床情况,按危险分层属于高危和很高危的高血压患者。

(2)管理要求:至少一个月随访一次,及时发现高血压危象,了解血压控制水平。加强规范降压治疗,强调按时服药,密切注意患者的病情发展和药物治疗可能出现的副作用,发现异常情况,及时向患者提出靶器官损害的预警与评价,督促患者到医院进一步治疗。

第六步 效果评估。

1. 根据个体情况,每半年到一年做一次。

2. 进行眼底和实验室检查复查。

3. 进行生活质量评估。

4. 进行危险因素评估。

5. 方法

（1）根据血压控制情况进行评估，分为优良、尚可和不良。

（2）根据危险分层标准进行重新评估。

（3）根据重新评估的级别出具个体管理方案。

【案例 6 - 2】　某贸易公司中层，王经理，男，50 岁，同事说其血压高，本人拒绝参加单位年度体检，不接受健康管理。

【具体步骤】

1. 通过同事，走近会员

（1）通过王经理要好的同事刘经理了解王经理本人对血压的健康意识，王经理曾测量过血压，也知道自己血压高，但担心检查会查出问题，因此不愿意参加体检，也不愿意接受健康管理师的血压监测。

（2）通过刘经理当面介绍，让王经理接受健康管理师的面访。

（3）当面了解王经理本人对高血压的认识。其有高血压家族史，兄妹均有高血压，且控制不佳。本人拒测血压是因为担心血压测出偏高。

（4）向王经理介绍正确的高血压知识，高血压虽然可怕，但如果将血压控制在正常范围内，并发症发生率会减少，消除王经理的顾虑；并以其周围熟悉的同事例子告诉会员重视血压管理，不同处理方式不同的结果。"如贵单位李群，血压也高，但他通过规律服用药物和改变生活方式（降低口味），增加运动，其目前血压控制在正常范围。而贵单位马波，因长期高血压未重视，从来不测血压，也没有经过正规治疗，突发性心肌梗死倒在家里的浴缸里，当年也仅有 53 岁，正当年就走了，很可惜。"（以上两个例子，均是该会员所熟悉的同事）

（5）取得会员初步信任，测得初次血压。对会员进行血压基本知识教育：血压值范围和测血压注意事项（如休息 5 分钟，坐直，不抽烟后 30 分钟，首次测双臂各两次，每侧计算平均值后，使用一侧偏高的血压作为本次血压值，并要求记住下次测同一侧手臂血压，这样具有可比性）。对本次测得的血压是属于哪个范围进行评估等。

2. 跟踪血压，记录数据并制作曲线图，提高血压认知　使用一个月的时间多次跟踪血压，每周一次，了解血压值；了解会员对血压的健康意识改变，缓解紧张情况，接受血压监测的医疗行为，鼓励会员自测血压并记录，制作血压监测图（表 6 - 8、图 6 - 3），让其了解自身血压水平，提高对血压认知。

表 6 - 8　王经理血压监测记录结果

日期	时间	收缩压（mmHg）	舒张压（mmHg）	心率（次/分）
2020/4/1	9:30	146	84	82
2020/4/1	15:00	150	98	84
2020/4/2	10:00	148	86	83
2020/4/2	15:30	150	90	86
2020/4/3	9:30	136	88	82
2020/4/3	15:20	142	92	85

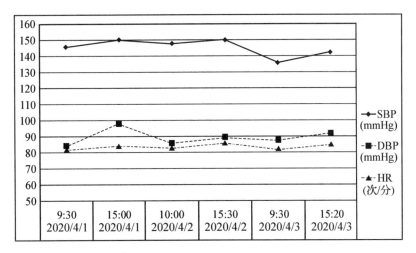

图6-3 王经理血压监测记录结果曲线图

3. 发现健康问题,建议及时就医,通过协助就医,建立依存性 在血压监测过程中,健康管理师发现会员有脉搏短促现象,建议会员就诊,并安排就医有关事宜,如联系心脏科专家。

就诊当天,健康管理师陪同,协助办理手续,心脏科专家通过听诊、辅助心电图结果,诊断王经理高血压病,且室性二联律,治疗方案降压以保护心脏,医嘱:贝那普利1片,每日1次,口服;美托洛尔,25 mg,每日2次,口服。

4. 做好药物管理,了解副作用及疗效,及时调整治疗方案 会员服药后三天内,健康管理师监测血压及有无咳嗽等药物副作用。会员反映血压无明显改善,有咳嗽,会员自认为咳嗽与其吸烟有关,向会员解释为贝那普利为长效药,需要一周以上的时间才能发挥作用。

一周后血压有所下降,但会员出现头部不适症状,立即协助联系专家,专家了解其现阶段血压值,建议美托洛尔减半使用,头部不适由于血压降低后导致机体不适应,减少药物剂量使血压较前有所上升。药物调整后第三天,头部不适症状好转,但咳嗽仍然存在,立即考虑到为贝那普利副作用,遂联系专家重新进行药物调整,将贝那普利调整为非洛地平缓释片,美托洛尔不变。非洛地平缓释片使用两天后咳嗽症状开始好转,一周后完全无咳嗽,且血压较初诊时有所下降,头部不适感消失。

5. 药物治疗稳定后启动健康生活方式管理

(1) 调查生活方式:通过前一阶段的工作,会员开始接受健康管理师,建立了良好的依存性,有了一定的健康意识和健康知识,药物治疗后血压开始稳定,可以开始健康生活方式管理。

通过访谈形式了解会员的生活方式,如饮食情况、吸烟情况、运动情况、饮酒情况、睡眠情况等,以及会员对这些生活方式的认识程度。

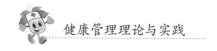
表6-9 个人健康及生活方式信息记录表

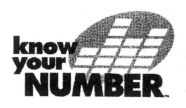

个人健康及生活方式信息记录表

欢迎你加入KYN健康管理服务，我们尊重你个人的隐私权，你所提供的信息将仅用于与你健康有关的服务，在未经你同意的情况下，任何其他个人或单位都不会获得与你个人有关的信息。

KYN 个人编码 □□□□□□

A 一般信息

姓名：	性别：	出生日期：____年___月___日	联系电话：
工作单位：		通讯地址：	邮编：
KYN服务单位编码：		KYN服务单位名称：	
KYN服务医生编码：		KYN服务医生姓名：	民族：
您目前的职业是：		婚姻状况：	文化程度：

B 目前健康状况及家族史

一、目前健康状况

1. 你目前及曾经患有以下何种疾病？

(1)慢性支气管炎□	(2)肺气肿□	(3)哮喘□	(4)高血压□	(5)脑出血□
(6)脑血栓□	(7)冠心病□	(8)高血压性心脏病□	(9)肺心病□	(10)先心病□
(11)其他心脏病□	(12)1型糖尿病□	(13)2型糖尿病□	(14)乳腺癌□	(15)前列腺癌□
(16)肺癌□	(17)乳腺增生□	(18)其他_____		

2. 心电图诊断		
①房颤	□是	□否
②左心室肥大	□是	□否

续表 6 - 9

3. 如果您是女性,请回答以下问题		
初潮年龄(岁):	绝经年龄(岁):	结婚年龄(岁):

生每个孩子时您的年龄:1. _____ 2. _____ 3. _____ 4. _____ 5. _____

乳腺癌家庭史: (没有请填"0")	1. 您的母亲、姐妹及女儿中有多少人曾患乳腺癌？	
	2. 您的祖母、外祖母、姑姨、侄女、外甥女中是否有人曾患乳腺癌？ ☐是 ☐否 ☐不知道	
	3. 您的表姐妹中是否有人曾患乳腺癌？ ☐是 ☐否 ☐不知道	

您做过子宫切除术吗？　　　　　　　　　　　　　　　　☐是 ☐否

您多长时间做一次乳腺自我检查？　　☐每月 ☐每隔数月 ☐每年 ☐很少或从未做过

距上一次医生或护士给您检查乳腺有多长时间了？
　　　　　☐少于一年 ☐1年前 ☐2年前 ☐3年前 ☐从未做过

您是否在服用雌激素类的药物？　　　　　　　　　　　☐是 ☐否
如是,服用多长时间了(年)？　　　　　　　　　　　　　　　　　　_____年

4. 如果您是男性,请回答以下问题		

距上一次医生给您做前列腺检查有多长时间了？
　　　　　☐少于一年 ☐1年前 ☐2年前 ☐3年前 ☐从未做过

前列腺癌家族史	1. 您的父亲、兄弟及儿子中是否有人曾患前列腺癌？ ☐是 ☐否 ☐不知道
	2. 您的祖父、外祖父、侄子、外甥中是否有人曾患前列腺癌？ ☐是 ☐否 ☐不知道
	3. 您的表兄弟中是否有人曾患前列腺癌？ ☐是 ☐否 ☐不知道

二、家庭史		
请问你的亲属中是否有人曾患有以下疾病？		
糖尿病	1. 父母、兄弟姐妹、子女	☐是 ☐否 ☐不知道
	2. 如是,是否有人在40岁以前？	☐是 ☐否 ☐不知道
	3. (外)祖父母、叔舅、姑姨、侄子(女)、外甥(女)	☐是 ☐否 ☐不知道
	4. 表兄妹	☐是 ☐否 ☐不知道
冠心病	1. 父母	☐是 ☐否 ☐不知道
	2. 如是,是否有人在50岁以前？	☐是 ☐否 ☐不知道
中风	1. 父母	☐是 ☐否 ☐不知道
	2. 如是,是否有人在60岁以前？	☐是 ☐否 ☐不知道
高血压	1. 父母、兄弟姐妹、子女	☐是 ☐否 ☐不知道
	2. (外)祖父母、叔舅、姑姨、侄子(女)、外甥(女)	☐是 ☐否 ☐不知道
骨折	父母及(外)祖父母中是否曾有人有过非外力性的骨折？	☐是 ☐否 ☐不知道
肺癌	1. 父母、兄弟姐妹、子女	☐是 ☐否 ☐不知道
	2. (外)祖父母、叔舅、姑姨、侄子(女)、外甥(女)	☐是 ☐否 ☐不知道

续表 6-9

C 膳 食

食 物 名 称		平均食用次数			每次食用量
		每天	每周	每月	
谷 类	大米类:米饭、米粥、其他				两
	面粉制品:馒头、烙饼、面包、面条、包子、饺子、其他				两
	其他粮谷:小米、玉米、燕麦、荞麦、红薯、其他				两
肉 类	猪肉及制品				两
	牛羊肉及制品				两
	禽肉及制品				两
鱼及水产品					两
蛋类及制品					个
奶及奶制品					杯
干豆品	干豆类:黄豆、绿豆、蚕豆、豌豆等				两
	豆制品:豆腐、豆浆、各种豆制品				两
新鲜蔬菜					两
新鲜水果及果汁					两
咸菜					两
糖					两
酒 类	白酒				两
	啤酒				杯
	葡萄酒				两

您自己认为您的口味是: 轻□ 适中□ 重□

油炸及多脂类食品食用习惯是: □(多≥5次/周) □中(2~4次/周) □少(0~1次/周)

注:请选用一种最接近你食用次数的表示方法。如:你不每天吃米饭,但每周吃5次,即填每周一栏。

D 生活方式

一、吸烟情况		
1. 你现在吸烟吗?	2. 您平均每天抽多少支香烟?	___支/天
	3. 您平均每月抽烟叶或自制卷烟的量是多少?	___两/月
□是 请回答第2~5题	4. 你是多大年龄开始吸烟的?	___岁
	5. 你已经吸烟多少年了?	___年
□否 请回答9和10题	6. 如果戒烟,您是多大年龄戒的烟?	___岁
	7. 戒烟前2年,您平均每天抽多少支香烟?	___支/天
	8. 戒烟前2年,您平均每月抽烟叶或自制卷烟的量是多少?	___两/月
□戒烟 请回答第4~10题	9. 和您在一起工作的同事或一起生活的家人中是否有人吸烟? □是 □否	
	10. 如果是,您平均每周和他们待在一起的时间是:□1~2天 □3~6天 □7天	

在了解情况基础上：

1）现场简单评估该会员生活方式，指出其存在的问题。

2）评估会员生活方式中的危险因素，并进行行为阶段分析。

表 6－10　现场评估会员生活方式

现状	评估标准	评估结果
饮食情况		
每天平均荤菜摄入 5 两	≤150 g/天	荤食摄入过多
口重，喜食腌制品和小菜	≤6 g/天（钠盐）	钠盐摄入过量
蔬菜摄入量每天小于 4 两	≥400 g/天	蔬菜与水果摄入不足
无水果	≥200 g/天	中度饮酒
每周饮白酒 3 次，每次 5 两	<25 g/天（乙醇量）	
运动情况	每周 3 次，每次 30 分钟以上，中度强度	无运动
无运动		
吸烟情况		
每天 10 支，吸烟 20 余年	不吸烟	吸烟，吸烟指数：200
睡眠情况		
每天夜间 2～3 点睡眠，睡眠时间 4.5～5 小时，质量可		生活不规律

（2）制订和实施保健计划

1）与会员进行当面个人健康管理计划沟通，就存在的问题和本阶段目标/措施达成共识，对暂时不能达到的目标暂不考虑。双方就计划本阶段可行措施达成共识，对可能影响计划实施的难点进行分析，并建议会员的同事和家人对该计划给予实施支持（如家人或同事共识，饮食可及性，充当运动伙伴等），争取会员周围环境对会员的支持，提高计划可行性。

2）制定个人阶段健康管理计划表，列出健康危险因素。

3）跟踪会员计划实施情况，对遇到的困难进行分析，如运动不能坚持，因为会员无运动伙伴，联系家人，建议家人从关心的角度出发，先陪同运动让其建立运动行为，家人表示支持并开始执行。

个人健康管理计划

一、健康问题诊断

高血压。

二、药物情况

抗高血压用药（非洛地平缓释片 5 mg，每天一次；美托洛尔缓释片 47.5 mg，每天一次）

副作用：目前暂无。

药物疗效观察：通过血压监测进行。

三、疾病控制状态

药物正在调整中，目前尚未达到控制标准（BP<140/90 mmHg）。

四、本阶段存在与血压和心血管疾病相关的危险因素

1. 口味重；
2. 中度饮酒；
3. 吸烟；
4. 无运动；
5. 生活不规律。

五、近阶段目标和措施分解(近三个月)

1. 药物使用　按医嘱服药,每天晨起服药
2. 定期监测血压　每周监测一次,固定时间,自测血压两次,取平均值并记录
3. 危险因素控制
(1) 减轻口味:每周小菜摄入量在原有的基础上减少1/3。
(2) 减少饮酒:每周饮酒量不超过10两(尽量每次减少饮酒量)。
(3) 减少吸烟量:增加每支烟蒂长度。
(4) 增加运动:每周晚饭后散步一次,时间不限。

六、完善相关检查

进行高血压心血管意外事件风险度评估。通过前期建立的依存性,向会员介绍心血管意外事件风险评估的内容及意义,取得会员的认同,并提出相应的要求,如完善相关检查,并做个体风险度评估。

列出相关检查项目(如下)、检查注意事项、费用和检查医院,提高会员接受该检查的配合度。在检查过程中,就事务问题做及时协调。

相关检查项目:
(1) 肝功能全套；
(2) 肾功能全套；
(3) 血脂四项(TG、TC、HDL、LDL)；
(4) 尿微量白蛋白；
(5) 颈动脉B超；
(6) 超声心动图。

检查后,及时跟踪检查结果,及时完成评估报告(表6-11),并尽快向会员反馈。

表6-11　高血压危险度分层评价表

会员姓名:王××　　　　性别:男　　　　年龄:50岁　　　　会员号:

心血管病的危险因素		靶器官的损害(TOD)		并存的临床情况(ACC)	
收缩压:160 mmHg 舒张压:110 mmHg 收缩压和舒张压水平(1~3级)		左心室肥厚(心电图、超声心动图:LVMI、X线)	√	脑血管病(缺血性卒中史、脑出血史、短暂性脑缺血发作史)	
男性>55岁		动脉壁增厚:颈动脉超声IMT≥0.9 mm或动脉粥样硬化性斑块的超声表现	√	心脏疾病(心肌梗死史、心绞痛、冠状动脉血运重建、充血性心力衰竭)	

续表 6－11

心血管病的危险因素			靶器官的损害（TOD）	并存的临床情况（ACC）	
女性＞65岁			血清肌酐轻度升高 男 115～133 μmol/L 女 107～124 μmol/L	肾脏疾病 ＊糖尿病肾病 血肌酐—男性＞133 μmol/L 女性＞124 μmol/L 蛋白尿＞300 mg/24 h ＊肾功能衰竭血肌酐＞177 μmol/L	
吸烟		√	微量白蛋白尿 30～300 mg/24 h	外周血管疾病	
血脂		参考值	白蛋白/肌酐比 男性≥2.5 mg/mmol 女性≥3.5 mg/mmol	视网膜病变:（出血或渗出、视盘水肿）	
胆固醇	5.89	≥5.7	√		
LDL-C	3.9	＞3.3			
HDL-	0.89	＜1.0			
早发心血管病家族史 一级亲属,发病年龄＜50岁		√	糖尿病 空腹血糖≥7.0 mmol/L 餐后血糖≥11.1 mmol/L		
腹型肥胖 WC 男性≥85 cm,女性≥80 cm或肥胖BMI≥28 kg/m²		√			
C 反应蛋白≥1 mg/d					

评价结果:危险分层:高危

七、定期完成年度体检,完成年度健康评估,制订下一年度健康管理计划,以此循环

经过五年的健康管理工作,目前,该会员对健康管理师依从性高,高血压专项知识知晓度高,有关高血压的危险因素控制,如口味较前清淡,基本符合中国居民膳食营养结构,戒酒,抽烟支数较前明显减少,且浅吸,烟蒂较长;每天上下班走路,约40分钟左右,睡眠时间调整至12点;血压控制在140/90 mmHg,血脂基本正常,血糖正常,按时服药,一年就诊心脏科专家一次,根据血压情况和专家意见进行药物调整,一年体检一次,向同事介绍健康管理和健康生活方式给其带来的益处。

第四节　需求管理

需求管理是通过专家咨询管理方式来指导个人恰当地选择种类繁多的营养保健食品、理疗仪器服务及医疗服务等。需求管理的实质是通过帮助消费者维护自身健康以及寻求

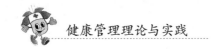

恰当的医疗保健,来控制健康消费的支出和改善对医疗保健的利用。需求管理通过电话、互联网等方式来指导个体正确选择医疗服务,如寻找手术的替代疗法、恰当的临床检查、合理而价廉的治疗药物等。

需求管理可以帮助解决一些就医和健康管理等方面的业务,如:

1. 电话咨询 临床、体检的结果解答、寻医问药。

2. 绿色通道 挂号、预约专家就诊、陪同就医、帮助取药、联系住院床位等。

3. 专家门诊 定专家、定时间、定地点。

4. 上门服务 定期派出专家到客户企业咨询、指导、检查、讲课等。

需求管理是一个动态的过程,它从需求确认开始,再需求分析,力图实现客户需求性的最佳结合。需求管理能够确保知道客户的需求是什么(质量);满足客户需求的最佳解决办法(统一性)。

【案例6-3】 就医服务

某外贸公司副总经理,男,50岁,长期驻国外工作,糖尿病5年,药物治疗加生活方式干预,有一定自我管理能力,主诉近期有眼部不适,本次回国要求就医。

具体计划和实施步骤

1. 安排全身体检计划和专科检查计划 目的是了解近阶段糖尿病控制情况,以及心血管危险因素的控制情况、有无糖尿病并发症。

(1) 拟定检查项目,并与专家确认检查项目。

(2) 与体检医院确认体检日期。

(3) 与会员联系,交待体检日期、检查项目和项目意义、项目费用和项目检查前的注意事项,准备检查所需的表格(一般采用体检医院表格)。

(4) 按约定的时间提前十分钟到检查医院。

(5) 按先后顺序和优先原则,合理安排检查项目,确保在最短时间内完成所有的检查。

(6) 领取体检报告。

2. 预约专科专家并陪同就医

(1) 预约内分泌科专家进行糖尿病治疗效果评估和下一阶段治疗方案确定:该会员血糖控制不佳;了解用药情况,发现药物使用的方法不正确,专家指导进行正确用药指导;生活方式干预措施较正规且方法正确,嘱继续进行。

(2) 预约眼科专家就诊眼部不适:眼底摄片正常,排除由糖尿病血糖控制不佳导致的视网膜病变。经检查,发现是由于晶体状病变而导致的不适,注意用眼卫生即可。会员就诊后情绪放松。

注意:就医过程中,注意协助会员向专家描述主诉,以帮助专家了解病情,并协助会员向专家了解病情及下阶段需要注意事项,做好专家和会员之间的桥梁作用。

3. 制定下阶段计划并跟踪

(1) 汇总本次体检结果,标记有意义的结果。

(2) 汇总本次就诊专家意见及注意事项。

(3) 作出本阶段初步评估,如病情评估。

(4) 制订下阶段个人健康管理计划,包括药物管理和非药物管理部分。药物管理部分标记目前使用药物名称、用法、用量和注意事项,尤其是副作用监测;需要定期进行血液复查的项目和检查时间;非药物管理部分标记本阶段生活方式,下一阶段目标及措施。

(5)定期与会员保持联系,了解计划实施情况,并及时评估和反馈给会员。

该会员经过药物正确用法调整后,血糖恢复正常,且眼部不适在注意用眼卫生后已得到好转。

附糖尿病检查项目及专科检查。

临床科室:内科、外科、眼科等;血常规;小便常规;大便潜血;肝功能全套;肾功能全套;血脂全套;肿瘤标记物(AFP、CEA、FPSA);B超:肝胆胰脾肾;心电图;胸片;晨尿白蛋白;颈动脉B超;眼底摄片;周围血管多普勒超声;超声心动图。

【案例6-4】 住院帮助

某公司中层经理,男,49岁,三个月前高血压并发冠心病行冠脉支架手术,术后常规使用降压降脂和溶栓治疗。会员来电诉出现黑便三次,本人有头昏感觉。建议会员立即去三级医院急诊。健康管理师随即赶往医院,医院血常规检查发现血色素已经降至6g以下,紧急留观,并建议住院治疗。

处理措施

1. 联系消化科病房,确认病床。

2. 协助家属办理住院手续。

3. 协助会员向管床医生描述病情。

4. 向诊疗组负责人了解本次治疗方案。

5. 协助安慰会员,并解释治疗方案,取得会员对治疗方案的认可和支持。

6. 跟踪会员病情控制情况。

7. 建议管床医生请心脏科会诊,了解溶栓药物本阶段治疗方案。

8. 向心脏科会诊医生了解会员病情及治疗方案。

9. 向会员解释心脏科意见。

10. 跟踪意见执行情况和效果。

11. 病情好转,准备出院。

12. 与诊疗组负责人了解出院后治疗方案和复查计划安排。

13. 复印有关住院期间检查结果。

14. 协助办理出院手续和费用结算。

15. 跟踪出院后治疗方案实施情况和效果。

16. 跟踪复查计划实施情况。

会员严格执行各项治疗方案和复查计划,一个月会员情况逐渐好转,血色素恢复正常,并已经上班。

【案例6-5】 工作场所装修后环境健康管理

某单位办公大楼新装修后一个月准备启用,会员单位要求健康管理公司制定和实话环境健康管理,确保搬新办公楼前环境指标达到国家标准。

具体计划和实施步骤

1. 与省疾病预防控制中心的环境卫生处工作人员联系,了解有关专业知识和行业情况,联系有关环境监测机关,了解单位资质,该项目操作流程和费用标准。

2. 联系环境整治单位,了解单位资质、项目操作流程和费用标准。

3. 书写项目计划书并提交会员单位。

2020 年华能南方工作场所装修后环境健康管理计划

一、目的

1. 通过专业检查,了解装修后工作场所环境是否达到规定的安全标准,并拟采取一系列措施确保环保达标

2. 通过专家讲座和健康宣传栏,传播环境健康知识,人人知晓知识,人人执行措施

二、时间

2020 年 7 月 1 日至 10 月 30 日。

三、地点

华能南方装修楼层。

四、措施

1. 前期工作

• 装修现场调查

• 省疾控中心环境专家沟通

• 专业环境检查机构筛选

2. 实施工作

• 向项目组递交计划

• 联系环境检测机构,提交检测时间及费用并由华能项目组确认

• 准备健康宣传栏

• 开展专题环境知识专家讲座

• 环境检测

• 领取检测报告

• 讨论后续措施

• 措施落实

• 环境再检测

3. 总结工作

• 总结报告

表 6 - 12 　时间进度表

阶段	内容	时间	完成情况	备注
前期工作	1. 装修现场调查	2020.7.2	完成	建议监测点见附件 1
	2. 省疾控中心环境专家专业知识沟通	2020.7.6	完成	
	3. 专业环境检查机构筛选	2020.7.6	完成	具体见附件 2

续表 6-12

阶段	内容	时间	完成情况	备注
实施工作	1. 向项目组递交计划	2020.7.9		
	2. 联系环境检测机构,确认检测时间及费用	2020.7.12		
	3. 准备健康宣传栏	2020.7.12~25		
	4. 开展专题环境知识专家讲座	2020.7.25~30		
	5. 环境检测	2020.7.28(初定)		
	6. 领取检测报告	2020.8.2		
	7. 讨论后续措施	2020.8.2~6		
	8. 措施落实	2020.8.9~10.20		
	9. 环境再检测	2020.10.28		
总结工作	1. 完成项目总结报告	2020.10.30		

南京××健康管理公司
2020.7.1

附件 1

项目经理建议监测点

楼层	办公室	监测点
主楼六楼	吴总办公室	2个
	副总办公室	2个
	总助	2个
	总经理办公室	1个
	会议室	1个
辅楼八楼	财务部	1个
	计划部	1个
	审计部	1个
	安全生产部	1个
	走廊	1个
	洗手间	1个
主楼五楼	事业部总经理	2个
	副总	2个
	大厅	3~4个
主楼四楼	江总办公室	1个
	副总	2个

续附件 1

楼层	办公室	监测点
	财务部	1个
	大会议室	1个
	会议室	1个
	朝北四个房间	1个
七楼	待定	
辅楼六楼	同8楼	6个
餐厅		3个
活动室		2个
门卫办公室		1个
六楼门厅		1个

共计　　　　　　　　　　　　42个

附件 2

环境检测机构筛选

1. 省疾控环境卫生科

单位性质:省疾控中心所属部门;

资质:××省质量监督局;

检查项目:甲醛、挥发性有机物、苯、氡;

费用标准:每个检测点1 000元。

2. ××省理化测试中心

单位性质:省科学技术厅的全民事业单位;

资质:××省质量监督局;

检查项目:甲醛、挥发性有机物、苯、氡;

费用标准:每个检测点300~400元。

注:专家推荐第二家。

3. 与会员单位项目负责人沟通具体要求和时间安排。

4. 确认项目计划书后,实施该项计划。

5. 联系环境监测机构,协调监测时间、监测点和监测前会员单位环境准备工作。

6. 跟踪监测结果。

7. 与会员单位保持联系,根据监测结果选择环境整治单位。

8. 与环境整治单位、会员单位项目负责人沟通整治方案和费用标准,制订整治计划。

9. 将整治计划送专家审核。

10. 实施整治方案。

11. 环境再次监测符合,通风至搬家;不符合,继续第二轮整治和监测。

12. 监测和整治过程中,准备环境健康的宣传栏和专家讲座。实施环境健康教育计划(宣传栏布置到位、组织专家讲座)。

××省理化测试中心检测报告

报告编号：SK(0NJS)第 1007083A　　　　　　　　　　第 1 页　共 3 页

样品名称	室内空气	样品数量	21
样品状态	液态、固态可检	样品编号	—
委托单位	南京华能南方实业开发股份有限公司	检测类别	委托
采样地址	江宁区解放路 20 号	规格型号或批号	
联系人信息	王强 13851604633	抽样地点	—
抽样依据	—	采样日期	2020 年 7 月 18 日
检测项目	甲醛、苯、TVOC	检测日期	7 月 18 日至 7 月 22 日
检测设备	VIS－723 可见分光光度计、岛津 GC－14C 气相色谱仪		
检测和判定依据	GB/T 18883－2002《室内空气质量标准》		
检测结论	经对室内空气采样并检验，江总办公室、鲁总办公室、小包间和五楼会议室的甲醛，四楼财务科、大包间、四楼大会议室、四楼小会议室和五楼办公室的甲醛、TVOC 不符合 GB/T 18883－2002《室内空气质量标准》，其他所有检测项目均符合 GB/T 18883－2002《室内空气质量标准》。		
备　注	1. 采样前房间封闭 12 小时(据委托方口述)； 2. 江总办公室、鲁总办公室均有旧板式家具，旧皮椅，有石膏板吊顶； 3. 江总办公室有旧皮沙发； 4. 四楼财务科有板式家具，有石膏板吊顶，有旧板式办公桌； 5. 大包间、小包间均铺有地毯，有板式背景墙，背景墙上贴有墙纸，有软包背景墙，石膏板吊顶，顶上局部贴有墙纸； 6. 四楼大会议室有板式办公桌，有皮质座椅，板式背景墙，局部有软包背景墙，石膏板吊顶； 7. 四楼小会议室、五楼办公室和辅八楼办公室有石膏板吊顶； 8. 五楼会议室有板式背景墙，有石膏板吊顶； 9. 已配有空白样； 10. 天气阴。		

编制：　　　　　审核：　　　　　批准：

签发日期：　　年　　月　　日

（检测报告专用章）

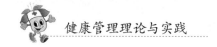

××省理化测试中心检测结果

采样点位	检测项目名称	国家标准/(mg/m³)	测量值/(mg/m³)	温度/℃	相对湿度/%	单项评价	测定仪器名称
江总办公室	甲醛	0.10	0.23	25.0	84.0	超标	VIS-723 可见分光光度计
	苯	0.11	0.02	25.0	84.0	合格	岛津 GC-14C 气相色谱仪
	甲苯	0.20	0.03	25.0	84.0	合格	岛津 GC-14C 气相色谱仪
	二甲苯	0.20	0.05	25.0	84.0	合格	岛津 GC-14C 气相色谱仪
	TVOC	0.60	0.47	25.0	84.0	合格	岛津 GC-14C 气相色谱仪
鲁总办公室	甲醛	0.10	0.18	25.0	85.0	超标	VIS-723 可见分光光度计
	苯	0.11	0.02	25.0	85.0	合格	岛津 GC-14C 气相色谱仪
	甲苯	0.20	0.03	25.0	85.0	合格	岛津 GC-14C 气相色谱仪
	二甲苯	0.20	0.06	25.0	85.0	合格	岛津 GC-14C 气相色谱仪
	TVOC	0.60	0.59	25.0	85.0	合格	岛津 GC-14C 气相色谱仪
四楼财务科	甲醛	0.10	0.38	24.5	83.0	超标	VIS-723 可见分光光度计
	苯	0.11	0.02	24.5	83.0	合格	岛津 GC-14C 气相色谱仪
	甲苯	0.20	0.03	24.5	83.0	合格	岛津 GC-14C 气相色谱仪
	二甲苯	0.20	0.14	24.5	83.0	合格	岛津 GC-14C 气相色谱仪
	TVOC	0.60	1.53	24.5	83.0	超标	岛津 GC-14C 气相色谱仪
大包间	甲醛	0.10	0.53	24.0	82.0	超标	VIS-723 可见分光光度计
	苯	0.11	0.06	24.0	82.0	合格	岛津 GC-14C 气相色谱仪
	甲苯	0.20	0.05	24.0	82.0	合格	岛津 GC-14C 气相色谱仪
	二甲苯	0.20	0.15	24.0	82.0	合格	岛津 GC-14C 气相色谱仪
	TVOC	0.60	1.86	24.0	82.0	超标	岛津 GC-14C 气相色谱仪
小包间	甲醛	0.10	1.06	24.0	83.0	超标	VIS-723 可见分光光度计
	苯	0.11	0.04	24.0	83.0	合格	岛津 GC-14C 气相色谱仪
	甲苯	0.20	0.05	24.0	83.0	合格	岛津 GC-14C 气相色谱仪
	二甲苯	0.20	0.07	24.0	83.0	合格	岛津 GC-14C 气相色谱仪
	TVOC	0.60	0.59	24.0	83.0	合格	岛津 GC-14C 气相色谱仪
四楼大会议室	甲醛	0.10	0.56	23.5	80.0	超标	VIS-723 可见分光光度计
	苯	0.11	0.05	23.5	80.0	合格	岛津 GC-14C 气相色谱仪
	甲苯	0.20	0.04	23.5	80.0	合格	岛津 GC-14C 气相色谱仪
	二甲苯	0.20	0.07	23.5	80.0	合格	岛津 GC-14C 气相色谱仪
	TVOC	0.60	1.02	23.5	80.0	超标	岛津 GC-14C 气相色谱仪

××省理化测试中心检测结果

采样·点位	检测项目名称	国家标准/(mg/m³)	测量值/(mg/m³)	温度/℃	相对湿度/%	单项评价	测定仪器名称
四楼小会议室	甲醛	0.10	0.26	23.4	81.0	超标	VIS－723 可见分光光度计
	苯	0.11	0.04	23.4	81.0	合格	岛津 GC－14C 气相色谱仪
	甲苯	0.20	0.04	23.4	81.0	合格	岛津 GC－14C 气相色谱仪
	二甲苯	0.20	0.07	23.4	81.0	合格	岛津 GC－14C 气相色谱仪
	TVOC	0.60	0.89	23.4	81.0	超标	岛津 GC－14C 气相色谱仪
五楼办公室	甲醛	0.10	0.11	23.5	77.0	超标	VIS－723 可见分光光度计
	苯	0.11	0.04	23.5	77.0	合格	岛津 GC－14C 气相色谱仪
	甲苯	0.20	0.02	23.5	77.0	合格	岛津 GC－14C 气相色谱仪
	二甲苯	0.20	0.05	23.5	77.0	合格	岛津 GC－14C 气相色谱仪
	TVOC	0.60	0.57	23.5	77.0	合格	岛津 GC－14C 气相色谱仪
	氨	0.20	0.57	23.5	77.0	超标	VIS－723 可见分光光度计
五楼会议室	甲醛	0.10	0.20	24.0	77.5	超标	VIS－723 可见分光光度计
	苯	0.11	0.05	24.0	77.5	合格	岛津 GC－14C 气相色谱仪
	甲苯	0.20	0.03	24.0	77.5	合格	岛津 GC－14C 气相色谱仪
	二甲苯	0.20	0.07	24.0	77.5	合格	岛津 GC－14C 气相色谱仪
	TVOC	0.60	0.57	24.0	77.5	合格	岛津 GC－14C 气相色谱仪
辅八楼办公室	甲醛	0.10	0.09	25.2	78.0	合格	VIS－723 可见分光光度计
	苯	0.11	0.002	25.2	78.0	合格	岛津 GC－14C 气相色谱仪
	甲苯	0.20	0.03	25.2	78.0	合格	岛津 GC－14C 气相色谱仪
	二甲苯	0.20	0.02	25.2	78.0	合格	岛津 GC－14C 气相色谱仪
	TVOC	0.60	0.24	25.2	78.0	合格	岛津 GC－14C 气相色谱仪
以下空白							

（沈玉梅　张开金）

第七章 健康管理评价与分析

健康管理是对个人及人群的健康危险因素进行全过程管理,是对健康危险因素监测、评价、干预循环的不断运行,实现三级预防,并通过健康教育,应用科学的、针对性的健康促进手段,结合健康保险,以有效利用有限的资源,达到最大健康效果的综合性管理活动。

其中健康管理的评价主要涉及生物学效应评价和卫生经济学评价两个方面。

第一节 健康管理生物学效应分析

健康管理生物学效应分析的内容主要包括生化、生理功能指标和疾病频率的测量评价,以及这些指标在不同干预措施人群之间的比较。

一、机体功能指标

生化和生理功能测量:反映各种功能的指标和方法很多,按其手段的类型可分为生理、生化、血液学、免疫学、影像学、遗传学、分子生物学等的检测指标和方法;按人体器官系统分,包括呼吸系统、消化系统、神经系统、造血系统、生殖系统等的功能检测。具体相关指标可参考临床医学相关书籍,来选择相应的生物学效果指标。

针对健康管理的生物学效果评价,往往要结合具体情况选择适合的评价指标。如欲评价对糖尿病患者实施健康管理的效果,可选择的评价指标有患者的身高、体重、腰围、臀围、血压、空腹血糖、餐后两小时血糖、糖化血红蛋白等机体功能指标进行生物学效果评价,同时也可选择疾病频率指标如糖尿病并发症情况来评价。如其中糖化血红蛋白是反映糖尿病病人 1～2 个月平均血糖水平的一项指标,因为影响空腹或餐后血糖的检测的因素很多,比如心情、饮食多少等等,糖化血红蛋白则较少受到上述因素的影响。因此,在糖尿病患者的健康管理效果评价中,糖化血红蛋白是适合的指标,最好控制在 6.5% 以下,如果超过 7%,发生并发症的危险性就会增大。再如肝癌病人的管理,影响原发性肝癌预后因素有:病期的早晚、治疗、机体的免疫功能、肝功能状态及病理,其中机体免疫功能正常,则肝癌的预后较好。癌前期细胞的恶化转化所产生的转肽酶(γ-GT)和碱性磷酸酶(ALP)明显升高者,手术后复发率高。甲胎蛋白(AFP)低于 1 000 μg/L 者,1 年存活率为 100%;AFP < 5 000 μg/L 者,1 年存活率为 75%;AFP > 5 000 μg/L,1 年存活率为 51.3%。同时肝功能状态也决定病人预后,如血清胆红素 > 17.1 μmol/L 者,2 年存活率为 5%。因此,在疾病健康管理过程中,相应机体功能指标是非常有效的评价指标。

同样,在预防性健康管理中,肿瘤的早期筛查工作十分重要,往往是预防和控制肿瘤发生、发展的最有效手段。因此,早期筛检的机体功能指标,特别是特异性标志物,是健康管理中的关键指标。例如广西地区属于原发性肝癌高发区,大量研究证实,在该地区筛查中,可以乙肝表面抗原和核心抗体作为初筛指标确定高危人群并进行健康监测,而对乙肝表面抗原和核心抗体均阳性者需进一步检查血清甲胎蛋白和肝脏 B 超,如果发现异常,需要定期复查,并结合其他临床检查尽早作出诊断和治疗。

二、疾病频率指标

疾病的界定和转归往往要依据机体功能指标的判断,借助这些指标的临界标准来测量人群疾病频率的发生情况,从而评价群体健康管理的效果。疾病频率测量常用的指标有:发病指标、疾病负担指标和死亡指标。

1. 发病指标　常用的发病指标有发病率、罹患率、续发率、累积发病率、发病密度等。

(1) 发病率(incidence rate):表示一定期间内(一般为一年),特定暴露或易感人群中某病新病例出现的频率。其公式表示为:

$$发病率 = \frac{一定期间某人群中某病新病例数}{同期暴露人口数} \times k$$

$k = 100\%,1\,000\permil$或$100\,000/10$万……

应用:它反映疾病发生的频率或强度,说明发病的危险性,可用于描述疾病的分布,探讨发病因素,提出病因假说,评价防制措施的效果。

注意事项:①分子是一定期间内的新发病例数。若在观察期间内同一个人多次发病,则应分别计为多个新发病例,而不是一个新发病例(如细菌性腹泻、流行性感冒等)。对发病时间难确定的一些疾病,可将初诊时间作为发病时间(如糖尿病、高血压等)。②分母是同时期暴露人口数,指有可能发生该病的人群,应该剔除那些在观察期间内不可能发病的人,包括因曾经患病或预防接种而获得免疫力的人和观察起始时正在患病的人。但实际工作中常不易做到,因此常用同时期的平均人口数近似地代替暴露人口数。③发病率可按不同特征(如年龄、性别、职业、种族、婚姻状况、病因等)分别计算,此即发病专率,如年龄别发病率。④应注意资料来源的准确性,否则会影响发病率计算的准确性。同时,在比较不同资料时,应考虑到年龄、性别等人口特征的构成,进行标准化。

如一个社区有居民100人,其中有2人在2017年以前就是高血压患者,而在2018年期间有4人发病。那么2018年该居民高血压发病率应该是4/(100−2)=4.08%。

(2) 罹患率(attack rate):与发病率在性质上完全一样,区别在于其观察时间较短(一般少于一年),可以小时、日、周、月为单位,也可以一个流行周期为阶段,使用比较灵活。常用于探讨暴发或流行的原因。

(3) 续发率(secondary attack rate,SAR):指在一个集体单位内(如家庭、病房、幼儿园班组、集体宿舍)发生传染病时,在该病最短潜伏期到最长潜伏期之间易感接触者中发生的病例数占所有易感接触者总数的比例。其公式表示为:

$$续发率 = \frac{一个潜伏期内易感接触者中发病人数}{易感接触者总人数} \times k$$

$k=100\%$。

应用:比较传染病的传染力大小,分析传染病的流行因素,评价卫生防疫措施的效果。

注意事项:在计算续发率时,须将原发病例从分子及分母中剔除;当需要分别计算第二代、第三代等不同代次的续发率时,就注意疾病患者"代次"的划分。

(4)累积发病率(cumulative incidence,CI):当研究人群的数量比较多,人口比较稳定,资料比较整齐的时候,无论其发病强度大小和观察时间长短,均可用观察开始时的人口数作分母,以整个观察期间的发病人数为分子,计算某病的累积发病率,一般用10万分率。其公式表示为:

$$累积发病率 = \frac{观察期内某病新发病例数}{观察时期可能发生该病的人数}$$

应用:累积发病率的量值变化范围为0～1,流行病学意义有赖于对累积时间长度的说明。它主要用于描述慢性病的发病情况。

注意事项:累积发病率的分母同样是暴露人群,但更强调是观察开始时的暴露人群,它经过一段特定观察期后,发生某病的频率,如某一年龄以前发生某恶性肿瘤的概率。

(5)发病密度(incidence density,ID):如果队列研究的观察时间比较长,就很难做到研究人口的稳定,观察对象可能迁移他处、因其他原因死亡或退出研究,造成各种失访,或有的新进入研究组。此时以总人数为单位来计算发病率则不合理,应以观察人时数(person-time,PT)作分母,计算发病密度。最常用的人时单位是人年(person year),以此求出人年发病率。一般用10万分率。其公式表示为:

$$发病密度 = \frac{观察期内某病新发病例数}{观察时期可能发生该病的人时数}$$

注意事项:人时计算可以用个人为单位、用近似法或用寿命表法来获得,取决于研究对象、研究资料的具体情况,可参考相关流行病学书籍。

例如,在绝经后妇女使用激素与冠心病关系的队列研究中,使用激素的观察人年是54 308.7人年,而观察期间冠心病发病例数为30例,则绝经后使用激素发生冠心病的发病密度为:(30/54 308.7)×10万/10万=55.2/10万。

上述发病指标可见,它们从本质上讲都是发病率,但是在具体定义的形式和应用上有所不同。罹患率强调观察时间短,往往在1年以内;续发率的特定观察时间是指某种传染病最短潜伏期到最长潜伏期之间;累积发病率强调观察人群稳定,且往往观察时间大于1年;而发病密度更适用于流动人群,以人时数作为分母而计算出发病率。在健康管理评价中,累积发病率和发病密度往往更适合,但计算上有些难度,而发病率计算简单,但是取决于资料来源的准确和完整。

2. 死亡指标 常用的死亡指标有死亡率、病死率、生存率和累积死亡率。

(1)死亡率(mortality rate):指在一定期间内(一般为一年),特定人群中总死亡人数与该人群同期平均人口数之比。其公式表示为:

$$死亡率 = \frac{某人群某时期总死亡数}{该人群同期平均人口数} \times k$$

$k = 100\%,1\ 000‰或100\ 000/10万……$

应用:反映一个人群总的死亡水平,用来衡量一个人群因病伤死亡危险性的大小;反映一个地区不同时期的居民健康状况和卫生保健工作水平,为该地区卫生保健工作的需求和规划提供科学依据。

注意事项:①用上述方法计算得到的是粗死亡率,由于没有考虑到不同国家(地区)、不同年代人口的年龄、性别等人口特征的构成不同,所以粗死亡率不能直接比较。必须进行人口特征(年龄、性别等)的调整,计算调整(或标准化)死亡率(SMR)后才可比较,以排除因年龄、性别构成不同所造成的假象。②死亡率也可按不同特征(如病种、年龄、性别、职业、种族等)分别计算死亡专率。某些病死率高的疾病(如恶性肿瘤、心肌梗死等),其死亡率与发病率十分接近,这时死亡率基本上可代表其发病率,而且准确性高于发病率,因此常用作病因探讨的指标。

(2) 病死率(fatality rate):表示一定时期内(一般为一年),患某病的全部病人中因该病而死亡的频率。其公式表示为:

$$病死率 = \frac{某时期内因某病死亡人数}{同期确认的某病病例数} \times k$$

$k = 100\%, 1\,000\%\cdots\cdots$

应用:表示确诊疾病的死亡概率;可表明疾病的严重程度,也可反映早期诊断水平和医疗水平;多用于急性传染病,较少用于慢性病。

注意事项:用病死率来评价不同医院的医疗水平时,应注意可比性。当某病死亡专率和发病专率均相当稳定时,两者相除可推算出病死率。

(3) 生存率(survival rate):指某病患者中,从病程某时点起,经若干年随访后尚存活的病人数所占的比例。其公式表示为:

$$生存率 = \frac{随访满 n 年尚存活的病例数}{随访满 n 年的病例数} \times k$$

$k = 100\%$。

应用:反映疾病对生命的危害程度;可用于评价某些病程较长疾病(如癌症、心血管疾病等)的远期疗效。

注意事项:研究生存率必须有随访制度。起始时间一般以确诊日期、手术日期或住院日期计算;结算时间一般以年为单位(如 1 年、3 年、5 年、10 年生存率等),也有以月、日为单位的(用于生存时间较短时)。

(4) 累积死亡率(cumulative mortality rate):指在一定时间内死亡人数占某确定人群人口数的比例。其公式表示为:

$$累积死亡率 = \frac{某人群某时期死亡人数}{该人群同期人口数} \times k$$

$k = 100\%$。

应用:常用于说明在某一年龄组以前死于某种慢性病的累积概率的大小。注意事项:有时可把各年龄组死亡专率相加得到累积死亡率,这时由于不受人口构成影响,两个累积死亡率可直接比较。

3. 疾病负担指标　常用的指标有患病率、感染率、病残率、潜在减寿年数、伤残调整寿命年。

（1）患病率（prevalence rate）：又称现患率，是指某特定时间内总人口中某病现患病例（包括新、旧病例）所占的比例。公式为：

$$患病率 = \frac{某时期特定人群中某病现患（新旧）病例数}{同期平均人口数} \times k$$

$k = 100\%$，$1\,000\permil$ 或 $100\,000/10$ 万……

应用：反映疾病现存状况；常用来表示病程较长的慢性病的发生或流行情况；可为医疗设施规划、估计医院床位周转、卫生设施及人力需求、医疗质量评价和医疗经费投入等提供科学依据。

注意事项：①患病率可按观察时间的不同分为时点患病率和期间患病率两种。其中，时点患病率较常用，理论上时点应是无长度的，但实际工作中常以不超过一个月为度。期间患病率的时间范围较长，通常超过一个月，但一般不超过一年。②患病率与发病率、病程的关系：患病率受两个因素影响，一是发病率，二是病程。对于慢性病，由于病程长，人群中病例数会年复一年地积累，导致患病率较高，甚至超过发病率；但对于急性病，多在较短时间内治愈或死亡，患病率则相对较低。当某地某病的发病率和病程在相当长时期内保持稳定时，患病率、发病率和病程三者的关系是：

$$患病率（P） = 发病率（I） \times 病程（D）$$

这可用于推算某些疾病的病程。如有人曾调查某地癫痫的患病率是 376/10 万，发病率为 30.8/10 万，则病程为 12.2 年。③患病率与疾病的诊断和治疗水平有关。④这里的患病率是指人群患病率，临床医生应注意其与门诊患病率和住院患病率的区别。后二者不具人群患病特点，且往往高于人群患病率。

（2）感染率（infection rate）：是指某特定时间内所检查的人群样本中，某病现有感染者（包括显性感染和隐性感染）所占的比例。在性质上与患病率相似。公式为：

$$感染率 = \frac{受检者中阳性人数}{受检人数} \times k$$

$k = 100\%$。

应用：常用于调查人群感染状况，特别对那些隐性感染、病原携带及轻型和不典型病例较多的疾病调查较为有用（如乙型肝炎、脊髓灰质炎、寄生虫病等）；估计某病的流行态势；为制定防制措施提供依据；评价防治工作效果。

（3）病残率（disability rate）：指在一定期间内某人群中实际存在的病残人数所占的比例。公式为：

$$病残率 = \frac{病残人数}{调查人数} \times k$$

$k = 100\%$，$1\,000\permil$ 或 $100\,000/10$ 万……

应用：可说明病残在人群中发生的频率，用于评价人群健康状况。

同上述指标相比，潜在减寿年数和伤残调整寿命年是综合评价特定人群的健康状况指标。潜在减寿年数是某病某年龄组人群死亡者的期望寿命与实际死亡年龄之差的总和，即死亡所造成的寿命损失。它可衡量某种死因对一定年龄组人群的危害程度；多用于综合估计导致某人群早死的各种死因的相对重要性，为确定不同年龄组重点疾病提供了科学手段；也适用于防制措施效果的评价及卫生政策的分析。伤残调整寿命年指从发病到死亡所损失的全部健康寿命年，包括因早死所致的寿命损失年和疾病所致伤残引起的健康寿命损失年两部分。常用于成本效益分析。研究不同病种、不同干预措施挽回一个伤残调整寿命年所需的成本，以求采用最佳干预措施来防制重点疾病，使有限的资源发挥更大的效益。相关计算可参考相关书籍。

另外，在临床治疗及预后过程中，疾病症状的改善如治愈率、缓解率、复发率等指标也可用于疾病频率测量和效果评价。治愈率指经治疗后某病患者中治愈者所占的百分比。适用于短病程但不易引起死亡的疾病，如上呼吸道感染等。缓解率指病情缓解至已不再检出测出疾病证据的患者数占观察患者总数的百分比。复发率指疾病经过一定的缓解或痊愈后又重复出现的患者数占观察患者总数的百分比。缓解率和复发率适用于长病程低死亡性的疾病。

三、效应评价

健康管理的生物学效应评价中，除了测量个体机体功能指标和群体疾病频率指标外用于描述特定人群的特征外，为比较不同健康管理方式或方法的效果，还要进行干预措施的效应评价。常见的效应评价指标有率比、率差和均值差，率比和率差主要适用于计数资料，均值差主要适用于计量资料。

危险度（risk）为观察总数量中发生某事件的数量频率，如急性中风人群100人中，口服阿司匹林能增加6个月生存概率人数为80，则其危险度为80%，不过口服阿司匹林是保护性因素。

1. 率比（rate ratio） 或称为危险度比，相对危险度。在流行病学中，相对危险度是指暴露于某因素某事件的发生率（危险度）同未暴露该因素同样事件发生率（危险度）的比值。同样，在健康管理评价中，可以利用接受管理和未接受管理之间某种效应发生的比值来计算，从而评价健康管理的效应。公式表示为：

$$RR = \frac{I_e}{I_0}$$

式中，I_e 和 I_0 分别代表健康管理组和非健康管理组的发生率或危险度。RR 表明健康管理组发病或死亡的风险是非健康管理组的多少倍。其数值的意义：$RR>1$，说明健康管理手段与结局有"正"关联；$RR=1$，说明健康管理与结局无关联，$RR<1$，说明健康管理手段与结局有"负"的关联。如健康管理干预组的糖尿病人群10年后并发症的发生率为5%，而未接受健康管理干预的糖尿病人群10年后并发症的发生率为20%，则相对危险度为5%/20%＝0.25，说明通过健康管理的干预，可以减少患者的并发症发生概率。

2. 率差（rate difference） 或称为病因分值，健康管理组发生率与非健康管理组发生率的绝对差值，表示由于健康管理干预后，特定人群中减少或增加发病危险性的程度。

$$AR = I_e - I_0$$

式中，I_e 和 I_0 分别代表健康管理组和非健康管理组的发生率或危险度。

RR 与 AR 都是表示关联强度的重要指标，彼此意义不同。RR 说明个体暴露于某因素下的发病或死亡率是非暴露者概率的多少倍，是反映病因学意义的一个指标。AR 则是说明暴露人群由于暴露于该因素，使该人群增加的超额发病率。换句话说，如果该人群不再暴露于危险因素，这部分超额发病率就不会发生。特异危险度是反映群体意义的指标。

表 7 - 1　不同病人戒烟与否同疾病结局之间的 RR 和 AR

疾病	吸烟 （1/10 万人年）	戒烟 （1/10 万人年）	RR	AR （1/10 万人年）
肺癌	48.33	4.49	10.8	43.84
心血管疾病	294.67	169.54	1.7	125.31

表 7 - 1 中吸烟者与戒烟者相比，死于肺癌的危险性（$RR=10.8$）比死于心血管疾病的危险性（$RR=1.7$）大得多，但吸烟者由于吸烟所致的超额心血管病死亡率（$AR=125.311/10$ 万人年）高于肺癌病人（$AR=43.84/10$ 万人年）。

3. 均值差（mean difference）　或称为病因分值，健康管理组发生率与非健康管理组发生率的绝对差值，表示由于健康管理干预后，特定人群中减少或增加发病危险性的程度。

$$MD = M_e - M_0$$

式中，M_e 和 M_0 分别代表健康管理组平均效应值和非健康管理组平均效应值。如关节炎病人在干预组和对照组的比较中，12 个月后的 SF - 36 身体健康总评分为 28 和 24，其 MD 为 4。

第二节　健康管理卫生经济学分析

健康管理是一门综合性学科，涉及面广，从健康的维护到疾病的管理，从病人的就诊到治疗，从病人的生理、心理到社会适应状态，从以疾病为中心到以病人为中心观点的转变，都需要健全医疗保障制度，合理构建医疗服务市场的运行机制，促进公平竞争，政府定价，搞好价格管理，加强社会卫生监督管理等，而这些都离不开经济学理论的指导。经济学评价可以帮助解决许多健康管理实践中的决策问题。如糖尿病病人，如何选择适宜的临床治疗和督导方案？要解决该问题，必须有令人信服的证据。卫生经济分析和评价就是从对社会是否有利的角度，用经济学的基本原理和方法对不同的卫生措施比较其成本及获利，作出经济分析，提供经济学上的证据。人们根据这些证据才能决定采用与否，作出正确的决策，这就是经济评价的目的和意义。

卫生经济学评价的基本步骤包括：①明确目的与价值观；②确定各种备选计划或方案；③成本的计量与估算；④卫生计划方案产出的测量；⑤考虑货币的时间价值，对不同时间的成本和结果予以调整；⑥投入与产出分析定量评价；⑦敏感性分析；⑧分析与评价。

完整的经济分析和评价必须是两种或两种以上的干预措施，同时分析其成本和结果。根据结果单位不同，可以分为以下几种经济学分析类型（表 7 - 2）。

表 7 - 2　卫生经济学评价的常见分析方法

分析方法	成本测量	结果测量	主要考虑问题
最小成本法(CMA)	货币值	可比组间的结果是相等的	效率
成本效果法(CEA)	货币值	自然单位(获得寿命、血糖、血压等)单一的健康结果	最小的成本达到预期的目的
成本效用法(CUA)	货币值	质量校正的自然单位(QALY),多种健康结果比较	生命的质量
成本效益法(CBA)	货币值	货币值,可用于多种健康结果比较	最有效地利用有限的资源

一、成本-效果分析

成本-效果分析(cost effectiveness analysis,CEA)主要是评价使用一定量的卫生资源(成本)后个人获得的健康效益,这些效益表现为健康的结果,用健康或卫生服务指标表示。如健康状况的改善,增加的寿命、减少发病、残疾(失能)和死亡。其基本思想是以最低的成本去实现确定的计划目标。由于人的健康效益很难用货币衡量,所以成本-效果分析在健康管理方案的评价中应用最广。其表示方法为每一效果单位所耗费的成本(成本效果比),或每一个增加的效果所需要耗费的增量成本(增量比)等。这就使两种不同的健康管理措施在进行比较时,具有相同的评价单位,从而为健康管理决策提供一定的科学依据。

例如高风险手术病人预防致命肺栓塞的不同方案进行的成本-效果分析显示,静脉内注射右旋糖酐和低剂量皮下注射肝素挽救的生命数都是 7 年,但是前者的成本是135 000 元/百人,而后者的成本是 40 000 元/百人,可见低剂量皮下注射肝素比静脉内注射右旋糖酐成本低,但效果(延长一个寿命年)是相同的。

1. 常用效果指标　当健康管理评价的结果很难用货币衡量时,成本-效果分析是一种很好的经济学评价方法。在 CEA 中,效果可以同时或分别使用中间测量指标和最终测量结果(健康测量指标)。前者包括症状、危险因素或有关临床测定的结果,例如溃疡的愈合率、乙型肝炎病毒 e 抗原的阴转率、血清胆固醇的下降程度等;后者包括病残天数、寿命年的延长、死亡数等。例如在胃溃疡的治疗项目中,溃疡的愈合率增加为中间测量指标,而通过治愈溃疡而减少胃出血而预防的死亡则是最终健康指标。如果当最终结果的测定所需时间太长时,可选用中间结果。但在经济学分析中,最好选择与最终结果相关的效果指标。

2. 成本-效果分析方法　成本-效果分析的基本思想是以最低的成本实现效果的最大化,常用表示方法有成本效果比(效果与成本比)或增量成本-增量效果比(增量效果与增量成本比)等。

(1) 成本效果比(cost/effectiveness,C/E):成本效果比是 CEA 的一种表示方式,即每延长一个生命年、挽回 1 例死亡、诊断出一个新病例或提高一个结果单位所花的成本。C/E越小,就越有效率。单一的 C/E 是没有意义的,它主要用于两个或两个以上项目的比较,并且是比较有相同结果单位的两个项目。

例如一个高血压治疗项目对 60 岁男性高血压患者收缩压从 180 mmHg 降低到150 mmHg,延长一个生命年,需要花费的成本为 102 330 元;另一项用两种不同降血脂药物治疗高胆固醇血症项目,结果显示延长一个生命年花费的成本分别 350 000 元和 975 000 元。可见同样延长一个生命年,但高血压的治疗成本最低,其经济效益较高。又如,比较纤维结肠镜和乙状结肠镜加钡剂灌肠两种措施对治疗下消化道出血及诊断结肠癌的成本效果分析,结果显示纤维结肠镜不仅诊断的敏感性(80%)、特异性(95%)均高于后者(分别为 57% 和 80%),而且有较好的经济效果。成本效果分析的结果是治愈一例下消化道出血患者的成本,前者为 14 319 元,后者为 18 795 元;诊断一例结肠癌患者成本,分别为 18 694 元和 21 896 元。

(2)增量成本-效果分析:由于经济评价包含着对两种或两种以上的措施进行比较,而成本投入不同,一些方案可能有更好的效果,但成本支出也更多,因此成本-效果的平均比例还不能充分显示两者的相互关系,故常用增量分析来表示。随着干预的深入,成本不断提高,但是每增加一个货币单位(如:元),所获得的增加的效果一般会逐步下降,即边际效果递减。在卫生领域的确存在这种现象,当追加卫生投资后,增量成本导致的增加的效果相对减少,这符合边际回报递减的经济学原理。

增量分析计算一个项目比另一个项目多花费的成本,与该项目比另一项目多得到的效果之比,称为增量比例,能充分说明由于附加措施导致成本增加时,其相应增加的效果是多少及是否值得。

$$\frac{\text{成本}_1-\text{成本}_2}{\text{效果}_1-\text{效果}_2}=\frac{\text{增加的成本}}{\text{每一个增加的效果单位}}$$

$$\text{即}:\Delta C/\Delta E=\frac{C_1-C_2}{E_1-E_2}$$

如评价治疗 2 型糖尿病的两种口服用药方案,A 组:二甲双胍+格列吡嗪的治疗成本是 180 元,总有效率是 80%;B 组:二甲双胍+瑞格列奈治疗成本是 220 元,总有效率是 90%,则增量成本效果比是(180−220)/(80−90)=4 元/1% 有效率,这意味着在 A 组治疗基础上,B 组治疗增加一个 1% 有效率,要多花 4 元。

二、成本-效用分析

成本-效用分析(cost utility analysis,CUA)是成本-效果分析的一种发展,在评价干预方案的效果时,不仅注意生命的数量,也注重生命质量的变化,因此采用一些人工合成指标,如质量调整生命年、伤残调整生命年及生命质量指数等来评价干预的综合效果。目前,这一评价方法还在不断发展和完善。

成本-效用分析是 CEA 分析的一种特殊形式。由于 CEA 不能比较两个完全不同的卫生项目,如肝移植治疗慢性肝功能衰竭与预防卒中的抗高血压治疗项目,因为两种措施干预的人群不同,而且对病残或病死率的影响也不同,因此无法应用 CEA 比较两者的经济效果。如果将其分母单位都化为质量调整生命年(quality adjusted life year,QALY),进行成本-效用分析就可以对两者进行比较。结果显示肝移植项目每获得一个 QALY 花费的成本为 9 420 美元,而抗高血压治疗预防卒中为则 1 880 美元/QALY。结论是后者经济效果更好。

1. 常用效用指标 成本-效用分析常用的效用评价指标是"质量调整生命年"(quality adjusted life years,QALYs)和"伤残调整生命年"(disability adjusted life years,DALYs)。效用评价只使用最终产出指标,中间产出指标(发现的病人数、治疗的病人数)是不适宜的,它能够把生命数量的增减和生命质量的改变,结合到一个综合的指标中进行比较。质量的调整使用加权数(0~1),称为价值(values)或效用,反映人们对不同健康状况的满意程度。

生命质量(效用)既可以是总体评价,也可以是具体范畴的评价,而且这种评价可以是病人主观感受性质的,也可以是家属的评价,或者是护士或医生的评价。随着医学评价的多维性,观测对象从人体生理测量(客观参数)转移到社会心理测量(主观参数),当然,生命质量(效用)的测量并非一件容易的事情。

(1) 一般效用的评价方法:衡量健康状况的效用值计算有三个常用的方法:时间交换法、标准概率法和等级尺度法。

时间交换法:让患者在"接受某一特殊措施后,可维持好的健康状态,但是活的时间却要短些"与"不接受这一特殊治疗可维持目前的症状,但是活的时间要长些"之间作出自己的选择。例如告诉直肠癌患者,如果不治疗可带病再活 10 年,但假设有某一种治疗可使疼痛完全缓解,可是寿命可能要缩短些,问他无病生存时间为多少年(x)时,他才宁愿选择这一治疗,这就需要患者决策。如果患者愿意能健康地活 5 年才选择这一治疗,否则就拒绝,于是没有疼痛的 5 年就相当于有疼痛的 10 年效用。疼痛的效用值为 5/10=0.2(即 0.2×10=5 年),也即 x 年的健康=效用×不健康年限。

标准概率法:又称标准博弈法。这是一种风险选择法(最坏和最好的结果),即在可选择的范围内作出的判断。例如某一疾病可以手术治疗,但要冒好或坏的风险,手术(A)的最坏结果是死亡,最好的结果是术后可以无病生活 25 年(风险选择),其概率均为 50%;另一方面也可以进行姑息治疗(B),而不冒手术的风险,但处在带病状态,效果比手术的最佳效果差。因此,可以在手术和非手术姑息治疗间作一选择。当问患者姑息疗法可生存 5 年时,选择 A 还是 B,患者回答选择 A。生存 6 年时仍选择 A。生存 7 年时患者改为选择 B,也就是说患者宁愿不手术,以带病状态生存 7 年,也不愿冒有 50%可能死亡、50%可能治愈生活 25 年的风险,此时该病的效用值为 7/25=0.28。

等级尺度法:画一条线,由患者自己操作。每一条线两端写上描述性短语,线可画为10 等分。0 为死亡,1 为健康,将疾病状态清楚地描述给患者后,要求患者在线段上某一点画一条竖线,以表明自己目前的健康状态,画线处即为自己所得的效用值。等级尺度法是CUA 评价的方法之一,它在信度和效度方面能比较客观地反映健康的效用值。如下面实例评价中使用的 EuroQol 直观模拟标度尺,就是利用等级尺度法来测量效用。

(2) 文献查阅法:直接利用文献资料中的效用值。例如 Torrance 等人运用等级尺度法和时间交换法等,形成了一个效用理论体系。该体系将健康状况分成四个维度:身体功能(活动力和身体行动)、角色功能(自我照顾和角色行为)、社会情感功能(情感健康和社会行为)和健康问题,每个维度又分成几个等级,共有 960 种组合形式。然后可以利用特定公式评价一些疾病状况。

(3) 量表评价:生命质量量表评价的内容要根据不同对象、不同疾病、不同时期以及不同目的来确定,至今尚无"金标准",但要遵循有效性原则、可靠性原则和可行性原则。

在生命质量测量中,经常采用的类似心理学和精神病学中广泛应用的调查方法,即通过心理测试获得健康效用指标。这是一种有组织的针对调查对象的问卷。生命质量的心理测试方法需要被测试者回答许多问题,其中包括症状的有无,出现的频率或强度,行为、能力以及情感等方面的内容。对每个问题的回答有对应的分数值,如此可以得到每一个问题、维度(如生理、心理、社交等)的积分,从而再得到总分(亦可称作指数)。心理测试方法已经成功地用于评价临床治疗的结果。心理测试健康效用评价,包括普通和特殊的测量方法。普通测量方法应用广泛,适用于不同人群,还能用来检查医学技术影响,其内容涉及病人功能、残疾和焦虑等,如疾病影响指数。特殊测量关注生命质量的个性方面,如针对特定疾病(如癌症)、特定人群(如儿童)、特定功能(如抑郁)等,具体量表如癌症(癌症病人生活功能指数)。

2. 成本-效用分析方法 成本-效用分析是成本效果分析的一种发展,在评价效果上采用合成指标。质量调整生命年是一项综合生命年与健康效用(生命质量)的综合指标,有判断生活质量的潜在能力。生命质量的损失是由于疾病和治疗的副作用等,而生命质量的提高是由于发病率的降低和症状的减轻等。用健康效用值乘以生存年数,计算出按质量调整后的生命数,即 QALYs。结合成本数据,进行成本效用分析,主要用成本和质量调整生命年的比值(简称成本效用比值,CUR),计算获得一个 QALY 所消耗的成本或每 1 元所得到的 QALYs。

质量调整生命年的评价原则是:①对于某个具体的卫生规划或卫生活动的实施方案,如果该方案的实施可以获得的质量调整生命年大于 0,那么这个方案是有意义的,可以采纳。②比较不同卫生规划或卫生活动的实施方案,计算各个方案获得单位质量调整生命年所需要花费的平均成本,平均成本最低的方案是最优的方案,可以优先选择。

伤残调整生命年的评价原则是:①对于某个具体的卫生规划或卫生活动的实施方案,如果该方案的实施可以挽救的伤残调整生命年大于 0,那么这个方案是有意义的,可以接受。②比较不同卫生规划或卫生活动的实施方案,计算挽救每一伤残调整生命年损失所需要花费的平均成本,平均成本最低的方案为最优方案,从经济学的角度应该优先选择。

三、成本-效益分析

成本-效益分析(cost benefit analysis,CBA)是通过比较两种或更多的临床干预方案的全部预期效益和全部预计成本的现值来评价这些备选方案,作为进行适宜技术选择的参数和依据。它研究的主要内容是一个方案的效益是否超过它的资源消耗的机会成本。只有效益不低于机会成本的方案,才是可行的方案。成本越低,效益越大、干预方案的经济价值越高。成本和效益均用货币值表示。

在成本-效益分析中,要求用货币量去表现临床干预结果的价值。所谓效益,是临床干预所获得健康结果(或有利于健康的结果)的一种货币测量。通过把该结果转换为货币,就使我们有可能回答:这种临床干预措施是否值得,即它获得的效益是否超过了成本。如果把成本-效益分析中的"效益"直接理解为临床活动所得到的收入(如业务收入或每张床位的业务收入等等)的话,这是最常见的误解,因为这时并未将"收入"与"健康结果"联系起来,所以它们并不是从健康结果转换过来的。例如,若一种临床活动获得很高的业务收入(或可能赚了很多钱),但却对人群健康未产生什么结果,那么,我们说这一临床活动的效益很差。

1. 常用效益指标 以货币价值来测量健康的结果,有三种方法可用来把健康结果赋予货币值:①人力资本方法;②显示偏好法;③支付意愿的表述偏好(或有估计)法。当然,需要指出,作为成本-效益分析的一部分,设法明确地赋予健康结果以货币值,即如何评估健康生命的价值,一直是一个有争议的话题。

(1) 人力资本法:人力资本方法的基本思想是:可以把对卫生服务的利用视为对个人的人力资本的投资,在测量对于这种投资的回报时,可以利用这个人更新的或提高了的生产率,将获得的健康时间的价值数量化。因而,人力资本方法利用市场工资率,将货币权数置于健康时间之上,而一个项目的价值就以挣得工资的现值来估价。如下公式用来计算这个值:

$$B = \sum_{t=0}^{N} \frac{Y_t P_t}{(1+r)^t} \quad \text{或} \quad B = \sum_{t=0}^{N} \frac{(Y_t - C_t) P_t}{(1+r)^t}$$

其中,r 是贴现率,P_t 是 t 年的生存概率,Y_t 是第 t 年的收入(工资),C_t 是第 t 年的支出(如教育等),后面公式考虑了支出。

人力资本方法在测量方面存在困难。首先,从理论上,工资反映了工人的边际生产率,但劳动力市场上常常是有缺陷的,因而工资率可能反映出不公平的情形,如像性别和种族歧视。其次,若从社会的角度进行研究,那么,分析人员需要考虑由医疗卫生干预而获得的并不是按工资"出售"计值的健康时间价值。这就提出了一个问题,即经济学怎样把影子价格(一种资源的实际社会价值)置于非市场的资源之上? 例如,若一个家庭妇女接受了治疗后,现在能重返她的"岗位",即照顾孩子和完成其他的家务工作,应如何来评估这种价值? 一般地,对这类非市场的项目,可有两种处置方法,将影子价格赋予它。第一种考虑机会成本,即这类家务"工作"的价值至少应等同于这个人在劳动力市场上能挣得的工资;第二种考虑"取代成本",即家务工作的价值等于请别人来从事这些家务工作的费用。

(2) 显示偏好方法:一种有危害的工作,就有使健康受到损害的风险,而接受这份工作的人对其工资会有特别的要求。显示偏好方法就是要研究这种工资—风险关系。事实上,它是从人们在处置健康风险与工资的行为中,揭示出人们对健康价值的判断。这种方法完全是基于个人的"偏好"——个人把增加(或减少)健康风险与增加(或减少)收入相权衡的自我选择。

例如,假设有两项工作 A 和 B,工作 A 有较高的受伤风险,平均地讲,每年因工作死亡的比率,工作 A 比工作 B 高出 0.01%。其余的工作条件,A 和 B 是相同的。工作 A 的工人年收入比工作 B 的工人多 5 000 元。由此可以揭示出:为了降低 0.01% 的年死亡率而放弃 5 000 元的工作 B 的工人们衡量其生命的价值(统计值)为 5 000 万元。

这种工资—风险方法,完全建立在涉及健康与金钱的实际选择上,其缺点是:估计值可能有很大的变动范围,而具体的估计似乎又会随背景或工作情况而变。利用观察资料,总是需要清理和分辨许许多多的因素,区分哪些混杂因素能使工资与健康风险的实际关系变得扭曲;因劳动力市场上有许多不完善之处,影响了个人对职业(工作)的选择,故观察到的工资—风险权衡的选择可能并不能反映理性的选择。

(3) 或有估价(contingent valuation)方法:顾名思义,这种方法就是用一种概括的方式给应答者提供待评估项目的假设梗概,要求应答者对一个项目或健康收益考虑一个实际市场中的或然性(偶发事件),并且明确表示出他们愿意为这个项目或这种健康收益支付的最

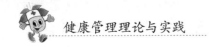

大货币量。

消费者愿意为商品或服务支付的最大货币量与这种商品或服务的市场价格之差,就是消费者剩余(consumer surplus),正是将所有个人的消费者剩余聚集起来,构成了成本-效益分析的计算基础。或有估价的方法最早是在其他一些公共部门,如交通和环境部门中使用的。这里,用一个早期的实际工作例子来具体说明这种方法。这是一个道路安全的或有估价实例。

假设你正要买一辆特别制造的小轿车。如你想要的话,你可以选择装配在车上一种新的安全装置,但你必须额外付一笔钱。下面的问题是要询问你,对不同类的安全装置,你准备支付多少钱。注意,你要记住你自己能支付得起多少钱。假定驾车人在事故中死亡的概率是10/10万。你可以选择一种装置使这个风险减少到5/10万。考虑到你自己的支付能力,你愿意为这种安全装置支付的最大数额是多少?假设是500元。

在这个例子中;

当前没有安全装置时的风险:死亡概率10/10万;有了安全装置后的风险:死亡概率5/10万;风险降低(ΔR);5/10万;愿意支付的最大数额(ΔV):500元;于是,隐含的生命价值:$\Delta V/\Delta R = 1\,000$万元。

2. 成本效益分析方法

(1) 效益-成本比(benefit-cost ratio)法

$$BCR = \frac{B}{C} = \frac{\sum_{t=0}^{n} \dfrac{B_t}{(1+i)^t}}{\sum_{t=0}^{n} \dfrac{C_t}{(1+i)^t}}$$

BCR表示效益-成本比;B表示所有效益现值和;B_t表示第t年发生的效益实际数额;C表示所有成本现值和;C_t表示第t年发生的成本实际数额;i表示年利率;n表示规划或活动实施周期。

当$C/B \leqslant 1$或$B/C \geqslant 1$时,说明这个项目是可行的。不同的项目有不同的成本-效益比,资金应首先分配给成本-效益比好的项目。

(2) 净现值(Net present value)法

$$NPV = B - C = \sum_{t=0}^{n} \frac{B_t}{(1+i)^t} - \sum_{t=0}^{n} \frac{C_t}{(1+i)^t} = \sum_{t=0}^{n} \frac{B_t - C_t}{(1+i)^t}$$

B表示所有效益现值和;B_t表示第t年发生的效益实际数额;C表示所有成本现值和;C_t表示第t年发生的成本实际数额;i表示年利率;n表示规划或活动实施周期。

$B - C \geqslant 0$时,说明该项目是可行的。

一般认为,净效益法是一个较好的方式。因为若用成本-效益比,当(1)成本为10万、效益为20万,及(2)成本为100万、效益为200万时,成本-效益比相等。显然,若预算允许,我们会选择成本为100万、效益为200万的项目,因为此时有200万−100万=100万的净效益,而项目(1)只有20万−10万=10万的净效益。

第三节 健康管理经济学评价原则与实例评阅

一、评价原则

对于每一篇有关卫生经济评价的文章都应尽量遵从下述的十条标准：

1. 文章是否回答了关于卫生经济评价的问题 是否同时比较两种或两种以上不同措施的成本和结果（效果、效用或效益），采用的是哪一种卫生经济评价方法。文章中是否阐明了以何种角度进行评价，是从患者角度还是社会角度，是从医院的角度还是从医疗保险公司的角度，是从服务的提供者角度还是从服务的接受者角度。不同的角度，获得的评价结果可以差很多。

2. 对所要比较的方案是否作了详细的描述 为便于读者的识别和重复相应工作，应该具体描述实施措施的内容，其包括实施方案的时间、地点、对象、方法、分组情况等。

3. 结果的测定是否有效及可信 经济学评价的依据，可以来自循证医学的质量评价，如 Meta 分析的临床随机对照研究结果是可靠性最强的证据，依次是单一的临床随机对照试验结果，然后是非随机同期对照的研究，历史对照研究结果的可靠性比较差，甚至不能作为直接证据，只是探索潜在的关联性，为以后的研究提供参考。同时，结果的测定指标应该是客观的、可测量的指标。

4. 分析时是否对每一组重要的成本和结果作了确定 结果的测定是中间测定指标还是健康测定指标。成本是否包括直接医疗、直接非医疗及间接成本等。

5. 成本与结果测定单位是否恰当 各测定单位是如何确定的，有无科学性。

6. 成本结果估计的可信性 如效用值如何确定，测定方法的可信性，是否作了信度与效度分析，成本计算的来源是否可靠和合理。

7. 对发生在将来的成本和结果是否作了时间上的矫正 如何确定贴现率，是 5% 还是其他率，如何规定，贴现后经济评价的结果如何。

8. 有无进行增值分析。

9. 是否作了敏感性分析 是否列出敏感性分析的各项参数及该参数改变时，经济分析结果的变化，是选择确定性敏感分析还是选择概率性敏感分析，依据是什么，敏感性分析的结论是什么。

10. 文章的结果和讨论是否包括了读者所关心的问题，是否作了伦理学上的讨论 考虑到文章的外推，在决策时还应该考虑到伦理学问题，特别是涉及一些与生命有关的问题，当费用降低时，效果也减少（寿命的缩短或伤残率的增加）。此时考虑是否要采用该项措施。

二、实例评价

【背景】 在英国大约有 440 万人患有中度或重度的骨性关节炎，它是导致病人伤残的最主要病因之一，英国国家卫生服务部门每年要花费 55 亿英镑用于相关治疗，而且该疾病也造成工作时间的损耗。在美国关节炎自我管理项目的评价结果显示：花费低的自我管理模式有助于病人获益并减少卫生保健费用。该证据已经为英国相关部门制定政策提供初步依据，但鉴于成本效果证据的有限性以及方法上的局限性，在英国关节炎病人中开展了

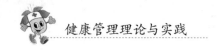

自我管理关节炎干预项目的经济学评价。

【摘要】 对初级保健中关节炎自我管理项目和教育宣传册干预进行经济学评价。研究设计:从社会角度和卫生保健角度来评价,采用随机对照试验,进行成本效果和成本效用分析。干预:随机化给予关节炎患者自我管理项目加上宣传册(干预组)或只是宣传册(对照组)。评价:12 个月总卫生保健费用和总社会成本;基于生命质量(SF-36,基本测量结果)、EuroQol 直观模拟标度尺和质量调整生命年,进行卫生经济学评价。结果:干预组 1 年的卫生保健费用为 101 英镑(3~176 英镑),高于对照组,因为关节炎自我管理项目的额外成本没有被抵消。两组在社会成本或其他结果之间没有明显差异。从卫生保健角度看,基于调整质量生命年,干预组低于对照组,但无统计学意义;在其他结果上,干预组的增量成本效果比从 279~13 473 英镑之间波动。从社会角度看,除了调整质量生命年,更低的成本和更好的结果表明干预组优于对照组,但差异均无统计学意义。基于 SF-36 结果灵敏度分析,关节炎自我管理项目成本效果的概率在 12%和 97%间波动(阈值在 0~1 000 英镑之间),但是其临床意义是存在争议的。基于直观模拟标度尺和 QALYs 成本效果的灵敏度分析,干预组的概率是低的。结论:基于目前卫生保健的成本角度和 QALY 阈值,关节炎自我管理项目不具有经济学效果。当考虑更大成本和其他生命质量结果时,经济学效果概率会更大。这些结果显示,该项目的开展并不适合于所有的临床病人,还需要严格考虑其他条件的评价。

【评价】

1. 文章是否回答关于经济评价的问题   是。

(1)是否比较了两种医疗措施的成本和效果   是。

(2)是否阐明从什么角度进行经济评价   是。

本文作者从社会角度和卫生保健角度出发,将关节炎病人分为干预组(患者自我管理和宣传册)和对照组(宣传册),比较采用自我管理项目前后的结果和成本,进行卫生经济学评价。

2. 对所要比较的方案是否作了详细的描述   是。

文章在引用文献 5(详细描述)后,对研究时间(1 年)、地点(英国 74 个全科医疗点)、对象和方法(招募 50 岁以上有髋部或膝部关节炎的病人 812 名;病人被随机化地分到干预组和对照组,干预组参加 6 个阶段关节炎自我管理项目和接受宣传册,对照组只接受宣传册)作了补充。

3. 是否有结果测定有效性的证据   是。

根据对有关预后文章正确性的评价标准:①本研究观察的 2 个队列均为关节炎患者,且随机化分组,具有可比性。②随访时间足够长并且完整,观察时间包括从起点到 4 个月后至 1 年后的时间。③由于观察的结果是效用值以及有质量的生命年,均为客观指标。对于生命结果和成本的预测是由患者自我完成问卷,且通过邮递和访谈相结合方法调查。为了使估算能反映将来情况的变化,专家对每种预期结局作概率分布估计而不是点估计。

总之,以上均表明该研究所测定的结果是有效的、可信的。

4. 分析时是否对每一组的重要的有关成本和结果作了确定   是。

(1)卫生保健成本和社会成本见表 7-3。两种成本在基线上无差异,在 4 个月时干预组高于对照组,在 12 个月时干预组的卫生保健成本比对照组高。成本测定:①卫生保健成本包括卫生护理成本和社会保健和药物成本;②社会成本为卫生保健成本加上非正式保健成本,社会保障福利成本和参与者的自我花费,以及家庭成员、朋友的收入损失和误工费等;③成本的来源合理:卫生保健成本使用国家单位成本来估计,有利于样本外推。尽管关节炎自我管理项目由非卫生保健部门提供,但是也把它纳入卫生保健成本,因为英国卫生部目前正在资助这种干预的进行。

表7-3　基本病例和灵敏度分析环境下的成本(按英镑计算)

变量	干预		对照		干预-对照;均值差＊(95％)
	人数	平均值(标准差)	人数	平均值(标准差)	
关节炎自我管理项目	406	162(21)	406	0	162(−160,−164)
卫生保健成本(排除自我管理项目成本)					
基线	384	82(136)	381	84(138)	−1(−21,18)
4个月	295	84(144)	327	115(282)	−33(−69,−0.1)
12个月	285	112(240)	310	172(717)	−61(−159,14)
病人、家庭和朋友成本					
基线	384	510(1472)	381	537(1075)	−26(−199,171)
4个月	294	479(1073)	327	453(845)	22(−119,163)
12个月	285	452(731)	310	581(1094)	−129(−45,95)
间接成本♯					
基线	384	13(113)	381	43(361)	−30(−70,2)
4个月	295	15(148)	327	20(228)	2(−22,27)
12个月	285	48(469)	310	35(318)	22(−45,95)
社会保障福利成本					
基线	384	490(614)	381	510(633)	−19(−108,66)
4个月	295	620(690)	327	545(628)	74(−17,160)
12个月	285	668(609)	310	699(783)	−28(−133,76)
卫生保健角度总成本					
基线	384	82(136)	381	84(138)	−1(−21,18)
4个月	295	246(146)	327	115(282)	129(93,162)
12个月	285	274(241)	310	172(717)	101(3,176)
社会角度总成本					
基线	384	1096(1648)	381	1173(1509)	−77(−295,153)
4个月	295	1360(1459)	327	1133(1291)	238(55,434)
12个月	285	1442(1322)	310	1487(1918)	−26(−277,229)
12个月时卫生保健成本的灵敏度分析					
插入全样本＊＊	406	259(363)	406	183(683)	77(−2,155)
Per protocol分析	185	272(234)	310	172(717)	101(−1,178)

续表 7-3

变量	干预		对照		干预-对照;均值差*(95%)
	人数	平均值(标准差)	人数	平均值(标准差)	
ASMP 成本 20% 增加	285	307(242)	310	172(717)	133(35,208)
ASMP 成本 35% 增加	285	331(242)	310	172(717)	158(59,233)
ASMP 成本 50% 增加	285	355(243)	310	172(717)	182(84,257)
ASMP 成本 20% 下降	285	242(241)	310	172(717)	69(-30,144)
ASMP 成本 35% 下降	285	218(241)	310	172(717)	44(-54,119)
ASMP 成本 50% 下降	285	193(240)	310	172(717)	20(-78,95)
12 个月社会总成本灵敏度分析					
插入全样本**	406	1456(1398)	406	1494(1851)	-34(-270,202)
Per protocol 分析	185	1421(1319)	310	1487(1918)	-10(-286,256)
ASMP 成本 20% 增加	285	1475(1322)	310	1487(1918)	6(-244,261)
ASMP 成本 35% 增加	285	1499(1322)	310	1487(1918)	31(-220,286)
ASMP 成本 50% 增加	285	1523(1322)	310	1487(1918)	55(-195,310)
ASMP 成本 20% 下降	285	1410(1322)	310	1487(1918)	-58(-309,197)
ASMP 成本 35% 下降	285	1386(1322)	310	1487(1918)	-83(-333,173)
ASMP 成本 50% 下降	285	1361(1322)	310	1487(1918)	-107(-358,149)

ASMP=关节炎自我管理项目(arthritis self management programme)。*排除插入数据,均值差和可信区间使用 bootstrap 回归(5 000 迭代)利用基线评分作为协变量来计算。♯误工时间(参与者和护理者)。&包括 ASMP 成本。**缺失数据使用 hot decking 和多重填补法来补充。均值差利用基线差异变量进行调整。可信区间使用标准参数技术来计算。

(2)结果测定见表 7-4。①SF-36 身体和精神健康总评分;②EuroQol 可视规模尺度;③EQ-5D 效用评分;④增加的生命年和质量调整生命年。

表 7-4　基本病例和灵敏度分析环境下的结果

环境	干预		对照		调整均值差(干预-对照)	
	人数	平均值(标准差)	人数	平均值(标准差)	均值差*(95%)	插入全样本:均值差(95%)
SF-36 身体健康总评分:						
基线	316	25.59(11)	317	25.35(12)	0.24(-1.56,2.03)	
4 个月	234	25.98(12)	268	25.66(13)	0.12(-1.48,1.49)	0.22(-1.31,1.98)
12 个月	231	25.62(12)	252	25.18(12)	0.34(-1.35,2.00)	0.33(-1.31,1.98)
SF-36 精神健康总评分:						
基线	316	51.79(11)	317	50.53(10)	1.26(-0.38,2.89)	
4 个月	234	51.40(11)	268	50.14(11)	0.34(-1.25,1.92)	0.11(-1.18,1.40)

续表 7-4

环境	干预		对照		调整均值差(干预-对照)	
	人数	平均值(标准差)	人数	平均值(标准差)	均值差 * (95%)	插入全样本:均值差(95%)
12个月	231	52.28(11)	252	50.32(10)	1.45(−0.17,3.04)	1.35(−0.03,2.74)
EuroQol 可视规模尺度:						
基线	347	63.15(17)	359	63.43(17)	−0.28(−2.73,2.27)	
4个月	269	64.41(17)	303	63.16(18)	1.32(−1.01,3.66)	1.72(−0.32,3.76)
12个月	242	63.62(18)	273	62.36(17)	0.33(−2.34,2.40)	0.73(−1.38,2.85)
EQ-5D 效用评分:						
基线	381	0.570(0.25)	375	0.535(0.28)	0.03(−0.00,0.07)	
4个月	299	0.552(0.28)	331	0.556(0.27)	−0.04(−0.07,−0.00)	−0.03(−0.06,0.01)
12个月	285	0.578(0.25)	312	0.559(0.27)	−0.005(−0.04,0.03)	−0.006(−0.04,0.03)
QALYs:						
0 到 4 月	290	0.191(0.08)	316	0.183(0.08)	−0.006(−0.01,−0.00)	−0.003(−0.01,0.00)
4 到 12 月	256	0.383(0.15)	291	0.373(0.16)	−0.01(−0.03,0.01)	−0.007(−0.03,0.01)
整 1 年	248	0.580(0.22)	278	0.558(0.23)	−0.01(−0.04,0.01)	−0.01(−0.04,0.01)

QALYs=质量调整生命年(quality adjusted life years)。* 基于基线数据,没有插入缺失数据。均值差和可信区间使用 bootstrap 回归(5 000 迭代)利用基线评分作为协变量来计算。缺失数据使用 hot decking 和多重填补法来补充。均值差利用基线差异变量进行调整。可信区间使用标准参数技术来计算。

5. 成本和结果测定单位是否恰当 是。

所有成本均以当年英镑表示。用最合适的单位测定提供的服务,并根据当年英国国家卫生服务机构的财政和服务资料决定每项服务的完全分配单价,故是合适的。

对结果的测定单位运用生命年和质量调节生命年是恰当的,对存活者健康状况的测定,是根据 SF-36 的躯体功能(分六级)、角色功能(分五级)、社会和情感功能(分四级)和健康问题(分八级)对健康进行分类,共有 960 种可能状况;同时结合 EQ-5D 量表 5 个部分,在对每个队列中随机抽取样本进行家庭访谈时,使用相关量表来描述。

6. 成本和结果估计是否可信 是。

除采用客观的结果外,对于效用测定是通过文献中英国健康人群的随机样本,测定可能健康状况中每种情况的效用值,并按基线不均衡变量进行调整,测定方法正确,可信度大。成本测定是对提供关节炎患者的卫生保健费用和非卫生保健费用分别测定。同时资料来源合理,采用临床随机对照试验的方法,故是可靠的。

7. 对发生在将来的成本和效果是否做了时间上的矫正 无。

该研究的时间是 1 年,因此可以不需要考虑成本和效果在时间上的矫正。

8. 是否进行了增量分析 是。

使用增量成本效果比、成本效果接受曲线评价成本效果。

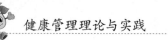

9. 是否作了敏感性分析　是。

在所有的经济评价分析中都进行了敏感性分析。从资料收集的缺失数据到插入缺失数据的前后分析,来考核数据缺失对结果的影响。考虑不同成本假设对卫生保健成本和社会成本的影响。考虑关节炎患者参加完 4 个阶段以上自我管理的敏感性分析。考虑关节炎自我管理成本变动对结果的影响,对自我管理项目的成本从 20%、35% 和 50%来上升或下降。

10. 文章的结果和讨论是否包括了读者所关心的问题,有无伦理学上的讨论　是。

本研究在健康结局上的结果能推广到类似地区关节炎患者的自我管理研究中。基于目前卫生保健的成本角度和 QALY 阈值,关节炎自我管理项目不具有很好的经济学效果。当考虑更大成本和其他生命质量结果时,经济学效果的波动概率会更大。这些结果暗示该项目并不适合于所有的临床状况,需要严格考虑评价其他的条件。

（金辉　汤小兰）

第八章　健康管理服务与营销

从我国现实情况看,健康管理服务市场尚处在初期阶段,健康消费理念尚未引起广泛重视,健康管理理论框架尚在探索中,健康评估、鉴定与管理缺乏国家统一标准,健康管理专业人才匮乏,健康评估、健康维护、健康管理技术装备、手段参差不齐,健康管理服务缺乏系统性。如何将健康管理理念纳入到社区基层卫生管理之中,如何通过健康管理改善国民亚健康状态和提高国民身体素质,如何通过健康管理降低国民慢性病、恶性疾病的发生率,如何通过健康信息管理把握国民的宏观健康状况,如何通过健康管理降低国民的医疗消费等等,都是亟待解决的问题。

第一节　健康消费者的需求与动机

21世纪,科学技术的迅猛发展和生活质量的明显提高,使得人们比任何时候都更加需要健康长寿,有限的医疗资源无法满足医疗需求的不断增长,伴随生活水平的提高,居民的消费水平开始从传统的基本生活消费逐步向发展型和享受型消费升级转移,居民的消费目标也从购买生活必需品逐渐发展到奢侈品的购买。特别是随着保健意识的增强,各类保健器械和医疗服务开始进入居民家庭,人们的健康消费模式从以往单一的基本医疗消费逐步向医疗、保健和提高身体素质等多种形式并存的健康消费模式转变。

不同的消费者有着不同的需求,一般来说,健康服务消费者的需求有生理需求、安全需求、社会形象需求、信息需求等,动机对消费者的影响主要体现在唤醒功能、方向功能及维持与强化功能上,同一个消费者受诸多因素的影响,在不同的时期需求又是动态和变化的。

一、需要与需求

需要是人们基于生理活动和心理活动而产生的消费某种物质品和精神品的欲望。饥渴的行人有对食品和饮水的客观需要,身处寒冷冬天的人客观上需要保暖的衣服,精神孤独的人需要与人交往、参加娱乐活动,这些都是需要。但是,对某种物品有需要的人却不一定能提供市场需求,因为需求是有现实的货币支付能力的而可以实现的需要,是指人们在一定时期内愿意并能够购买的某种商品和劳务能力和数量。

需要和需求是相互依存的关系,需求的产生必须具备两个条件:

第一,需要或购买欲望。没有需要或者购买欲望,即使具有货币支付能力,也不会形成需求,储蓄就是有支付能力而没有需要的结果。

第二,现实的可以支配的货币。没有货币支付能力的需要,只是基于生理活动或心理活动而产生的客观欲望,是不能实现的愿望,不能转化为对商品和劳务的现实需求。

需求可以分为个人需求和市场需求两种:个人需求是一个人在某个特定时期内并在既定的某种价格水平条件下购买的某种商品或劳务的数量;市场需求是在某一特定市场和特定时期内所有购买者在特定的价格水平条件下购买的某种商品或劳务的数量总和。个人

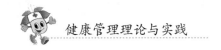

需求是市场需求的基础,市场需求是个人需求的总和。

健康消费者的需求是指消费者因为生理或心理出现不适,或者希望进行预防与保健等而产生的医疗服务欲望,并具备满足这种欲望的经济支付能力的总称。健康消费需求一般包括:生理需求(身体不适感的消除)、安全与保健需求(维持或提高精神状态)、社会形象需求(树立自身的形象)和信息需求等。

1. 健康消费者需求的影响因素　消费需求的产生不断受到消费者本身以及其所处的环境、社会、心理等其他因素的不断影响。

(1) 经济特征与健康需求:健康服务消费者是否选择健康管理服务和选择什么样健康管理服务,首先取决于其支付能力的大小,而支付能力又主要取决于其收入水平和财富积累拥有水平的高低。因此,收入和财富是决定健康消费者行为特征的首要因素。

(2) 健康需求的被动性:健康服务由于专业的复杂性,消费者对于健康知识和信息的缺乏,因而无法判断自己需要或应该获得何种健康服务,对所获得的服务质量和价格也无法判断,在供需双方存在着明显的信息不对称性,消费者没有足够的信息来作出自己的消费选择,使供需双方的竞争处于不对称的状态。健康服务提供者的行为影响健康消费。

(3) 人口学特征与健康需求

①年龄对消费需求的影响:消费者的需求与消费能力会随着年龄而改变,不同年龄,身体健康状况都会不同,对健康的需求也有所区别。截至 2022 年底,我国 60 周岁及以上老年人口已超过 2.8 亿人,占总人口的 19.8%,其中 65 周岁及以上老年人口为 2.1 亿人,约占总人口的 14.9%。这表明我国在老年健康管理市场上有广泛的需求和空间。

②性别对消费需求的影响:不同的性别在健康消费需求和观念上各不相同,表现在健康消费行为方面也有很大的差异,因此健康服务产品可以根据不同性别的健康需求和差异来细分市场。女性往往是消费的决策者和主要影响者。女性在消费过程中表现出极高的忠诚度和推荐度,容易受到感觉的营销来决定自己的消费行为,易受外界环境因素的影响。另外,女性表现出更高的患病率和身体不适的比例,这些都会带动其进行健康消费。

(4) 地域因素与消费需求:不同的地域因为具有不同的气候、文化、民族和不同的行为、生活方式而产生不同的偏好,同时地域的成长率和规模可能会随着时间的流逝而产生巨大的变化,从而导致不同的消费需求。由于所处地域不同带来的消费差异称之为地域消费差异,既包括地域购买力的差异,也包括地域消费文化差异。

(5) 文化、传统、社会阶层与健康需求:人们总是处在一定的文化背景下从事各种社会活动,各种文化因素影响着消费者的行为及选择,长期形成的传统习惯也制约着消费者的选择偏好,约定俗成的不同社会阶层也具有不同的消费倾向。

(6) 家庭、参考群体与健康需求:家庭是社会组成的必要元素,其对个人的性格塑造和价值观形成、对个人的消费及消费决策都产生非常重要的影响,消费者的行为同时还受到个体所接触的群体的影响。此外,意见领袖的观点和行为也影响或左右着消费者的行为及其选择。家庭既是产品的基本消费单位,又是重要的社会群体,个体在形成其购买和消费决策的过程中,经常将家庭或其他某个社会群体作为参照和比较的对象。

2. 需要对消费者行为的影响　人类的消费活动是由不同的需要引起的。尽管消费者行为是由多种因素交互作用的过程,但这个过程的进行却是建立在需要基础上的,可以说需要是消费者行为,特别是购买行为的最根本的原动力。如果没有需要,其他因素的作用,如营销刺激或社会文化因素的变化,也就会失去效力。

需要转化为动机是消费者购买行为的起点。从理性消费者行为的角度分析，需要本身并不直接引起消费者采取购买的行动。只有当需要被唤醒从而转化为动机之后，消费者才会有以某种行动去达到一定目标的内在驱动力。消费者是否会采取购买行动，则取决于购买动机的大小。所以，在基于理性假设的消费者购买决策模型中，动机都被看作是购买行为的基础。

是当前需要的强烈程度，对消费者的参与水平、认知范围、产品或品牌态度的形成、采取购买行动的可能性及如何行动等都是有直接或间接影响的。如某个人，通过正常体检后发现自己患有肿瘤疾病，这时，他就非常迫切想了解哪家医院检查或做这种手术比较权威。如果准备再诊断，他就需要投入一定的时间和精力去进行信息的搜集、医院的评价和比较，他可能向同事或朋友征求意见，也可能与相识的医生或护士进行交谈，并最后在不同医院中作出选择。而所有这一切，他在体检之前是不会去做的，因为他还不知情，并没有处于一种心理激发状态，促使他去采取上述行动。因此，健康管理服务营销的任务之一，便是要提高健康消费者对自身状况的了解，激发健康消费者行为的主动性和积极性。

二、健康消费的动机

所谓动机是指推动个体采取行为的内在驱动力。健康消费的动机要研究健康消费者行为中的"为什么"问题，例如，健康消费者为什么需求某种健康服务或健康产品、为什么去特定的健康服务机构、为什么从多种健康产品中选购了某种服务或产品、为什么健康消费者经常需要健康服务等等。回答健康消费者行为的为什么的问题，是最重要、最中心的问题，也是最难理解、最难于调查的。这个问题解决了，健康消费者动机的根源就找到了，同时，对健康消费者行为现象的解释和说明也就有了坚实的基础。健康消费购买动机主要考虑三个方面问题：第一，健康消费者被激发的个人内在能量问题，也就是消费者的个人内在能量、行为的源泉是怎样产生的；第二，健康消费者反应的目标定向问题，也就是消费者从许多具有不同性质的行为中选择什么；第三，健康消费者行为系统定向问题，也就是消费者的行为是怎样维持的。

（一）健康消费的动机模式

在解释为什么健康服务消费时，通常具有多个购买动机的模式来分析：本能模式、心理模式、社会模式和个体模式。

1. 本能模式 人类为了维持和延续生命，有饥渴、冷暖、行止、作息等生理本能。这种由生理本能引起的动机称本能模式。健康消费是维持生命动机、保护生命动机、延续生命动机等的具体表现形式。这种在满足健康需要动机推动下的购买行为，具有经常性、持续性和习惯性的特点。所购买的健康需求的价格弹性小，大都是必需品。例如，患者治疗疾病，是在维持生命动机驱使下进行的；为预防疾病进行预防接种，是在保护生命动机驱使下进行的；为维持健康状态而接受健康服务，是在发展生命动机驱使下进行的。

2. 心理模式 由人们的认识、情感、意志等心理过程引起的行为动机，叫作心理模式。具体包括以下几种动机：

（1）情绪动机：即由人的喜、怒、哀、欲、爱、恶、惧等情绪引起的动机。例如，由于对健康状况恶化的忧虑和恐惧，特别是由于疾病可能造成痛苦和危害，在这种情绪动机推动下的购买行为，具有冲动性、即景性的特点。

（2）情感动机：是道德感、群体感、美感等人类高级情感引起的动机。例如，爱美而购买美容医疗服务,为交际而购买健康馈赠品等。这类动机推动下的购买行为,一般具有稳定性和深刻性的特点。

(3)理智动机:是建立在人们对商品的客观认识之上,经过比较分析而产生的动机。这类动机对欲购商品有计划性,经过深思熟虑,购前做过一些调查研究。例如,经过对质量、价格、效果的比较分析,有的消费者在众多保健品中决定购买某种保健品。理智动机推动下的购买行为,具有客观性、计划性和控制性的特点。

(4)惠顾动机:是指基于情感与理智的经验,对特定的机构(组织)、品牌或产品,产生特殊的信任和偏好,使消费者重复地、习惯地前往购买的动机。如患者生病后总是到某个医院就诊,对该医院形成特定的偏好。这类动机推动下的购买行为,具有经验性和重复性的特点。

3. 社会模式　人们的动机和行为不可避免地会受来自社会的影响,这种后天的由社会因素引起的行为动机,叫作社会模式或学习模式。社会模式的行为动机主要受社会文化、社会风俗、社会阶层和社会群体等因素的影响。社会模式是后天形成的动机,一般可分为基本的和高级的两类社会性心理动机。由社交、归属、自主等意念引起的购买动机,属于基本的社会性心理动机;由成就、威望、荣誉等意念引起的购买动机属于高级的社会性心理动机。

4. 个体模式　个人因素是引起消费者不同的个体性购买动机的根源。这种由消费者个体素质引起的行为动机,叫作个体模式。消费者个体素质包括性别、年龄、性格、气质、兴趣、爱好、能力、修养、文化等方面。个体模式比上述心理模式、社会模式更具有差异性,其购买行为具有稳固性和普遍性的特点。在许多情况下,个体模式与本能、心理、社交模式交织在一起,以个体模式为核心发生作用,促进购买行为。

(二)健康消费动机的特点

健康消费通常具有迫切性、内隐性、可变性、模糊性和矛盾性等特点。

1. 迫切性　是由健康问题的出现,消费者的高强度需求引起消费动机。如发生车祸引起骨折,必须接受医院服务。

2. 内隐性　是指健康消费者出于某种原因而不愿让别人知道自己真正的购买动机的心理特点。如某些疾病是个人隐私,不想让第三方知晓,或者真正的健康购买动机可能是为了显示自己的身价及其富有程度,满足自己的虚荣心。

3. 可变性　在消费者的诸多消费需求中,往往只有一种需求占主导地位(亦即优势消费需求),同时还具有许多辅助的需求。当外部条件发生变化时,占主导地位的消费需求将会产生主导动机,辅助性的需求将会引起辅助性动机。主导性的动机能引起优先购买行为。一旦消费者的优先购买行为实现,优势消费需求得到满足,或者消费者在购买决策过程或购买过程中出现新的刺激,原来的辅助性购买动机便可能转化为主导性的购买动机。

4. 模糊性　有关的研究表明,引起消费者购买活动的动机有几百种,其中最普遍的是多种动机的组合作用。有些是消费者意识到的动机,有些则处于潜意识状态。这往往表现在一些消费者自己也不清楚自己购买某种商品到底是为了什么。这主要是由于人们动机的复杂性、多层次和多变性等造成的。

5. 矛盾性　当个体同时存在两种以上消费需求,且两种需求互相抵触、不可兼得时,内心就会出现矛盾。这里人们常常采用"两利相权取其重,两害相权取其轻"的原则来解决矛盾。只有当消费者面临两个同时具有吸引力或排斥力的需求目标而又必须选择其一时,才会产生遗憾的感觉。

（三）动机对健康消费者行为的影响

动机是由于需要没有得到满足而产生的紧张状态引起的。也就是说，当个体缺乏某种东西被意识到之后，就会产生紧张不安的感觉。为了消除这种紧张状态，人们就采取行动，寻求可以满足这种需要的目标。因此，动机虽然是以需要为基础的，但需要转化为动机还要有相应的刺激条件。当个体受到某种刺激时，其内在需要才被激活，使内心产生某种不安情绪，形成紧张状态。这种不安的情绪和紧张状态才会演化为一种动力，由此形成动机。此外，需要产生以后，还必须要有满足需要的对象和条件才会形成动机。例如，消费者一般都有求医的需要，但是，只有当他感到身体不适或生病时，才会产生到医院就诊的强烈内驱动。

动机对消费者的影响主要体现在唤醒功能、方向功能及维持与强化功能上。

1. 唤醒功能　动机是基于需要形成的，而需要则源于消费者自身，外部条件或刺激只能唤醒个体业已存在的需要。因为通常情况下，消费者需要处于潜伏或抑制状态，需要外部刺激加以激活。外部刺激越强，需要转化为动机的可能性越大；否则，需要将维持原状。因此，如何给消费者以足够的外部刺激，是推动其购买动机形成乃至实现购买行为的重要前提。动机能使消费者处于较高水平的唤醒或激活状态。

2. 方向功能　动机决定行为方向。动机不仅能激发行为，还能使行为指向特定的目标和对象。在指向特定产品或服务时，动机将影响消费者对选择标准或评价要素的确定，使消费行为指向特定的目标或对象。与此同时，动机还可以促使消费者在多种需要中进行选择，使购买行为朝需要最强烈的、最迫切的方向推进，从而求得消费行为效用的最大化。

3. 维持与强化功能　动机作为发动和维持消费者某种行为的心理倾向，在人们追求实现目标的过程中，动机将贯穿于行为的始终，不断激励人们努力采取行动，直至最终目标的实现。另外，动机对行为还具有重要的强化功能，即由某种动机导致的行为结果对该行为的重复发生具有强化或阻碍的作用。使人满意的结果，能够维持和巩固行为，称之为正强化，如血压控制成功。反之，行为则减弱或不再发生，称之为负强化。当某健康管理中心对"老顾客"给予更多的关爱和情感上的满足时，消费者就会重复光顾这家健康管理机构，并形成顾客忠诚。

第二节　健康消费者的决策过程

决策是指为了实现一定的目标，从各种备选方案中作出选择的活动。决策是指向未来的，而未来对于任何人来说都是一个未知的领域。

一、消费者决策的主要内容

消费者决策主要包括以下几方面内容：

1. 为什么买，即购买动机　消费者的购买动机是多种多样的。同样购买保健品，有的人是为了自己健康，有的人是为了送给朋友，有的人则是买来孝敬父母的。

2. 买什么，即确定购买对象　这是决策的核心和首要问题。决定购买目标不只是停留在一般类别上，而是要确定具体的对象及具体的内容，包括商品的名称、品牌、商标、款式、规格和价格。对健康消费者而言，他会因健康需求的内容、种类而选择健康管理中心、体检中心、医院，选择健康管理师、医生。

3. 买多少，即确定购买数量　购买数量一般取决于实际需要、支付能力及市场的供应情况。如果市场供应充裕,消费者既不急于买,买的数量也不会太多;如果市场供应紧张,即使目前不是急需或支付能力不足,也有可能购买甚至负债购买。但在医疗保健市场上,除了消费者在零售药店购买非处方药或常用药,一般在医疗保健机构中消费者的购买数量由医生或健康管理师来决定。即你需要什么药、什么卫生服务、数量是多少,都有专业人士来配备。

4. 在哪里买,即确定购买地点 购买地点的决定受多种因素的影响,诸如路途的远近、可挑选的商品品种、数量、价格及商店的服务态度等。它既和消费者的惠顾动机有关,也和消费者的求廉动机、求速动机有关。在健康消费者中更有求好、求安的动机和目的。一般说来,各个健康管理机构都可能会有不同的吸引力。比如说,这个健康管理机构可供选择的健康品种不多,但离家却很近;而那个健康管理机构的价格略高,可是服务周到。消费者决定在哪里购买与其买什么关系十分密切。

5. 何时买,即确定购买时间 这也是购买决策的重要内容,它与主导购买动机的迫切性有关。在消费者的多种动机中,往往由需要强度高的动机来决定购买时间的先后缓急;同时,购买时间也和市场供应状况、营业时间、交通情况和消费者可供支配的空闲时间有关。

6. 如何买,即确定购买方式 如何买涉及的是购买方式的确定。比如,是直接到商店选购,还是函购、邮购、预购或托人代购;是付现金、开支票,还是分期付款等。对于健康消费者来说,决策就是希望能以最经济的投入获得最健康、最安全和最佳医疗保健服务的过程。

二、消费者决策的基本原则

1. 最大满意、最大安全原则 就一般意义而言,消费者总是力求通过决策方案的选择、实施,取得最大效用、最大健康安全,使某方面需要得到最大程度的满足。按照这一指导思想进行决策,即为最大满意原则。遵照最大满意原则,消费者将不惜代价追求决策方案和效果的尽善尽美,直至达到目标。最大满意原则只是一种理想化原则,现实中,人们往往以其他原则补充或代替之。

2. 相对满意原则 该原则认为,现代社会,消费者面对多种多样的商品和瞬息万变的市场信息,不可能花费大量时间、金钱和精力去搜集制定最佳决策所需的全部信息,即使有可能,与所付代价相比也绝无必要。因此,在制定购买决策时,消费者只需作出相对合理的选择,达到相对满意即可。例如,对于一个被查出直肠癌的患者,他在做手术之前,一般会在不同医院做多次检查,咨询不同的医生,做有限的比较和选择,最后会去一家他认为各方面都比较放心和满意的医院做手术。相对满意原则的关键是以较小的代价取得较大的效用。

3. 遗憾最小原则 若以最大或相对满意作为正向决策原则,遗憾最小原则则立足于逆向决策。由于任何决策方案的后果都不可能达到绝对满意,都存在不同程度的遗憾,因此,有人主张以可能产生的遗憾最小作为决策的基本原则。运用此项原则进行决策时,消费者通常要估计各种方案可能产生的不良后果,比较其严重程度,从中选择情形最轻微的作为最终方案。例如,晚期癌症患者可能宁可选择保守治疗而不愿冒风险去做手术,以便使遗憾减到最低程度。遗憾最小原则的作用在于减少风险损失,缓解消费者因不满意而造成的心理失衡。

4. 预期-满意原则 有些消费者在进行购买决策之前,已经预先形成对手术结果、健康恢复和医疗费用等方面的心理预期。消费者在对备选方案进行比较选择时,与个人的心理预期进行比较,从中选择与预期标准吻合度最高的作为最终决策方案,这时他运用的就是预期-满意原则。这一原则可以大大缩小消费者的抉择范围,迅速、准确地发现拟选方案,加快决策进程。

三、健康消费者决策过程

由于健康管理服务和健康管理服务市场的特点,健康管理服务消费者购买健康管理服务的决策是较为困难的,其决策过程也是较为缓慢的。通常具有购买健康管理服务意愿的顾客是很多的,但是从具有购买意愿到实际发生购买行为,必须经过一定程序的评估。消费者决策过程包括:确认需求、寻求信息、比较评价、决定购买、购后评价等(如图8-1所示)。该模型捕获了在决策生成过程中消费者所发生的活动,以及不同的内外部因素是如何相互作用,并影响消费者的想法、评估和行为的。它可以指导市场经营者和管理者们制定产品的市场组合、沟通、销售策略。

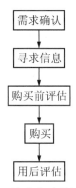

图8-1 消费者决策过程模型

1. 确认需要 当健康消费者意识到对某种健康产品有需要时,购买过程就开始了。消费者需要可以由内在因素引起,也可以是由外在因素引起。此阶段必须通过市场调研,认定促使健康消费者认识到需要的具体因素。营销活动应致力于做好两项工作:①发掘消费驱策力;②规划刺激、强化需要。

2. 寻求信息 在多数情况下,健康消费者根据自己的健康状况,调查不同的卫生服务机构和健康产品等情况,决定花多少钱到哪里去购买等问题。他们需要寻求信息,了解各方面的信息。寻求的信息一般有产品质量、功能、价格、牌号、已经购买者的评价等。消费者的信息来源通常有以下四个方面:①健康服务提供者来源;②个人来源;③大众来源;④经验来源。

3. 比较评价 健康服务的消费者进行比较评价的目的是能够识别哪一健康服务机构、何种类型的健康服务最适合自己的需要。健康消费者对需求的比较评价,是根据收集的资料作出的价值判断。

4. 决定购买 健康消费者通过对可供选择的健康产品进行比较评价,并作出选择后,就形成购买意图。在正常情况下,消费者通常会购买他们最喜欢的品牌,但有时也会受其他因素的影响而改变购买决定。

5. 购后评价 健康消费者购买健康产品或者服务后,购买的决策过程还在继续,他要评价已购买的服务或者产品。营销者需给予充分的重视,因为它关系到今后的市场和信誉。

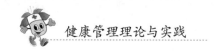

第三节 健康管理服务的市场分析

一、居民利用健康服务的现状

健康是资本,是人类生产力的具体体现;人们促进健康的需求主要取决于他们对健康的相对价值;健康服务是恢复健康或促进健康的活动,把健康服务转换成健康的过程可以视为一种生产函数;健康服务是消费者用于生产健康的投入要素,是消费者对健康需求的延伸需求;健康服务管理的市场同时拥有以下特点:不确定性、保险的介入、信息不对称、外部效应、政府干预、准市场竞争、价格机制的局限性、非营利性机构的角色等。

（一）人口健康状况

2018年我国卫生服务调查显示,调查人口65岁及以上组人口占总人口的18.5%,与2013年调查结果比较,显示我国人口老龄化程度进一步加剧;以患病人数计算2018年两周患病率为32.2‰,两周患病率与2013年的19.8%(城市22.3%,农村17.3%)相比,城乡居民两周患病率均上升。与10年前相比,我国两周患病率的疾病结构发生了变化,慢性病占两周患病的比例进一步上升。2018年卫生服务调查发现,慢性病占两周患病的比例由2008年的60.9%上升到2018年的71.5%。调查人口慢性病患病率为34.3%(城市33.5%,农村35.2%),与2013年的24.5%(城市26.3%、农村22.7%)相比,城乡居民慢性病患病率均快速上升,且农村居民慢性病患病率增长幅度大于城市。

（二）人口健康与疾病谱的城乡二维结构

2018年我国卫生服务调查显示,调查人口城乡两周患病率均为32.2‰,农村是17.7‰,两周患病在城市居民前五位的依次是循环系统疾病、呼吸系统疾病与内分泌、营养和代谢疾病(并列)、肌肉骨骼系统和结缔组织疾病、消化系统疾病,在农村居民前五位的依次是循环系统疾病、呼吸系统疾病、肌肉骨骼系统和结缔组织疾病、消化系统疾病、内分泌、营养和代谢疾病。城市慢性病患病率是33.5%,农村是35.2%,慢性病在城市居民的前五位是:高血压、糖尿病、椎间盘疾病、缺血性心脏病、脑血管病,而农村前五位是:高血压、糖尿病、椎间盘疾病、脑血管病、慢性胃肠炎。两周患病率前五位疾病别在城市依次是高血压、糖尿病、普通感冒、急/慢性胃肠炎和椎间盘疾病,而在农村前五位疾病别依次是高血压、普通感冒、糖尿病、急/慢性胃肠炎和椎间盘疾病。虽然排在前五位的疾病城乡基本一致,但城市和农村高血压、糖尿病两周患病率差别较大,前者高于后者。

（三）医疗服务的利用状况

2018年卫生服务调查地区两周就诊率为24.0%,其中城市23.2%,农村24.8%,高于2013年调查的13.0%(城市13.3%,农村12.8%);两周患病伤者就诊率达到88.2%,10.1%的人采取了自我治疗,只有1.7%的病例未采取任何治疗措施。在城市,患者首诊机构为基层医疗卫生机构的比例为61.8%,县/市/区级医院为19.9%,省/地/市级医院为14.0%;在农村,患者首诊在基层卫生机构的比例73.6%,19.2%在县/市/区级医院,省/地/市级医院为2.7%。相比2013年,无论城乡,居民首诊机构为基层医疗卫生机构的比例均有所下降,而县/市/区级医院首诊比例有所提高。与2013年调查相比,患病后未采取任何措施的患者比例下降。调查地区住院率为13.7%,其中城市为12.9%,农村为

14.7%,与2013年调查相比(9.0%),城乡住院率均有很大幅度的提高。患者住院选择医疗机构为县/市/区级医院的比例最高(51.0%),农村(56.8%)比城市(44.9%)高11.9个百分点。城市住院者在省/地/市级医院住院的比例(35.5%)远高于农村(12.0%),农村基层医疗卫生机构的住院占比(24.2%)远高于城市(11.1%)。

(四)医疗服务费用

我国卫生健康事业发展统计公报(来源:国家卫健委网站)显示,2018年我国居民医院平均每次门诊医疗费用(次均门诊费用)为274.1元,按当年价格比上年(2017年)上涨6.7%,按可比价格上涨4.5%;社区卫生服务中心次均门诊费用132.3元,按当年价格比上年上涨13.1%,按可比价格上涨10.8%;乡镇卫生院次均门诊费用71.5元,按当年价格比上年上涨7.5%,按可比价格上涨5.3%。2018年卫生服务调查显示,城乡居民次均住院医疗费用为10 023元,其中城市11 987元,农村8 143元,根据消费价格指数调整后,与2013年相比,2018年次均住院医疗费用年均增长1.4%,其中,城市地区年均增长1.1%,农村地区年均增长2.1%。而与2008年相比,2013年次均住院费用年均增长为8.2%;其中,城市地区年均增长0.4%,农村地区年均增长9.8%。

(五)医疗服务利用的影响因素

影响调查人口就诊的主要因素是疾病严重程度、文化程度、就业状况和住居地区等因素;影响调查人口门诊次均就诊医疗费用的主要因素是是否患有慢性病、疾病严重程度、患病的持续时间,以及就诊医疗机构的级别,恩格尔系数等;影响调查人口接受治疗次均医疗费用的主要因素是疾病严重程度、患病的持续时间,以及所采取的治疗方式等;影响调查人口住院治疗的主要因素是自诉健康状况,性别、年龄、婚姻状况等;影响调查人口次均住院医疗费用的主要因素是住院治疗方式、住院天数,住院医疗机构级别,恩格尔系数等。

二、健康管理服务市场的现状

要了解健康管理市场的现状,就有必要分析一下目前市场上的健康管理服务机构。目前国内进行健康管理服务的机构大体可以分为以下几种:

(一)健康体检为主要服务项目

健康体检是目前健康管理服务领域最成熟的经营模式,也是客户接受度最高的健康管理服务品种。

(二)运用中医手段进行亚健康调理

中医理论的精髓在于治未病,这恰恰与健康管理的重点——疾病的预防不谋而合。

(三)对各种医疗资源优化整合型利用

充分利用和整合当地的资源,以最小的代价,推出符合市场需求的服务。例如检验、会诊等,实现多方共赢,提高当地医疗资源的优化配置。

(四)应用先进的医疗技术为健康服务

通过一些标准化的服务工具进行健康管理服务,提供诸如慢性病评估、心理评估、亚健康评估等服务。

(五)开通便捷就医渠道进行医疗服务

他们将客户目标锁定在中高端,广泛整合医疗资源尤其是稀缺的医生资源,提供绿色通道和私人医生等各种就医服务,通过精细入微的服务来赢得市场,运用各种增值服务来获得商业利润。

三、存在的问题

(一)居民健康服务利用存在的问题

1. 健康认识有待提高 社会经济发展的根本目的是改善居民健康状况与提高生活质量;健康服务是恢复健康或促进健康的活动,把健康服务转换成健康的过程可以视为一种生产函数;健康服务是消费者用于生产健康的投入要素,是消费者对健康需求的延伸需求。

2. 健康影响因素的多维性 影响人群健康状况的主要因素是年龄、性别、慢性病、城乡分布、就业状况、家庭收入和健康服务的可及性;影响居民医疗服务利用的主要因素是疾病严重程度、是否患有慢性病、文化程度、就业状况、居住地区与医疗服务的可及性;影响居民医疗费用负担的主要因素是否患有慢性病、疾病严重程度、患病的持续时间、就诊医疗机构的级别、住院治疗方式、住院天数、恩格尔系数等。

3. 人群的健康状况与疾病模式正处于转型时期,而且正在继续发生变化,形成了城乡居民健康状况与疾病模式二维结构,以及医疗服务利用不公平的现象;社会经济发展与人民生活水平持续的提高,以及伴随疾病模式的变化,居民健康与医疗服务需求出现多元化趋势。传统的医疗服务模式严重滞后于居民健康需求的变化,出现健康服务管理供给不足与供过于求的不和谐现象。

4. 城乡居民医疗费用负担过重,出现居民健康需求的增长与健康服务管理的不和谐现象;面对居民健康状况与疾病模式的转变,出现政府失责与市场失灵,以及与社会公众期望的不和谐现象。

(二)健康管理服务市场存在的问题

1. 市场定位的困惑 上述的健康管理服务机构在产品的市场定位上着眼点都是从自身的优势出发,无论是技术还是服务,都是自身最具优势的地方,但是市场和消费者对此似乎并不热衷。

2. 健康管理的服务产品特性困惑 过去几年,中国的健康管理机构在没有正确的市场需求分析的前提下,对于本行业的产品特性并没有进行针对性的研究,又无法准确把握健康服务的产品特性,从而在一系列的产品开发、设计、定价等方面出现了很多失误,甚至是背离健康行业的服务产品运行规律。

3. 服务产品设计方法的困惑 了解和明确客户需求是设计服务产品最关键的内容,然后才能设计有针对性的、符合客户需求的服务产品。但是目前健康管理行业,在符合本行业的服务产品的设计、开发、定价等方法掌握得不系统、不全面、不科学,缺乏相关的理论模型和执行方法,因而就难以保证推出的健康服务产品可以满足客户需求,达到健康管理机构设定的营销目标,更不用说促进整个健康产业的高效、良性发展了。

第四节　健康管理服务的形式和特点

一、健康管理服务的形式

根据健康管理的定义,健康管理的服务内容应该面向所有人,具体包括:对健康人群的预防性健康管理服务,如免疫接种,健康生活形式指导等;对普通病人的常规就医需求管理,如电话预约挂号服务等;对慢性病人的疾病管理,如糖尿病人的自我疾病管理指导服务;对高服务需求人群如灾难性伤病员的特殊就医协调管理;以及对残疾的预防和康复管理。理想的健康管理服务,是为个人提供从"胎儿—死亡"全程式的个体化、系统化的服务。

（一）健康调查与监测

包含体检中心、心理咨询中心,甚至包括社会学、行为学和遗传学等检测中心,其目的是发现影响健康的各种因素,并监测其变化。健康调查的内容是包含"体检"在内的健康检测,主要有生物学调查(年龄、体重、血、尿)、个人医学史(家族病史、过去病史、预防接种情况、生长发育史、婚姻生育史)、行为习惯及生活方式(吸烟、饮酒、运动、饮食、睡眠等)、心理因素(个性、情绪、压力、紧张度等)、社会环境因素(工作性质、居住条件、经济收入、家庭关系等)、医疗服务水平(当地社会保障水平、个人健康意识、医疗投资及医疗技术水平)等若干方面的调查。调查形式除了进行体格检测(身高、体重、血、尿、生长发育状况等)外,还要使用健康评价问卷来进行调查。目前,国际上公认的调查表,如欧洲的生命质量评价表(Euro QOL)、英国诺丁汉健康调查表(NHP)、疾病影响调查表(SIP)、36 项生活质量调查表(SF-36)和健康风险评估问卷(HRA)等,可供参考。

（二）健康评估

健康评估是个体化健康管理的重要环节,是综合个人生活行为、生理、心理、社会环境等诸多因素的定性与定量相结合的分析。健康评估需要回答个体健康或不健康、健康程度、健康风险及其风险性大小等问题。把一些抽象的健康得分和实际的疾病危险性大小结合起来,是健康管理的实用性所在。国际上已建立了一些比较成熟的分析系统软件,国内有关健康评估的分析系统正处于开发阶段,有些正应用于健康管理实践。

（三）健康干预

进行健康调查、分析的意义,除了评价个人健康状态之外,更重要的是制定个体化的保健计划和干预措施,以提高疾病治愈率和降低死亡率,合理配置社会资源,维持低水平的健康消费。实施健康干预的单位(包含私人医生、社区保健中心、各种综合或专科医院以及健康教育和咨询机构等各种服务单位),在健康管理中心的协助下,帮助个人维护健康。

干预的形式包括:制定、实施定期检查计划;行为矫正(戒烟、限制饮酒等);生活方式干预(饮食指导、合理营养等,实施健康促进,使管理对象远离危险因素,养成健康的生活方式);警惕趋向性疾病的早期信号;健康咨询;指导正确使用非处方药和保健品以及慢性病和疾病复期、稳定期的管理;在专科疾病和发病急性期提供就诊指导等。另外,在管理对象发病期间,协助保健医生和专科医生进行诊治。

开展团体健康服务,为各团体单位提供团体检查、预防、保健、医疗等服务,包括针对各团体单位的员工岗前体检、员工团体体检、全员健康知识普及健康讲座等项目,进行健康的

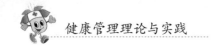

综合评估、分析并制订健康管理建议。为满足社会不同人员需求,也可以开展 VIP 健康管理高端服务,开辟会员制服务市场,提供贵宾专用绿色通道,推行顶级医疗专家体检、监测评估,提供专业心理咨询、心理治疗、压力释放与性格倾向与潜在疾病风险的分析,配备健康顾问,进行健康跟踪服务,制订健康评估报告、营养、运动、保健饮食等计划。

目前,中国健康管理服务虽然还较为滞后,但健康消费市场应该说是百花齐放,逐步形成了以医疗机构为核心的医疗与医药服务产业;以保健食品、保健产品为核心的健康产品产业;以健康体检为核心的个人疾病检查与预测产业;以祖国传统医学为主要手段的健康调理、康复与健康维护产业;以各类休闲度假,健康运动、活动为核心的健康促进产业;以健康评估为核心的健康咨询服务产业等等。医疗产业、医药产业提供的服务对于消费者来说,更多的是被动的消费;健康管理服务产业提供的服务对于消费者来说,更多的是主动的消费;而保健品产业则介于二者之间。

二、健康管理服务的特点

我国《健康管理师国家职业标准》中关于健康管理的定义如下:对个体或群体的健康进行全面监测、分析、评估、提供健康咨询和指导以及对健康危险因素进行干预的全过程。健康管理的宗旨是调动个体和群体及整个社会的积极性,有效利用有限资源来达到最大的健康效果。根据健康管理的定义,以科学为基础的健康管理服务应该有以下特点:

1. 标准化　标准化是对个体和群体的健康进行科学管理的基础。健康管理服务的主要产品都涉及健康信息。没有健康信息的标准化,就不能保证信息的准确、可靠和科学性。

2. 定量化　对个体和群体健康状况的评估,对健康风险的分析和确定,对干预效果的评价,都离不开科学的量化指标。科学量化是衡量是否真正的健康管理的一个试金石。因为只有科学的量化,才能满足科学"可重复性"的要求,才能科学可靠,经得起科学和实践的检验。

3. 个体化　健康管理的具体做法就是为个体和群体(包括政府)提供有针对性的科学健康信息并创造条件采取行动来改善健康。没有风险评估和干预措施的个体化,就没有针对性,就不能充分地调动个体和群体的积极性,就达不到最大的健康效果。

4. 系统化　要保证所提供的健康信息科学、可靠、及时,没有一个强大的系统支持是不可能实现的。真正的健康管理服务一定是系统化、标准化的,其背后一定有一个高效、可靠、及时的健康信息支持系统。健康管理服务的标准化和系统化是建立在循证医学和循证公共卫生的标准和学术界已经公认的预防和控制指南及规范基础上的。健康评估和干预的结果既要针对个体和群体的特征和健康需求,又要注重服务的可重复性和有效性,强调在多平台合作的基础上提供服务。

第五节　健康管理服务营销的基本方法

一、服务营销体系

服务营销体系实际上是顾客接触或了解服务机构的各种途径,它的各个成分都向顾客表明服务的性质和质量。健康管理服务营销体系由下列成分组成:

1. 服务人员　包括前台服务人员和后台服务人员，以及管理人员。

2. 服务设施和服务设备　包括用于健康管理服务的各种诊断、治疗等设备。

3. 非人员的沟通　广告、标志图样、大众媒体的报道、宣传手册等。

4. 其他人员　其他顾客、顾客的亲友等。

营销作为一个环境因素，在人类需要的演进和发展的过程中起着一定的影响或推动作用，但是营销对需要的形成却不能直接控制，营销只能对需要加以引导，使之指向具体的需要对象。

二、服务操作体系

（一）基本概念

健康管理服务操作体系是一个完整的体系，消费者可以看到这个体系的某些部分，但他无法看到另一些部分。我们把顾客能够看到的部分称为前台服务操作体系，顾客无法看到的部分称为后台服务操作体系。

前台服务操作体系由服务人员和服务设施两部分组成。顾客在此不仅会接触服务人员和设施，而且还会接触到其他的顾客。随着医疗技术的进步，使用设备服务取代人员服务的趋势越来越明显，它可以保证服务质量的一致性，方便顾客。但是，与人工服务相比较，它缺乏面对面的服务，不能及时准确地了解顾客的期望，为顾客提供灵活、及时、亲切、热情的服务。

（二）特点

健康管理服务操作体系有以下几个特点：

1. 服务质量与时间有关　由于顾客是服务操作体系的组成部分，顾客对服务的时机有不同的要求，必须高度重视顾客的消费时间。

2. 服务质量与地点有关　不同的服务地点，顾客对服务质量的期望是有所差异的。此外，不同的顾客对服务地点选择也是不同的，所以，应该根据顾客的期望选择适宜的服务地点。

3. 顾客必须到服务场所参与服务过程。

（1）服务的操作体系变化会引起顾客的消费行为的变化。

（2）消费利益的变化会引起服务操作体系的变化。

（3）服务人员的感情与情绪会极大程度地影响顾客的消费经历。管理人员不仅要加强服务人员的管理工作，更要注意服务人员的工作条件，减轻他们的压力和紧张情绪。

（4）在服务之前，无法控制服务的质量。

4. 面对面的服务　顾客与服务人员的面对面的接触是健康管理服务系统的核心成分，他们交往是人与人交往中的一种特别的形式。

（1）性质：①服务人员和顾客的交往是有目的性的，并不是偶然发生的。②服务人员出于商业目的来为顾客提供服务，面对面的服务是他们的责任。③服务人员与顾客的关系是一种陌生的关系。顾客会主动地接触陌生的服务人员，服务人员也会主动地接触顾客。与熟人相比，陌生人之间的交往往往会受到某些限制，但是一些时候，他们之间的交往更加自由和随便。④顾客与服务人员交往的范围受服务性质和服务内容的限制。⑤顾客与服务人员扮演的角色非常明确，他们必须遵循一系列基本的行为准则。⑥顾客与服务人员的地位在面对面的接触过程中发生了暂时的变化，他们都必须暂时中止正常

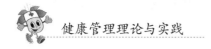

的社会地位。

(2) 要素：顾客与服务人员面对面的接触管理过程见图8－2。

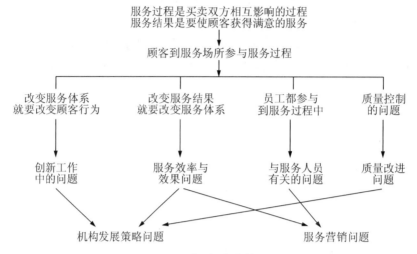

图 8－2　面对面服务的管理要求

三、市场定位

消费者对各种服务的属性进行比较后，就会形成自己的看法。消费者对某种服务的看法就是这种服务的市场定位。

市场定位的策略是服务性机构最为关键的策略。必须做好市场分析、竞争分析和内部分析工作，才能确定本机构的市场定位。市场定位程序和需要考虑的问题有：

(一) 市场分析

分析市场的规模、地理位置和今后的发展趋势。

根据目标市场的组成进行市场的细分，确定各个细分市场的特点。如细分的顾客群、顾客需求、顾客结构及其购买力等。

(二) 竞争分析

对明确的和潜在的竞争对手进行分析，明确本机构和竞争对手的优势、劣势、机会和威胁。如谁为竞争对手、其服务的特性、优缺点、与本机构所提供的服务的区别及其所占领的市场特点等。在进行竞争分析时，一项有用的技术为 SWOT 分析技术。SWOT 是英文字母 strength(优势)，weakness(劣势)，opportunity(机会)和 threat(威胁)的第一个字母的简写。

1. **优势**　包括机构内部的优势和使机构具有优势的其他因素。它是该机构与其他服务机构的不同之处。具体包括有动力、有承诺和热情的服务人员；有良好的服务经验；有良好的资金管理经验，等等。

2. **劣势**　包括服务机构内部的劣势、技能的不足、资源问题或已经确定的障碍等。如机构没有良好的信息技术系统；职员之间存在重复或过度的服务；落后的服务设备等。

3. **机会**　包括影响外部的环境，如国家推行社区健康管理服务；国家鼓励培养全科医生；国家健康管理师职业的设定等。如果正确利用，可以加强将来机构的地位，缩短服务机构持续发展与衰退之间的距离。

4. **威胁**　包括现在和将来对健康管理服务产生不良影响的因素，需要监测和进行处理。如医疗服务机构的竞争激烈；个体行医的增加；居民自我保健意识的增强等。

（三）机构能力分析

如优势、劣势、资源、管理能力、价值观、目标、经营方针、市场地位、机构的知名度、市场形象、顾客的忠诚感等。

（四）选择适宜的细分市场，识别市场机会

1. 推出新的服务项目　如以哪些细分市场作为目标细分市场，与竞争对手比较，本服务具有哪些属性，等等。

2. 改进现有的服务项目　如吸引原有的目标细分市场还是新的细分市场，需要改进哪些属性。

（五）确定营销策略，作出有效决策

如销售渠道策略：在何地提供服务，在何时提供服务，定价策略：收多少钱，采用哪些收款程序，等等。

四、顾客的服务期望

在评价服务质量时，顾客会对他们预期的服务与他们感觉中的服务进行比较。要形成优质服务的市场信誉，健康管理服务机构的服务绩效必须符合或超过顾客的预期质量。

（一）顾客期望的层次

要为顾客提供优质的服务，必须首先了解顾客对服务的期望。总体上，顾客对服务有两个层次的期望，一是称心的服务，即顾客期望所达到的服务，反映顾客对于服务机构应该提供的服务的期望；二是合格的服务，即指顾客可以容忍的服务绩效，在一定程度上反映了顾客对实际服务的愿望。在称心的服务和合格的服务之间是顾客可以接受的服务。在这个范围内的服务可以使顾客满意。超过这个范围的服务，顾客就会非常的满意；未达到这个范围的服务，顾客就会不满意(图 8 - 3)。

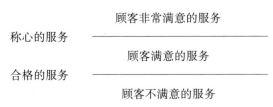

图 8 - 3　顾客的服务期望

（二）顾客期望的影响因素

1. 持久性强化因素　指长期影响顾客期望的因素，如服务的有形环境、服务人员的态度、服务的设备条件、服务效果等。

2. 临时性强化因素　指暂时影响顾客期望的因素，如在为顾客提供服务时，服务人员的言行举止、当时的环境条件等。

3. 其他顾客的口头宣传　顾客从亲友和其他顾客那里获得的信息。

4. 顾客以往的经验　指顾客过去购买健康管理服务的有关经验。

5. 顾客的选择范围　指顾客可以从多少个同类机构得到同种类的服务。一般来说，顾客的选择范围越大，其对服务的期望就会越高；反之亦然。

6. 顾客的角色概念　即顾客对自己在服务过程中应该扮演的"兼职服务人员"角色的

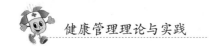

认识程度。

7. 顾客个人特征　不同特征的顾客对于服务的期望是不同的。

8. 服务机构的承诺　服务机构向社会公开许诺应该达到的服务标准,对顾客的期望会产生较大的影响,顾客会根据机构的承诺设立期望的服务。

五、服务营销的方法

随着市场机制在健康管理服务中的作用越来越被人们所认识,健康管理服务机构的竞争将会越来越激烈。健康管理服务机构为了占领市场或扩大市场份额,必须采取一定的竞争策略。概括起来,健康管理服务常采取的方法主要包括有以下几个方面:

（一）技术

即主要依靠高超的技术来提高服务的技术质量,从而与竞争对手竞争市场。

1. 硬技术　即通过提高服务设备和仪器的档次等,来促进服务质量的提高。例如可以使用仪器设备来取代人员的服务,从而提高服务的效率,降低服务的成本,提高顾客的满意度。该策略是当前许多健康管理服务机构的主要采取的竞争策略,其在短时间内或在一定的条件下可以取得一定的效果。但是由于它只是强调对服务结果的管理,忽视了对服务的过程质量的管理,顾客感觉中的质量不好,因此总体上说,该策略越来越不适应日益激烈的竞争需要。

2. 软技术　即服务机构采取的除了硬技术以外的其他技术方案。如通过精心设计服务操作体系,招募优秀的健康管理人员,或者通过培训等措施提高健康管理人员的基本素质等。该策略只是注意到人的因素在提供优质的健康管理服务中的作用,而忽视了其他因素的影响,因此,也是较为片面的竞争策略。

3. 复合技术　指将上述的硬技术与软技术的结合。一定条件下,这种复合技术的效果是较好的。但是,它同样没有考虑其他因素的作用,如服务概念、顾客与服务人员的关系等。

（二）廉价

指尽量降低成本费用,以廉价作为主要的竞争手段。这种策略若想取得持久的竞争优势,必须能够长期保持低价。例如,可以通过对不同等级的服务机构服务定价的区别,来鼓励顾客到基层健康管理服务机构就诊。在同一地区,如果有数个同一类别的健康管理服务机构,在服务质量差别不大的前提下,顾客往往会首先选择服务价格较低者。值得指出的是,这种策略的核心是“薄利多销”。有些机构为了暂时赢得市场,往往在没有利润或亏本的情况下,实行廉价策略,这种做法是不可取的。

（三）形象

指服务机构不关心本身能够提供什么样的服务质量的好坏,只是采取通过广告、公关等沟通活动,为自己的服务创造虚设的附属性属性,以加强价格在顾客心目中的良好形象。原则上,采取这种策略的前提条件是:本机构所提供的服务质量是优质的。如果这个前提不成立,那便是欺骗行为,最终会彻底失去顾客的信任。

（四）优质服务

健康管理服务机构的竞争能力是由机构为顾客提供优质服务的能力所确定的。提高服务质量,可以提高服务的满意度。这不仅加强机构与老顾客之间的良好关系,而且满意的顾客的口头宣传会增强机构的形象,从而吸引大批的顾客。此外,优质服务策略可以在机构内部产生积极的影响,激励员工做好各项工作。

1. 基本原则　优质服务的基本原则就是必须采取服务导向的竞争策略。它是指服务机构通过优质服务,发展本机构与顾客之间的合作关系。机构的竞争实力是由机构的优质服务能力确定的。要采取服务导向的竞争策略,必须采用以下的五个基本原则:

(1) 市场导向的营销原则:要求全体人员以优质服务作为自己的行动指南,掌握必要的服务知识和技术,按照顾客的需要,及时、灵活地为顾客提供优质服务,提高顾客的满意度。为此必须做到:确定顾客希望从本机构的服务中所获得某些使用价值,明确本机构能够为顾客提供哪些使用价值;研究本机构如何向顾客提供优质服务和顾客期望的消费价值;确定本机构的各项活动都是为了使顾客获得优质的服务。

概括起来,市场导向的营销战略与传统的营销战略的主要区别如表8-1所示。

表8-1　市场导向的营销战略与传统的营销战略的主要区别

传统的营销战略思想	市场导向的营销战略思想
侧重消费价值	注重整体服务价值
短期销量为重点	考虑双方长期关系
只考虑核心服务质量	考虑顾客感觉中的整体质量
只重视服务结果	加强服务过程质量管理、注意总体质量

(2) 需求分析原则:健康管理服务机构为了占领有利市场,必须通过详细的市场调查,了解顾客的需求。由于顾客的需求是变化的,这就要求管理人员和服务人员要善于分析顾客的需求,灵活地为顾客提供优质的服务,满足顾客的各种需求。

(3) 质量控制原则:服务人员必须在服务的过程中经常性地检查自己的服务质量;管理人员必须帮助服务人员掌握必要的服务知识和服务技能,为服务人员提供质量管理指导原则,以便服务人员自觉地做好质量管理工作。只有这样,才能保证所提供的服务是优质的。

(4) 全员营销的原则:许多健康管理服务机构传统的观点和做法是:营销只是管理人员的事情,和服务人员没有关系。实际上,服务人员与顾客的每一次接触都会对顾客的购买行为产生影响。如果服务人员和服务体系给顾客留下了良好的影响,他们之间的关系就会加强。管理人员必须充分认识到服务人员在营销活动中的重要作用,教育和促使服务人员应该具备服务营销的意识。

(5) 支持前台人员的原则:许多健康管理服务机构的金字塔组织结构并不能适应市场导向的服务需要,经常会引起集权化的倾向。机构的许多决策都是由远离第一线的高层管理人员负责,而服务人员毫无决策权,无法根据顾客的具体需要来提供有针对性的服务,这必然会对顾客感觉中的服务质量产生不好的影响。此外,由于机构内部有关人员职责不清,沟通不良,往往存在前后台人员工作协调不好的问题,这不仅仅影响为顾客提供的服务质量,也直接影响到工作人员的积极性和工作效率。为此,必须调整组织结构,减少管理层次,以便信息有效地沟通,保证所有的后台人员全面支持前台人员这一原则的落实。

2. 优质服务的管理规划　通常采取优质服务的机构必须从以下六个方面制定服务的管理规划。

(1) 服务概念:首先要明确本机构的主要任务,然后根据本机构的任务和功能制定一系列具体的指导原则。执行指导原则称之为服务概念。服务观念必须是机构内部全体员工普遍同意的,否则服务人员的行为就不可能一致。

（2）顾客期望：顾客是根据自己的期望和自己感觉中的服务绩效来判断服务质量的。优质服务必须是顾客感觉中的服务绩效符合或超过他们预期的期望。

（3）服务过程和服务结果：面对面服务是服务人员与顾客相互接触的过程。顾客感觉中的服务质量不仅与服务结果有关，而且与服务过程有关。如果采用高新技术为顾客提供优质的服务结果，但是在服务过程中，服务人员的行为和态度往往会对顾客的总体感觉中的质量产生极大的影响。所以，不仅要知道为顾客提供什么样的服务，还要知道怎样为顾客提供服务。

（4）内部营销：由于在大多数情况下，顾客感觉中的服务质量是由服务人员和顾客交往过程决定的，因此，必须加强内部的营销工作，形成以服务文化为核心的企业文化，激励全体员工做好工作。即：将"下一道工序就是我的顾客"的思想贯穿于服务机构的每一道工序。

（5）有形环境：应该根据优质服务的需要，确定服务工作中的服务操作体系和所需要的设备技术等资源，并且通过培训，使服务人员掌握必需的服务技术。

（6）顾客参与服务过程：在健康管理服务中，顾客是"兼职服务人员"。他们往往会自己完成一部分的服务工作，同时也必须配合服务人员的工作。可见，服务质量不仅仅与服务人员有关，而且与顾客的行为和态度有关。要获得优质服务，顾客必须尊重服务人员的劳动，积极参与服务活动，明确自己的角色和功能。作为健康管理服务机构，也必须向顾客提供必要的信息，帮助顾客扮演好"兼职服务人员"的角色。

3. 优质服务的营销对策

（1）关系营销：顾客要想得到服务，必须支付一定的费用；服务者提供了服务，必须要有经济效益。所以，传统的营销通常是根据直接效益的大小来确定对策的，这就使得供需双方之间的关系不太融洽。服务机构应该与顾客建立、保持并加强长期的关系，通过互惠式的沟通与履行诺言，实现提供优质服务的目的。与顾客的长期的关系是关系营销的核心概念，顾客是服务机构最为宝贵的资产，将顾客变成忠诚的消费者，就会取得持久的竞争优势。

①关系营销的层次：大体上，关系营销有三个层次，关系营销的层次越高，机构的潜在的收益就越大。

财务层次：是最低的层次。通过免费的奖品和优惠价格来购买顾客的忠诚感，在短期较为有效，实际上它无法创造真正的忠诚的顾客。

社交层次：是在中间的层次。它更为重视机构与顾客之间的社交联系，主动与顾客保持联系，不断了解他们的要求和期望，强调个体化的服务，并且尽力使顾客成为机构的"常客"。

结构层次：是最高的层次。指机构使用高科技成果、精心地设计服务体系为顾客提供对手无法模仿的服务，使他们得到更大的利益，而不是依赖员工的社交活动来保持顾客。

②关系营销的艺术

公平买卖：要得到顾客的信任，不应该向顾客隐瞒机构的弱点，而应该采取积极有效的措施，尽量提高服务质量。不要害怕顾客的起诉，应该自觉地教授顾客监督的方法与技术。

一对一营销：将每一位顾客都作为一个细分的市场，为他提供个体化的服务，才能与他们保持长久的关系。一对一营销必须有以下几个要求：①顾客必须容易接受服务；②沟通必须是双向的；③根据顾客的具体要求提供制度化的服务；④服务机构的管理人员必须激励员工提供优质的服务。

形成服务特色：服务机构必须在服务环境、服务态度、服务文化等方面形成自觉的特色，与竞争对手真正的区别开来。

（2）以市场为导向的营销：要在激烈竞争中取得长期的优势，服务机构必须为顾客提供优质的服务，使顾客获得更大的消费价值，这就要求必须采用服务导向的竞争策略，从总体上提高服务质量。

①根据顾客需求，确定服务组成成分：管理人员应该了解顾客的消费习惯、消费目的，才能正确地确定服务的组成部分。然而，在实际工作中，服务组成部分的确定，如设立哪些科室、提供什么样的服务项目和内容等，都只是根据上级的要求或机构本身的情况考虑的，没有考虑顾客的实际需求。此外，我们往往只重视对服务的核心组成部分的管理，而忽视了对附加组成部分的重要性的认识和有效的管理。例如，对于需要手术的病人的管理，只是关注手术质量的好坏，很少关心术前的准备和术后的护理质量等。为此，要提供优质的健康管理服务，必须首先明确顾客需求，然后根据需求确定机构提供服务的目的、流程和项目等。

②根据顾客消费过程，确定服务体系：顾客在购买健康管理服务时，需要经过一个购买的决策过程，但是这个购买过程并不是顾客的整个消费过程。消费过程还包括消费后的服务问题。所以，服务机构在设立服务体系时，不应该从方便机构本身的角度或有利于管理的角度出发，而应该从方便顾客的角度出发，使顾客能够方便地购买服务和使其对所购买的服务形成良好的满意度。

③从强调服务质量转变为强调消费效果：传统的营销对策只是强调服务者所提供的服务质量，由于供需双方对服务质量的理解有差异，服务者认为是高质量的服务，消费者往往认为不能满足自己的需要。同样，不同的消费者对同一种服务质量的理解也是有较大的差别的，有的消费者满意的服务，另一些消费者可能就不满意。造成上述情况的主要原因是不同顾客的消费价值观的区别，以及供需双方消费价值的区别。由此可见，要提供真正使顾客满意的优质服务，必须站在顾客的角度，重视消费效果，为顾客创造更大的消费价值。

④从强调补救性服务转为预防性服务：既往的营销管理往往只是关注已经发生了的服务缺陷，这样只能是事后的补救，对顾客所由此产生的不满，很难消除。所以，必须采取相应的措施，进行服务缺陷的预防，预先提供有些预防性的服务，使顾客感受到服务机构是尽力在为他们着想的。

⑤从强调共同需求到强调个体化需求：过去的营销策略大都是基于顾客的需求是相同的基础之上的，所以总会有一部分顾客的满意度是不高的。应该认识到顾客都有长期的和短期的特别需要，应该根据他们的特别需要，随时调整服务对策。

⑥从强调市场占有率到强调顾客满意度：强调生产占有率会使机构片面地追求销售量。为顾客提供优质的服务，才能提高顾客的满意度，长期地保持顾客。

⑦从以产品定价到以知识、技能定价：顾客越来越重视知识和信息的价值，因此，机构的定价策略必须发生相应的变化，应研究知识技能的价值。

⑧从按时供应到随时供应：随时随地为顾客提供服务，而不仅仅是在上班的时间内为顾客提供服务，这在社区健康管理服务中更应该加以重视。因为，与社区健康管理服务中心（站）签订服务合同的人，他们的工作地点往往不在附近，如服务机构只是在规定的上班

时间提供服务,这些顾客就不能得到任何益处,所以,必须施行 24 小时的随时性服务,才能满足顾客的要求。

⑨从以产量考核绩效到以质量考核绩效:即对服务机构和服务人员的绩效评价,不应仅仅局限其所提供的服务量的大小,而要充分考虑其所提供服务的质量。只有将质量指标作为考核的主要内容,才能防止服务者的短期行为,与顾客保持长期的关系。

⑩ 缩短顾客的等待服务时间:健康管理服务机构应该研究顾客等待服务期间的心理活动,以便采取必要的措施,缩短顾客的等待时间。顾客等待健康管理服务时的心理状态和应采取措施。

空闲的等待比忙碌的等待时间过得慢:等待的健康管理服务期间,由于无事可做,顾客会产生厌烦感,需要消磨空闲时间。为了缩短等待时间,可以让顾客看报纸等,可以用黑板报等形式普及医学知识,分散顾客的注意力,为等待的顾客提供轻松、愉快、参与性的消遣性活动。

服务前比服务中时间过得慢:顾客来到服务场所,往往带有焦虑情绪,他们期望得到及时的服务。若服务人员没有马上为其提供服务,顾客将会感到不安和不满意。为了解决这一问题,服务机构可以采取提供舒适环境,安排护士负责接待工作,替病人送病卡等措施来影响顾客的感觉,使他们感受到一进入机构的大门,就已经接受了服务。

无法预计的等待比预先知道的等待时间过得慢:不知道需要等待多长时间是引起顾客焦虑情绪的主要的原因。可以跟顾客预约服务的时间,在预约的时间达到之前,不论等待多长时间,顾客都会耐心等待;但是,一旦过了约定的时间,即使只要等待短暂的时间,顾客也会感到时间过得缓慢。因为,在约定的时间之前,顾客知道要等待多长的时间,而在约定的时间之后,顾客不知道要等待多长时间。服务机构可以采取鼓励顾客改变消费时间、根据顾客个性细化市场等措施。如,可以将等待服务的顾客划分为三种情况:第一类的顾客愿意与服务人员和其他顾客打交道,等待时间的长短无关紧要;第二类顾客认为等待服务是浪费时间,为了缩短等待的时间,他们愿意多付费;第三类顾客则介于上述两者之间。

不明原因的等待比可以理解的等待时间过得慢:在等待的过程中,顾客往往需要服务人员解释服务工作的进展情况,说明无法立即服务的原因。如果服务人员不做任何的解释,顾客不知道服务工作推迟的原因,就会更加不耐烦。

不公平等待比公平等待的时间过得慢:如果服务人员先为后来的人员服务,先来的顾客就会不满意,应该加强排队管理秩序,公平合理地对待每一位顾客。在健康管理服务中,有时需要根据工作的急迫性(如,急救病人必须优先服务)、顾客的身体条件(老年人优先等)来确定服务的秩序。

单独等待比集体单独时间过得慢:集体单独的顾客会相互交谈,消磨时间,既减少了顾客因为等待产生的不满,也有利于顾客之间的相互教育。所以,服务机构应该创造条件,使顾客在集体的环境中等待服务。此时,除了要提供必需的座位以外,对于等待场所的布局,尤其是座位的安排是非常重要的,人们应该面对面而坐。

(黄晓光 夏俊杰)

第九章　健康管理与健康保险

第一节　健康保险和健康管理的概述

健康保险最初是由民间自发组织起来的。为了消除疾病灾害,一部分人自愿地组织起来,共同筹集资金,在支付医药费方面实行互助。1882 年,德国政府首先通过立法建立了疾病保险制度,随后,各工业国家相继仿效。19 世纪末到 20 世纪初,西方各主要国家先后建立了包括疾病、残废、老年等社会保险制度。20 世纪 30 年代,西方各国为了解决失业、贫困和疾病等严重社会问题,进一步推行包括健康保险在内的社会保险制度。第二次世界大战后,实行社会保险或社会保障制度的国家更为广泛。目前,约有 100 多个国家实行了健康保险。

我国健康保险是在改革开放后开始逐渐发展的,经营的历史还不算太长,各公司都是在试点经营中摸索经验。因为健康保险经营中的巨大风险,各保险公司在新险种开发上更是抱着谨慎又谨慎的态度,最初基本只提供附加形式的住院医疗保险,后来尝试着推出了定额给付型的重大疾病保险,近几年,各保险公司在此基础上又逐步开发出一系列作为主险销售的住院医疗保险产品,包括住院定额保险、住院费用保险和高额医疗费用保险等。

一、健康保险的定义

健康保险是以人的身体为对象,保证被保险人在疾病或意外事故所致伤害时的费用或损失获得补偿的一种保险,包括医疗费用保险和伤残失能保险。健康保险的保险费率与被保险人的年龄、健康状况密切相关,保险公司往往要求被保险人体检,规定观察期或约定自负额,承保比较严格。

健康保险分为社会医疗保险和商业健康保险(表 9-1)。

表 9-1　社会医疗保险与商业医疗保险的区别

项目	社会医疗保险	商业医疗保险
性质	法定保险、强制性、公共性、利润	商业性、资源性、私人性、利润
政策目标与公平性	政府所负责提供的准公共物品	个人责任的私人物品、个人公平
保险对象	所有的社会劳动者	自愿参加的投保个人或团体
责任者	政府负责	公司、企业负责
产生方式	社会契约	保险合同(保单)
保费来源与负担	税收、征收专款、强制储蓄;政府、雇主和个人等多方筹资	缴纳费用;个人或雇主负担
经办单位	非营利性机构为主	营利性机构为主
保障水平和范围	基本保障(供给适度)	费用偿付
功能	社会公共政策、保障国民基本健康	分担经济风险

1. 社会医疗保险　根据国家法律规定,由劳动者所在单位、社区或政府多方共同筹资,在劳动者及其亲戚或遗属遭遇工伤、疾病、生育、年老、死亡和失业等风险时,给予物质帮助,以保障其基本生活需要的一种社会保障制度,是社会保障体系的核心和最基本的内容。

1998年,国务院召开全国医疗保险制度改革工作会议,发布了《国务院关于建立城镇职工基本医疗保险制度的决定》,这一决定标志着在我国实施了近半个世纪的公费、劳保医疗制度将被新的职工基本医疗保险制度所替代。2002年10月,在总结以往合作医疗经验的基础上,结合中国农村的实际情况,中共中央、国务院专门下发了《关于进一步加强农村卫生工作的决定》,明确提出:在农村,要逐步建立起适应社会主义市场经济体制要求和农村经济发展水平的、以大病统筹为主的、新型的合作医疗制度。2007年又建立城镇居民基本医疗保险。2016年整合城镇居民基本医疗保险和新型农村合作医疗两项制度,建立统一的城乡居民基本医疗保险。

进入21世纪,我国开始积极推进多层次医疗保障体系的建设。在多层次的医疗保障体系中,城镇职工基本医疗保险制度和城乡居民基本医疗保险制度是基础和核心,同时,辅之以其他多层次医疗保障形式。

2. 商业健康保险　商业健康保险应是以被保险人的身体为保险标的,保证被保险人在疾病或意外事故所致伤害时的直接费用或间接损失获得补偿的保险,包括疾病保险、医疗保险、收入保障保险和长期看护保险。疾病保险指以疾病的发生为给付条件的保险;医疗保险指以约定医疗的发生为给付条件的保险;收入保障保险指以因意外伤害、疾病导致收入中断或减少为给付保险金条件的保险;长期看护保险指以因意外伤害、疾病失去自理能力导致需要看护为给付保险金条件的保险。

目前,国内商业保险公司推出的医疗保险产品种类繁多,结合市场上各险种,按照给付方式,将健康保险的主要险种分为定额给付健康保险、津贴给付健康保险和医疗费用保险。

(1)定额给付健康保险:主要是重大疾病定额给付保险,一般在保险合同中规定疾病种类或者疾病治疗方式,当被保险人所患疾病符合保险合同对应条款时,保险公司按照合同约定向被保险人一次或者分次支付保险金。常见的险种如中国人寿最早推出的重大疾病定期保险、重大疾病终身保险,泰康人寿的生命关爱重大疾病终身保险,新华人寿的重大疾病保险等。

(2)医疗费用保险:医疗费用保险向被保险人提供医疗费用保障,是目前各家保险公司健康保险产品中重要的业务形式。医疗费用保险合同所规定的医疗费用一般包括门诊诊疗费、药费、住院费用、护理费、医院杂费、手术费和各种检查费用等。不同的险种所保障的费用项目和补偿内容不同。常见的险种如各家保险公司的附加住院医疗保险,泰康人寿的住院医疗保险特约等。

(3)津贴给付健康保险:常见的津贴给付健康保险是住院津贴保险,也是目前健康保险市场上的主要产品之一。住院津贴保险的保险金给付根据被保险人的实际住院天数为基础,按照保险合同中所约定的日给付金额或给付档次计算给付,一般的住院津贴保险也常常包括了手术津贴给付。常见的险种如泰康人寿的世纪泰康个人住院医疗保险,中国人寿的附加住院医疗日额给付保险,新华人寿的人身保险附加住院补贴保险等等。

二、健康管理与健康保险的关系

从健康保险经营的目标看,需要建立健康诊疗活动的事前、事中和事后全过程的管理和服务,才能满足客户更加迫切的健康服务需求,才能有效控制经营风险。健康保险与健康管理有机结合,能够充分发挥两者密切结合后带来的双重效用:一方面是实施专业化的健康服务,促进风险控制效果的提高和客户的满意度;二是进行专业化的健康诊疗风险控制,为服务的更加全面、合理和有针对性提供有力的保障。

健康管理事业需要保险人的参与才能充分发展,需要保障的形式支持,才能得到社会更好的认同。社会民众虽然对健康保险需求很高,但越来越关注在医疗费用补偿同时的健康需求保障问题。如果缺乏健康保险经营者的支持,民众自然在享受健康管理的必要性和紧迫性上犹豫不决,也没有更好的激励机制促使他们主动关注自己日常的健康生活。

由于健康评价及健康管理技术的发展,使得尽早鉴别高危人群的目标得以实现,这样就可以有的放矢地进行早期的预防控制。在国外,健康管理在健康或医疗保险业的应用主要是为了通过减少投保人患病的风险,从而减少赔付。对于投保人,这种办法提高了个人的健康水平,减少了患病的风险;对于保险行业,这种办法有效地减少了医疗费用的支出,增加了收益。因此,是一种双赢的办法。

美国的医疗/健康保险机构在建立有效的健康及疾病管理服务体系上已经积累了很多经验。如夏威夷医疗保险服务公司,在1990年开展了一项健康管理和疾病预防的计划,取名为"健康通行证(health pass)"。该计划完全由保险的计划资金作为保证,服务的对象为险种中自付部分较高的保险项目的18岁以上参加者,到2001年已有213 590人参加。此计划确定的目标为:降低健康风险,改善长期健康状况;减低医疗支出;鼓励培养健康行为。通过10年(1990—2000年)实施健康通行证计划,公司得到了很大的效益。①降低了总的医药开支:参加者比不参加者平均每年少支出200美元,即每年合计节约了440万美元;②减少了住院时间:参加者平均住院时间比不参加者少2天,参加者的平均住院花费比未参加者平均少509美元;③在2年或者少于2年时间内的投资回报,参加者总的医药净支出平均每年要少75美元;④服务对象的危险因素减少:2个以下危险因素者的数量从24%增加到了34%,3~5个危险因素者的数量从56%减少到52%,6个以上危险因素者的数量从21%减少到了14%。

健康管理已成为健康保险生产链中的最重要的环节,是对健康服务的成本、对象和质量进行有效控制的实施过程。它不同于仅对医疗成本费用控制的传统的健康管理概念,更多的是强调在管理活动中为健康保险公司最大限度地控制医疗消费成本的同时,使用健康干预等手段来为参保人群提供适宜的医疗保健服务,全面促进健康保险公司的业绩提升和利润增长。健康管理是健康保险的基础,也是健康保险控制健康风险,从而控制成本达到盈利的必不可少的手段和工具;另一方面,由于现代健康保险的兴起,健康管理的理论和技术获得了前所未有的发展,其管理的细度和广度要求健康管理达到更精细的程度,由此引发的一系列问题也必将促进健康管理学科的进一步深化,二者相互促进,共生共荣。

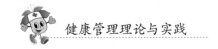

第二节 健康保险的管理服务平台建设

健康管理服务主要依赖于健康照顾干预和健康风险、费用控制的实际守门人——家庭医生服务团队和医疗保健机构。他们在健康保险的实施过程中自始至终起着风险管理和控制的作用,因此任何健康保险产品和服务都需要利用或开发这个广为覆盖的网络资源。同时,面对群体健康管理的个性化、规模化任务,也必须依托信息化的服务支持平台才得以进行和完成。

要实现健康管理与健康保险的结合,主要应做两项工作:一是要延伸和扩展对客户实施的健康服务;二是要对健康诊疗的各个环节和内容上实施全程化的风险管理。

1. 开发或建立区域性的健康管理服务网络,又称健康管理服务平台 无论是自建连锁服务机构或是向第三方购买服务,保险公司必须与服务提供方进行深度合作,共同营造健康管理服务平台。某种意义上说,这一合作的深度决定了健康保险的风险控制力度。同时,通过与服务提供方订立合同,以预付费方式,激励服务提供方为消费者(参保户)提供各种预防性保健服务。

2. 开发或建立区域性的健康保险服务网络信息化管理平台,又称健康保险服务监管平台 为了强化对参保户健康风险的全过程的监管控制,需要在第一时间、第一现场获取第一手资料和信息,需要对获取的大量信息进行数据加工;除了参保户的健康背景资料和动态信息外,还要掌握健康服务提供者的服务过程信息。利用健康保险服务监管平台所获得的大量数据,可以进一步通过精算,开发有竞争力的风险可测控的健康保险产品。这个平台分为两个部分:一个是终端应用系统,分为面向各类健康管理服务提供方和面向参保户个体的系统,其作用主要是采集和记录参保户的健康信息和服务信息;另一个面向保险公司的服务监管系统,其作用主要是在汇集终端应用系统的数据基础之上,进行集中处理,实现对参保户的健康风险进行识别、预测、评估、管理和控制,对服务提供方提供的干预照顾以及治疗进行监督和评价。

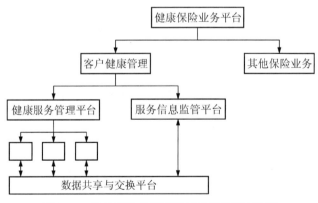

图 9-1 健康保险公司所采用的健康管理框架

一、健康管理的服务平台建设

健康保险公司要控制健康风险的发生,从根本上说就必须进行真正意义上的健康管理,而健康管理的具体提供形式就是健康管理服务平台,搭建以家庭医生服务团队或初级保健医生为核心的服务网络。

1. 健康管理服务平台的结构　按照健康问题的性质和照顾需要,健康管理服务平台通常至少由三大类服务提供机构或个人构成:预防保健类服务者或机构、家庭医生服务团队或社区卫生服务机构、专科医疗机构或专科医生。但实际上很多时候,由于客户服务需要和服务效率以及成本控制等因素相互影响,三个类别之间的界限有交叉重叠的趋势,某些边界变得模糊起来。譬如在家庭医生服务团队方面,其承担的预防保健性服务正日益增多;某些治疗也从医院向家庭延伸。

2. 三者之间存在的分工和合作关系　预防保健类服务者或机构、家庭医生服务团队或社区卫生服务机构、专科医疗机构或专科医生,三者之间还应根据需要进行合理的转诊和信息共享,三者之间相互协同,相互协作,共同达到维护客户健康的目的。

大多数亚健康问题和常见病、多发病都是由以家庭医生服务团队为核心的健康管理团队(也包括健康管理师)来进行服务管理;当问题变得更严重而需要到专科医院或专科医生来处理时,家庭医生服务团队会及时进行转诊处理,并进一步为专科医生提供必要的客户健康背景信息,甚至参与治疗方案的制定;而当在专科医院处理后病情得到控制或已趋于稳定时,又将再次转诊给家庭医生服务团队,并由其继续进行康复性照顾处理。

3. 保险公司服务平台开发　健康保险公司如何开发建设这一平台呢? 通常,主要有三条途径:一是自己独立构建,由保险公司独立自主投资建设三大类机构或聘用相关个人,通过他们为其参保户提供健康管理服务;二是通过合同利用或租用第三方专业健康管理公司的服务平台,或委托第三方专业健康管理公司管理;三是上述两条途径的混合型:一部分自建,一部分向第三方专业健康管理公司租用或以购买服务的方式实现。

(1) 独立构建健康管理服务平台

主要优点:

①可以有效地组织实施健康管理,控制健康风险的发生和费用,包含更有效地降低健康管理提供方的成本,杜绝过度治疗、大处方等。

②健康管理服务在时间上更为及时、周到;服务内容更有针对性和服务质量更容易控制;服务满意度相对更高;对塑造公司品牌更有帮助。

③网络内成员相互协作更为协调,知识和经验交流共享度更高更充分;服务能力提升更快;有利于服务资源的不断优化。

主要问题:

①前期投资大,投资建设周期相对长。尽管这样,由于医疗健康服务资源面对的行业是一个"长寿"行业,是一个与人类社会永远共存的行业,作为长线投资又是相对收益十分稳健的行业,因此也是一个吸引众多投资人感兴趣的行业。

②管理复杂程度增加。对于传统保险业而言,要熟悉和把握医疗卫生行业的经营规律显然是具有较大挑战的。对国内来讲,医疗机构改革尚处于起步阶段,历史遗留问题很多,尤其在体制和机制方面,面临着一系列制度创新和管理创新的艰巨任务。跨界经营的跨度大,存在一定的经营风险和管理风险,需要一批具有保险、医学、管理、信息技术知识的复合型管理团队。

(2) 通过合同或协议,利用或租用第三方专业健康管理公司的服务平台。

主要优点:

①前期投资小,见效快;服务平台建设周期短。利用健康管理机构或公司现成的服务

网络机构,通过服务费用补偿的方式,把客户健康管理的服务委托转交给第三方去实施。这里的第三方包括家庭医生服务团队组织、各级医疗机构、专业体检和康复照顾、咨询、健康管理等机构。

②管理环节少。可以通过竞争选择合适的第三方,选择余地大。

主要问题:

①较之自建平台,对第三方管理存在许多不确定因素和可变因素,诸如服务质量的变化、第三方道德风险的管理、成本变动因素等等,这些最终表现为健康管理的风险和费用成本的不可控增加。

②管理成本和难度进一步增加。虽然短期内建设成本或投入比较自建平台要小,但是,由于信息不对称,对服务提供方的监管成本势必增加。同时,由于各种成本变动因素的综合影响,相对自建平台而言,与第三方达成交易的难度也会增加,所谓交易成本也会有所上升。

(3)混合型服务平台建设:采用混合型方式可以更好地消除信息不对称的根源,更好地了解和控制成本;可以充分利用前两种网络的优点并弥补二者的不足,使之相互促进、互为借鉴、相互补充、互相共享,不失为一个经济、高效、安全、灵活,且具有不断自我完善功能的服务平台。考虑到前期投入和运营安全以及和保险业的业务密切关系,在操作上建议可以先自建大部分家庭医生服务团队服务网络,然后开始把专科医疗中心作为第三方纳入服务网络,在运行一段时间之后,待各方面经验成熟之后,再开始开展连锁加盟性质的扩张,最终达到服务平台的广为覆盖。

二、健康保险的信息化管理平台建设

信息化管理平台隐含至少三个方面内容,也提示其囊括了三个交互发展过程:

1. 信息化过程　围绕客户健康服务,准确、翔实、完整地收集处理客户健康信息;同时,对服务全过程所展开的业务活动和流程信息进行系统化处理;最终进行数字化处理。换个角度看,透过这一组数字化信息,我们可以清晰地重建客户健康的原貌特征,并且再现健康干预的过程和效果。信息化的程度决定了健康管理的细度和深度以及广度。

2. 信息化管理过程　我们这里提到的信息化管理,不是狭义的信息处理过程中采集、存储、传递加工的技术过程,而是利用管理理论对信息化过程进行透视,带着管理的眼光去进行信息化处理,是信息化过程的提升。

信息化管理表现为效度信息在时间和空间上的有序性以及事物运动过程中的关联性。也就是说,信息化主要解决我们需要什么信息,信息化管理进一步解决在何时、何地、何种状态下需要何种信息。

3. 信息化管理平台　就是借助计算机软硬件进行信息处理和过程事务仿真,利用网络和通信技术实现信息交互和共享,把现实环境的活动转换为信息化背景下的作业,从而达到连续性、整体性和个性化的健康服务目标。

透过信息化管理平台,可以容易地对要管理的群体对象进行分析和分类,获得管理任务的提示,进行管理任务的安排;同时,也可以进行客户健康信息的收集、评估;在知识库的帮助下,针对个体特点制订合理的管理干预方案;通过信息化平台的任务调度,可以根据轻重缓急、先后顺序合理安排任务的执行;对于某些涉及多个方面的复杂案例,也可以借助信息化平台要求团队合作进行"会诊"。既能做到"万无一失",又能实现"无微不至"。管得多,又管得好、管得省心。

第三节 健康保险的健康管理运行模式

健康保险领域中的健康管理是在特定的医疗卫生体制下通过转移财务风险、选择与竞争、成本控制、建立特定医疗服务组织结构与管理型医疗等手段，解决医疗服务市场中信息不对称、道德危害、卫生服务市场失灵等问题的策略之一。无论是社会医疗保险或是商业健康保险，要获得可持续的健康发展，就必须形成一套合理的运行思路和机制。

建立自己的医疗服务传送系统和服务网络是健康管理服务方式的重要特征，也是关键的第一步。让每位被保险人成为保险公司的医疗服务传送系统和服务网络的成员，在任何地方（至少国内）都能享受到安全、方便、及时的健康管理体验（尤其是生病时），这对保险公司诚信度的提升和保险业务的拓展是有益的。

一、以家庭医生服务团队或初级保健医生服务网络为核心的运行模式

从卫生经济学来看，建立以家庭医生服务团队为核心的服务网络具有良好的投入产出比。首先，由于家庭医生服务团队的预防保健干预服务会降低疾病的发生率，从而更好地降低治疗费用；其次，由于家庭医生服务团队和专科医院进行了合理分工，各显其长，近80％的常见病多发病慢性病的处理不再由医院来承担，且家庭医生服务团队治疗服务效果更好，费用更便宜；最后，家庭医生服务团队服务网络的投入远比医疗中心的投入小得多。

就健康管理目标而言，相对专科医疗模式，家庭医生服务团队的思维模式、健康管理服务照顾方式都体现了效率原则：在服务时间上，更有选择余地，不分早中晚，什么时间方便就预约安排在那个时间；了解处理更及时、更准时；时间更充裕，家庭医生服务团队愿意花更多的时间与客户交流、倾听，以便获得更多的健康信息资料；服务更便捷，彼此在一个社区生活，抬足便到；便于观察随访，便于干预调整反馈，因此，协调控制性能更好。

二、与各类医疗保健机构的协作

除了家庭医生服务团队，在服务平台中还有许多机构，其中三类机构在健康服务中扮演了重要的角色。

1. 健康体检机构与家庭医生服务团队协作 由于健康人群和亚健康人群的服务需求，追求更安全、舒适、快捷的服务过程和服务环境，健康体检服务逐步从医疗系统中独立出来。这样更专注体检环节，其服务流程更为合理高效，服务成本更具竞争力，因而在整个健康服务产业链中占据不可替代的地位，并得到充分发展。由于体检手段和体检技术的发展，通过体检发现健康问题、危险因素和预防疾病已成为十分有效的手段。所以，体检服务的协调安排、体检后续服务的衔接，健康干预的安排将成为家庭医生服务和体检服务机构二者之间的互补性任务。

（1）了解客户现存问题的变化情况和趋势，发现可能的潜在的健康问题。根据个体的年龄、性别、家族、遗传、嗜好、职业、行为以及当前健康状况和问题等因素，由熟悉其情况的家庭医生服务团队通过信息化平台进行预约，建议和安排合适的体检项目和机构，做到有的放矢。

（2）在双方都了解客户问题的背景下，与体检机构共同分析体检结果和确认体检问题，讨论监测和干预方案。同时通过互联网和健康服务信息化平台，将体检信息完整地反

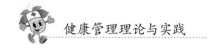

记录到客户健康档案中,为家庭医生服务团队后续干预服务提供依据。

（3）透过信息化平台保持日常密切交流,家庭医生服务团队可以随时了解体检内容和技术方面的最新进展,而体检机构也同样可以及时了解客户的体检需求和服务效果,从而达到真正的共享多赢。

2. 专科医院和医疗中心与家庭医生服务团队服务的协作 针对客户较为严重或罕见疾病提供诊疗服务时,需要进行住院服务或手术治疗,或者要依赖专门仪器或设备进行辅助检查治疗。

由熟悉情况的家庭医生服务团队,根据客户健康问题的严重和复杂程度,通过信息化平台进行预约,建议和安排合适的专科医疗机构,并通过信息化平台提供客户的健康信息、病史等信息,协助专科医生制订下一步治疗方案;一旦患者病情得到控制或趋于稳定,便可安排转诊回到社区,由家庭医生服务团队继续进行康复性治疗。同时借助互联网和健康服务信息化平台,将住院信息完整地反馈记录到客户健康档案中,供家庭医生服务团队参考。

三、管理式医疗保险

管理式医疗保险,就是把商业经营管理的机制引入健康保险领域,以市场为导向,把医疗服务的提供与所需资金的供给结合起来加以经营,即指医疗保险的提供方对医疗服务的经营管理、审查和评估体系。由于受到不断变化的医疗保险体制改革和医疗市场的影响,管理式医疗保险制度形成了多元化的模式,主要有健康维护组织（HMO）、优先医疗服务提供者组织（PPO）以及二者混合体服务点选择计划组织（POS）模式。这些模式的基本目标都是为了通过有效的使用医疗服务来降低医疗费用。

以美国的管理型医疗组织HMO为代表,它以合约形式按人头收取医疗保险费,当被保险人生病时,向被保险人提供必要的医疗服务。HMO不同于传统的商业性医疗保险,它提供医疗保障不是以偿付金的形式,也不是作为第三方支付医疗费用,而是自己拥有医院和医生,直接向病人提供医疗服务。因此HMO的特点是将医疗保险的筹资者与医疗服务的提供者合二为一,医疗保险系统中的三方关系（医疗保险机构、医疗服务提供者、患者）变为双边关系（医疗保险机构和医疗服务提供者、患者）。HMO建立了有力的供方制约机制,又以提高客户服务的医疗保健质量为目标。

大多数管理式医疗系统具有以下六个特征:①严格的医药使用审核。②对医生医疗行为的监督与分析。③由门诊主治医生来管理病人。④引导病人接受高质量有效率的医疗服务提供者的服务。⑤制订服务质量改善计划。⑥建立对医生医院及其他医疗服务提供者的报销制度,以使其在经济上对医疗服务的成本和质量负责。

确切地说,管理式医疗不同于传统医疗保险,是一种集医疗服务提供和经费管理为一体的医疗保险模式,关键在于保险人直接参与医疗服务体系的管理。随着时间的推移,多种类型的管理式医疗安排已得到很大发展,而新的类型仍在不断出现。尽管如此,以下几个要素是各种类型的安排所共同拥有的:对医疗服务的提供与资金供给的共同管理;建立成本控制手段;医疗服务提供者与保费支付者之间分担风险;对医疗服务的使用进行管理。

第四节 健康保险与健康管理的风险管理

保险公司推行的健康管理计划不仅要让尽可能多的被保险人保持健康,同时还必须吸引更多健康人群参保,促使具有成本效果的预防保健服务逐步成为健康管理的主要服务内容。

一、成本控制与医疗服务管理机制

由于要在相对固定的保费基础上承担传送医疗服务的风险,因此,健康管理有降低超额服务、实现成本小化的强烈动机。为提高利润并更有效地同其他保险方案竞争,健康管理计划必须要有完备的成本控制计划。如,健康维持组织(HMO)通过对医生施加更进一步的控制以及为医生提供更大的激励来控制成本,因而减少了道德风险。尤其要注意的是,将医生所得到的补偿与成功控制成本相挂钩,能够为成本控制提供更大的激励。

医疗服务提供方激励与制约机制是健康管理的核心内容之一。医疗服务网络、守门人制度和医疗服务利用审查是降低不合理医疗服务利用、控制成本的重要医疗服务管理机制。多数推行的健康管理计划的保险公司都会为被保险人选择或指派一名主管医生(通常是全科医生)作为守门人。主管医生除提供基本医疗服务、病案管理外,还负责审核和批准病人的转诊,这在一定程度上保证了医疗服务和疾病管理的延续性。费用控制好的主管医生会受到保险公司的经济奖励。

二、利益协调机制

良好的利益协调机制是健康管理运行模式最终能否成功的关键。健康保险领域的健康管理涉及保险公司、被保险人与医疗服务提供方等三方的利益。成功的健康管理运行模式必须在三方之间(尤其是保险公司和医疗服务提供者之间)形成一种"风险共担、利益共享"的合作机制,只有这样才能有效降低赔付率、控制成本。健康管理计划必须有利于医疗服务提供方获得更多的服务对象和业务收入,在此基础之上,医疗服务提供方出于竞争性签约的需要才会主动强化医院的自身管理和规范经营。被保险人是实现医保双方的利益的唯一来源。被保险人希望的是缴纳尽可能低的保费,然后享受质量尽可能高的全程健康管理服务。如果医保双方的合作最终无法实现被保险人的参保目的,那么医保双方的利益均不可能实现。

惩罚和经济激励及制约机制一样非常重要。如果医疗服务提供方违约或控制成本不利,它将面临与保险公司解约或无法续约的惩罚,从而可能造成医疗服务提供方的服务人群流失及收入损失。同样,对于遵守合约、较好控制成本的医疗服务提供方,除了可与保险公司续约之外,还应予以一定的经济激励。

为充分保障被保险人的利益,应赋予被保险人选择基层医疗服务提供方(主管医生)的权利。被保险人对基层医疗服务提供方(主管医生)的选择会促使其改变固有的行医模式、改善医疗条件和服务态度等。重视并实现被保险人利益、"风险共担、利益共享"、多方共赢是成功的健康管理利益协调机制的核心。

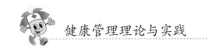

三、支付机制

支付机制是保险公司的重要激励与约束手段。合理的支付机制能转移疾病所致的财务风险,促使医院主动降低成本,选择具有成本效益的诊疗方案。总的来说,预付制支付方式比后付制支付方式有利于控制医院的过度提供行为;同时,多样化的预付制支付方式又比单一的预付制支付方式更有利于控制成本。不仅如此,由于不同的消费者偏好不同,所以同一险种也可以制定不同的支付方案组合,以供被保险人选择。如,按人头付费,通常要求被保险人到定点的合作医疗机构就医,其优点是便于对被保险人集中管理、便于预防保健服务的开展,缺点是患者就医地点固定、选择性小。按病种付费,不仅结算方式简单,还是促使医院减低成本、缩短住院天数的好方法,但要求必须有完善的信息系统和标准化管理。此外,还有按住院天数支付、按病程支付等。

无论采取何种支付方案组合,都要求保险公司在掌握大量的诊疗相关信息并具有相当的诊疗技术评价能力的基础上,利用精算技术来制定具体的支付标准。同时,为了更好促进医疗服务提供方的竞争和方便参保患者就医,在医院和医生的选择上应该给予被保险人一定的自由度。

四、反馈机制

及时和通畅的反馈信息是健康管理有效运行的必要条件。反馈信息会在保险公司、医疗服务提供方和被保险人的相互选择与竞争上有所反映。初次投保时,被保险人的选择实质上是对医疗服务传送系统和服务网络的选择,保险公司之间的竞争很大程度上也是各自医疗服务传送系统和服务网络间的竞争。合同期满后,是否续保或者转向其他保险公司完全取决于被保险人的主观满意度。同样,在建立医疗服务传送系统和服务网络的过程中,医疗机构和保险公司之间的相互选择以及医疗机构之间的竞争依然广泛存在。胜出的医疗机构和保险公司才有资格签订选择性合同,建立合作关系。

为杜绝和尽可能减少医疗服务提供方的不合理施治行为,保险公司必须在第一时间了解被保险人的健康、疾病、治疗情况及疗效等反馈信息,从而及时采取相应措施,以控制成本。网络信息系统平台是保险公司实现全程参与医疗服务管理、及时获取反馈信息的重要手段,也是保险公司实现"以内行管理内行"、降低成本的关键所在。

第五节 应用供应链管理优化健康管理模式

健康管理系统是一个复杂的大系统,其目标的实现是一个系统工程,是多个服务子系统有机协同作用的结果,所以,多学科、跨系统的集成、整合成为其关键环节。围绕实现个体和群体健康管理任务目标,面对多个健康服务机构协同合作组成的服务链,有机地、有效地组织和实现高质量的健康管理,尽可能智能化、自动化地进行各种服务资源的合理化整合调度安排,使其在适当的时间、适当的地方、以适当的条件和适当的形式协同推进健康管理任务目标的状态转移。

供应链和供应链管理起源于现代制造业管理实践,本质上是站在系统的高度对系统的各组成要素、子系统活动和行为进行优化,获得全局性的优化。对企业来讲,就是总成本下降、总收益增加、"客户"满意度增加。

供应链是指围绕核心企业,通过对信息流、物流、资金流的控制,从采购原材料开始,制成中间产品以及最终产品,最后由销售网络把产品送到消费者手中。供应商、制造商、分销商、零售商、直到最终用户,连成一个整体的功能网链结构。它不仅是一条连接供应商到用户的物流链、信息链、资金链,而且是一条增值链,物料在供应链上因加工、包装、运输等过程而增加其价值,给相关企业带来收益。

供应链管理(supply chain management,SCM)是一种集成的管理思想和方法,它执行供应链中从供应商到最终用户的物流的计划和控制等职能。从单一的企业角度来看,是指企业通过改善上、下游供应链关系,整合和优化供应链中的信息流、物流、资金流,以获得企业的竞争优势。供应链管理是企业的有效性管理,表现了企业在战略和战术上对企业整个作业流程的优化,整合并优化了供应商、制造商、零售商的业务效率,使商品以正确的数量、正确的品质、在正确的地点、以正确的时间、最佳的成本进行生产和销售。

近年来,由于服务产业经济迅猛发展,大有超过第一、第二产业之势。如何不断提高服务的质量、效率和满意度,已成为全社会普遍关注的热门话题。服务作为一种特殊的无形产品,其管理仍然有章可循。服务供应链管理就是其中方法之一。

一、服务供应链的定义

服务供应链是指围绕服务的主要提供企业或"窗口"企业,通过对服务流、信息流、物流、资金流的控制,从客户服务需求开始,经过各种服务准备,直接或间接地服务加工和部分配套服务以及最终服务产品的提供等环节,最后由合适的服务提供者为客户提供满意及时的服务。各个环节的多个服务协作提供方,服务的集成方、中介方,服务资源供应商、制造商,直到最终客户连成一个整体的功能网链结构。它也是一条连接服务供应方到客户的服务链、信息链、物流链、资金链。不同的服务,在供应链上因占用服务加工、服务协作配套、服务分供等服务供应资源不同而具有不等的服务价值,从而给相关企业带来不同的服务收益。

服务供应链具有与产品供应链的相同的特征,如产生背景都是由于专业化趋势和核心竞争力的发展,使得业务分工和外包成为必然;主要管理内容都是围绕需求、供应、计划、物流等开展;管理目标都是满足既定的服务标准和客户满意度,使服务系统总成本最小;集成内容等都包括业务集成、关系集成、信息集成和激励机制集成。

但是服务供应链也有与产品供应链本质的区别,两者的区别主要来源于服务产品具有不同于制造产品的六个特征,即顾客参与、不可触摸、不可存储、个性化、即时性、随机性等。这些特征的存在使得服务供应链在结构上需要更多地考虑时效性,尽可能缩短供应链的链长。典型的结构为功能型服务提供商—服务集成商—客户;在运营模式大多采用市场拉动型,具有完全反应型供应链特征;在供应链协调的主要内容上更多是服务能力协调、服务计划协调、服务信息共享和利用以及知识库支持等(图9-2)。

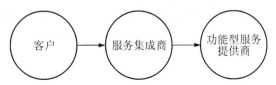

图9-2 服务供应链

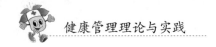

二、健康管理的供应链

尽管服务供应链与产品供应链有很大的差异性,但总体上来说服务供应链是在产品供应链基础上发展起来的,因此在供应链模型的构建上也有相似之处。基于对传统供应链模型和服务固有特性的分析,我们可以对健康管理的供应链作一个如下的描述:

(1)服务源节点:服务客体或客户。

(2)服务供应主节点:服务集成商,如家庭医生服务团队;再细分可以列出内部分供方:健康管理师、心理医生、营养师、护士团队、社区医院的其他协作单位和成员。

(3)服务供应分节点:多个服务分供方,如体检机构、专科医院、医疗中心,康复机构。

(4)服务供应配套分节点:通常是服务供应方的下游环节,以其产品或其他服务资源为服务供应方提供支持,间接为客户服务,如药品供应商、药品零售商、制药企业,耗材供应商、医疗保健器材器械供应方、某些保健品供应商等等;另一类如服务代理方:社会医疗保险和商业健康保险、服务中介方等。

从服务流的角度来看服务供应链的构成如图9-3所示:

客户→健康监测采样和健康服务请求→转化为具体服务任务的计划和分发→具体任务的协同执行处置→任务执行效果的反馈:健康监测采样和健康服务请求→调整或校正干预方案,再次转化为具体任务的计划和分发,进入循环,直至满足服务要求,服务任务完成。

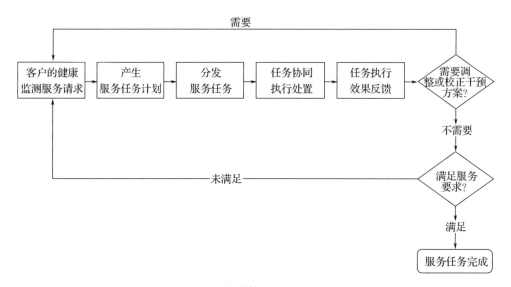

图9-3 健康管理的服务供应链

在信息化的背景之下,服务供应链主要通过分析两个过程来实现其服务优化管理过程。首先,根据服务需求,寻找可能存在的服务供应链,详细分析其作业成本和合理性、时效性;其次,对多个可选的服务供应链进行综合分析比较,找出最为合适的服务供应链,并将其纳入知识库,供服务供应链管理信息系统进行自动化处理。

容易理解,根据不同服务任务的具体需求,可以有对应的具体服务供应链;每一个服务任务至少对应一条服务供应链;理论上对任一可实现的服务需求,在服务时间和服务效果约束以及成本约束的条件下,总存在着一组或唯一的服务供应链,使得它比照其他服务链更为优化,更让人满意;而且从运动和发展的角度看,没有最好的供应链,只有更好的供应链。

三、健康管理服务供应链管理

【案例9-1】 一个慢性病患者的就医服务。

在当前环境下这个患者存在的所有服务路径或服务链可能有三条:

服务供应链1:患者选择到医疗中心去就医。

服务供应链2:患者仍然选择到医疗中心去就医,但由于医药分家,需患者自己到药店去购药。

服务供应链3:患者选择到就近的社区家庭医生服务团队处去就医。

分析:比较三条供应链的优劣。服务供应链1时间成本为3.1小时,经济成本为104元,可能需要家庭成员的陪护;也会发生途中意外、院内感染等(表9-2)。服务供应链2时间成本为3.9小时,经济成本为176元,可能需要家庭成员的陪护;也会发生途中意外、院内感染等(表9-3)。服务供应链3时间成本为0.2小时,经济成本为80元,不需要家庭成员的陪护;不会发生途中意外、院内感染等(表9-4)。

表9-2 服务供应链1风险分析

	服务环节1 去程交通	服务环节2 医院就医	服务环节3 回程交通	小计
时间成本	0.8	1.5	0.8	3.1
经济成本	2	100	2	104
满意度贡献	无	中	无	中
服务效果贡献	无	中	无	中

注:时间成本单位:小时;经济成本:元/次。

表9-3 服务供应链2风险分析

	服务环节1 去程交通	服务环节2 医院就医	服务环节3 回程交通	服务环节4 药房购药	服务环节5、6 往返药房交通	小计
时间成本	0.8	1.5	0.8	0.3	0.5	3.9
经济成本	2	100	2	70	2	176
满意度贡献	无	中	无	无	无	中低
服务效果贡献	无	中	无	无	无	中低

注:时间成本单位:小时;经济成本:元/次。

表9-4 服务供应链3风险分析

	服务环节1家庭医生服务团队	小计
时间成本	0.2	0.2
经济成本	80	80
满意度贡献	高	高
服务效果贡献	高	高

注:时间成本单位:小时;经济成本:元/次。

讨论:大多数慢性病目前并无治愈的方法,无论大小医院和各级医生其共同的处理方法都是对症控制。换句话说,都是采用共同的治疗方案,多数情况没有必要去大医院处理。既如此,由于其必要性不存在,合理性自然也难以成立,其增加的开销自然成为不尽合理的部分。所以,总体来看,第三条供应链应该是最为经济、方便、有效的。

【案例 9-2】 发现和管理血压和血脂偏高的社区居民。

对社区的"三高"人群,可能存在的服务供应链:

供应链 1:由专业的健康体检机构提供服务。

其服务流程见图 9-4。

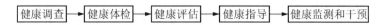

图 9-4 供应链(1)服务流程

在健康体检环节,其服务应该说是最专业的。

供应链 2:由体检设施完善的综合医院提供健康管理服务。

其服务流程大致与第一条服务链相同。

供应链 3:由家庭医生服务团队为主和适当的专业体检机构共同提供健康管理;

其服务流程见图 9-5。

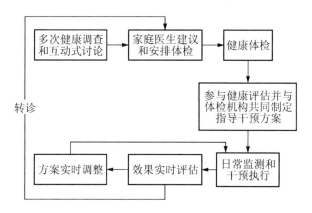

图 9-5 供应链(3)服务流程

讨论:

1. 服务效果 在健康调查环节,主要是想通过这一调查对健康背景有一个全貌,有助于后面的健康评估服务,以及进一步的指导和干预服务。对第一和第二条供应链来讲,由于空间距离和服务成本的限制,往往是一次性的,被照顾者的真实情况和改变状况难以做到动态追踪;无法独立完成健康档案的及时动态更新,因此,这个健康调查的完整性和实时性都存在可能的缺陷。其次被照顾者到底需要何种体检,检查哪些项目也是一个问题。而第三条供应链在这个环节的是有优势的,由于对被照顾者的健康情况有系统性和连续性的了解,因此体检的针对性强。

一般说来,在体检环节,以体检为核心业务的健康管理机构具有明显的优势;但对于常规体检,在社区就地进行体检仍然具有最佳的性价比。而且,即使要选择去体检设施和手段更完备的机构,家庭医生服务团队的选择建议也要比被照顾者自己的选择更为合理。

基于同样的理由,在健康评估—健康指导—健康监测和干预等环节,由家庭医生服务团队参与或主导的后续服务明显优于第一和第二条供应链提供的服务。其中尤以健康监测和健康干预为甚。家庭医生服务团队可以通过上门服务完成健康管理的诸多服务任务,如实地观察饮食结构、卫生习惯、行为方式等,可以对干预方案进行有效性评估,可以实时制定和调整营养处方和运动处方,凡此种种,不一而足。

2. 服务成本　由于第一和第二条供应链具有很强的同质性,其成本构成相差不大,所以我们重点讨论他们与第三条供应链之间存在的服务成本差异。其中也分两种情形:一种是可以在社区就地进行的常规体检服务;一种是必须通过专业体检机构进行的复杂体检服务。对常规体检服务,与前面分析慢病患者的服务过程相仿,在服务的时间成本和间接费用(交通成本)上,第三条供应链优于前两条供应链。

依赖于专业体检机构进行的复杂体检服务,至少在健康干预的实施成本方面、在服务的时间成本和间接费用(交通成本)上,第三条供应链仍然优于前两条供应链。

总之,针对可能存在的种种服务需求或任务,应用多种管理分析工具进行多角度的"透视",按照客户满意度最大化、健康收益最大化、社会总成本最小化的服务供应链设计原则,重新进行健康服务供应链的系统设计,才能获得真正的、经得起时间考验的先进的服务模式,推进健康管理行业的进步。服务供应链的研究远不止以上内容,其前沿和最有代表性的课题是随机性服务的供应链管理,它几乎囊括了服务管理的所有最复杂的情形,除了已成熟的诸多传统管理方法外,还牵涉应变管理、柔性组织、知识管理等领域,而健康管理领域又恰恰是它最需要和最宽阔的应用领域。

(史华强　孙明伟)

第十章　膳食营养与健康

"民以食为天"。食物提供人类生命活动必需的各种营养素,为人类的生存和发展奠定了必要的物质基础。"没有不好的食物,只有不好的食物选择",不合理的膳食将危害人类的健康。健康管理以人类健康的四大基石——"合理膳食、适量运动、戒烟限酒、心理平衡"为依据,以发现和控制影响人类健康的危险因素为手段,以"平衡膳食、有效运动、量化管理"为目标,对个人、群体健康相关的行为和生活方式进行系统性、个性化、互动式的管理服务。通过健康管理,实现合理营养与平衡膳食,已经成为健康管理工作中最重要的工作内容之一。

第一节　人体需要的能量与营养素

人体每天从食物中获取各种营养素,以保证机体新陈代谢和各种生理活动的正常进行。营养素是食物中具有供给能量,构成机体组织及调节生理功能等作用的物质。人体必需的营养素有七类:蛋白质、脂类、碳水化合物、维生素、无机盐、膳食纤维和水,存在于天然食物中。

一、能量

人类为了维持生命及从事活动,需要摄取足够的能量,所需的能量主要来源于食物。食物中能提供能量的营养素主要是碳水化合物、脂肪和蛋白质,被称为产能营养素。如果机体长期能量摄入不足或摄入过多,都会给机体的健康带来危害。

1. 能量单位　国际上使用焦耳(Joule,简写为 J)或千焦(焦耳的 1 000 倍,kJ)表示。普通居民中通常习惯于用卡(cal)或千卡(卡的 1 000 倍,kcal)表示。两种能量单位间的换算为:

$$1 \text{ kJ} = 0.239 \text{ kcal} \quad 1 \text{ kcal} = 4.184 \text{ kJ}$$

2. 能量来源　1 g 碳水化合物在体内氧化产生的能量为 16.74 kJ(4.0 kcal),1 g 脂肪在体内氧化产生的能量为 37.65 kJ(9.0 kcal),1 g 蛋白质在体内氧化产生的能量为 16.74 kJ(4.0 kcal)。此外,1 g 乙醇在体内氧化产生的能量相当于 29.29 kJ(7 kcal)。

3. 人体对能量需要　人体对能量的需要与消耗是一致的,在理想的平衡状态下,人体对能量的需要等于其对能量的消耗。成人摄取的能量主要用于维持基础代谢、体力活动和食物特殊动力作用三个方面。对儿童、青少年、孕妇和乳母而言,还包括特殊生理状态下的能量需要。

4. 能量的推荐摄入量　中国营养学会建议,根据不同的年龄、性别、体力活动强度,人体需要的能量并不相同。

根据我国居民膳食习惯,建议产能营养素的供能比分别宜为:碳水化合物 55%～65%,脂肪20%～30%,蛋白质 10%～15%。年龄越小,蛋白质、脂肪的供能比就可适当增加,但成人脂肪供能比不宜超过 30％。

在一定时间内,通过人体体重变化可了解和评价能量摄入是否平衡,这是一个可行的自我监测方法。

二、营养素

（一）蛋白质

1. 蛋白质的组成　蛋白质是由碳、氢、氧、氮、硫元素组成的有机高分子含氮化合物,是生命的基础物质。由于碳水化合物和脂肪中不含氮,因此蛋白质是人体所需氮的唯一来源。各种蛋白质的含氮量相当接近,约为 16％。测定食物的含氮量,再乘以折算系数 6.25（100/16）即可得到食物中蛋白质含量。

蛋白质的基本组成单位是氨基酸,组成蛋白质的氨基酸约有 20 种,它们以不同的种类、数量和排列顺序构成种类繁多、功能各异的蛋白质。

在组成人体蛋白质的 20 种氨基酸中,有 9 种是人体不能合成或合成速度较慢,不能满足机体需要,必须从食物蛋白质中摄取的氨基酸,称为"必需氨基酸",它们是:异亮氨酸、亮氨酸、赖氨酸、蛋氨酸（含硫氨基酸）、苯丙氨酸、苏氨酸、色氨酸、缬氨酸和组氨酸。还有两种氨基酸在一定的条件下可成为必需氨基酸,被称为条件必需氨基酸,即酪氨酸和半胱氨酸,前者可由苯丙氨酸转变而来,后者可由蛋氨酸转变而来,但如果机体苯丙氨酸、蛋氨酸不足,这两种氨基酸就成为必需氨基酸了。其他 9 种氨基酸可在体内合成,不一定要从食物中摄取,称为非必需氨基酸。

2. 蛋白质的生理功能

（1）蛋白质是构成和修复人体组织的重要成分:人体组织、细胞的主要成分是蛋白质,成人体内蛋白质含量占体重的 16％～19％,构成机体组织、细胞的成分是蛋白质最重要的生理功能。另外,机体每日约有 3％的蛋白质参与组织的更新。从食物中获得蛋白质后,成人主要用于维持组织的更新;儿童、青少年、孕妇、乳母及有组织损伤的病人,除维持组织的更新外,还用于合成新的组织。

（2）调节生理功能:蛋白质可参加机体内多种重要活性物质的合成,发挥调节机体生理功能的作用,如酶蛋白能促进食物的消化吸收;血红蛋白携带及运送氧气;肌纤维蛋白参与肌肉的收缩;胶原蛋白参与构成机体支架;免疫蛋白维持机体免疫功能等。甲状腺素是氨基酸的衍生物,胰岛素是多肽,它们都是机体重要的调节物质。

（3）维持体液平衡和酸碱平衡:血液中的白蛋白和球蛋白能帮助维持体内的体液平衡。若血液白蛋白含量下降,过量的液体会渗透到血管外,积聚在细胞间隙,造成水肿。血浆蛋白还能借助于接受或给出氢离子,使血液 pH 维持在恒定范围。

（4）提供能量:蛋白质在体内降解成氨基酸后,可进一步氧化分解产生能量。每克蛋白质在体内氧化供能 16.74 千焦（kJ）,即 4 千卡（kcal）。但是利用蛋白质作为能量来源是不经济的,蛋白质含量高的食物价格较贵。

（二）脂类

脂类是人体必需的一类营养素,是人体的重要组成部分。脂类包括脂肪和类脂两部分。

1. 脂类的分类

（1）脂肪:又称甘油三酯,由一分子甘油和三分子脂肪酸结合而成。因脂肪酸碳链的长短不同和脂肪酸碳链中不饱和双键的数目不同,形成了不同的脂肪酸,这些脂肪酸以不同的形式相互组合,形成了不同的脂肪。

（2）类脂:类脂包括磷脂、糖脂、类固醇及固醇等,除含脂肪酸外,还有一些磷等其他成分。

2. 脂肪酸　脂肪酸是中性脂肪和类脂的组成成分。根据脂肪酸含双键的数目可以分为饱和脂肪酸、单不饱和脂肪酸和多不饱和脂肪酸。

（1）饱和脂肪酸:指在碳链上没有双键的脂肪酸。主要来源是猪、羊、牛的脂肪和禽肉中所含的部分脂肪,以及热带植物油如棕榈油和椰子油。研究表明,饱和脂肪酸有升高血胆固醇水平的作用。

（2）单不饱和脂肪酸:指在碳链上仅含有一个双键的脂肪酸。茶油、橄榄油的单不饱和脂肪酸含量高。单不饱和脂肪酸有降低血胆固醇、甘油三酯和低密度脂蛋白胆固醇的作用。

（3）多不饱和脂肪酸和必需脂肪酸:多不饱和脂肪酸指在碳链上含有两个及两个以上双键的脂肪酸。其中亚油酸和 α-亚麻酸在人体内不能合成,必须由膳食供给,称为必需脂肪酸。玉米油、芝麻油、葵花子油等含多不饱和脂肪酸较高。

3. 脂类的生理功能

（1）供给机体能量:1 g 脂肪在体内氧化分解可产生 37.7 kJ（9 kcal）的能量,是碳水化合物或蛋白质产能的两倍多。

（2）构成人体组织结构成分:磷脂、糖脂、固醇类等是构成细胞膜的重要物质。

（3）提供必需脂肪酸:亚油酸和 α-亚麻酸是人体的必需脂肪酸,参与维持正常视力和脑、神经系统功能及参与脂质代谢等。

（4）脂溶性维生素的重要来源:食用油脂是脂溶性维生素的重要来源之一,如鱼油和肝脏的油脂含丰富的维生素 A、维生素 D;麦胚油富含维生素 E;许多种子油富含维生素 K。

（三）碳水化合物

1. 碳水化合物的分类　碳水化合物可分为糖、寡糖和多糖三类。

（1）糖:可分为单糖（如葡萄糖、果糖和半乳糖）、双糖（如蔗糖、乳糖、麦芽糖）和糖醇（如山梨醇、甘露醇、木糖醇）。

（2）寡糖:又称低聚糖,是由 3 个以上、10 个以下的单糖分子构成的聚合物。较重要的寡糖有棉籽糖、大豆低聚糖。

（3）多糖:为带有 10 个以上糖单位的聚合物。如淀粉、糖原和非淀粉多糖,非淀粉多糖又包括纤维素、半纤维素、果胶和亲水胶质物。

2. 碳水化合物的生理功能

（1）供给能量:1 g 碳水化合物在体内氧化可产生的能量为 16.74 kJ（4.0 kcal）。碳水化合物是人类最主要、最经济、最安全的膳食能量来源,我国居民传统膳食中的 55%～60%以上的能量由碳水化合物提供。这也是唯一能被脑组织利用的能源物质。

（2）构成机体组织:碳水化合物是机体重要的组织成分之一,参与细胞的组成和多种生命活动。主要以糖脂、糖蛋白和蛋白多糖的形式存在。如细胞核的脱氧核糖核酸（DNA）和核糖核酸（RNA）中含有的核糖;细胞膜的糖蛋白、结缔组织中的黏蛋白、神经组织中的糖脂也都有碳水化合物。

（3）节约蛋白质的作用:当机体摄入的碳水化合物充足时,人体首先利用它作为能量来源,无需动用蛋白质来供给能量。

(4) 抗生酮作用:当碳水化合物供应不足时,脂肪酸分解所产生的酮体不能彻底氧化,而在体内聚积,产生酮症酸中毒。

(四) 维生素

维生素是人体生命活动必需的一大类微量低分子有机化合物,其共同特点是:①大都存在于天然食物中,种类较多;②常以辅酶或辅基的形式参与机体物质和能量等的代谢活动,不参与机体构成,也不提供能量;③每天需要量少,但大多不能在体内合成,必须由食物提供;④人体只需少量即可满足需要,但缺乏可引起维生素缺乏性疾病。

维生素按照溶解性分为脂溶性和水溶性两大类。脂溶性维生素包括维生素 A、维生素 D、维生素 E、维生素 K 4 种;水溶性维生素有维生素 C 和维生素 B_1、维生素 B_2、维生素 B_6、维生素 B_{12}、烟酸、叶酸、泛酸、生物碱和胆碱等 10 种。脂溶性维生素不溶于水,随脂类食物吸收后,大部分被储存于体内,因此缺乏时需要较长时间才会出现相应症状,但过量摄入可致中毒,最常见的是维生素 A 和维生素 D 中毒。水溶性维生素易由尿和汗中排出,在体内仅有少量储存,需经饮食经常摄入。当摄入不足时易出现缺乏症状。

1. 维生素 A 及类胡萝卜素　维生素 A 又称视黄醇。维生素 A 的生理功能包括:①构成眼视网膜细胞的感光化学物质——视紫红质,缺乏时可致暗适应能力降低,严重时可致夜盲症。②维持上皮细胞结构的完整,缺乏时表现为皮肤粗糙、毛囊角化;眼睛角膜干燥、软化、溃疡,角膜损伤严重者可导致失明,还可引起干眼病。③维持机体正常免疫功能、促进骨骼生长等。

类胡萝卜素(维生素 A 原)来自植物性食物,在体内可转化为维生素 A,其中最重要的是 β-胡萝卜素。

维生素 A 的主要食物来源是动物肝脏、全奶、禽蛋等;胡萝卜素的良好来源是黄绿色蔬菜、水果,如西兰花、胡萝卜、菠菜、苋菜、生菜及芒果、橘子、柿子等。

2. 维生素 D　维生素 D 是人体钙磷代谢最重要的调节因素之一。人体内维生素 D 有两个来源:经食物摄取和经皮肤在体内转化形成。人体皮下含有 7-脱氢胆固醇,经紫外线照射转变而形成内源性维生素 D_3。

维生素 D 的生理功能主要是促进钙磷的吸收、促进骨与软骨及牙齿的钙化,参与调节血钙浓度。

维生素 D 的主要食物来源是动物性食物,尤其鱼肝和鱼油中含量最高,其次是鸡蛋、海鱼;人乳和牛乳维生素 D 含量较低,蔬菜、水果及谷物中几乎不含维生素 D。儿童和年轻人每周 2～3 次短时户外活动,就可满足维生素 D 的需要;老年人皮肤产生维生素 D 能力较低,加之饮食摄入不足,易处于缺乏边缘,应鼓励老人多户外活动。

3. 维生素 E　维生素 E 又名生育酚,维生素 E 有很强的抗氧化作用,可防止脂肪、硒 (Se)、维生素 A 和维生素 C 的氧化作用,延缓细胞因氧化而老化,保持青春的容姿;防止流产;阻止动脉粥样硬化的发展;对神经系统和骨骼肌具有保护作用,能维持机体正常的免疫功能等。

维生素 E 主要来源于植物性食物,含量较高的有各种豆类、坚果类及植物油。

4. 维生素 C　维生素 C 又名抗坏血酸,主要生理功能有:①抗氧化损伤作用。维生素 C 能清除氧自由基,可与脂溶性抗氧化剂如维生素 E 协同防御脂质氧化损伤。②促进铁的吸收和利用。③促进体内胶原合成。维生素 C 不足,创伤愈合延迟;血管壁脆性增加,严重时出现坏血病。④促进胆固醇转变为胆盐而增加排出,降低血胆固醇含量。⑤防止联苯胺、亚硝胺等的致癌作用。长期膳食摄取不足或机体需要量增加而未及时补充维生素 C 时,常引起疲劳、体重减轻、肌肉关节疼痛、牙龈红肿、黏膜及皮下出血,伤口愈合延迟等;严重可见坏血病。

维生素 C 主要来源于新鲜蔬菜和水果。蔬菜中辣椒、茼蒿、苦瓜、豆角、菠菜等含量丰富,水果以酸枣、鲜枣、草莓、柑橘、柠檬等含量较高。

5. 维生素 B_1　维生素 B_1 又名硫胺素。它的主要功能是作为辅酶参加体内物质和能量代谢,维生素 B_1 缺乏初期可出现疲乏、淡漠、食欲减退等症,严重者可出现以多发性神经炎和心力衰竭引起的水肿为主要症状的脚气病。婴幼儿维生素 B_1 缺乏可发生在出生后数月,以心血管症状为主。其还有调节机体的神经系统功能。

含维生素 B_1 丰富的食物包括动物内脏(心、肝及肾)、瘦肉、豆类及粗加工的粮谷类。

6. 维生素 B_2　维生素 B_2 又名核黄素,维生素 B_2 在体内有两种辅基形式,即黄素腺嘌呤二核苷酸(FAD)和黄素单核苷酸(FMN),与特定的蛋白质结合形成黄素蛋白,在生物氧化过程中作为递氢体,在能量生成中起重要作用。维生素 B_2 还参与色氨酸转变为烟酸以及体内抗氧化损伤的防御系统。缺乏时常见口角炎、口腔溃疡及腹股沟阴囊等部位的脂溢性皮炎。

维生素 B_2 广泛存在于动物内脏、瘦肉、蛋黄、乳类及谷类、蔬菜水果及豆类中。

7. 叶酸　叶酸的主要生理功能有:①参与核酸、蛋白质合成,对血细胞生成和组织修复有重要意义。②参与同型半胱氨酸转化形成蛋氨酸,因而能降低血同型半胱氨酸,防止动脉粥样硬化。叶酸缺乏可导致巨幼细胞贫血和高同型半胱氨酸血症。怀孕早期叶酸缺乏则可引起胎儿神经管畸形。

叶酸广泛存在于各种动植物性食物中,含量丰富的食物有动物的肝脏、鸡蛋、豆类、坚果、蔬菜、水果等。

(五)常量元素和微量元素

人体必需的 20 余种元素中,除碳、氢、氧、氮主要以有机化合物形式存在外,其余的统称为无机盐或矿物质。体内含量超过体重 0.01% 的矿物质称为常量元素。而体内含量低于体重 0.01% 的矿物质则称为微量元素。人体必需微量元素有共 8 种,包括铁、碘、锌、硒、铜、钼、钴和铬。我国传统膳食结构下容易缺乏的矿物质主要有五种:钙、铁、锌、碘和硒。

1. 钙　钙是人体内含量最丰富的矿物质之一,约占体重的 1.5%～2%,成人体内钙含量约为 1 200 g,99% 集中在骨骼和牙齿中,成为构成骨骼与牙齿的主要成分之一。其余不到总钙量 1% 的部分主要分布在血液和细胞内外液中,维持机体多种重要生理功能,如游离状态的钙离子参与神经、肌肉兴奋性,并介导和调节肌肉收缩;影响毛细血管的通透性和影响细胞膜的稳定性等。

正常情况下血清钙浓度为 90～110 mg/L 时,体内钙维持平衡状态。血钙浓度与骨骼钙间呈现动态平衡关系,当钙摄入不足,血钙浓度下降时,骨骼中的钙将被释放,以维持正常血钙浓度;相反,膳食钙摄入充足时,钙被吸收进入血液并不断沉积于骨骼之中。但若长期摄钙不足,骨钙量减少,可加速老年人的骨质疏松,容易引起骨折。

成人钙的适宜每日摄入量为 800 mg,孕妇、乳母需要量适当增加至每日 1 000～1 200 mg。

奶和奶制品是钙的良好来源,奶中含钙量高且吸收率也高。小鱼、小虾及坚果、豆类、绿色蔬菜也是钙的良好来源。促进钙吸收的因素有维生素 D、乳糖、蛋白质等;而降低钙吸收的因素是植物性食物中的植酸、草酸和膳食纤维,动物性食物中的脂肪酸等。

2. 铁　人体必需微量元素中含量最多的一种,人体含量为 $4\sim5$ g,其中 $60\%\sim75\%$ 存在于血红蛋白,3% 在肌红蛋白,1% 为含铁酶类,为功能性铁;另 $25\%\sim30\%$ 以铁蛋白、含铁血黄素的形式存在于脾、肝和骨髓中,为储存性铁。缺铁常见于儿童、青春期及妊娠期、哺乳期女性,最常见的表现为缺铁性贫血。

动物肝脏、全血、肉鱼禽类是食物铁最好的来源;其次是绿色蔬菜和豆类,黑木耳、海带、芝麻酱;膳食中铁的吸收主要与食物铁存在形式有关,动物性食物中的血红素铁,吸收率为 $10\%\sim30\%$,不受植酸、草酸和磷酸影响;植物性食物中的非血红素铁,吸收率一般不到 10%,蛋中铁的吸收率仅为 3% 左右。

3. 锌　主要储存于人体肌肉、骨骼和皮肤,是多种酶的结构成分或激活剂,人体生殖器官的发育与功能、骨骼的正常骨化及视觉、味觉、嗅觉功能的维持等,都需要锌的参与。较容易出现缺锌的主要是儿童,轻者味觉减退、食欲缺乏、生长发育迟缓、创伤不易愈合、容易感染、性成熟推迟;重度缺乏则可造成营养性侏儒、原发性男性不育症;孕妇缺锌可致胎儿畸形。

动物性食物含锌较多,特别是贝壳类海产品,如牡蛎、海蛎、生蚝等,其次是畜肉及动物内脏;植物性食物含量较低,且含有植酸、纤维素等影响吸收的因素。

4. 碘　在人体内主要分布在甲状腺内,是甲状腺素合成的主要原料。其主要生理作用通过甲状腺素体现,即促进机体的基础代谢和生长发育,促进多种营养素的吸收和利用等。碘缺乏要导致单纯性甲状腺肿、克汀病、亚临床克汀病。

含碘丰富的食物主要有海产品。预防碘缺乏最好的办法是采用强化碘的食盐,目前我国食盐碘强化量为 $20\sim30$ mg/kg。

（六）膳食纤维

膳食纤维是一种不能被人体消化的碳水化合物,分为非水溶性和水溶性纤维两大类。纤维素、半纤维素和木质素是三种常见的非水溶性纤维,存在于植物细胞壁中;而果胶和树胶等属于水溶性纤维,则存在于自然界的非纤维性物质中。

食物中的大麦、豆类、胡萝卜、柑橘、亚麻、燕麦和燕麦糠等食物都含有丰富的水溶性纤维,非水溶性纤维来自食物中的小麦糠、玉米糠、芹菜、果皮和根茎蔬菜。糙米和胚芽精米,以及玉米、小米、大麦、小麦皮（米糠）和麦粉（黑面包的材料）等杂粮,根菜类和海藻类中的牛蒡、胡萝卜、四季豆、红豆、豌豆、薯类和裙带菜等食物含纤维较多。

膳食纤维是健康饮食不可缺少的,纤维在保持消化系统健康上扮演必要的角色。膳食纤维对促进良好的消化和排泄固体废物有着举足轻重的作用。适量地补充纤维素,可使肠道中的食物增大变软,促进肠道蠕动,从而加快排便速度,防止便秘和降低肠癌的风险。纤维素还可调节血糖,有助预防糖尿病;又可以减少消化过程对脂肪的吸收,从而降低血液中胆固醇、甘油三酯的水平,摄取足够的纤维可以预防心血管疾病、癌症、糖尿病以及其他疾病。

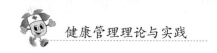

第二节　膳食中主要的食物种类及其营养特点

食物是人体所需能量及各种营养素的基本来源,是获得人类所需营养物质的主要途径。人类消费食物的种类繁多,根据其性质和来源大体上可分为动物性食物、植物性食物和上述食物的制品三大类。

食物中所含营养素和能量可满足人体营养需要的程度决定了其营养价值,某种食物营养价值的高低,取决于该食物中营养素的种类是否齐全、数量的多少、相互比例是否适宜以及是否容易被人体消化吸收和利用。即使是同一种食物,由于其品种、部位、产地、成熟程度和烹调加工方法的不同,营养价值也会存在一定的差异。因此,食物的营养价值是相对的。

目前,还没有任何一种天然食物能够满足人体的全部营养需要,因此,人们应当根据不同食物的营养特点,合理选择多种食物,以保证营养平衡,满足人体的营养需要。

一、谷类

谷类主要包括大米、小麦、玉米、高粱、小米、荞麦、燕麦等。我国居民膳食以大米和小麦为主,称为主食,其他的称为杂粮。主要含有碳水化合物、蛋白质、膳食纤维及 B 族维生素。谷类碳水化合物(主要为淀粉)含量达 70% 以上,我国居民膳食中 50%～70% 的能量来自谷类碳水化合物。谷类蛋白质含量不高(7%～16%),必需氨基酸构成不够完全(赖氨酸含量低),故营养价值低于动物性食物,但因谷类食用量大,所以仍为我国居民膳食蛋白质的主要来源(占 50% 左右),为提高其营养价值,应常与豆类搭配食用。谷类为膳食中 B 族维生素,特别是维生素 B_1 的主要来源,脂肪含量低(约 2%),且多为不饱和脂肪酸。

谷类加工与烹调对营养素影响较大。蛋白质、维生素和矿物质多在谷物胚芽和外部皮层,碾磨愈精,损失愈多;加碱蒸煮和高温油炸,可破坏谷类中的维生素 B_1,如油条中维生素 B_1 几乎全部被破坏。

二、豆类

豆类分为大豆类(黄豆、黑豆、青豆)和其他豆类(豌豆、蚕豆、绿豆、小豆、芸豆等)。大豆蛋白质含量很高(35%～40%),是植物性食物中含蛋白质最多的食物。大豆蛋白质富含谷类蛋白较为缺乏的赖氨酸,是谷类蛋白质互补的天然理想食物,故大豆蛋白质为优质蛋白。大豆脂肪的含量 15%～20%,其中不饱和脂肪酸高达 85%,亚油酸占 50%,还含较多的磷脂;由于大豆富含不饱和脂肪酸,故是高血压、动脉粥样硬化等疾病患者的理想食物。大豆碳水化合物含量为 25%～30%,其中约有一半是人体不能消化吸收的低聚糖如棉籽糖、水苏糖等,可促进肠道双歧杆菌增殖,有益肠道健康。大豆还含有丰富的钙、铁、维生素 B_1、维生素 B_2 和维生素 E。

大豆整粒食用时(如炒、水煮),其蛋白质吸收率较低(约 65%),若制成豆腐或豆腐干,则可达 90% 以上;干豆不含维生素 C,但经发芽制成豆芽后其含量明显增加。发酵豆制品中维生素 B_2 和维生素 B_{12} 含量增加。

大豆的营养成分齐全,蛋白质的含量高,有"植物肉"的美称。但大豆中有一些物质对健康不利,例如,大豆中含有胰蛋白酶抑制剂、皂苷类有毒物质,需加热将其破坏,否则可引起食物中毒。

三、蔬菜水果类

蔬菜按其结构及可食部分分为叶菜类(菠菜、卷心菜、韭菜等)、根茎类(土豆、萝卜、胡萝卜等)、瓜茄类(西红柿、黄瓜、冬瓜等)和鲜豆类(毛豆、豌豆、蚕豆、扁豆、豇豆、四季豆等)、花芽类(菜花、黄花菜、各种豆芽等)及菌藻类(香菇、蘑菇、海带等),所含营养成分差异较大。主要特点是蛋白质和脂肪含量很低,但含有一定数量的碳水化合物,蔬菜中所含的碳水化合物主要是多糖,包括淀粉和膳食纤维,含糖较多的蔬菜有胡萝卜、西红柿、南瓜等,含淀粉较多的是根茎类蔬菜,如土豆、芋头、藕等。蔬菜所含纤维素、半纤维素、木质素等是人们膳食纤维的主要来源,其含量在 $1\%\sim3\%$ 之间。蔬菜中含有丰富的矿物质,如钙、磷、铁、钾、钠、镁、铜等,其中以钾最多,钙、镁含量也很丰富,是我国居民膳食中矿物质的重要来源。蔬菜因其在人体内的最终代谢产物呈碱性,故被称为"碱性食品",对维持体内的酸碱平衡起重要作用。绿叶蔬菜一般含钙、镁比较丰富,如菠菜、油菜、苋菜等。但在选择蔬菜时,不能只考虑其钙的绝对含量,还应注意其草酸的含量,因为蔬菜中存在的草酸会影响蔬菜本身和其他食物中钙和铁的吸收。食用草酸多的蔬菜时,可先在开水中烫一下,去除部分草酸。菌藻类食物钙的含量也很高,尤其是海带(干)。黑木耳、紫菜、海带中的铁含量较高。紫菜、海带还富含碘。新鲜蔬菜是维生素 C、胡萝卜素、维生素 B_2 和叶酸的重要来源。维生素 C 一般在蔬菜代谢旺盛的叶、花、茎内含量丰富,与叶绿素的分布平行。深绿色新鲜蔬菜维生素 C 含量较浅色蔬菜高,叶菜中的含量较瓜菜高。胡萝卜素在绿色、黄色、红色蔬菜中含量较多,如胡萝卜、南瓜、苋菜。维生素 B_2 和叶酸以绿叶菜中含量较多。

水果种类很多,水果的营养成分主要有维生素、矿物质以及碳水化合物。新鲜水果的营养价值与新鲜蔬菜相似,但有其特点。水果中碳水化合物主要为果糖;果胶含量高;富含有机酸(如苹果酸、柠檬酸、酒石酸、琥珀酸等);芳香物质(醇、酯等)构成其独特的香气。一些水果有其特殊的营养功能,如苹果富含镁、果糖、果胶;香蕉富含钾;野生的猕猴桃、刺梨、酸枣含维生素 C 特别丰富;杏、橘子、鲜枣胡萝卜素含量很高。

四、畜禽肉类

畜肉、禽肉属于动物性食物,是人们膳食构成的重要组成部分。该类食物不仅能供给人体优质蛋白质、脂肪、矿物质和维生素,而且还可加工成各种制品和菜肴,是人类重要的食物资源。

畜肉是指猪、牛、羊、马、骡、驴、鹿、狗、兔等牲畜的肌肉、内脏及其制品。营养素的分布因动物的种类、肥瘦程度及部位不同而差异较大。畜肉蛋白质大部分存在于肌肉组织中,畜肉类蛋白质含有人体必需的各种氨基酸,而且必需氨基酸的构成比例接近人体需要,所以营养价值高,为优质蛋白质。畜肉类脂肪多积聚于皮下、心肾等周围及肌肉间,多为饱和脂肪酸,胆固醇多存在于内脏。畜肉类矿物质以铁的含量最高(肌肉和内脏),铁主要以血红素铁的形式存在,消化吸收率较高,是膳食铁的良好来源。此外,畜肉还含有较多的磷、硫、钾、钠、铜、硒等。畜肉类可提供多种维生素,其中以维生素 A 和 B 族维生素为主,内脏含量高于肌肉,其中动物肝脏的含量最为丰富,特别富含维生素 A 和维

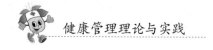

生素 B_2。

禽肉包括鸡、鸭、鹅、鸽、鹌鹑、火鸡等的肌肉、内脏及其制品。禽肉的营养价值与畜肉相似。与畜肉不同之处在于脂肪含量相对较少，并含有 20% 的亚油酸，易于消化吸收。

五、水产类

水产类包括各种鱼、虾、蟹、贝类等水产品。它们是蛋白质、矿物质和维生素的良好来源。鱼类营养价值较高，蛋白质含量高，且为优质蛋白质，易为人体消化吸收；脂肪含量低，且多由不饱和脂肪组成。海鱼不饱和脂肪酸含量高达 70%～80%，含有长碳链的多不饱和脂肪酸，如二十碳五烯酸(EPA)和二十二碳六烯酸(DHA)，它们是脑组织中的重要成分，有利于智力发育。鱼类的胆固醇含量较高，鱼籽、虾籽和蟹黄的胆固醇含量更高。鱼肉中还含有多种维生素(尤其是维生素 A、维生素 D)，以鱼肝含量最多。鱼类还含有丰富的矿物质，如钙、磷、钾、铁，一般比畜禽肉多，海鱼中还富含碘。

贝类肌肉中蛋白质含量高，脂肪含量少，容易被消化吸收。含有丰富的钙、碘、锌、硒、铜、铁、钴等微量元素，尤其是海蛎肉，每 100 g 含锌量达 47 mg，是所有贝类中含锌量最高的食物，贝类食物营养价值高，且味道鲜美。

六、蛋类

蛋类主要包括鸡蛋、鸭蛋、鹅蛋、鸽蛋、鹌鹑蛋、火鸡蛋等，以及蛋制品如皮蛋、咸蛋、干全蛋粉、干蛋白粉、干蛋黄粉等，其中食用最普遍、销量最大的是鸡蛋。蛋类由蛋壳、蛋清和蛋黄三部分组成，营养素主要集中于蛋黄。各种蛋的营养价值基本相似，蛋类蛋白质含量高(一般都在 10% 以上)，必需氨基酸种类和比例接近人体需要，是已知天然食物中最理想的优质蛋白质。在进行各种食物蛋白质营养质量评价时，常以全蛋蛋白质作为参考蛋白。蛋黄中含有丰富的维生素 A、维生素 D、维生素 B_1 和维生素 B_2 及磷脂，其中卵磷脂能促进脂溶性维生素的吸收；全蛋的矿物质主要存在于蛋黄内，蛋清中含量极低，其中磷、钙、钾、钠含量较多，此外，还含有丰富的铁、镁、锌、硒等矿物质。蛋黄中的铁含量虽然较高，但由于是以非血红素铁形式存在，并与卵磷蛋白结合，因此吸收率低(3%)。蛋类胆固醇含量极高，主要集中在蛋黄(每个含胆固醇 250～300 mg)。

七、乳及乳制品

乳类食物包括牛奶、羊奶和马奶及其制品，其中人们食用最多的是牛奶。乳类营养素种类齐全，组成比例合适，易于消化吸收，是营养价值较高的优质天然食物，也是各年龄组健康人群(包括老人与儿童)和特殊人群(病人等)的理想食物。鲜奶中含有 80% 以上的水，蛋白质平均含量为 3.0%，主要成分为酪蛋白；必需氨基酸模式接近人体需要，与鸡蛋相似，属优质蛋白质。牛奶中蛋白质含量较人奶高 2 倍多，且消化吸收率高。奶中脂肪一般含量为 3.0%～5.0%，含必需脂肪酸和卵磷脂；胆固醇含量较少，每 100 g 中仅含13 mg。乳中所含碳水化合物主要为乳糖，有利于钙的吸收利用。乳类为膳食中许多矿物质的重要来源，主要有钙、磷、钾，吸收利用率很高。含钙约为人奶的 3 倍，含磷约为人奶的 6 倍。牛奶比豆奶含钙量高一倍以上。但牛奶中铁的含量很低，用牛奶喂养婴儿时，应注意补充铁。乳类含有人体所需的各种维生素，含量与饲养方式和季节有关，放牧季节牛奶中维生素 A、维生素 D、胡萝卜素和维生素 C 含量较冬春季在棚内饲养明显增多。牛奶中维生素 D 含量较低。乳制品包括消毒牛奶、炼乳、酸奶、奶粉、奶酪、黄油等,因加工工艺不同,其营养成分有很大不同。

第三节　合理营养与平衡膳食配膳方法

天然食物包含人类生存繁衍所必需的营养素,由于年龄、性别、活动状态及特别的生命时期(包括疾病状态)的不同,人们对营养素的需要量有所不同,长期摄入不能满足机体需要的营养素,不管是过多还是缺乏,都会给机体带来不利影响甚至危害健康。

合理营养、平衡膳食是保障健康的必由之路。目前,为了倡导健康的饮食方式,卫生部(卫健委)委托中国营养学会修订并发布了《中国居民平衡膳食宝塔(2007)》及《中国居民膳食指南(2022)》。

一、中国居民平衡膳食宝塔

中国居民平衡膳食宝塔根据"中国居民膳食营养素参考摄入量"和"中国居民膳食指南2022",提出了居民每日各种食物摄入种类和摄入量的具体建议,是现阶段的一个理想的膳食模式。膳食宝塔中所设置的每天食物所占的各层位置和面积不同,在一定程度上反映出各类食物在膳食中的地位和应占的比重。每天摄入的食物分为五层:谷薯类食物位居底层,每人每天应摄入 250～400 g;蔬菜和水果居第二层,每天应分别摄入 300～500 g 和200～400 g;鱼、禽、肉、蛋等动物性食物位于第三层,每天应摄入 125～225 g(鱼虾类50～100 g,畜、禽肉 50～75 g,蛋类 25～50 g);奶类和豆类食物合居第四层,每天应吃相当于鲜奶 300 g 的奶类及奶制品和相当于干豆 30～50 g 的大豆及制品。第五层塔顶是烹调油和食盐,每天烹调油不超过 25～30 g,食盐不超过 6 g。由于我国居民现在平均糖摄入量不多,对健康的影响不大,故膳食宝塔没有建议食糖的摄入量,但多吃糖有增加龋齿的危险,儿童、青少年不应吃太多的糖和含糖高的食品及饮料。

膳食宝塔还推荐了饮水量和身体活动目标,强调了足量饮水和增加身体活动的重要性。水是膳食的重要组成部分,是一切生命必需的物质,其需要量主要受年龄、环境温度、身体活动等因素影响。在温和气候条件下生活的轻体力活动成年人每日至少饮水1 200 ml(约 6 杯);在高温或强体力劳动条件下应适当增加。饮水不足或过多都会对人体健康带来危害。饮水应少量多次,要主动饮用,不应在感到口渴时再喝水。目前我国大多数成年人身体活动不足或缺乏体育锻炼,应改变久坐少动的不良生活方式,养成天天运动的习惯,坚持每天多做一些消耗体力的活动。膳食宝塔中建议成年人每天进行累计相当于步行 6 000 步以上的身体活动,如果身体条件允许,最好进行 30 分钟中等强度的运动。

中国居民膳食平衡宝塔根据中国居民膳食指南制定,并结合中国居民膳食结构特点设计,适于一般健康成年人,应用时需根据个人年龄、性别、劳动强度等适当调整。如年轻人、活动量大或劳动强度大的人,应适当多些主食;老年人、活动量小或劳动强度小的人,应少些主食(表 10 - 1)。

表 10-1　平衡膳食宝塔建议不同能量膳食的各类食物参考摄入量(单位:g/d)

食物种类	能量等级		
	低	中	高
	7 531 kJ(1 800 kcal)	10 042 kJ(2 400 kcal)	11 715 kJ(2 800 kcal)
谷类	300	400	500
蔬菜	400	450	500
水果	100	150	200
肉、禽	50	75	100
蛋类	25	40	50
鱼虾	50	50	50
豆类及豆制品	50	50	50
奶类及奶制品	100	100	100
油脂	25	25	25

在使用中国居民平衡膳食宝塔过程中应注意:①各类食物用量为食物可食部分的生重;各类食物的组成是根据全国营养调查中居民膳食实际情况计算的,所以每一类食物不是某一种具体食物的重量。②各类食物的摄入量是一类食物的平均值和比例,生活无需每天都样样比照宝塔进食,如每周 2~3 次鱼,每次 150~200 g 左右,无需每天 50 g。但是要遵循宝塔各层各类食物的大体比例。③每类中的各种食物可以互换,如以粮换粮,以豆换豆;大米可与面粉或杂粮互换,瘦猪肉可与鸡、鸭、牛、羊等换。④合理分配一日三餐食量。平衡膳食宝塔给出了一天中各类食物摄入量的建议,三餐食物量分配一般早、晚餐占30%、中餐占 40%为宜,特殊情况可适当调整。⑤因地制宜,充分利用当地资源。我国幅员辽阔,各地饮食习惯及物产不尽相同,只有因地制宜充分利用当地资源,才能有效地应用平衡膳食宝塔。如牧区可适当提高奶类摄取量;山区可适当提高花生、核桃等摄取量及以羊奶代替牛奶。

中国居民平衡膳食宝塔

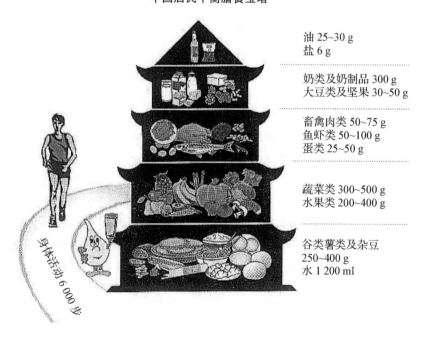

中国居民老年人平衡膳食宝塔(2010)

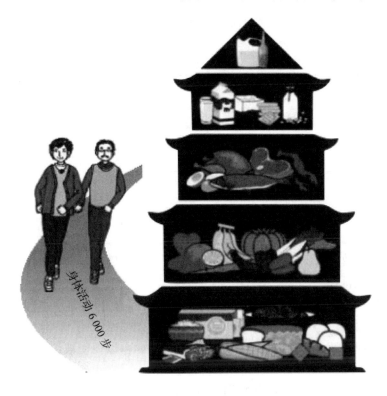

油 20~25 g
盐 5 g

奶类及奶制品
300 g
大豆类及坚果
30~50 g

畜肉类
50 g
鱼虾、禽类
50~100 g
蛋类
25~50 g

蔬菜类
400~500 g
水果类
200~400 g

谷类薯类及杂豆
200~350 g
(其中粗粮:细粮:薯类=1:2:1)
水 1 200 ml

中国营养学会(老年营养分会)

二、膳食分析与评价

膳食营养素的摄入影响着机体的代谢与体内各种平衡的维持,摄入的膳食营养素长期不能满足机体的正常要求,则可导致营养缺乏或过剩,引起各种营养相关性疾病。因此,经常性地进行膳食营养素摄取状况的评价,是保障机体健康的重要措施之一。

健康管理中膳食分析与营养评价主要针对一段时间内某居民实际摄取的食物而进行,膳食营养素摄入的评价主要包括对食物摄取和营养素摄取的评价。

(一)食物摄入量资料收集

食物摄入量的资料是进行膳食营养评价的基础,是指一定时间内居民摄取食物的情况。收集居民食物摄入量最常见的方法有称重法、记账法、询问法、频率法、膳食史法及化学分析法等。最简便的方法为询问法中的 24 小时膳食回顾法。

24 小时膳食回顾法是通过访谈形式收集膳食信息的方法,是通过询问被调查对象在过去 24 小时实际的膳食情况,对其食物摄入量进行计算和评价的方法,是目前获得个人膳食摄入量资料最常用的一种方法。因为单纯 1 日食物摄取的信息数据变化较大,故一般采用连续 3 日的 24 小时回顾法进行调查。为了使调查结果更好地反映被调查对象的一般膳食的情况,连续的 3 日通常选取 2 个工作日和 1 个休息日。在调查时,有时被调查者对食物摄取数量回顾不清或不准确,可借助食物模型、家用量具或图谱对其食物摄入进行估计。

1. 调查表的设计 要完成 24 小时膳食回顾调查,首先需要设计一张开放式的膳食调查记录表(表 10-2)。

表 10-2 24 小时膳食回顾记录表

姓名_____ 性别_____ 出生年月_____ 民族_____

工种_____ 生理状况_____ 家庭住址_____ 联系电话_____

餐别	饭菜名称	原料名称	原料质量(克)
早餐			
中餐			
晚餐			
加餐与零食			

调查员_____ 调查日期_____

2. 食物摄取信息收集基本过程

(1) 入户,说明来意:经过与被调查者进行沟通,取得其信任与配合,以保证食物摄取信息的可靠性。

(2) 说明调查内容:说明回顾调查的时间期限,所需要调查的内容,以便使被调查者准备回忆。

(3) 记录相关信息:按 24 小时内进餐顺序分别询问被调查者食用的食物名称和数量,包括在外摄取的食物与零食。对于每一餐,调查人员可根据食物的类别与当地的饮食习惯帮助回忆,避免遗漏。

(4) 数量的确定:如被调查者对摄取食物的数量回顾不清,调查员可利用图谱、模型、常用容器进行帮助,尤其是零食等在外摄取的食物。

(5) 调味品等的调查:调查结束时,称取各种调味品的消耗量,再于第二天上门称取,两次之差,即为调味品的摄取量。

(二) 膳食摄取状况的评价

膳食摄取状况的评价主要是观察膳食的组成是否合理。膳食组成是否合理主要通过膳食结构进行评价。膳食结构是指各类食物的品种和数量在膳食中所占的比重。根据各类食物所能提供能量及各种营养素的数量和比例,可以衡量膳食结构的组成是否合理。根据膳食中动物性、植物性食物所占不同比重,以及能量、蛋白质、脂肪和碳水化合物的供能比,可进行膳食结构的划分。目前世界上主要的膳食模式有四类,即动物植物食物平衡的膳食结构、以植物性食物为主的膳食结构、以动物性食物为主的膳食结构、地中海膳食结构。动物植物食物平衡的膳食结构较为理想,以植物性食物为主的膳食结构易出现营养缺乏病,以动物性食物为主的膳食结构易发生营养过剩,地中海膳食结构则对心血管疾病具有良好的防治作用。

1. 膳食结构评价的依据与方法 膳食结构评价的依据是中国居民平衡膳食宝塔(2007),这是现阶段我国居民较为理想的膳食结构,适合于 6 岁以上人群,老年人的膳食结构也可参照中国老年人平衡膳食宝塔(2010)的要求。

具体评价方法如下：

(1) 根据膳食调查结果(如 24 小时膳食回顾调查)将食物按 10 类(谷类、大豆类、蔬菜类、水果类、肉类、乳类、蛋类、水产类、烹饪油、盐)进行分类,分别统计各类食物的摄入总量。在分类时应注意：

①因为中国居民平衡膳食宝塔内的奶类和豆类为相当于鲜奶与黄豆的数量,在进行奶制品、豆制品归类时,需要将其折算为相当于鲜奶或黄豆的数量。

a. 豆类及其制品的折算：以每百克各种食品中蛋白质的含量与每百克黄豆中蛋白质的含量(35.1 g)的比作为系数,将豆制品折算成黄豆的数量。

$$相当于大豆量(克) = 豆或豆制品摄入量 \times (每百克)蛋白质含量 \div 35.1$$

b. 奶类的折算：以每百克各种食品中蛋白质的含量与每百克鲜奶中蛋白质的含量(3 g)的比作为系数,将奶制品折算成鲜奶的数量。

$$相当于鲜奶量(克) = 奶制品摄入量 \times (每百克)蛋白质含量 \div 3$$

②因为中国居民平衡膳食宝塔中食物的数量为生食状态下的重量,如所调查的食物为熟食(如米饭、馒头),则要根据生熟比例将其折算为生原料的重量(如大米、面粉)。

③因为中国居民平衡膳食宝塔中食物的数量为可食部分重量,如食物包含有非可食部分(如蛋有蛋壳、青菜有泥巴和黄叶),则需要根据可食部分比例进行折算(如蛋的重量只为蛋清与蛋黄,青菜为能下锅炒食时的重量)。

(2) 确定被调查者所需的能量水平,即根据被调查者的劳动强度、体型及表 10-3 中的数据,计算其所需的能量水平。如有范围值,则根据情况,决定是取上限还是下限,也可按中间水平计算。

表 10-3 成人每日能量供给量估算表(kcal/kg 标准体重)

体型	体力活动水平			
	极轻	轻	中	重
消瘦	35	40	45	45～55
正常	25～30	35	40	45
超重	20～25	30	35	40
肥胖	15～20	20～25	30	35

①计算标准体重：男性标准体重(kg) = 身高(cm) - 105 或女性标准体重 = (身高 - 100) × 0.9。

②营养状况评判：$BMI = 体重(kg) \div 身高(m)^2$

BMI < 18.5 为消瘦;BMI 介于 18.5～23.9 为正常;BMI 介于 24～27.9 为超重; BMI ≥ 28 为肥胖。

③能量水平的判断,参照表 10-3,确定每千克标准体重所需要的能量值。

④能量水平确定：能量(kcal) = 标准体重 × 每千克标准体重所需要的能量值。

（3）确定每日所需要食物的数量，即根据确定的能量水平，根据表 10-4、表 10-5 确定每日食物摄取的推荐量。

表 10-4　不同能量水平的食物建议摄入量

能量水平	6 694.4 kJ (1 600 kcal)	7 531.2 kJ (1 800 kcal)	8 368 kJ (2 000 kcal)	9 204.8 kJ (2 200 kcal)	10 041.6 kJ (2 400 kcal)	10 878.4 kJ (2 600 kcal)	11 715.2 kJ (2 800 kcal)
谷类	225	250	300	300	350	400	450
大豆类	30	30	40	40	40	50	50
蔬菜	300	300	350	400	450	500	500
水果	200	200	300	300	400	400	500
肉类	50	50	50	75	75	75	75
乳类	300	300	300	300	300	300	300
蛋类	25	25	25	50	50	50	50
水产品	50	50	75	75	75	100	100
烹饪油	20	25	25	25	30	30	30
食盐	6	6	6	6	6	6	6

引自《中国居民膳食指南》，西藏人民出版社，2008，P176

表 10-5　不同能量水平的食物建议摄入量

能量水平	5 857.6 kJ (1 400 kcal)	6 694.4 kJ (1 600 kcal)	7 531.2 kJ (1 800 kcal)	8 368 kJ (2 000 kcal)	9 204.8 kJ (2 200 kcal)	10 041.6 kJ (2 400 kcal)
谷类	200	225	250	300	300	350
大豆类	30	30	30	40	40	40
蔬菜	300	350	400	450	500	500
水果	200	200	200	300	350	400
肉类	25	50	50	50	50	75
乳类	300	300	300	300	300	300
蛋类	25	25	25	25	50	50
水产品	50	50	50	75	100	100
烹饪油	20	20	25	25	25	30
食盐	5	5	5	5	5	5

引自《中国老年人膳食指南》，山东美术出版社，2010，P177

（4）将调查（计算）所得摄取量与推荐的摄入量进行比较，判断各类食物摄入量是否满足人体需要。

评价时应注意，一日膳食的代表性较差，宜用至少 3 日（7 日为最佳）的食物摄入量平均后进行评价。

【例 10-1】　对某位男性退休老年人用 24 小时膳食回顾法进行了膳食调查，这位老年人为男性，72 岁，身高为 165 cm，体重 73 kg。某日的食物摄取情况见表 10-6。

表 10 - 6　某日的食物摄取情况

餐别	食物名称	原料	重量(g)
早餐	面条	面粉	50
		青菜	50
	蛋糕	蛋糕	25
	牛奶	牛奶	300
	煮鸡蛋	鸡蛋	28(有壳)
中餐	米饭	粳米	100
	土豆烧鸡块	土豆	75
		鸡	50
		芝麻酱	10
	平菇豆腐汤	鲜平菇	40
		豆腐	80
	炒苋菜	绿苋菜	100
		虾皮	5
	油		15
	盐		3
晚餐	米饭	粳米	75
	葱头炒猪肝	葱头	50
		猪肝	25
		木耳	5
	炒大白菜	大白菜	100
		油豆果	20
		虾皮	5
		干香菇	5
	菊叶汤	菊叶	50
	油		10
	盐		2
	水果	香蕉	250

现对其膳食结构作一评价。

(1) 将食物按 10 类进行分类,分别统计各类食物的摄入总量(表 10 - 7)。

表 10 - 7　食物归集分类表

食物类别	归类过程	合计(g)
谷薯类	50 g 面粉＋25 g 蛋糕＋100 g 粳米＋75 g 粳米	250
大豆类 *	80(18.5) g 豆腐＋20(9.7) g 油豆果	28
蔬菜类	50 g 青菜＋75 g 土豆＋40 g 平菇＋100 g 绿苋菜＋50 g 葱头＋5 g 木耳＋100 g 大白菜＋5 g 干香菇＋50 g 菊叶	475
水果类	250 g 香蕉	250
肉类	50 g 鸡＋25 g 猪肝	75
乳类	300 g 牛奶	300
蛋类 * *	28(25) g 鸡蛋	25

续表 10-7

食物类别	归类过程	合计(g)
水产类	5 g 虾皮＋5 g 虾皮	10
烹饪油	15 g＋10 g	25
盐	3 g＋2 g	5

* 豆腐的蛋白质含量为 8.1%，相当于大豆的量为 80×8.1÷35.1＝18.5

油豆果的蛋白质含量为 17.1%，相当于大豆的量为 20×17.1÷35.1＝9.7

** 鸡蛋的可食部分为 88%，28×88%＝25

（2）确定被调查者的能量水平，即根据被调查者的劳动强度、体型计算其所需的能量水平。

①计算标准体重：标准体重(kg)＝身高(cm)－105＝165－105＝60 kg

②营养状况评判：BMI＝体重(kg)÷身高$(m)^2$＝73÷1.65^2＝26.8，超重

③能量水平的判断，该老年人已退休，故体力活动水平为极轻，根据体力活动水平属于极轻，体型为超重，查表 10-3，则每千克标准体重的能量为 20～25 kcal(83.7～104.6 kJ)，取中间值，22.5 kcal/kg(94.1 kJ/kg)。

④能量水平确定：能量(kcal)＝60×22.5＝1 350 kcal(5 648.4 kJ)

（3）确定每日所需要食物的数量，即根据能量水平 1 350 kcal(5 648.4 kJ)，按照表 10-5，确定每日食物摄取的推荐量[取 1 400 kcal(5 876.6 kJ)的值]。评价结果见表 10-8。

表 10-8 某人每日所需要食物的数量及评价

食物类别	推荐摄入量(g)	实际摄入量(g)	评价
谷薯类	200	250	过多
大豆类	30	28	适宜
蔬菜类	300	475	过多
水果类	200	250	适宜
肉类	25	75	过多
乳类	300	300	适宜
蛋类	25	25	适宜
水产类	50	10	较少
烹饪油	20	25	稍多
盐	5	5	适宜

（4）将调查所得摄取量与推荐的摄入量进行比较，判断各类食物摄入量是否满足人体需要。由表 10-8 可见，该男性老年人谷薯类、肉类摄入量较多，油的摄入量稍多。其余食物摄入量基本符合相应要求。蔬菜摄入量虽多，但对健康的影响不是很大，但要注意油脂的使用量。

2. 营养素摄入量的评价 营养素主要是以食物形式摄入的，是机体能量的重要来源，这些营养素还参与机体各种生理功能的调节作用，有的营养素也是机体的重要构成物质。营养素摄入不当，会影响机体的组成与生理功能。

（1）评价依据：营养素摄入量评价的依据为中国居民膳食营养素参考摄入量（DRIs）（见附录），即一组每日平均膳食营养素摄入量的参考值，其包括四个水平：

①平均需求量（estimated average requirement，EAR），是某一特定性别、年龄及生理状况群体中对某营养素的平均数。

②推荐摄入量（recommended nutrient intake，RNI），是可满足某一特定性别、年龄及生理状况群体中绝大多数（97%～98%）个体的需要的摄入水平。

③适宜摄入量（adequate intake，AI），是通过观察或实验获得的健康人群某种营养素的摄入量。AI应能满足目标人群中几乎所有个体的需要。

④可耐受最高摄入量（tolerable upper intake level，UL），是平均每日可以摄取该营养素的最高量，这个量对一般人群中几乎所有个体似不致损害健康。

四者的关系如图10-1所示。

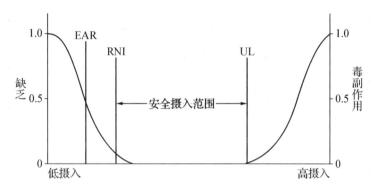

图10-1 营养素摄入不足和过多的危险

由图可见，当个体摄入量低于EAR时，其发生营养缺乏病的可能性为50%，达到RNI或AI时，其摄入量为充足，摄入量介于RNI与UL之间是安全的，而摄入量高于UL时，出现毒副作用的概率增加。

（2）评价方法

①某种食物提供能量和营养素数量的计算

某食物提供某种营养素数量＝食物摄入量（g）×可食部分比例×每百克食物中营养素含量÷100

进行营养素提供量计算时，需要参考《中国食物成分表2002》中相关的数据。

②膳食提供能量和营养素的计算：将所有食物中提供的相同营养素相加，则得到膳食中所提供营养素的总量。

③将能量与食物摄入量与相应的DRIs进行比较，视其充足程度。

④能量的营养素来源

a. 蛋白质供能比：蛋白质摄入量×4÷总能量摄入量×100%

b. 碳水化合物供能比：碳水化合物摄入量×4÷总能量摄入量×100%

c. 脂肪供能比：脂肪摄入量×9÷总能量摄入量×100%

此公式中的总能量摄入量为蛋白质、脂肪、碳水化合物提供的能量总和。

评价参考：中国营养学会建议，蛋白质的供能比为10%～14%，脂肪供能比为20%～30%，碳水化合物供能比为55%～65%。

⑤蛋白质的食物来源

a. 将食物分为豆类、动物性食物、其他植物性食品和其他四大类。

b. 分别计算各类食物提供的蛋白质摄入量及蛋白质总和。

c. 计算各类食物提供的蛋白质占总蛋白质的百分比,尤其是优质蛋白质(动物性及豆类蛋白质)占总蛋白质的比例。

评价参考:中国营养学会建议,优质蛋白质应占总蛋白质的1/3～1/2。

⑥脂肪的来源

a. 将食物分为动物性食物和植物性食物两大类。

b. 分别计算动物性食物和植物性食物提供的脂肪摄入量和脂肪总量。

c. 计算各类食物提供的脂肪占总脂肪的百分比。

评价参考:中国营养学会建议,膳食脂肪至少有50%来源于植物性食物。

⑦三餐提供能量比例:分别将早、中、晚餐摄入的食物所提供的能量除以一天总摄入的能量,再乘以100%,就得到三餐各提供能量的比例。即:

早餐供能比＝早餐提供能量÷总能量摄入量×100%

中餐供能比＝中餐提供能量÷总能量摄入量×100%

晚餐供能比＝晚餐提供能量÷总能量摄入量×100%

评价参考:中国营养学会建议,早餐能量宜占全日能量的25%～30%,中餐占30%～40%,晚餐占30%～40%。

以上例老年人摄入的膳食为例。

(1) 计算面粉(标准粉)提供的能量、蛋白质、脂肪、碳水化合物的数量。如根据食物成分表的数据,每100 g标准粉可食部分中含有能量344 kcal(1 439.3 kJ),蛋白质11.2 g,脂肪1.5 g,碳水化合物71.5 g,则:

早餐面粉提供的能量为:50×100%×344÷100＝172 kcal(719.6 kJ)

早餐面粉提供的蛋白质数量为:50×100%×11.2÷100＝5.6 g

早餐面粉提供的脂肪数量为:50×100%×1.5÷100＝0.75 g

早餐面粉提供的碳水化合物数量为:50×100%×71.5÷100＝35.75 g

(2) 计算早餐各种食物提供的能量。如果每100 g可食的青菜(以可食部分计)、蛋糕、牛奶、鸡蛋(可食部分88%)所含的能量分别为18 kcal(75.3 kJ)、347 kcal(1 451.8 kJ)、54 kcal(225.9 kJ)和131 kcal(548.1 kJ),则早餐提供的总能量为:

标准粉:50×100%×344÷100＝172 kcal(719.6 kJ)

青菜:50×100%×18÷100＝9 kcal(37.7 kJ)

蛋糕:25×100%×347÷100＝86.75 kcal(363 kJ)

牛奶:300×100%×54÷100＝162 kcal(677.8 kJ)

鸡蛋:28×88%×131÷100＝32.28 kcal(135.1 kJ)

合计:462 kcal(1 933 kJ)。

同理,中餐提供的能量为796.5 kcal(3 332.6 kJ),晚餐提供的能量为679.5 kcal(2 843 kJ)(计算过程略)。

计算结果显示,一日膳食提供的总能量为1 938 kcal(8 108.6 kJ),蛋白质76.8 g,脂肪58.7 g,碳水化合物275.1 g,豆类提供的蛋白质为9.9 g,动物性食品提供的蛋白质为29.9 g,植物性食品提供的脂肪为28.6 g,动物性食品提供的脂肪为30.1 g。

（3）计算能量的营养素来源

总能量摄入量＝76.8×4＋275.1×4＋58.7×9＝307.2＋1 100.4＋528.3＝1 935.9 kcal(8 099.8 kJ)

①蛋白质供能比:76.8×4÷1 935.9×100％＝307.2÷1 935.9×100％＝15.9％

②碳水化合物供能比:275.1×4÷1 935.9×100％＝1 100.4÷1 935.9×100％＝56.8％

③脂肪供能比:58.7×9÷1 935.9×100％＝528.3÷1 935.9×100％＝27.3％

（4）计算蛋白质的食物来源

优质蛋白质的比例＝(9.9＋29.9)÷76.8×100％＝51.8％

（5）脂肪的来源

动物性脂肪的比例＝30.1÷58.7×100％＝51.2％

植物性脂肪的比例＝28.6÷58.7×100％＝48.7％

（6）三餐提供能量比例

早餐供能比＝462÷1 938×100％＝23.8％

中餐供能比＝796.5÷1 938×100％＝41.1％

晚餐供能比＝679.5÷1 938×100％＝35.1％

（7）评价

①根据 DRIs,70～80 岁男性的能量 RNI 为 1 900 kcal(7 949.6 kJ),蛋白质 RNI 为 75 g,该男性老年人能量摄入量为 1 938 kcal(8 108.6 kJ),蛋白质摄入量为 76.8 g,达到了能量和蛋白质 RNI 的要求,即摄入量充足。

②根据中国营养学会的建议,蛋白质的供能比为 10％～14％,脂肪供能比为 20％～30％,碳水化合物供能比为 55％～65％。该男性老年人的蛋白质、脂肪、碳水化合物的供能比分别为 15.9％、27.3％、56.8％,基本满足中国营养学会的建议值。

③根据中国营养学会建议,优质蛋白质应占总蛋白质的 1/3～1/2。该男性老年人膳食中优质蛋白质的比例为 51.8％,基本满足要求。

④中国营养学会建议,膳食脂肪至少有 50％来源于植物性食物。该男性老年人膳食中来源于动物性食物的脂肪为 51.2％,略偏高。

⑤根据中国营养学会建议,早餐能量宜占全日能量的 25％～30％,中餐占 30％～40％,晚餐占 30％～40％。该男性老年人膳食中早餐、中餐、晚餐供能比分别为 23.8％、41.1％、35.1％,早餐供能略有偏低,中餐略偏高,需要适当微调。

（8）建议:早餐适当增加能量供给,如增加少许水煮花生仁;适当降低动物性脂肪的摄入。

（三）综合评价

该男性老年人体型为超重,可能与肉类摄入较多、来源于动物性的脂肪较多有关。建议减少肉类摄取,增加水产类食品的摄取,并适当增加早餐食物的供给,以达到合理营养的要求。

三、简易平衡膳食设计

可根据被评估者的年龄、性别、身高、体重和体力活动强度等进行计算。

第一步:计算体重指数(BMI),并评价体型(表 10－9)。

$$BMI＝体重(kg)÷身高(m)^2$$

表 10‑9　根据体重指数评价体型

BMI 范围	评价
BMI<18.5	体重过低
18.5≤BMI<24	正常
24≤BMI<28	超重
BMI≥28	肥胖

第二步：计算理想体重。

成年男性理想体重(kg)＝实际身高(cm)－105

成年女性理想体重(kg)＝[实际身高(cm)－100]×0.9

第三步：计算总热量。

总能量(千卡)＝理想体重(kg)×每千克理想体重能量(表 10‑10)

表 10‑10　糖尿病患者评价每千克理想体重所需能量(kcal/kg)

体重分类	卧床	轻体力	中体力	重体力
肥胖/超重	15	20～25	30	35
正常	15～20	25～30	35	40
体重过低	20～25	35	40	40～50

表 10‑11　劳动强度分类

轻体力劳动	中体力劳动	重体力劳动
坐着做的工作	大多数室内活动	重工业、农业
洗衣、做饭	搬运轻东西	室外建筑、搬运工建筑工
驾驶汽车(小车)	持续行走、环卫工作	铸造工、木工
缓慢行走	庭院耕作、油漆工、管道工	收割、挖掘等工人
	电焊工、电工等	

体力劳动强度判断(表 10‑11)：

(1) 轻体力劳动：坐着工作，不需要特别紧张肌肉活动者(如阅读、写字、办公室工作，组装和修收音机、钟表)，教员讲课，一般实验室操作，打字员打字，店员售货，家务劳动。

(2) 中等体力劳动：肌肉活动较多或较为紧张者(如学生的日常活动、机动车的驾驶员、电工安装、金属切削、木工操作)。

(3) 重体力劳动：非机械化的农业劳动，炼钢、车床操作、舞蹈、体育活动(游泳、爬山、足球等)，非机械化作业的装卸、垦荒、伐木、采矿、砸石、铸造等。

第四步：计算所需食物的总份数及谷类、动物性食品及油脂的份数。

总份数(份)＝总能量(千卡)÷90 kcal/份

谷类的份数(份)＝总能量×碳水化合物供能比÷90 kcal/份

动物性食品份数(份)(肉禽鱼蛋奶豆)＝总能量×蛋白质供能比÷90 kcal/份

油脂份数，一般取 1 份(25 g)。

第五步:计算能量餐次分配份数。

早餐份数(份):总份数_____×1/5

午餐份数(份):总份数_____×2/5

晚餐份数(份):总份数_____×2/5

第六步:计算各类食物分配份数(用第四、五步结果)。

根据上述目标及饮食习惯,进行适当分配。

【例 10-2】 某男 46 岁,身高 173 cm,体重 79.4 kg,从事轻体力劳动,血压正常,空腹血糖 8.6 mmol/L,餐后血糖 16.9 mmol/L,糖化血红蛋白 7.8%,尿糖++,高脂血症 2 年(TC 6.6 mmol/L、TG 3.0 mmol/L、HDL 1.0 mmol/L、LDL 5.0 mmol/L),ALT 113U/L,AST 7U/L,全血黏度轻度增高,中度脂肪肝。

步骤 1:判断是否肥胖或消瘦

体重指数(BMI)=体重(kg)÷身高(m)^2=79.4÷1.73^2=26.5

根据 BMI 的评定标准:该男士为超重。

步骤 2:计算标准体重(SW)=身高(cm)-105=173-105=68 kg

步骤 3:根据体重和活动强度查出每千克理想体重需要的能量,该患者为超重体型,轻体力劳动,按每日 25 kcal/kg 标准体重供给能量。

计算总热量=25 kcal/kg 理想体重×68 kg

=1 700 kcal/d

步骤 4:计算食物份数:

(1) 食物总份数:每份食品热量为 377 kJ(90 kcal)

每日所需总份数=每日所需总能量÷90=1 700÷90=19 份。

(2) 各类食品的份数:若假设碳水化合物的供能比为 60%,蛋白质供能比为 20%,则需要的谷类食品份数为

谷类食品(份)=总能量×碳水化合物供能比÷90=1 700×60%÷90≈11

动物性食品的份数(份)=总能量×蛋白质供能比÷90=1 700×20%÷90≈4

油脂的份数(份):15 g÷10 g/份=1.5

蔬菜水果的份数(份)=19-11-4-1.5=2.5

步骤 5:餐次食品的份数

早餐的份数(份):19×1/5≈4

中餐的份数(份):19×2/5≈7.5

晚餐的份数(份):19×2/5≈7.5

步骤 6:各种食品在各餐的分配

早餐谷类的份数:11×1/5=2

中餐谷类的份数:11×2/5=4.5

晚餐谷类的份数:11×2/5=4.5

根据饮食习惯,蔬菜水果按早餐 0.5 份、中餐和晚餐各 1 份进行分配;油脂按中餐 1 份、晚餐 0.5 份进行分配,分配情况如表 10-12 所示。

表 10‐12　食物份的分配情况(份)

	谷类	蔬菜水果	肉禽鱼蛋豆	奶类	油脂	合计
早餐	2	0.5				2.5
中餐	4.5	1			1	6.5
晚餐	4.5	1			0.5	6
合计	11	2.5			1.5	

根据表 10‐12,目前早餐尚缺 1.5 份,中餐缺 1 份,晚餐缺 1.5 份,共 15 份,尚有 4 份动物性食品未作分配。根据相关要求及日常饮食习惯,将 1 份奶及 0.5 份蛋、1 份肉禽鱼蛋豆及 1.5 份肉禽蛋豆分配至相应各餐。中餐、晚餐的份中含加餐的份,可各取 0.5～1 份谷类作为加餐的数量(表 10‐13)。

表 10‐13　食物份的分配情况(份)

	谷类	蔬菜水果	肉禽鱼蛋豆	奶类	油脂	合计
早餐	2	0.5	0.5	1		4
中餐	4.5	1	1		1	7.5
晚餐	4.5	1	1.5		0.5	7.5
合计	11	2.5	3	1	1.5	19

根据食物交换份表及饮食习惯,可确定相应食谱(表 10‐14)。

表 10‐14　某人一天的食谱

餐别	食物类别	食物名称	份数(份)	重量(g)	饭菜名称
早餐	谷类	大米	1.5	37.5	杂粮粥
		玉米	0.5	12.5	
	蔬菜	苦瓜	0.5	150	拌苦瓜
	肉禽奶鱼蛋豆	牛奶	1	160	
		鸡蛋	0.5	30	
加餐	谷类	饼干	1	20	
中餐	谷类	米饭	3.5	87.5	
	蔬菜水果	芹菜	0.5	100	
	肉禽奶鱼蛋豆	猪肉	0.75	75	芹菜香干炒肉丝
	香干		0.25	12.5	
	蔬菜水果	包菜	0.5	100	包菜汤
	油脂	调和油	1	10	
加餐	谷类	蛋糕	1	10	
晚餐	谷类	面粉	3.5	87.5	
	肉禽鱼蛋豆	牛肉	1	100	青菜牛肉面
	蔬菜水果	青菜	0.5	100	
	蔬菜水果	韭菜	0.25	50	韭菜炒蛋
	肉禽鱼蛋豆	鸡蛋	0.5	30	
	蔬菜水果	梨	0.25	50	
	油脂	调和油	0.5	5	

第四节 常见慢性疾病人群的膳食指导

患有常见慢性疾病的居民,他们的膳食营养需求与健康成人相比有很大的不同,健康管理过程中应要以"中国居民膳食指南"及相关疾病的营养防治原则为依据,给予相应的膳食指导。

(一)高血压

最常见的高血压病为原发性高血压,是一种以体循环动脉压增高为主要表现,常伴有心、脑、肾、视网膜病变的全身性疾病;膳食和营养与高血压有密切关系,如高热能摄入导致的肥胖、高钠盐膳食、饮酒、某些矿物质缺乏等均与高血压发病有关。高血压病膳食指导以低盐、低脂和控制体重为基本原则。

1. 限制食盐摄取 每日低于 5 g,伴心肾功能不全者每天应低于 3 g。禁食过咸及腌制食物,多选择高钾低钠的浅色蔬菜。

2. 避免食用肥肉、动物内脏、鱼籽、蟹黄及油炸食物等高脂及高胆固醇食物。

3. 限制能量,保持标准体重 体重超重者在限制能量的摄入同时要适当增加运动量。

4. 限酒或戒酒 每克乙醇在体内产生的能量为 29.29 kJ(7 kcal),饮用过多的酒,对高血压患者的降压治疗不利。

5. 多吃鱼、大豆及豆制品,多吃蔬菜和水果,以增加膳食蛋白质及钙、镁、钾及水溶性维生素、膳食纤维的摄入。膳食钙力求能达到每天 800 mg,同时适当增加户外活动促进内源性维生素 D 的合成。高血压患者因使用利尿剂,镁的排出会增加,要多选择富含镁的食物如香菇、菠菜、豆制品、桂圆等。

(二)动脉粥样硬化

动脉粥样硬化可致心脏冠状动脉和脑动脉狭窄,最终导致心肌梗死和脑血管意外。动脉粥样硬化的危险因素有高胆固醇血症、高血压、糖尿病、肥胖、吸烟、高龄;发病与精神紧张、饮食不当、体内微量元素缺乏等有一定关系。做好膳食预防和治疗,有利于动脉粥样硬化的防治。

1. 控制总能量,力求保持标准体重 健康的中老年人预防动脉粥样硬化,全天能量的摄入可比核定的能量低 10% 左右。多使用粗粮杂粮薯类提供能量。

2. 控制饱和脂肪酸(S)、胆固醇 全天脂肪提供的能量应控制在总能量 25%～30%,中老年人和血脂偏高者宜低于 25%。提倡以单不饱和脂肪酸(M)、多不饱和脂肪酸(P)为主,胆固醇的摄入量应低于每天 300 mg。禁食肥肉、动物内脏、鱼子、蟹黄等食品,多食鱼类和禽类,少食畜肉类和禽蛋类;使用低脂奶或脱脂奶;以植物油替代动物油;S：M：P 建议为 1：1：1。

3. 保证碳水化合物和适量蛋白质 碳水化合物提供的能量占总能量应不低于 55%。提倡少用或不用单糖,限制用蔗糖和果糖。蛋白质供能约占总能量的 15%,提倡多食用大豆及其制品和鱼类,每日饮脱脂奶 250 ml,每周 2～3 次鱼。

4. 增加膳食纤维摄入 膳食纤维的含量在蔬菜中占 20%～60%,谷类和水果类中约占 10% 左右。膳食纤维在全日摄入 25～30 g,可使血浆胆固醇的水平降低 5%～18%。但摄入量应合理,不宜过多过粗,这将影响某些微量元素的吸收。提倡多选用新鲜的蔬菜、豆类、燕麦和菌藻类食物。

5. 补充维生素　要重视从食物中补充维生素,抗氧化维生素C广泛存在于各类新鲜的蔬菜和水果。维生素E存在于植物油及干果类如核桃、果仁、花生油等。各种维生素的摄入量力求达到健康人的日推荐摄入量。

6. 限制钠盐　每天少于6 g。

7. 利用植物化学物,多吃大蒜、葱头、菌藻类食物,以促进脂质代谢,降低血脂水平。

建议选择的食物为谷物、豆类、蔬菜、水果、鱼类、禽类、低脂奶类等;限制使用的食物有牛肉、羊肉、火腿、蛋黄、贝类等;而禁食的有肥肉、动物内脏、鱼籽、奶油、巧克力、腊肠等。

(三) 2型糖尿病

2型糖尿病多发于中老年人,患者常伴有肥胖或超重,起病缓慢,起病初期症状不明显,典型临床表现为多饮、多食、多尿、消瘦乏力,严重时可发生酮症酸中毒、昏迷等;糖尿病患者多伴随发生动脉硬化,累及心、脑、肾、视网膜及神经系统,以冠心病、脑血管意外和下肢血管病变为常见并发症。糖尿病发生及发展与生活方式尤其是饮食有关,饮食治疗是2型糖尿病的基础治疗,也是核心治疗手段之一。

1. 膳食管理原则

(1) 控制总能量,维持或略低于正常体重　糖尿病患者饮食治疗为严格的计量饮食,按照计算所需提供能量。

(2) 合理控制碳水化合物,这是糖尿病饮食治疗的关键　碳水化合物占总能量的50%～60%,但空腹血糖升高时需加以限制;碳水化合物来源以米、麦类为主,增加粗粮。严格限制单糖和双糖及蜂蜜等纯糖及含糖较高食品。

(3) 严格限制饱和脂肪酸和胆固醇的摄入　脂肪供能比不足25%,宜以不饱和脂肪酸为主;胆固醇低于每天300 mg。

(4) 保证膳食蛋白质供应　蛋白质供能以占总能的10%～20%为宜,其中优质蛋白占1/3以上,建议摄入一定量的豆类及制品及鱼类蛋白,以利降低胆固醇。

(5) 摄入足够维生素和无机盐,重要的有B族维生素、维生素C和胡萝卜素;增加锌、镁的摄入,减少钠盐摄入。

(6) 增加膳食纤维,减少酒摄入。

(7) 合理安排餐次,以少食多餐为宜。服用降糖药者,还需要适当加餐。

(8) 食物选择时可适当参考血糖生成指数(表10-15)。

表10-15　常见食品的血糖生成指数

血糖生成指数	食物举例
<55	扁豆、绿豆、豆腐干、绿豆挂面、樱桃、李子、柚子、鲜桃、香蕉、梨、苹果、柑、葡萄、猕猴桃、巧克力、闲趣饼干、荞麦、甘薯(生)、酸奶、牛奶、藕粉、四季豆、可乐、大豆、花生
55～75	荞麦面条、荞麦面馒头、黄豆挂面、芒果、菠萝、西瓜、蜂蜜、熟土豆、南瓜、小米、胡萝卜、玉米粉、大麦粉、山药
>75	大米饭、白小麦面面包、白小麦面馒头、白糖、葡萄糖、馒头、熟甘薯、面条、烙饼、油条、玉米片、面包

(四) 痛风

痛风为人体嘌呤代谢异常,血尿酸增高引起组织损伤的一组疾病,表现为高尿酸血症、急性关节炎反复发作、痛风结石、痛风性肾病等。饮食治疗的目的是通过限制嘌呤食物,降

低血尿酸,防止痛风的急性发作。建议的膳食原则是:

1. 避免含嘌呤高的食物,如动物内脏、沙丁鱼、凤尾鱼、小鱼干及浓汤汁火锅汤等;选用嘌呤少的牛奶、鸡蛋、蔬菜、水果;因细粮含嘌呤量较粗粮少,故宜选择细粮。

2. 限制总能量,限制饱和脂肪酸,保持适宜体重。痛风患者体重多超重,如能量较正常减少 $10\% \sim 15\%$,则以利减肥;临床资料显示,缓慢稳定降低体重后,血尿酸水平可下降。

3. 多吃新鲜蔬菜水果,补充维生素和矿物质,同时蔬菜水果属于碱性食物,有利尿酸盐的溶解。

4. 多饮水,忌饮酒。液体摄入多可促使尿酸排出,预防尿酸性肾结石;每日应饮水 2 000 ml 以上,为 8~10 杯水;为防止夜间尿浓缩,夜间也应补充水分。饮料以白开水、淡茶水、鲜果汁、豆浆为宜。饮酒不利于尿酸排出,空腹酗酒常是痛风急性发作的诱因,而啤酒本身含大量嘌呤,不适于饮用。

（莫宝庆　张开金）

第十一章　运动与健康

祖国医学所说的"扶正祛邪"即提高体能,免除疾病,而"扶正"最好的办法既不是靠吃补品,更不是靠吃药,而是靠适宜的运动。为了实现参与和效果的统一,真正使健康管理者从体育运动中获得长久之利,减少盲目性、随意性,增强科学性、实用性,要注重健身的科学性,养成良好的生活习惯和科学的运动方法,才能够真正维护健康,最终达到增强体质和抵抗力的目的。

第一节　运动的基本概念及其与健康的关系

一、运动的概念

从体育、医学和康复医学角度来看,运动是人体局部或整体活动范围的变化及其变化趋势。生命在于运动,保持健康的身体,离不开运动。运动在于锻炼,锻炼贵在坚持,坚持就是胜利。

体育运动是人们遵循人体的生长发育规律和身体的活动规律,通过身体锻炼、技术训练、竞技比赛等方式达到增强体质,提高运动技术水平,丰富文化生活为目的的社会活动,可以保持健康,提升免疫能力。

二、运动与健康的关系

运动有益于健康。适宜的运动可以通过心理调节、神经-内分泌等途径,明显增强心肺功能,改善血液循环系统、呼吸系统、消化系统和内分泌系统的机能状况,有利于缓解人体紧张情绪、改善生理状态,从而有利于人体的新陈代谢、提高抗病能力、增强机体的适应能力和体质,使健康水平得以提高。越来越多的人,包括患有慢性疾病的人,认识和体会到了体育锻炼的好处,于是,积极地参与到健身活动中来。

（一）运动促进骨关节健康

身体运动能促进骨的生长发育。骨承受各种运动负荷的刺激,可促使骺软骨细胞的增殖,有利于骨的增长。运动时,血液循环加快,保证了骨的营养供给及新陈代谢的需要,从而促进骨的生长发育。经常在空气新鲜、阳光充足的户外进行体育锻炼,由于阳光中紫外线的照射,可使皮肤内的部分胆固醇转化为维生素D,有助于人体对钙的吸收,尤其对儿童少年的骨骼生长发育以及老年人的缺钙性骨质疏松症的改善特别有益。

运动可以使骨关节面的密度增加,骨密质增厚,从而能承受更大的负荷。运动时关节面软骨小孔内可吸收大量滑液,能承受较大的挤压应力,从而提高关节的缓冲能力。运动还可使肌腱和韧带增粗,胶原含量增加,单位体积内细胞数目增多,使其抗拉伸的能力增强。另外,运动还可使关节周围的肌肉力量增大,从而使关节的稳定性增强。

经常参加体育锻炼,坚持采用各种科学、有效的拉伸练习方法,可使关节囊、韧带及关节周围的肌肉等软组织在力的作用下提高弹性,增大关节的灵活性。

(二)运动促进心肺功能改善

长期进行耐力运动训练的人与未训练者相比,前者安静心率较低,运动后心率恢复时间加快,心脏效能显著提高。耐力运动使心脏每搏输出量升高,舒张末容积(EDV)增大,射血分数增加,收缩末容积(ESV)减小,VO_{2max} 提高 20%。受过耐力运动训练者的肌毛细血管数量增加,新生毛细血管增多,毛细血管与肌纤维的比值增大;毛细血管开放增多,通过毛细血管进入肌肉的血流量增加。长期进行耐力运动训练者,静脉血管张力提高,静脉顺应性下降,静脉扩张降低,滞留在静脉系统的血液减少,从而可供工作肌利用的动脉血增加。耐力运动使心血管系统能适应活动肌的血流量需要,肌肉的血液供应提高。

身体运动能改善冠脉循环的运送能力,使冠状毛细血管生长增加或维持在正常水平,提高冠状血管的扩张能力。运动通过冠状血管和阻力血管的神经代谢和冠状动脉内皮调节功能的改善,调节血流来满足运动心肌氧的需要量。运动训练引起冠状血管对某些血管活性物质的反应,如内皮介导的血管调节、内皮及平滑肌细胞内钙离子的调节。血管内皮细胞产生血管收缩因子,如内皮素(ET)、血管紧张素Ⅱ和舒张因子。高血压和冠心病患者,这些指标异常或处于失平衡状态,经常参加体育运动锻炼者则可使其失平衡,达到新的平衡状态。因此运动有阻止冠状动脉病理形成和减轻病变严重程度的可能性。节律性的有氧运动训练,可增加机体对最大收缩压的反应,对异常升高的收缩压和舒张压均有降低与稳定作用。

经常锻炼对呼吸系统的机能是有益的,主要表现在呼吸肌力量和耐力增强、肺活量增大和呼吸深度加深三个方面。一是呼吸肌力量和耐力增强。呼吸肌主要有膈肌、肋间肌和腹壁肌肉,此外肩部、背部和胸部的肌肉也可起到辅助作用,称为辅助呼吸肌。经常锻炼可使上述肌肉发达,使胸廓扩大,呼吸动作的幅度加大,呼吸差明显增加。呼吸肌耐力增强,表现在对长时间的工作耐受能力增强,并且呼吸肌不易疲劳。二是肺活量增大。经常锻炼的人,肺活量比同龄不锻炼者大 20% 左右,这是因为剧烈运动时,呼吸深度和呼吸频率都相应增加,使呼吸肌加强活动,加大了胸廓的扩张能力,使肺泡的扩张能力增强,肺活量就逐渐增大。三是呼吸深度加深。体育锻炼加强了呼吸肌力量,可使呼吸深度增加,有效地增加肺的通气效率。

体育锻炼不仅可以提高肺的通气能力,更重要的是可以提高机体利用氧的能力。一般人在进行体育活动时只能利用其最大摄氧量的 60% 左右,而经过体育锻炼后可以使这种能力大大提高。经常参加体育运动锻炼者血红蛋白总量(绝对值)和红细胞总数通常都比正常人高,有利于保证血液有更充分的携氧能力随时满足机体的需要。

近年来的研究表明,有氧运动可以通过提高病人,特别是高血压、冠心病和脑梗死等疾病患者的体能及改善症状来预防和治疗部分心血管疾病,同时提高心血管疾病病人的生活质量和存活率。

(三)运动影响神经、内分泌系统

人体运动能改善中枢运动控制系统的水平,使肌紧张、随意运动、姿势反射及身体平衡更好地调控和整合。为了满足肌肉氧耗及排出代谢产物的需要,运动时自主神经系统的调控得到加强。人体运动时在交感神经系统的调节下,循环、呼吸、代谢及内分泌等组织器官的潜力得到释放,以适应肌组织代谢需要。循环系统运动时交感神经兴奋,会引起内脏血管收缩,骨骼肌毛细血管大量开放,从而导致血液重新分配;使心率加快,血压升高,血流速度加快,更好地满足运动的需要。呼吸系统在交感神经的作用下,支气管平滑肌舒张,呼吸频率加快,呼吸深度加深,使肺通气量增加,摄氧量增大,以满足肌肉缺氧的需要。当氧气充足时,糖、脂肪可以继续燃烧释放能量,供给肌肉收缩持续运动时能量代谢的需要。代谢系统交感神经兴奋时,一方面,使肝糖原分解释放葡萄糖入血,通过血液循环,输送至肌肉,供给肌肉收缩时能量代谢需要;另一方面,将其产生的乳酸运至肝脏进行糖异生作用。内分泌腺交感神经兴奋不仅使肾上腺髓质分泌增多,还使肾上腺皮质素、胰高血糖素等分泌活动增强,从而导致心肌收缩力量增加,每搏输出血量增大,血压升高,同时使糖分解代谢加强,血糖浓度升高。所以在人体运动时,能有效地改善神经内分泌系统的功能。

（四）运动提高机体免疫功能

研究表明,适度运动可提高机体内抗体水平,改善免疫功能。有人报道,在 12 个月的中等强度运动训练后,IgA 的浓度和分泌率均显著升高,增强了老年受试者的黏膜免疫机能;经常参加体育运动锻炼者与普通人相比唾液中 SIgA 浓度有所升高。经常从事适度运动,可降低上呼吸道感染的机会和严重程度,有益于健康。坚持锻炼 10 年以上老人的血浆中 IL－1 的活性比普通人对照组明显增高;从事 4 年马拉松运动组 NK 细胞毒活性(NK-CA)比对照组显著增高。运动可以改善免疫功能,增加全身免疫和 T 细胞、B 细胞的数目和功能,增加杀伤细胞的数目和能力,增加某些酶的活性,能破坏产生癌的诱发因素,所以运动能够预防癌症。

经常适量运动有利于提高机体免疫细胞的活力。一方面由于适量运动导致机体交感神经的活性降低,并使机体对应激的敏感性下降,从而导致有训练者在安静时或在运动应激时儿茶酚胺和皮质醇等激素的分泌量减少,表现为机体的免疫功能增强。另一方面,长期适度训练使淋巴细胞反复暴露在对其起抑制作用的激素中,淋巴细胞表面激素受体数及敏感性下降,使淋巴细胞对激素的抑制作用不敏感,表现为机体的免疫功能增强。

（五）运动促进物质代谢

人体运动时的能量代谢包括有氧代谢和无氧代谢,所有运动的能量供应过程都由有氧代谢和无氧代谢过程以不同的比例组成,因此,运动能力又可分为有氧工作能力和无氧工作能力。有氧能力是指运动时肌肉组织所能利用氧的最大限度。由于以有氧氧化代谢的方式产生能量是最经济、有效和无任何副作用的,所以,人的有氧能力大小与运动时耐力的大小关系十分密切。经常参加体育运动锻炼者能比没有经过训练的同年龄、同性别的人跑的速度快一倍左右,其主要原因就在于他的有氧能力要大得多。

经常参加体育运动锻炼者,能有效地调节人体物质代谢,运动时肌细胞内、外所储存能源物质被动员和利用,如肌糖原和肝糖原的分解。耐力训练可以提高人体内神经、内分泌系统的调节机能,增加运动时能量物质利用的可能性。

总之,在运动过程中,人体将发生一系列的规律性生理机能变化,对于增强体质、提高运动能力,维护人体健康具有极其重要的意义,有强身祛病和延年益寿的作用。

第二节　运动类型及其活动水平的测量方法

一、运动类型

运动一般可分为有氧(耐力性)运动、无氧运动。根据身体活动情况还有抗阻力(肌肉力量)运动、灵活性和柔韧性锻炼等等。

（一）有氧运动

有氧运动是指人体在氧气充分供应的情况下进行的体育锻炼。即在运动过程中，人体吸入的氧气与需求相等，达到生理上的平衡状态。也就是说有氧运动是指运动时以有氧代谢系统供能为主的运动。在氧气供应充足时，机体供能主要依靠糖和脂肪的有氧代谢途径，这些能源物质充足，可以完全分解释放出大量能量，这就是有氧（代谢）系统。

1. **特点** 有氧运动特点是强度低、有节奏、不中断和持续，时间长。同举重、赛跑、跳高、跳远、投掷等具有爆发性的非有氧运动相比较，有氧运动是一种恒常运动，是持续 5 分钟以上还有余力的运动。

2. **种类** 有氧运动大致分为广义的有氧运动和运动训练中的有氧运动两类。广义的有氧运动指凡是能够产生有氧能量代谢形式的运动，都可以称为有氧运动。例如，日常生活中的走路、吃饭、读书、看报、娱乐、聊天、做家务甚至睡觉等等，都是广义的有氧运动，这不需要特别去参与的，人人每天都在进行，但它的健身效果有限。而运动训练中的有氧运动，虽然它的能量代谢形式与广义的有氧运动相似，但需要达到一定的运动强度、频度和持续时间，运动中，还要求心率达到所规定的目标心率，即靶心率。常见的有氧运动项目有：步行、快走、慢跑、竞走、滑冰、长距离游泳、骑自行车、打太极拳、五禽戏、八段锦、跳健身舞、跳绳、做韵律操、球类运动如篮球、足球等等。

3. **作用** 有氧运动提高机体心肺功能，增强心肺耐力，调节代谢，改善和提高机体氧化代谢能力。在运动时，由于肌肉收缩而需要大量养分和氧气，心脏的收缩次数便增加，而且每次压送出的血液量也较平常为多，同时，氧气的需求量亦增加，呼吸次数比正常为多，肺部的收张程度也较大。所以当运动持续，肌肉长时间收缩，心肺就必须努力地供应氧气分给肌肉，以及运走肌肉中的废物。这种持续性的需求，可提高心肺的耐力。心肺耐力增加了，身体就可从事更长时间或更高强度的运动，而且较不易疲劳。

在治疗性运动处方和预防性运动处方中，主要用于心血管、呼吸、代谢、内分泌等系统慢性疾病的康复和预防，以改善和提高心肺、代谢、内分泌等系统的功能。在健身、健美运动处方中，有氧运动是保持全面身心健康、保持理想体重的有效运动方式。

（二）无氧运动

无氧运动是指肌肉在"缺氧"的状态下高速剧烈的运动。无氧运动大部分是负荷强度高、瞬间性强的运动，所以很难持续长时间，而且疲劳消除的时间也慢。

无氧运动是相对有氧运动而言的。在运动过程中，身体的新陈代谢是加速的，加速的代谢需要消耗更多的能量。例如举重、百米冲刺、摔跤等，此时机体在瞬间需要大量的能量，而在正常情况下，有氧代谢是不能满足身体此时的需求的，于是糖就进行无氧代谢，以迅速产生大量能量。由于速度过快及爆发力过猛，人体内的糖分来不及经过氧气分解，而不得不依靠"无氧供能"。这种运动会在体内产生过多的乳酸，导致肌肉疲劳，不能持久，运动后感到肌肉酸痛，呼吸急促。这些酸性产物堆积在细胞和血液中，就成了"疲劳毒素"，会让人感到疲乏无力、肌肉酸痛，还会出现呼吸、心跳加快和心律失常，严重时会出现酸中毒和增加肝肾负担。所以无氧运动后，人总会疲惫不堪，肌肉疼痛要持续几天才能消失。要是想让自己的身体更强壮一些，可以到健身房去参加无氧运动。不过，在锻炼的时候，最好听从健身教练的指导，选择一个适合自己的训练计划。

常见的无氧运动项目有：短跑、举重、投掷、跳高、跳远、拔河、俯卧撑、肌力训练（长时间的肌肉收缩)等。

(三)抗阻力(肌肉力量)运动

抗阻力(肌肉力量)运动如哑铃操、上楼、俯卧撑等。抗阻力运动主要依赖无氧供能,其中的间歇也含有氧供能的成分。

肌肉力量的提高,从事规律的负重练习有助于提高或维持骨密度,避免骨质疏松症的发生;可改善神经对肌肉的控制能力,促进肌肉发达,维持肌肉质量;可优化身体成分,促进体重增加;可强化肌中结缔组织(如肌腱)的强度,对于老年人群来说,还可以缓减腰背疼痛和行动迟缓等;同时还能改善自我意识,强化自我信心,并增强完成日常工作的能力。有证据表明,负重练习可以明显地降低慢性疾病的发生率和提高有氧能力。

(四)灵活性和柔韧性锻炼

柔韧性训练方法就其形式来讲有两种:一种是主动练习法,另一种是被动练习法。主动练习法是指练习者依靠自己的力量使肌肉拉长,加大关节活动的灵活性;被动练习法是指练习者通过他人的帮助,借助外力使肌肉被拉长,并使关节活动范围增大。

柔韧性是指人体关节在不同方向上的运动能力以及肌肉、韧带的伸展能力。作为人体基本运动能力之一,柔韧性的重要价值在于:良好的柔韧性不仅是学习、掌握运动技能的重要基础,还可以提高运动素质,减少运动器官在锻炼中的负担,降低运动损伤的发生。运动医学研究表明,柔韧性是重要的身体素质之一。

俗话说"人老腿先老"。的确,人到中年以后,关节周围的关节囊、韧带、肌腱等会逐渐发生老化,关节韧带的柔韧性减退常引起一些诸如颈椎、腰椎椎间盘突出症、肩周炎、腰腿痛等退行性疾病。经常进行柔韧性锻炼对中老年人来说,更有独到的益处:

1. 柔韧性锻炼能扩大关节韧带的活动范围,有利于提高身体的灵活性和协调性,在意外事故发生时有可能避免和减轻损伤。

2. 柔韧性锻炼可使僵硬的肌肉得到松弛,防止肌肉痉挛,减轻肌肉疲劳。

3. 柔韧性锻炼通过加强肌肉韧带的营养供应,延缓肌肉韧带的衰老,同时还能延缓血管壁的弹性下降和皮肤的松弛。

二、身体运动活动水平测定

散步、跑步、骑自行车、划船、游泳、打羽毛球等,都是很好的锻炼方式。科学锻炼一定要适合自身的身体条件,运动强度太小,达不到锻炼效果,运动强度太大,则可能对身体造成损伤。所以在锻炼之前,一定要了解什么是适度的运动强度,以及如何做自我体能评估,避免造成运动伤害甚至发生更大的遗憾。

每个人体质不同,所能承受的运动负荷也不同,找到适合自己的活动强度和活动量,锻炼才会更加安全有效。

(一)靶心率

运动医学中常说的"靶心率",也就是运动时需要达到的目标心率,它是判断有氧运动的重要指标。有氧运动中维持适宜的心率,才能取得较好的健身效果,因为心率过慢,健身效果差;但心率过快,又存在对健康的威胁。这个适宜的心率,就是指靶心率。由于每个人的健康和体质状态不同,健身运动的靶心率范围也因人而异、因时而异。一般而论,越接近靶心率范围的高限,训练效果越好,但需要循序渐进和量力而行,不宜单纯追求心率指标。

1. 采用 Karvonen 公式计算 即：

$$靶心率＝（最大心率－安静心率－年龄）×Q＋安静心率$$

公式中的"最大心率"≈210；"安静心率"指运动前相对安静状态下的心率；"Q"代表运动量，≤50％为小运动量，51％～75％为中运动量，＞75％为大运动量。

如某人 55 岁，安静时心率为 80 次/分，希望进行小运动量有氧运动，确定靶心率＝（210－80－55）×50％＋80＝118 次/分。

2. 经验公式

（1）健康而体质较好的人群：靶心率可以控制在 120～180 次/分，又可细分为：小运动量 120～140 次/分；中运动量 141～160 次/分，大运动量 161～180 次/分。但对高血压、糖尿病、冠心病等慢性病患者而言，适宜选择小运动量靶心率。

（2）为了安全和简便起见，慢性病人群，靶心率大致控制在（170－年龄）～（180－年龄）。例如患者为 68 岁的老人，他的有氧运动靶心率一般控制在（170－68）～（180－68）＝102～112 次/分。

对刚刚开始采用运动干预的患者，则增加 0.9 的安全系数更保险。如同为 68 岁的患者，他的靶心率开始宜先控制在（170－68）×0.9～（180－68）×0.9＝92～101 次/分。

值得注意的是，上述"靶心率"只是一般规律，在具体实施运动中一定要根据情况灵活掌握，要因时、因地、因人的健康状态，心情和环境，季节的变化等灵活运用。例如感冒或患其他急性病期间、大悲大喜的时候，或身处闷热的气候、暴晒的环境等，运动强度和运动时间均要相应降低，靶心率指标亦相应降低，以保证安全。相反，随着有氧运动能力的提高，靶心率就可以作相应提高，以增强健身效果。总之，在运动中，每当心率超过靶心率时，就应当适当放慢速度和减小动作幅度；当心率过慢时，则可以适当加快速度和加大动作幅度。每次有氧运动中维持适宜心率时间应该超过 10 分钟，最好能够持续 30 分钟以上，而且至少隔天运动一次，最好一周 5～7 次，才会产生良好的累积效应。

一般健康人可以根据运动时心率来控制运动强度（表 11－1），这可以通过运动后即刻计数脉搏 10 秒，再乘以 6 得出。不同的人，体质不同，以同样的速度跑步，运动中的心率不同。体质较弱的人，开始锻炼时，应控制在相对较慢的运动中心率；随着体质的增强，可以逐渐提高运动中控制的心率水平。中老年人发生疾病、服药等情况，不宜简单使用心率来控制运动强度，最好事先咨询医生。

表 11－1　中等强度运动时的常见心率范围

年龄（岁）	心率（次/分）
18～	130～160
30～	120～150
40～	110～140
50～	100～130
≥60	90～120

（二）运动自觉量表

除了能够以心率变化状况来评估运动时的强度外，运动自觉量表（RPE）也是评量人体运动状况的有效信息。

运动自觉量表是由瑞典生理学家 Gunnar Borg 开发出来的心理生理量表。这种量表是透过知觉上的判断，整合肌肉骨骼系统、呼吸循环系统与中枢神经系统的身体活动信息，建立每个人身体活动状况的知觉感受，即运动时自己感受到吃力时的程度。Borg 发表过两种运动自觉量表，第一种量表是依据运动时心率的上升状况，建立知觉等级从 6（安静心率约 60 次/分）至 20（最大心率约 200 次/分）的运动自觉量表。研究发现，此种 6～20 的运动自觉量表，可以确实反映出运动过程中的强度变化状况，而且与运动时的心率、摄氧量和血乳酸堆积成正比（相关值约在 0.8～0.9 之间）。

第一种运动自觉量表，由 6～20 计分，来对应费力的程度。6 代表休息状态，13 表示有点吃力，15 觉得吃力，17 非常吃力，19 则为极度吃力。运动强度在 12～13 为轻度，14～15 为中度，16～18 为强度。一般建议的运动强度落在 12～16 之间。

第二种运动自觉量表，则呈现非线性的自觉强度上升比例，运动自觉强度由 0（没有感觉）至 10（非常非常强），最大自觉强度则以超过 10 来代表。此种运动自觉量表，以 3 来代表适度自觉强度，7 以上的自觉强度就已代表非常强。而且，容许有小数点以下一位的自觉判断（例如 3.2 强度）。

实际采用 0～10 运动自觉量表时，4～7 的自觉运动强度，大约与 6～20 运动自觉量表的 12～16 自觉运动强度相似。由于此种自觉强度的评量容许小数点以下一位的自觉评估，再加上"适度"自觉强度 3，与"最大"自觉强度 10 以上间的范围扩大（显著大于 0～3 间的差距），使得 0～10 运动自觉量表更适合经常参与运动的一般社会大众，进行强度较高的运动状况评量。

表 11－2　运动强度的判断

运动强度	自觉疲劳程度（RPE）	代谢当量（MET）
低强度	较轻	<3
中强度	稍累	$3\sim6$
高强度	累	>6

采用运动自觉量表来判定运动的强度时，尽管仅以心理与生理感受进行运动强度的判定，实际运用时仍有其简单方便且具特殊代表性的价值存在，值得运动参与者采用。一般社会大众以运动自觉量表判定运动强度时，仍应考虑到运动的方式、年龄、个别的能力差异以及参与运动训练的状况等，才能够建立更正确且有效的运动强度评量。除此之外，由于运动自觉量表完全是以运动参与者的心理感受来判定运动强度，因此运动者的心理特质，显然也会影响到运动自觉量表的正确性。

（三）代谢当量

代谢当量（METs）是以安静、坐位时的能量消耗为基础，表达各种活动时相对能量代谢水平，以摄氧量表示。$1MET = VO_2\ 3.5\ ml/(kg \cdot min)$。即 1MET 被定义为每千克体重每分钟消耗 3.5 ml 氧气，大概相当于一个人在安静状态下坐着，没有任何活动时，每分钟氧气消耗量。一个 5METs 的活动表示运动时氧气的消耗量是安静状态时的 5 倍。MET 是用于表示各种活动的相对能量代谢水平，也是除了心率和自觉运动强度以外的另一种表示运动强度的方法。

1. 代谢当量的用途

（1）指导特殊人士的日常生活活动和职业活动的选择。一些严重的心血管病患者不能像正常人一样进行所有的日常生活活动或职业活动，需要在医院进行相关测试来确定患者的安全运动强度，然后根据常用日常生活、娱乐及工作活动的代谢当量表（表 11-4）来选择合适的活动。

（2）一些用于治疗心血管疾病的药物有影响正常心率的作用，服用这些药物的心血管疾病患者运动时的心率就不能准确地反映运动强度的真实情况，因此，这时就会使用代谢当量（MET）来表示运动强度。

（3）根据相关计算公式可以将代谢当量（MET）转换成能量消耗量，能够帮助我们计算出每次训练所消耗的热量，这对于控制体重的人士是非常有价值的。

（4）在一些特殊情况下（比如：给一些患有严重心血管疾病的人士设计运动处方）运用代谢当量表示目标运动强度时，可以通过代谢当量公式计算目标运动强度相对应的负荷量。

2. 代谢当量与其他运动强度评估方法的比较　目标心率和自觉运动强度表（RPE）是目前使用最为广泛的设定、监控运动强度的方法，目标心率针对运动中心率的客观变化，而自觉运动强度表（RPE）则注重个人的主观费力程度。虽然它们使用起来简单，但是也有一定的局限性。比如：在没有心率表的情况下，运动心率的测定会比较困难；自觉运动强度表（RPE）由于是个人主观感受，存在较大的个体差异（表 11-2）。代谢当量在医学上使用比较多，在缺乏专业医学设备的情况下，使用它设定、监控运动强度需要特别谨慎；但是在计算运动的能量消耗和特殊人士运动强度设定方面，它还是有着不可替代的作用。

3. 代谢当量计算与应用

（1）代谢当量计算公式见表 11-3。

表 11-3　代谢当量计算公式

运动类型	计算公式
步行	Gross VO_2＝3.5＋0.1×（速度）＋1.8×（速度）×（坡度百分比）
跑步	Gross VO_2＝3.5＋0.2×（速度）＋0.9×（速度）×（坡度百分比）
固定自行车（下肢）	Gross VO_2＝7＋1.8×（功率）÷（体重）
固定自行车（上肢）	Gross VO_2＝3.5＋3×（功率）÷（体重）
上下台阶	Gross VO_2＝3.5＋0.2×（上台阶速度）＋1.33×1.8×（上台阶速度）×（台阶高度）

注：资料来源：American College of Sports Medicine（ACSM）. 2006. ACSM's guidelines for exercise testing and prescription，7th ed. Philadelphia：Lippincott Williams & Wilkins.

公式中单位：总氧气消耗量（VO_2）单位为 ml/（kg·min）；速度单位为 m/min；功率单位为 kg·m/min；体重单位为 kg；上台阶速度单位为 min/次，每次上下台阶共四拍；台阶高度单位为 m。

代谢当量公式算出的氧气消耗量是总的概念，他们提供的是个人的总氧气消耗量（Gross VO_2），包括安静时的氧气消耗量（Resting VO_2）和运动时额外的氧气消耗量。为了测定一节训练课的净氧气消耗量（Net VO_2），用总氧气消耗量（Gross VO_2）减去 3.5 ml/（kg·min）（安静时的氧气消耗量 Resting VO_2）即可得到。

（2）代谢当量与能量消耗量转化

净能量消耗量（kcal/min）＝（净代谢当量 Net METs×3.5×体重）÷200

【例 11-1】 李华（男性），体重 80 kg,他非常喜欢户外跑步（平地），每周跑步 5 次,每次 30 分钟跑 5 km(匀速),他想知道他每次跑步能消耗多少热量? 如果他坚持 3 个月,他可以减少多少脂肪?

解：李华跑步的速度：5 km/0.5 h＝10 km/h＝167 m/min;

由于他是在平地跑步,坡度百分比为 0%;

每次运动总氧气消耗量 Gross VO$_2$＝3.5＋0.2×（速度）＋0.9×（速度）×（坡度百分比）

$\quad$＝3.5＋0.2×167 m/min＋0.9×167 m/min×0%

$\quad$＝3.5＋33.4

$\quad$＝36.9 ml/(kg·min)

总代谢当量（Gross METs）＝总氧气消耗量 Gross VO$_2$÷3.5 ml/(kg·min)

$\quad$＝36.9 ml/(kg·min)÷3.5 ml/(kg·min)

$\quad$＝10.5 METs

净代谢当量（Net METs）＝总代谢当量（Gross METs）－1MET（安静时代谢当量）

$\quad$＝10.5－1＝9.5METs

将跑步时的净代谢当量代入代谢当量和热量转换公式：

净热量消耗（kcal/min）＝（净代谢当量 Net METs×3.5×kg 体重）/200

$\quad$＝9.5×3.5×80÷200

$\quad$＝13.4 kcal/min

计算 30 分钟跑步的热量消耗：

13.4 kcal/min×30 分钟＝400 kcal

3 个月他累计可以消耗 400 kcal×5 次/周×12 周＝24 000 kcal

减少 1 lb(磅)的脂肪大约需要累计消耗 3 500 kcal 的热量,所以他 3 个月如果只是通过跑步可以减轻脂肪:24 000 kcal÷3 500 kcal/lb≈6.9 lb≈3.1 kg

【例 11-2】 王兵,男,54 岁,是一个心脏病人,经过心肺耐力测试:最大摄氧量为 32 ml/(kg·min)。他的医师希望他适当做些有氧运动,建议刚开始时运动强度为 3.5 METs,那他在跑步机上应该用多少速度进行训练（没有坡度的情况下）?

首先,计算他运动时的目标摄氧量：

目标摄氧量＝3.5 METs×3.5（安静时摄氧量 Resting VO$_2$）

$\quad$＝12.25 ml/(kg·min)

然后,选择步行的代谢当量公式：

VO$_2$＝3.5＋0.1×（速度）＋1.8×（速度）×（坡度百分比）

12.25＝3.5＋0.1×（速度）＋1.8×（速度）×0%

速度＝87.5 m/min＝5.25 km/h

结论:王兵先生在跑步机上需要以 5.25 km/h 的速度快走才能达到设定的目标强度。

4. 常见活动的代谢当量　见表 11-4。

表 11−4　常用日常生活、娱乐及工作活动的代谢当量表

生活活动	MET	职业活动	MET	娱乐活动	MET
自己进食	1.4	秘书	1.6	打牌	1.5～2.0
坐厕	3.6	机器组装	3.4	拉小提琴	2.6
穿衣	2	砖瓦工	3.4	有氧舞蹈	6
站立	1	织毛衣	1.5～2.0	跳绳	12
洗手	2	写作(坐)	2	网球	6
淋浴	3.5	焊接工	3.4	乒乓球	4.5
上下床	1.65	油漆工	4.5	桌球	2.3
扫地	4.5	开车	2.8	弹钢琴	2.5
拖地	7.7	缝纫	1.6	吹长笛	2
铺床	3.9	木工	4.5	打鼓	3.8
做饭	3	挖掘工	7.8	羽毛球	5.5
散步(4 km/h)	3			游泳(慢)	4.5
下楼	5.2			游泳(快)	7
上楼	9				
跑步(9.7 km/h)	10.2				
骑车(慢速)	3.5				
骑车(快速)	5.7				

(曲绵域等.实用运动医学手册.北京:北京大学医学出版社,2003.)

（四）活动指数

　　健身活动量可用活动指数(activity index)来表示(表 11−5,表 11−6)。根据每日有规律的活动,算出活动指数,再根据总得分来评价和确定体能类别(总得分＝强度×时间×频率)。总得分与有氧适能高度相关。活动指数总分等于或高于 40 分时,健身活动才能达到健身的目的。适当增加运动的总量或强度,身体获得的健康效益也将增加。如果活动指数低于 40 分,则必须增加每天的活动量。

表 11−5　活动指数表

	分值	日常活动
运动强度	5	持续用力呼吸和出汗
	4	断续用力呼吸和出汗,如打网球、打壁球
	3	中度用力呼吸和出汗,如娱乐性竞技运动和骑自行车
	2	中等强度,如打排球、打垒球
	1	低强度,如钓鱼、步行
持续时间	4	＞30 分钟
	3	20～30 分钟
	2	10～20 分钟
	1	＜10 分钟

续表 11 - 5

	分值	日常活动
频率	5	每天或几乎每天都活动
	4	每周 3～5 次
	3	每周 1～2 次
	2	1 月数次
	1	1 月不超过 1 次

表 11 - 6　评价和体能类别

总得分	评价	体能类别
100	积极活动的生活方式	优秀
80～100	活动的和健康的	良好
60～80	活动的	好
40～60	较满意	一般
20～40	不很够	差
低于 20	不活动	很差

（五）最大吸氧量

最大吸氧量（VO_{2max}）是指人体在进行有大肌肉群参加的渐增负荷的竭力性运动中，当氧运输系统各个环节的贮备都已被动员并达到本人最高水平时，人体在单位时间内（通常以 min 为单位）所能摄取的最大氧气量。最大吸氧量是评定有氧适能和反映人体有氧运动能力的重要指标，也是高水平有氧运动能力的基础。

最大吸氧量的数值可用绝对值表示，其单位为 L/min。但研究表明，最大吸氧量与体重存在很显著的相关，因此，为了更确切地衡量最大吸氧量值的意义，常以相对值来表示，其单位为 ml/(kg·min)，它表示每分钟每千克体重的最大吸氧量的毫升数。

健康成年男子的最大吸氧量为 2.5～3.5 L/min[或 55 ml/(kg·min)]，健康成人女子的值为男子的 75% 左右。最大吸氧量值可因年龄、性别、体能及运动专项而异，即使年龄、性别、体适能、运动专项相同的个体，其最大吸氧量也可能有较大差异。

12 分钟跑是一间接测定方法。受试者可以根据自身体能状态，采用"跑"或"跑走交替"的方式完成；不过，该测试要求受试者在 12 分钟的时间内尽量跑最远的距离。根据 12 分钟跑的距离就可推算出每千克体重的最大吸氧量（表 11 - 7）。

表 11 - 7　12 分钟跑的距离和按体重计算的最大吸氧量推算表

12 分钟跑距离（m）	VO_{2max} ml/(kg·min)	12 分钟跑距离（m）	VO_{2max} ml/(kg·min)	12 分钟跑距离（m）	VO_{2max} ml/(kg·min)
1 000	14.0	2 000	35.3	3 000	56.5
1 100	16.1	2 100	37.4	3 100	58.6
1 200	18.3	2 200	39.5	3 200	60.8
1 300	20.4	2 300	41.6	3 300	62.9
1 400	22.5	2 400	43.8	3 400	65.0

续表 11-7

12分钟跑距离(m)	VO$_{2max}$ ml/(kg·min)	12分钟跑距离(m)	VO$_{2max}$ ml/(kg·min)	12分钟跑距离(m)	VO$_{2max}$ ml/(kg·min)
1 500	24.6	2 500	45.9	3 500	67.1
1 600	26.8	2 600	48.0	3 600	69.3
1 700	28.9	2 700	50.1	3 700	71.4
1 800	31.0	2 800	52.3	3 800	73.5
1 900	33.1	2 900	54.4	3 900	75.6

如果有人完成12分钟跑感到吃力,也可以改用5分钟跑,将其跑的距离换算成12分钟跑,再推算出最大吸氧量(表11-8)。

表 11-8 5分钟跑距离和12分钟跑距离的换算表

5分钟跑距离(m)	12分钟跑距离(m)
500	980
600	1 200
700	1 430
800	1 650
900	1 870
1 000	2 100
1 100	2 300
1 200	2 540
1 300	2 750
1 400	2 980
1 500	3 200
1 600	3 430
1 700	3 650
1 800	3 870
1 900	4 100
2 000	4 300

表11-9是12分钟跑测验评价表,它可帮助你了解你目前有氧适能水平怎样,经过一段时间健身活动后有何进步。

表 11-9 12分钟跑测验评价表　　　　　　　　单位:m

性别	有氧适能类别	30岁以下	30~39岁	40~49岁	50岁以上
男性	很低	1 600以下	1 500以下	1 400以下	1 300以下
	低	1 600~1 999	1 500~1 799	1 400~1 699	1 300~1 599
	一般	2 000~2 399	1 800~2 199	1 700~2 099	1 600~1 999
	高	2 400~2 799	2 200~2 599	2 100~2 499	2 000~2 399
	很高	2 800以上	2 600以上	2 500以上	2 400以上

续表 11 - 9

性别	有氧适能类别	30 岁以下	30～39 岁	40～49 岁	50 岁以上
女性	很低	1 500 以下	1 400 以下	1 200 以下	1 000 以下
	低	1 500～1 799	1 400～1 699	1 200～1 499	1 000～1 399
	一般	1 800～2 199	1 700～1 999	1 500～1 799	1 400～1 699
	高	2 200～2 599	2 200～2 399	1 800～2 299	1 700～2 199
	很高	2 600 以上	2 400 以上	2 300 以上	2 200 以上

（六）肌肉力量测验

测定肌肉力量最容易和最方便的方法是 1RM 测验。1RM 是指尽力刚能举起一次（仅一次重复）的最大重量。1RM 最大负荷是通过测验和修正而决定的。例如，开始时采用很轻松地举起的重量，以后增加负重直至只能举起一次为止。这一测验可用通过体育器械或杠铃完成。在训练开始时，不论用那种装置来测验力量，在以后的所有测验中就必须用它。1RM 力量测验应包括被评定的每一组肌群。通常可用下述练习来测定不同肌群 1RM 的最大力量：①硬推，用于测验胸肌和上臂肌群；②颈后推，用于测验肩带肌和上臂后面肌肉；③弯举，用于测验上臂前群肌肉；④直腿硬推，用于测验大腿和臀部肌肉。

（七）肌肉耐力测验

可以采用肌肉群在一个固定负荷下重复收缩的次数和维持一定重量（如 70% 1RM）的持续时间或重复次数来评价。理论上，能反复完成某一质量的次数应是最好的肌肉耐力测验。有人推荐，可用固定使用最大力量的 70% 来测定对每一肌群的耐力。测验尺度是在疲劳前，能完成某一质量的重复次数。另一种流行的肌肉耐力的测验方法是测验腹肌的仰卧起坐和测验肩带和上臂伸肌的俯卧撑。如果不能完成正规的俯卧撑，可采用膝位或凳上俯卧撑。

此外，对肌肉耐力的评价方法也可以在力量训练器上进行，采用次最大重量，记录肌群重复工作的次数或在疲劳前保持持续收缩的时间。

总之，评价肌肉力量和耐力的方法很多，有些还需要复杂的测试仪器。然而，对于普通人群来说，最有效的评价方法还是常规测试，如俯卧撑、仰卧起坐、卧推和蹲起次数等。

（八）柔韧性测验

可用于伸展运动类型的评定。

下背部、髋、大腿和小腿后面的柔韧性测验的方法最简单是站位直膝屈体手触趾或地的能力。这一测验更精确的方法是坐位屈体手前伸试验（表 11 - 10）。

完成坐位屈体手前伸试验时，受试者坐于地上，腿向前伸直以使膝平放在地上，足抵住一根带有刻度标尺的凳子，标尺刻度以 1 cm 为单位，刻度的零点恰好对准足与凳子的接触点，标尺上零点前方的刻度线分别依次用＋1，＋2，＋3，…标示，后方的刻度线即依次用－1，－2，－3，…标示。当足放置好后，受试者两手掌心向下，沿标尺尽量前伸，记录手前伸的最大距离来测定柔韧性。

表 11 - 10　用坐位屈体手前伸试验测定柔韧性的标准

柔韧性级别	手前伸的距离(cm)
差	−4 或以下
一般	−1～−3
中等	0～+4
良好	+5～+7
优秀	+8 或以上

第三节　运动处方的概念与基本内容

随着社会的发展,人们对健康的重视程度不断提高,科学、合理的运动成为人们的需求。人们在进行健身和康复的过程中,运动处方能提供有目的、有计划、科学的指导。

一、运动处方的概念

运动处方是指对从事体育锻炼的人(含病人),根据其医学检查资料,按健康、体力以及心血管功能状况,结合生活环境条件和运动爱好等个体特点,用处方的形式规定健身活动适当的运动种类、时间和频率,并指出运动中的注意事项,指导其有计划地经常性锻炼,达到健身或治病的目的的方法。简单地说,就是适宜运动的处置方法,它和真正意义上的处方不同,只是一份需要兼顾到方方面面个体差异,所制订出来的个性化运动健身计划而已,它是运动干预的基本依据。

根据适用的对象和目的不同,运动处方可分为三类:健身运动处方、竞技运动处方和康复运动处方。

1. 健身运动处方　指导健康人进行运动锻炼,以提高体能、促进健康、预防运动缺乏病(高血压、冠心病、糖尿病、肥胖等)为目的。主要包括:有氧适能运动处方、肌适能运动处方和控制体重运动处方。

2. 竞技运动处方　指导专业运动员进行训练,以提高运动成绩为目的。

3. 康复运动处方　患者应用运动处方以达到治疗和康复为目的。

近年来,健身运动处方的应用呈现强度和缓、身心全面、质量精细的特点。运动方式不再仅强调强度,过去那种快节奏的健美操、超长距离跑步,已渐渐被每周 3～4 次的半小时以上轻松和缓的健美操、瑜伽与太极拳、慢跑、快走等形式代替。身心全面,即精神与身体和谐发展,通过锻炼解除心理压力,提高对现代生活的适应能力等,成为制定健身处方的追求目标。

二、运动处方的特点

1. 目的性强　运动处方有明确的远期目标和近期目标,运动处方的制定和实施都是围绕运动处方的目的进行的。

2. 计划性强　运动处方中运动的安排有较强的计划性,在实施运动处方的过程中容易坚持。

3. 科学性强　运动处方的制定和实施过程是严格按照康复体育、运动医学、运动学等

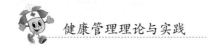

学科的要求进行的,有较强的科学性。按运动处方进行锻炼,能在较短的时间内取得较明显的健身和康复效果。

4. 针对性强　运动处方是根据每一个参加锻炼者的具体情况而制定和实施的,有很强的针对性,康复效果较好。

5. 普及面广　运动处方简明易懂,容易被大众所接受,收效快。

三、运动处方的内容

任何一类运动处方都应包括:运动形式,运动强度,运动频率,持续时间,注意事项及微调整。前四项内容又称为运动处方四要素。

(一)运动形式

依据运动时代谢的特点,将健身活动分有氧运动、无氧运动及混合性运动。在运动处方的实施过程中,选择运动形式的条件是:经医学检查已许可;运动强度、运动量符合本人体能情况;过去的运动经验与本人喜欢的项目;场地、设备器材许可;有同伴和指导者。

现代运动处方的运动形式包括三类:

1. 有氧耐力运动项目　如步行、慢跑、速度游戏、游泳、骑自行车、滑冰、越野滑雪、划船、跳绳、上楼梯及功率自行车、跑台运动等。

2. 伸展运动及健身操　如广播体操、气功、武术、舞蹈及各类医疗体操和矫正体操等。

3. 力量性锻炼　如自由负重练习。

(二)运动强度

运动强度是指单位时间内的运动量。运动强度是设计运动处方中最关键的部分,它是运动处方四要素中最重要的一个因素,也是运动处方定量化与科学性的核心问题。因此,需要有适当的监测来确定运动强度是否适宜,可根据训练时的心率、METs、自感用力度(RPE)、最大吸氧量贮备百分比进行定量化。

心率和运动强度之间存在线性关系。通常用心率确定运动强度有两种方法。

1. 用最大心率(HR_{max})的百分比来确定运动强度　最大心率可用公式"最大心率=220-年龄"来推算。通常认为提高有氧适能的运动处方宜采用55%～77% HR_{max}。

2. 用最大心率贮备(HRR)百分比来确定运动强度　最大心率贮备等于最大心率减安静时心率之差。在实际应用时,是用贮备心率和安静时心率同时来确定运动时的心率,称靶心率(THR)。

(三)运动频率

运动频率是指每周锻炼的次数。有研究表明,当每周锻炼多于3次时,最大吸氧量的增加逐渐趋于平坦;当锻炼次数增加到5次以上时,最大吸氧量的提高就很小;而每周锻炼少于2次时,通常不引起改变。由此可见,每周锻炼3～4次是最适宜的频率。但由于运动效应蓄积作用的特点,间隔不宜超过3天。作为一般健身保健或处于退休和疗养条件者,坚持每天锻炼一次当然更好,但前提条件是次日不残留疲劳,每日运动才是可取的。关键是运动习惯性或运动生活化,即各人可选择适合自己情况的锻炼次数,但每周最低不能少于2次。

(四)持续时间

运动持续时间和运动强度关系密切。因为当运动强度达到阈强度后,一次运动的效果是由总运动量来决定的,而总运动负荷等于运动强度与运动时间之积,即由两者的配合来共同决定。当总运动量确定时,运动强度与运动时间成反比。运动强度较大,则运动时间较短;运动强度较小,则运动时间较长。

在运动处方中,运动的形式、强度和时间可以有多种变化,在某些场合采用低强度较长时间的运动较为有效,如肥胖者的减肥;反之,在另外一些场合采用短时间高强度的运动较为有效,如训练肌肉力量。

四、运动处方制定原则与程序

（一）制定运动处方的原则

1. 个性化 要根据每一个参加锻炼者或病人的具体情况,制定出符合个人身体客观条件及要求的运动处方。

2. 有效性 运动处方的制定和实施应使参加锻炼者或病人的功能状态有所改善。

3. 安全性 按运动处方运动,应保证在安全的范围内进行,若超出安全的界限,则可能发生危险。在制定和实施运动处方时,应严格遵循各项规定和要求,以确保安全。

4. 渐进性 因为每个人的健康、体质和运动习惯等存在许多差异,所以制定运动处方时,运动量的安排一定要循序渐进,安全第一,逐渐提高效果,切忌急于求成,因运动量过大而产生危险。另外,还应该在实施中不断进行必要的调整,一般要经历1个月左右的适应期,再逐渐过渡到相对固定。

5. 持久性 一个比较适宜的运动处方,还应该考虑运动者便于坚持的运动方式、投入时间、生活水平及环境等影响因素。例如健身走、健身跑等就比较容易坚持,建议作为首选。

6. 全面性 运动处方应遵循全面发展身心健康的原则,在运动处方的制定和实施中,应注意维持人体生理和心理的平衡,以达到"全面发展身心健康"的目的。

（二）制定运动处方的程序

1. 了解健康和运动史 可以通过询问访谈和填写准备健身活动筛选问卷实现。询问调查包括病史及健康状况,内容包括既往病史、家族史、身高、体重等;目前的健康状况,包括最近是否测过血压或血脂? 结果如何? 最近有否患病? 如果有,详细询问诊断及治疗情况。

填写健身活动筛选问卷(表11-11)。这份简单的问卷,能有效地确定你参加运动是否有危险,并增大你在没有医务监督下运动时的安全;这份问卷的回答,也可使你知道在开始运动前是否需要进行一次医学检查。

表11-11 准备参加健身活动问卷表

请如实回答下列相关的问题	是否
1. 是否有医生曾说过你的心脏有问题,并只能进行在医务监督下的运动?	□□
2. 当你运动时,是否感到胸部疼痛?	□□
3. 在过去几个月中,当你未做任何身体活动时,是否发生过胸部疼痛?	□□
4. 你是否出现过因头晕而摔倒或甚至昏迷?	□□
5. 你是否有因改变健身活动项目而加重的骨或关节问题?	□□
6. 你是否正在服用降血压或治疗心脏病的药物?	□□
7. 你是否知道你为何有不能参加运动的其他任何原因?	□□

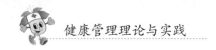

通过调查和问卷初步筛选出怀疑有心血管疾病患者,可嘱咐其到医院进行运动试验复查。

2. 身体检查 包括形态检测、实验室检查和辅助检查三个部分,主要是了解患者目前的疾病状况和健康水平。

3. 心肺功能的测评 如果不具备实验室检测条件,可以跳过;如果有条件,可利用运动心肺功能仪进行测定,由此确定适合处方对象、能够达到健身、疾病治疗效果的运动量及相应的心率范围,以及单次运动所消耗的能量和时限等。

4. 根据个人具体情况制定个性化的运动处方 内容有:

(1) 选择运动项目。

(2) 预先确定一个靶心率。

(3) 运动时间。

(4) 频度。

(5) 注意事项。

(6) 医生签名。

(7) 日期。

(8) 处方对象知情并自愿配合的签名和日期。

5. 面对面进行指导 这一点很重要,尤其对每一个初次接受运动处方指导者,需要具体交待运动干预的各项内容。例如,首先向处方对象解释处方中各项指标的含义,传授掌握运动强度的方法,对如何执行处方提出要求,尤其要将运动时的注意事项交待清楚。根据运动后的反应,及时与医师取得联系,以便于适时调整运动处方等。

6. 定期调整运动处方 按照运动处方进行锻炼,一般经过4~8周的适应期后,可以取得比较明显的效果。此时如果有条件,可以再次和医生交流或做运动实验与功能评定。对运动处方,主要是对运动量进行调整,以便进一步提高运动干预的效果。

(三) 运动处方的禁忌证

急性疾病一般均为运动禁忌证,如急性传染性疾病,感染性疾病,化脓性疾病,急性心、肾、胃、肠、肝、胆、胰疾病,创伤未愈等。此外,严重贫血、有出血倾向、月经过多、严重痛经、未能控制的代谢性疾病(包括甲状腺功能亢进)等,均应暂时停止运动。

某些畸形伴有功能障碍者不能从事一般体育运动。

有些慢性病患者的病情严重,预后不良者,如慢性肾炎、心肾功能受损时不宜参加体育运动,但可以配合医疗体育,减慢病情发展,防止肾功能急剧恶化。慢性病患者中,特别是那些病情稳定,各系统和器官功能处于代偿阶段,能正常学习、工作和生活的患者,不仅可以进行体育运动,甚至能参加比赛。由于疾病种类不同,病情轻重不等,患者身体机能状况各异,既往运动习惯有差别,运动项目和运动量不同,因此,慢性病患者的运动方式和运动量具有显著的个性特点,安排体育运动时要严格遵守个别对待原则,一般只能从事运动量较小的技巧性项目和有氧运动。

五、运动处方的实施

(一) 运动过程

在运动处方的实施过程中,每一次训练都应包括三个部分,即:准备活动部分、基本部分和整理活动部分。运动中,应注意运动量的监控。

1. **准备活动部分** 准备活动部分的主要作用是使身体逐渐从安静状态进入到工作（运动）状态,逐渐适应运动强度较大的训练部分的运动,避免出现心血管、呼吸等内脏器官系统突然承受较大运动负荷而引起的意外,避免肌肉、韧带、关节等运动器官的损伤。在运动处方的实施中,准备活动部分常采用运动强度小的有氧运动和伸展性体操,如步行、慢跑、徒手操等。准备活动部分的时间,可根据不同的锻炼阶段有所变化。在开始锻炼的早期阶段,准备活动的时间可为 10～15 分钟;在锻炼的中后期,准备活动的时间可减少为 5～10 分钟。

2. **基本部分** 基本部分是运动处方的主要内容,是达到康复或健身目的的主要途径。运动处方基本部分的运动内容、运动强度、运动时间等,应按照具体运动处方的规定实施。

3. **整理活动部分** 每一次按运动处方进行锻炼时,都应安排一定内容和时间的整理活动。整理活动的主要作用是避免出现因突然停止运动而引起的心血管系统、呼吸系统、自主神经系统的不良症状,如头晕、恶心、重力性休克等。常用的整理活动有散步、放松体操、自我按摩等。整理活动的时间一般为 5 分钟左右。

（二）运动强度监控

在运动处方的实施过程中,对一般的健康人应鼓励进行自我监督;对治疗性运动处方的实施应进行医务监督。

（三）科学锻炼的注意事项

1. **锻炼一定要讲究科学,绝不能心血来潮,草率行动** 在开始锻炼前首先要做好充分的准备,只有这样才能确保运动的效果以及安全性。对于刚刚开始的人来说,充分的准备是能否坚持下来的关键。如果做了大量而充分的准备,那么就不会轻易地放弃锻炼。如果要使锻炼更加有效,就必须使它成为你日常生活的一种习惯。

2. **运动前的身体检查** 开始一个经常性的锻炼计划前,最重要的是必须了解你自己身体的初始状态及其对运动的适应程度。没有一种方法能绝对保证你的身体完全适合进行运动锻炼,甚至医学专家的全面检查也不能保证人在运动时就一定没有意外发生。但无论如何,做一次身体检查是非常必要的,这是减少意外事件的最好方法。

运动医学专家认为,运动之前进行一次全面的身体机能测试是很有必要的(包括运动时的动态心电测试),尤其是对于 45 岁以上者或有心脏疾病征兆的人。对于 35 岁以下的人士,如果身体是健康的,可以不做运动前的测试。但若是受伤后重新开始锻炼活动,或者长时间中断运动又重新开始健身运动,那么运动前的测试也是需要的。

3. **合适的运动着装** 运动必须穿着专门的运动服装,这类服装的基本要求是舒适合身,关节处不能有障碍限制运动。此外,由于服装直接接触身体,因此最好选择透气和吸水的衣料,以利于汗液的蒸发和排出。女性应考虑运动护胸,而男性则可能需要护膝、弹性绷带之类的护具。专家还推荐贴身运动服之外要准备一套保暖服装,运动时可脱去,运动前和运动后则应穿上。此外,运动鞋和袜子的选择也很有讲究。轻便合适的运动鞋有助于减少长时间运动的能量消耗。良好的摩擦力对特定的运动项目也是重要的。

4. **合理地设定的"训练阈限"和训练的"目标区域"** "训练阈限"和"目标区域"并不是一成不变的,经过一段时间的锻炼,人的各项身体适应力将会提高,这时,就需要重新设定。同理,如果你一段时间停止了运动,那么恢复运动时也必须重新设定你的"训练阈限"和"目标区域"。

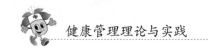

第四节　常见慢性疾病的运动处方

运动医学研究认为,慢性病在系统用药的基础上,积极采取各种科学健身的措施,慢性病人群体质状况均会得到改善。当然,这里所指的科学健身,首先要树立科学健身理念,养成包括适宜运动在内的理性生活方式,只有这样才能有效地以健康的体魄、高质量的生活方式,享受新生活。

一、慢性病运动干预的原则

运动干预的关键是适宜运动,而适宜运动的方法或计划,即通常所说的运动处方,虽然因人而异,千变万化,但是它的核心可以概括为"一个基础,一个靶心率,四个适合,一个根本"。

1. 一个基础　指有氧运动是慢性病运动干预的基础。也就是说慢性病病人要按照有氧运动的方法进行体育锻炼。尤其是患有高血压、糖尿病、冠心病等慢性病的人群参加运动时,一定要以有氧运动为主。有氧运动是使心血管及肺功能得到锻炼和提高的主要途径,它是健康的基础、运动的基础,也是提高自身恢复能力的基础。因此,无论个人兴趣如何,都应该选择1~2项有氧运动作为健身的基础,再选择一些其他自己感兴趣的运动,相互结合或交替进行,让兴趣与理性有机地结合起来,必然会收获更大的健康效益。

2. 一个靶心率　就是运动时需要达到的目标心率,它是判断有氧运动的重要指标。由于每个人的健康和体质状态不同,健身运动的靶心率范围也就因人而异、因时而异。对高血压、糖尿病、冠心病等慢性病患者而言,适宜选择小运动量靶心率。

3. 四个适合　指适合的运动方式、适合的运动量、适合的运动时间和适合的运动环境。

(1) 适合的运动方式:哪些运动方式适合进行有氧运动和运动干预呢？应该说绝大多数体育运动项目,只要选择好它的节奏,调整好它的运动量,都可以让机体进行有氧运动,达到运动干预的目的。常见的有氧运动项目如:步行、跑步、跳绳、骑车、划船、登山、游泳、爬楼梯、舞蹈、健身操、扭秧歌、抖空竹、踢毽子、太极拳(剑)、小运动量球类运动、部分全民健身路径器械(健骑机、椭圆机)等。

(2) 适合的运动量:进行运动干预时,一定要量力而行,以自身不出现痛苦的感觉为界限,这一点对患有糖尿病、高血压、冠心病等慢性病的人群尤其重要。在运动中,只要出现不舒服的异常感觉,例如:憋气、胸闷、胸痛、头晕、头痛、眼花等,就要减少运动量或马上停下来,及时就诊,弄清原因后,再确定还能否继续运动,千万不要掉以轻心,盲目坚持,以防发生不测。

(3) 适合的时间:每个人外出运动的具体时间,并不强求一致。可以根据季节、气候、身体反应及作息习惯而灵活安排,无论清晨、上午、下午、黄昏或晚上均可。如果选择晨练,只要时间允许,还是等天亮了或太阳出来了,气温升高后,云开雾散,污染物也飘散了,再开始运动更好一些。

每次的运动时间,开始可以从10分钟开始,以后按照5~10分钟的递增量,循序渐进地达到1小时左右为佳。

隔天或每天运动 1 次,每周不少于 3 次,只要没有身体不适,尽量坚持,进行运动干预的效果才能得到较好地巩固和提高。

(4) 适合的环境:只要天气条件允许,最好走出家门,走进大自然,到绿树丛中,到江河湖海之滨或楼宇间的空地等自然环境中运动,既可充分地享受大自然的温馨,又更加有利于身心健康。

4. 一个根本　指以健康水平和生活质量是否提高来衡量的运动干预的成效,才是最根本的目的。除了采用患者的自我感觉外,最好还要搜集一些客观的指标来进行评估,所以有必要建立个人运动干预档案。这样既有利于干预计划的实施,也有利于追踪观察、对比和对运动处方进行必要的调整。

二、常见慢性病运动处方

(一) 高血压病的运动干预

体育运动是防治高血压病的有效辅助手段,比较适合原发性高血压的早期病人,中晚期病人也可根据自己的实际情况选择适宜的运动干预方法。一方面,体育运动时,收缩压升高并伴有心排血量和心率增加,但舒张压并不升高。经过一个时期锻炼后,运动时的血压和心率增加幅度减少,而静息血压还可以下降。另一方面,适当运动可以改善中枢神经系统的调节机能,降低交感神经的兴奋性,提高迷走神经的张力,缓解小动脉痉挛,扩张肌肉血管,改善微循环和新陈代谢。另外,体育运动还有助于减轻精神压力,改善情绪,达到心静、体松、气和的目的,故而起到稳定血压的效果。

1. 运动干预时需要遵循的原则

(1) 高血压运动干预的目的应侧重于降低外周血管阻力,强调低强度有氧训练以及各类放松性活动,具体安排因人而异。

(2) 根据血压分级,分别制订运动干预计划。

(3) 要循序渐进,并经常观察血压变化,以便随时对运动量进行调整,尤其运动干预的适应期,最好运动前后都能检测血压,以利于观察运动量是否适宜。如果运动后不感到疲劳,血压较稳定,次日晨起精神良好,说明运动干预较为顺利。

(4) 尽量减少或避免静力练习、憋气的运动和头部低于腰部的运动。

2. 高血压患者的运动禁忌证

(1) 血压未得到有效控制或不稳定。

(2) 出现其他较严重的并发症,如对心、脑、肾等靶器官损害。

(3) 出现一些比较明显的症状,如头晕头痛、心动过速等严重心律失常、胸闷、心绞痛等。

(4) 脑血管痉挛。

(5) 高血压危象、脑卒中等。

(6) 合并糖尿病、冠心病患者,适当减少运动量。

3. 高血压的运动干预

(1) 适宜的运动项目

太极拳(剑):可选择 24 式简化太极拳、42 式综合太极拳(剑)等。每次 20～30 分钟,每日 1～2 次。

步行:自然环境或跑台、椭圆机上进行均可以。可掌握慢→快→慢的原则。慢 5～

10 分钟,快 20～30 分钟,再慢 5～10 分钟,用时 30～50 分钟。要求抬头、挺胸、收腹、摆动双臂、步幅加大。每周不少于 3 次。

慢跑:自然环境或跑台、椭圆机上进行均可以。准备活动 5 分钟:轻微活动颈部、伸展上肢、扭动腰部、压腿等,把全身关节活动开。跑步时可采取快慢结合或跑走结合的方式。慢 5 分钟,稍快 20～25 分钟,再慢或走步 5～10 分钟,用时 30～40 分钟。每周不少于 3 次。

爬山:依据个体情况选择时间、方式等。可快慢交替,爬爬停停,累了就稍事休息。也可选择市里或小区内公园的小土坡,房屋里的楼梯,上上下下、反反复复,也能够达到类似登山的效果。用时 60～90 分钟。每周不少于 2 次。但合并有膝骨关节软骨病的患者不宜。

游泳:准备活动 5 分钟:轻微活动颈部、伸展上肢、扭动腰部、压腿等,把全身关节活动开。连续游不少于 30～45 分钟,或者游 10 分钟休息 1～2 分钟,用时 45～60 分钟。每周不少于 3 次。

舞蹈:每次不少于 45 分钟,每周不少于 3 次。

另外,还可以选择自行车(功率自行车)、扭秧歌、乒乓球、徒手体操、健美操、瑜伽、气功、小力量训练及各种放松训练等。以上有氧运动可依据个人兴趣、爱好选择 2～3 项交替进行。

(2) 运动量:最常用来衡量运动强度的指标是心率。

临界高血压或单纯收缩期高血压人群在运动中的最大心率一般可以达到 105～145 次/分。停止活动后,心率应在 10 分钟左右基本恢复到安静时的水平。年龄 50 岁以上的患者,活动时心率一般应控制在(180－年龄)次/分以内。

Ⅰ期高血压人群在运动中的最大心率一般可以达到 100～140 次/分。停止活动后,心率应在 10 分钟左右基本恢复到安静时的水平。年龄 50 岁以上的患者,活动时心率一般应控制在[(170－年龄)～(180－年龄)]次/分以内。

Ⅱ期高血压人群在运动中的最大心率一般可以达到 100～120 次/分。停止活动后,心率应在 15 分左右基本恢复到安静时的水平。年龄 50 岁以上的患者,活动时心率一般应控制在(170－年龄)次/分以内。

Ⅲ期高血压病人常常需要卧床休息和暂时停止体育运动,当允许进行以上运动时,心率宜控制在 90～100 次/分以内。隔天一次或每天一次,每次 15～20 分钟,以运动后病情没有波动为度。

(二) 糖尿病患者的运动控制处方

糖尿病是一种糖代谢疾病,特征是出现高血糖和糖尿,它的发生是由于胰腺中胰岛素分泌不足或细胞对胰岛素的利用不够。糖尿病造成多种器官的慢性损伤、功能障碍和衰竭。2 型糖尿病与冠心病、高血压之间有联系,特别是三者都出现了胰岛素抵抗,肥胖与缺乏活动是问题的一部分。运动能增加胰岛素敏感性和运输糖进入工作的肌肉,在 2 型糖尿病的治疗中,运动在一定程度上摆脱了对胰岛素替代性的需要。

1. 运动方式　糖尿病患者可参加一般的体育活动,包括游泳、足球、篮球、网球、乒乓球、跑步。运动方式可以多种多样,但每种运动都各有利弊,应根据病人年龄、体力、个人运动习惯、所处环境与条件,以及糖尿病的类型与并发症的不同而选择可行的运动方式。

运动方式最好选择那些强度易制定,有利于全身肌肉运动;不受时间、地点、设备等条件的限制;符合自己的兴趣爱好,便于长期坚持的运动。一般来说,1 型糖尿病患者或老年糖尿病患者以散步、爬楼梯、平道骑自行车、打羽毛球、跳舞、打太极拳以及轻微家务劳动等低强度运动为宜。2 型糖尿病,尤其是肥胖者可进行慢跑、爬楼梯、登山、坡道骑自行车、滑冰、排球等中等强度的运动形式;糖尿病患者一般不要进行举重、拳击、体育比赛等竞赛性运动及重体力劳动;最好不要单独进行活动,特别是单独游泳、爬山、远足等。

2. 运动频率　运动应当经常进行,每周至少 3 次,每日运动更好。每次运动至少应维持 20～30 分钟,但运动前后需做 5～10 分钟准备活动及恢复活动,以免拉伤肌肉,以全身性运动最理想,运动量也应逐步增加。

3. 运动量和运动强度　运动量是运动方案的核心,运动量的大小取决于运动强度和时间的乘积。运动量实质是指运动所消耗的热量。原则上对体重正常的人来说,运动所消耗的热量应与摄入热量保持平衡;对肥胖和超重的人则要求其运动消耗热量大于摄入热量,这样才能达到减重的目的。

但对糖尿病人来说,运动的另一个重要目的是通过使肌肉活动旺盛、糖代谢活跃、糖向细胞内转移增加、胰岛素敏感性增加,最终起到降糖的作用。但运动强度必须对肌肉达到合适的刺激强度。美国 Joslin 糖尿病医院提出能获得最大效益的运动强度,是使心率到个人最高心率的 60%～85%,糖尿病病人一般以 60% 最大耗氧量($VO_{2\,max}$)的中等强度为宜。

在整个运动过程中及运动后,要重视病人的自我感觉,灵活调整运动量和运动强度。密切注意下列三种情况,并及时作出调整:

(1) 适宜的运动量:运动后感觉有微汗,轻度的肌肉酸疼,休息后即可恢复。次日精力充沛,有运动欲望,食欲和睡眠良好。

(2) 运动量过大:运动后大汗淋漓、胸闷、气喘、易激动和不思饮食。脉搏在运动后15 分钟尚未恢复常态。次日周身乏力、酸疼,应及时调整减量。

(3) 运动量不足:运动后身体无发热感,无汗。脉搏无任何变化或在 2 分钟内很快恢复。说明运动量不足,不会产生运动效果。

4. 运动时间　一般来讲尽可能在饭后 1～2 小时参加运动,尤其早餐后是运动的最佳时间,因为这时可能是一天中血糖最高的时候,选择这一时间运动往往不用加餐。有些人习惯于早饭前运动,可分为几种情况分别对待:如血糖高于 6.6 mmol/L,可进行运动;如血糖在 6.0 mmol/L 左右,应先进食 10～15 g 糖类后,再运动;如血糖低于6.0 mmol/L,则要进食 30 g 糖类后方可运动。如爬山、郊游等长时间大运动量运动后的降糖作用持久,应及时增加进食量。

5. 适应证及注意事项　糖尿病运动疗法主要适用于:①肥胖的 2 型糖尿病患者;②血糖在 11.1～16.7 mmol/L 之间的 2 型糖尿病患者;③1 型糖尿病患者的病情处于稳定期。糖尿病患者进行运动也有一定风险,因此注意自我保护,最好结伴锻炼。

运动疗法同饮食疗法一样,是一种重要糖尿病治疗原则或辅助疗法,是发挥综合疗法效果的基础。运动疗法有利于提高体能,调节体重,提高胰岛素敏感性,直接或间接地控制血糖,改善血脂构成及代谢状态。因此,糖尿病人包括有并发症者都应尽量避免长期卧床少动,在病情允许的情况下鼓励活动,属于适应证又有条件者应进行运动疗法,但必须加强指导和监护,保护运动的长期性、规律性及安全性。

(三) 高血脂患者的运动处方

血脂浓度超过正常的人,可能会使一些重要器官的氧供应量不足,因而,此类人患中

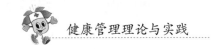

风、心肌梗死的危险性极大。高脂血症病人在运动前必须谨慎地对高血脂进行医学处理，使其得到很好的控制，运动过程中也要对病人进行监控。此外，因为高脂血症病人很可能在服用药物，在进行运动测试或训练前必须记下这些药物的种类和剂量。

定期参加体育运动对于大多数血脂异常的患者都是有好处的，包括：①甘油三酯浓度逐渐降低。②高密度脂蛋白和胆固醇浓度明显升高（但不会一直升高）。③脂蛋白代谢中的酶活性（LPL、LCAT 和 CETP）增加。运动训练产生的这些变化将会提高胆固醇的逆转运，这一效果还可以通过低脂饮食、减肥或肥胖症的减少来加强。因此，运动训练能改善血脂和血浆脂蛋白情况。

高血脂患者必须限制热量摄入、限制食物脂肪消耗、药物治疗相结合。研究表明，不同种类的血脂和脂蛋白有不同的能量消耗极限，比如：高甘油三酯血症患者每天有氧运动 45 分钟，连续两星期后，甘油三酯浓度下降，但是即使训练一年以后，总血胆固醇的浓度依然保持不变。另一方面，平均每周消耗 4 184～5 020.8 kJ（1 000～1 200 kcal）的能量，连续 12 周的运动能使 HDL－C 浓度逐渐升高，相对于运动积极的病人，那些怠惰的病人的 HDL－C 浓度下降程度要小一些，但是只要坚持运动数月，怠惰的病人也可以期待血脂浓度有比较满意的改变。

运动训练的主要目的是通过有氧运动消耗热量，运动的形式有：①中等强度运动（40%～70% 最大摄氧量）；②经常性运动（最好每周运动 5 天）；③每天运动 1 次到每天运动 2 次，能使能量消耗更多，但是对于时间比较紧张、剧烈运动不能耐受的慢性病和严重肥胖患者来说，一天 1 次运动比较好。

（四）骨质疏松运动处方

骨质疏松症是骨中矿物质随年龄逐渐丧失，以骨量减少、骨组织微细结构退化为特征，致使骨的脆性增加及易于发生骨折的一种全身性骨骼疾病。在妇女绝经后发生较快。

适宜的运动对成骨细胞产生恰当的机械性应力，引起骨结构良性的改变，使骨的强度和坚固性增加、骨干变粗、骨密质增厚、骨质退行性变化推迟和减轻等。运动可使某些与骨代谢有关的激素或激素样物质发生积极性变化，从而影响骨的重建过程，使骨质得以增加或维持。运动可以使血中雌激素、睾酮等性激素水平升高，活性维生素 D 增加，刺激肠道对钙离子的吸收和利用，降低骨组织对甲状旁腺素的感受性，防止骨质疏松。

运动可以促进血液循环，改善患者食欲，促进胃肠道蠕动，提高消化功能，增加饮食中营养物质的吸收率，增加营养物质如蛋白质、钙、磷及维生素 D 等摄入，尤其是钙的吸收率可以明显提高。

针对骨质疏松的运动设计，首先应该明确实施对象，根据不同的实施对象进行相应的目标设定。

对于儿童少年，可以通过各种高冲击力的活动提高骨量。但是，这一阶段的运动一定要在科学的指导下进行，不能长期进行过大负荷的训练，否则会对身体造成负面影响。对于中年人来讲，骨骼生长处于相对平衡状态，骨密度也处于一生的高峰期，为了较长时间维持高峰值骨量，避免或减少骨的丢失，宜在全身运动为主的同时辅佐以适度的爆发性、力量性练习，如跑步、跳跃、俯卧撑、负重蹲起和推举哑铃等。对于老年人（特别是骨量下降或骨质疏松的老年人），运动的目的则是减少骨量丢失、降低骨危险性、缓解疼痛、改善身体姿态及增强身体活动能力等。老年人宜选择符合其生理特点和运动能力的有氧运动项目，如快走、长跑、登山、中老年健美操、体育舞蹈及门球、太极拳和广播体操等。

另外,老年骨质疏松症患者常出现驼背畸形,通过锻炼增强背伸肌对脊椎的保护,并分散脊椎所承受过多的应力,而且可以牵伸挛缩,缓解部分症状。在预防骨质疏松运动项目的选择上,太极拳是大多数中国人的喜爱的传统健身项目。研究证明,身体健康、精力充沛的老年人在练习太极拳后,平衡能力增加,跌倒危险下降了50%以上。同时,太极拳舒缓的姿势和动作,还可降低血压,提高身体的平衡能力,令人心平气和。因此,太极拳作为适合老年人的集体运动是比较安全的,有助于老年人维持身体各器官的正常功能。

（五）骨关节疾病的运动处方

1. 关节炎 关节炎是指关节的炎性和破坏性病理改变,或非炎性但具有机械力学退行性的进程,有多种临床类型。最常见的两种临床类型是类风湿关节炎(炎症性的、多关节的、多系统的疾病)和骨关节炎(退行性关节疾病)。

运动训练后可能会出现以下情况:①关节炎患者由于平时活动少,关节周围组织粘连,因此心脏病突发和肌肉痉挛的概率较高。②炎症引起的关节疼痛、僵硬、步态异常加快了新陈代谢,并导致能量消耗增加50%。③关节的僵硬、渗出、疼痛、骨刺、纤维化会使关节活动度严重受限而无法完成重复的动作,影响锻炼效果,例如步行速度、踏自行车的频率等。④关节炎的特点决定了其训练方式必须是有氧运动,高冲击性或剧烈性运动则容易导致关节移位或脱位。

在制定运动处方时,注意监控和评估关节疾病的特殊性。运动训练最大的好处在于减少长期缺乏运动带来的不良影响。类风湿关节炎和退行性关节炎共同表现为:关节的柔韧性降低、肌肉萎缩、身体软弱无力、骨质疏松、痛阈降低和易疲劳等。这类疾病患者适合中低强度的训练会有良好的治疗效果。

保护关节、增强肌肉力量是运动处方的重要内容,其最终目标是减少损伤,维持和恢复关节功能,保持健康水平和正常活动能力。在完整的运动处方中,既要考虑个人需要,也要包含关节的防护和恢复训练,关节炎患者通过健康、安全、成功的康复训练,才会得到有效的康复。关节疾病患者运动处方尽量选择低强度活动;进行高强度训练时,需要对关节进行保护;髋关节和膝关节有炎症的病人应避免频繁上楼梯、慢跑或快跑。健侧肢体应多进行力量训练,患侧肢体的训练重点是关节的活动范围和柔韧性,避免过度牵伸关节,尽量减轻关节的负重(选择骑车或划船为训练项目)。

2. 下腰痛 下腰痛是以下背部、腰骶部和臀部疼痛为特征的一组疾病,可伴或不伴有下肢放射痛,分为急性下腰痛和慢性下腰痛。发病年龄通常在45岁以上,随着社会经济的发展,下腰痛有逐渐年轻化的趋势。

（1）下腰痛综合征患者的健身运动处方:运动的方式要多样化,由于站与坐的姿势一般会加剧疼痛而影响治疗效果,因此要减少站与坐姿势下的训练方式,改为在卧位下进行训练。

急性下腰痛患者的训练目标是防止制动和改善运动耐力,患者应尽可能通过自己的努力恢复功能。有氧训练可以逐渐增强腰背部肌肉(如步行、骑车、游泳等),建议大多数急性下腰痛病人在症状发作后2周开始进行有氧训练。训练应是一个循序渐进的过程,短时间高强度训练并不好,尤其是那些长时间坐位的职业。明显延长卧床休息时间也是不太适当的,因为制动可能会给我们带来多种功能障碍。低强度训练(如步行、骑车、游泳)可以改善运动耐力和身体的柔韧性,但是能否减轻患者的疼痛尚不明确。

（2）下腰痛病人不宜过多卧床休息,根据运动训练治疗下腰痛的效果分析,运动训练时要注意以下问题:①下腰痛发作7天内不宜进行腰部力量训练,1周后可以进行低强度训练,1个月以上使用腰椎牵引治疗效果比较好。②关节活动度训练是目前国际上下腰痛病人比较普遍采用的练习。③大约2个月以后可以进行体育活动的综合训练,一方面增强体能和组织的功能,另一方面有利于患者自己的工作、学习和生活。④低强度有氧训练有助于病人最大程度的功能恢复,同时也可以预防下腰痛症状的复发。⑤躯干肌肉的训练对急性期下腰痛病人很有效,尤其是症状持续时间较长时,但在急性期如果训练使腰背部过分紧张则会加重症状。⑥训练计划应逐渐取得较好的效果,如果训练使疼痛持续较久或加重,要停止训练,及时复诊,并调整训练计划。

（张开金　周玲）

第十二章　心理健康与咨询

世界卫生组织给健康下的定义为："健康是一种身体上、精神上和社会适应上的完好状态，而不是没有疾病及虚弱现象。"从世界卫生组织对健康的定义中可以看出，与我们传统的理解有明显区别的是：健康包涵了三个基本要素，即躯体健康、心理健康和具有社会适应能力。具有社会适应能力是国际上公认的心理健康首要标准，全面健康包括躯体健康和心理健康两大部分，两者密切相关，缺一不可，无法分割。在现实生活中，心理健康和生理健康是互相联系、互相作用的，心理健康每时每刻都在影响人的生理健康。因此，在日常生活中一方面应该注意合理饮食和身体锻炼，另一方面更要陶冶自己的情操，开阔自己的心胸，避免长时间处在紧张的情绪状态中。如果感到自己的心情持续不快时，要及时进行心理自我调适，必要时到心理门诊或心理咨询中心接受帮助，以确保心理和生理的全面健康。

第一节　心理健康的概念及心理健康标准

第三届国际心理卫生大会(1946年)将心理健康定义为：心理健康是指身体、智能以及情感上与他人的心理健康不相矛盾的范围内，将个人心境发展成最佳的状态。简单地讲，心理健康是心理功能良好、心理活动协调一致的状态。

（一）心理健康的特点

1. 相对性　人的心理健康具有相对性，与人们处的环境、时代、年龄、文化背景等有关。例如一个四五岁小孩当众哭闹撒娇，人们觉得不足为怪，但如果一个成年人如此，人们会认为这是异常之举。

2. 动态性　心理健康状态不是固定不变的。心理健康水平会随着个体的成长、环境的改变、经验的积累及自我的变化而发展变化。

3. 连续性　心理健康与不健康之间并没有一条明确的界限，而是呈一种连续甚至交叉的状态。从健康的心理再到严重的心理疾病，是一个两头小、中间大的渐进的连续体。

4. 可逆性　心理健康具有可逆性，一个人出现了心理困扰、心理矛盾，如果能及时调整情绪、改变认知、纠正不良行为，则很快会解除烦恼，恢复心理平衡。反之，如果不注意心理健康，则心理健康水平就会下降，甚至产生心理疾病。

（二）心理健康的标准

由于心理健康具有相对性、动态性、连续性等特点，所以企求绝对准确的划分标准是困难的。一般来说，判断心理是否健康应依据三项原则，在此基础上制定出衡量标准。

1. 心理健康的判断原则

（1）统一性原则：心理是客观现实的主观能动的反映。心理健康的人心理活动与客观环境、内隐的心理与外显的行为应当是统一的、协调的。一个人倘若失去这种统一性，言行离奇出格，为常人所不能理解，则应考虑心理可能不健康。

（2）整体性原则：一个人的认知、情感、意识、行为和人格是完整的统一体。心理活动

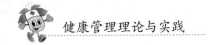
的各种过程应该是协调一致的,这种整体性是个体保持正常社会功能的心理学基础。如果这种整体性受到破坏,知情意行就会不一。例如,对应当感到悲伤的事情作出欢欣的反应,这说明他的心理、行为偏离了正常轨道。

(3)稳定性原则:个性(人格)是指人的心理活动中那些稳定的具有个人特色的心理特征与心理倾向组合成的有层次的动力整体结构。简单地讲是一个人稳定的、独特的心理面貌。个性一旦形成,就具有相对的稳定性。如果一个安静、沉稳内向的人突然变得狂躁不安、喋喋不休,就要考虑他是否出现了心理异常。

2. 心理健康的判断标准 世界精神卫生学会提出的标准是:①身体、智力、情绪十分调和;②适应环境,人际关系中彼此能谦让;③有幸福感;④在工作和职业中能充分发挥自己的能力,过着有效率的生活。

世界卫生组织(WHO)提出的心理卫生的标准是"三良",即良好的个性、良好的人际关系和良好的社会适应。

我国许多学者认为,心理健康的标准是:①智力正常,这是健康的首要标准;②情绪稳定而愉快;③人际和谐,这是获得心理健康的重要途径;④适应环境;⑤人格完整,这是心理健康的核心。

第二节 常见心理疾病与心理评估

一、常见心理疾病

(一)精神病性障碍

精神病性障碍是指由于器质性或功能性损害导致自我检验和现实检验能力丧失,人格全面受损及工作、学习能力丧失的一组心理障碍。导致精神病性障碍的器质性原因有大脑、躯体疾病或精神活性物质滥用等,精神分裂症因其病因未明,被认为是大脑的功能性损害所致。

1. 精神病性症状 为精神病性障碍所具有的特征性症状,常见的精神病性症状有:

(1)幻觉:是一种虚幻的知觉,在客观现实中并不存在某种事物的情况下,患者却感知它的存在。根据感觉器官的不同,可分为幻听、幻视、幻嗅、幻味、幻触和内感受性幻觉。如无人在场时,病人听到有人在讨论和批评他的缺点。

(2)妄想:是一种在病理基础上产生的歪曲的信念、病态的推理和判断,它虽然不符合客观现实,也不符合所受教育水平,但患者对此深信不疑,无法说服,也不能以亲身体验和经历加以纠正。临床上常见的妄想类型有:

①关系妄想:病人把周围环境中一些与他无关的现象看成与他本人有关,认为别人所说的话、报纸上的文章、不相识人的举动,都与他有一定的关系。

②被害妄想:病人无中生有地坚信周围某些人或某些集团对他进行不利的活动,如打击、陷害、谋害、破坏等。

③影响妄想:病人认为自己的精神活动(思维、情感、意志、行为等)均受外力的干扰、控制、支配、操纵,或认为有外力刺激自己的躯体,使自己产生了种种不舒服的感觉。

④内心被揭露感:病人认为他所想的事已经被人知道,虽然病人说不出是怎样被人探知的,但确信已经尽人皆知,满城风雨,所有的人都在议论他。

此外,还有夸大妄想、罪恶妄想、疑病妄想、嫉妒妄想、钟情妄想等。

(3) 自知力缺陷:自知力是指病人对其精神病状态的认识能力,即能否察觉和识辨自己精神状态是否正常,能否指出自己既往和现在的表现哪些属于病态。精神病性障碍患者一般都有程度不等的自知力。

(4) 兴奋状态:所谓兴奋指整个精神活动的增强,病人有言语、动作、行为的明显增多。因疾病性质不同表现各异,有的以情感失调为中心,伴言语和活动增多,也有的以动作行为的异常为主。因病因不同,分为躁狂性、青春性、紧张性、器质性兴奋。

(5) 木僵状态:指病人精神活动的全面抑制,轻者言语、动作、行为显著减少、缓慢,严重的运动完全抑制,缄默不语,不吃不动,保持一个固定的姿态僵住不动。可根据其原因分为紧张性、心因性、抑郁性、器质性木僵。

2. 常见的精神病性障碍

(1) 精神分裂症:是以基本个性改变,思维、情感、行为的分裂,精神活动与环境的不协调为主要特征的一类最常见的精神病,临床表现主要为情感淡漠、思维破裂、脱离现实。本病的病因尚未阐明,多在青壮年起病,病程迁延,缓慢进展,有发展为衰退的可能。

(2) 偏执性精神病:临床表现为不可动摇的、固定的系统性妄想,慢性演进,呈不易缓解的持久性,多见被害妄想或嫉妒妄想,病人意识清楚,智能良好,且妄想具有逻辑性、高度系统化的特点,而他们对这些妄想的情绪反应也是恰当的。病人对妄想对象可能施行暴力伤害。病程持久,既不会完全缓解,也不会发生严重的精神衰退。

(3) 反应性精神病:指一组由严重或持久的精神创伤所引起的精神障碍。发病原因和临床表现与应激源密切相关,并伴有相应的情感体验,容易被人所理解。经过恰当治疗,预后良好。病情恢复后,精神状态正常,无人格方面的缺损。

(4) 器质性精神病:指由脑部疾患或脑以外的躯体疾患引起的精神障碍。临床表现除精神病性症状外,常有意识模糊、遗忘及痴呆。需根据病史、体格检查与实验室检查与功能性精神病相鉴别。治疗包括对症及对因两方面。

(二) 抑郁性障碍

抑郁性障碍是以显著而持久的心境低落为主要特征的一组疾病。临床上主要表现为情感低落,伴有相应的认知和行为改变,包括抑郁发作和持续性心境障碍。常有复发倾向。

抑郁症的病因至今尚未完全阐明,可能与遗传因素、生活改变、童年经验、应激等多种因素有关。

抑郁性障碍以情绪低落为主要临床特征,伴有相应思维和行为改变。症状轻重不一,发作呈间歇性,间歇期精神症状缓解,可达到病前状态。

1. 抑郁症　抑郁心境是抑郁障碍的特征性症状,情感基调低沉、灰暗,轻者仅有心情不佳、愁眉苦脸、心烦意乱,重者可有悲观绝望、痛不欲生;患者常诉说生活没有意思,高兴不起来,心情沉重,患者整日郁郁寡欢,度日如年,痛苦难熬,不能自拔;患者丧失生活的热忱和乐趣,兴趣索然,不愿意参加正常活动,闭门独居,疏远亲友,对以往嗜好、娱乐活动及家人的团聚丧失乐趣;感到精力不足,疲乏、无力,甚至精疲力竭;丧失积极性和主动性,工作拖拉,或干脆放弃不做,严重时个人生活都不能自理,患者知道应该做事,但有无能为力感和力不从心感。在抑郁心境的背景上可出现焦虑、激越症状。典型的抑郁症患者的抑郁心境有明显的晨重夜轻的节律改变。

思维迟缓是患者的另一特征性表现。患者感到思维缓慢,反应迟钝,注意力下降,思考

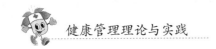

问题困难,自觉"脑子好像生锈的机器",思维内容多消极悲观,患者过分贬低自己,总以批判的眼光、消极否定的态度看待自己,认为自己一无是处,有强烈的内疚和自责,认为自己的前途暗淡无光。严重的自责自罪可产生自杀观念和行为。

精神运动性迟缓是抑郁症典型症状之一,出现在约半数病人中。患者精神活动呈显著、持久、普遍的抑制,注意力不能集中,记忆力减退,思考问题困难,言语少,声音低,走路、行为缓慢,严重时可不语、不动、不食,呈木僵状态。

躯体症状在抑郁症患者中很常见,主要有睡眠障碍、食欲减退、体重下降、性欲减退、便秘、身体任何部位的疼痛、阳痿、闭经、乏力等。躯体不适主诉可涉及各个脏器。睡眠障碍主要表现为早醒,一般比平时早醒 2~3 小时,醒后不能再入睡,这对抑郁症的诊断具有特征性意义。

2. 心境恶劣障碍　是以持久的心境低落状态为主的轻度抑郁,从不出现躁狂,常伴有焦虑、躯体不适感和睡眠障碍,不伴有明显的精神运动性抑制或精神病性症状,生活能力不受严重影响,有求治欲望。

患者经常感到心情压抑、郁闷、沮丧,遇事爱往坏处想;对日常生活缺乏兴趣,体验不到各种娱乐或令人高兴的事情中的乐趣,但兴趣并不完全丧失,原来十分感兴趣的事仍可勉强去做;常夸大自己的缺点,自卑、自责,有内疚感,认为无力完成自己的任务,前途暗淡,但鼓励后可好转,一般不会有绝望感;感到疲惫,脑力迟钝,思维反刍,犹豫不决,以及失眠、食欲和性欲下降。对自己的痛苦无力自拔,严重的甚至感到生活没有意义,活着不如死去,甚至企图以自杀寻求解脱。患者的工作、学习和社会功能无明显受损,有自知力,知道自己心情不好,主动要求治疗。病程常持续 2 年以上,多无长时间的缓解,如有缓解,一般不超过 2 个月。常伴有焦虑症状,躯体主诉也较常见,可有睡眠障碍,表现为入睡困难、多梦,睡眠浅,少有早醒,还会有头痛、背痛、四肢痛、胃部不适、腹泻、便秘等。

(三)神经症性障碍

神经症,旧称神经官能症,是一组精神障碍的总称。根据突出症状,可分为多种类型,患者有多种躯体或精神上的不适感,自觉痛苦但经检查缺乏可以解释的客观病理改变,无持久的精神病性症状,现实检验能力未受损害,行为保持在社会规范允许的范围,有自知力,求治心切。起病多与素质、人格特征或精神应激有关;病程多迁延,进入中年后症状常常缓解。

1. 焦虑症　焦虑症以广泛和持续性焦虑或反复发作的惊恐不安为特征,常伴有自主神经紊乱、肌肉紧张与运动性不安,临床上分为广泛性焦虑和惊恐发作。

(1)惊恐障碍:基本特征为反复发作的严重焦虑状态,有濒死感、窒息感或失控感,以及严重的自主神经功能紊乱症状。典型表现为突然出现的强烈恐惧感,似乎即将死去或失去理智,患者感到心慌、胸闷、胸痛、胸前区压迫感、喉头阻塞感、窒息感,自觉透不过气而过度换气,呼出过多的二氧化碳,产生手指甚至面部四肢麻痹,部分患者有头晕、多汗、手抖、站立不稳、胃肠道不适等自主神经症状,以及运动性不安。发作时间一般在 5~20 分钟,很少超过 1 小时,可自行缓解。发作后症状消失。惊恐发作时有剧烈的心跳加快和呼吸急促症状,患者常去急诊科或心脏科就诊,寻求紧急帮助。由于发作不限于任何场合,没有特殊诱因,是不可预测的,患者常因担心再发而出现继发性焦虑,又害怕发作时得不到帮助而主动回避单独出门,不愿到人多热闹的场所。若外出定要人陪伴,即合并广场恐怖症。

(2)广泛性焦虑症:基本特征为广泛和持续的焦虑,表现为经常或持续的,无明确对象或固定内容的紧张不安,或对现实生活中的某些问题过分担心或烦恼,常伴有自主神经功能亢进、运动性不安和过分警惕。

①焦虑和烦恼:对未来可能发生的、难以预料的某种危险或不幸事件的持续担心,患者终日心烦意乱、忧心忡忡,好像不幸即将降临在自己或亲人头上。如一位病人,每当家人外出就担心他们会出意外,在家提心吊胆,坐卧不宁。病人注意力难以集中,对日常生活中的事务失去兴趣,学习和工作能力下降。

②运动性不安:表现为坐立不安,来回走动,搓手顿足,面容紧张,眉头紧锁,可见眼睑、面肌或手指震颤,肌肉紧张,有时疼痛抽动,经常感到疲乏。

③自主神经功能亢进:常见心悸、气促、呼吸不畅、头昏头晕、多汗、口干、面部发红或苍白、胃肠不适或尿频,有的男性患者可有阳痿、早泄,女性患者有月经紊乱、性欲缺乏等性功能障碍。

④过分警惕:表现为惶恐,对外界刺激易出现惊跳反应,难以入睡,噩梦易惊,易激惹。

2. 恐惧症　恐惧症是以对某特殊物体、活动或情境产生持续的、不合理的恐惧和紧张为特征的神经性障碍。患者常有回避行为。

恐怖症状的共同特征是:①对某种客体或情境的强烈恐惧;②伴有明显的自主神经功能亢进症状;③对恐惧的客体和情境极力回避;④患者明知这种恐惧是过分的或不必要的,但无法控制。

常见以下三种临床类型:

(1) 广场恐怖症:指对公共场所或空旷地方的恐怖,担心在上述场所会昏倒或失去控制,表现为在特定场合,如人多拥挤、封闭场所等,认为难以立即逃到安全地方的情景下,出现恐惧不安,甚至是惊恐发作,伴有回避行为,常立即从恐怖情景中逃走。随着病情进展,回避反应泛化,会避开任何可能产生"包围感"的场所。

(2) 社交恐怖症:主要表现为对人际交往感到紧张和害怕,害怕被人审视,担心自己当众出丑,在社交场合出现紧张焦虑、脸红、出汗、心慌、震颤、恶心等症状,因而回避社交,多数有自卑感和害怕别人议论自己。恐惧的对象可以是某个人或某些人(如异性),也可以相当泛化,包括除了某些特别熟悉的亲友外的所有人。多起病于青少年,男女性别之间无差异。

(3) 特殊恐怖症:指对某些特殊物体或情景的恐惧,例如接近某些动物、登高、雷电、黑暗、锐器、外伤或出血等。患者在接触特殊恐怖对象和情景时,感到紧张恐惧,甚至出现惊恐发作,可伴有自主神经功能亢进的症状,常有回避行为。如有位病人害怕接触尖锐的物品,家中所有带尖头的东西都被束之高阁。

3. 强迫症　强迫症是不能以主观意志所控制的反复出现的观念意向和行为为临床特征的一组心理障碍。病人体验到这些观念或冲动来源于自我,但又违反他的意愿,故极力地抵抗和排斥,但终究无法摆脱和控制,这种尖锐的冲突使病人焦虑和痛苦。

强迫症的基本症状有强迫观念如强迫怀疑、强迫性穷思竭虑、强迫性对立思维和强迫意向等,以及强迫动作或行为。

强迫观念多表现为统一观念的反复联想,患者明知多余,但欲罢不能。这些观念可以是毫无意义的,如"为什么天是蓝的?""先有蛋还是先有鸡?"对常识或自然现象强迫性穷思竭虑。强迫怀疑是强迫观念中常见表现,患者反复怀疑自己的言行是否正确,明知没有必要又无法控制,怀疑内容多为个人生活细节,担心是否安全。如担心自己是否将门窗锁好,是否将电视机关好,是否将煤气关好等等。强迫对立思维是患者感知到某一概念的同时产生一个与之对立的概念,如看见"和平"二字,马上想到"战争";一见"生",便想到"死",内心十分紧张。强迫意向是一种尚未付诸行动的强迫性冲动,使病人感到一种强有力的内在驱使。如站在高楼上就有"跳下去"的冲动;抱起儿子,便出现"掐死他"的冲动。这些冲动反复出现使患者焦虑不安。

强迫行为是一种重复的无意义的行为,继发于强迫观念或欲望,可能意在消灭灾祸或防患未然,患者感到非做不可,做后片刻能消除紧张,但稍后又不舒服,需重复再做。常见有强迫性洗涤、强迫性检查、强迫性计数及强迫性仪式动作。一个强迫性洗涤的患者,每天花在洗手洗衣上的时间长达数小时,洗得双手皲裂、流血、身体精疲力竭仍不能停止。

强迫检查常继发于强迫怀疑之后,反复检查门窗是否关好,电视是否关好等,检查次数常为一般人的许多倍,甚至为此耽误上班或约会。强迫性计数主要表现为患者不可控制地去数楼梯级数或街上电线杆的数目等,如发现中间有漏计,必须回头重数。强迫性仪式动作是指某种并无实际意义的程序固定的动作或行为,在他人看来是不合理甚至荒谬可笑,但可以减轻病人的紧张不安。如就寝前必须从右边上床,必须按固定顺序宽衣,衣物要放在固定的位置等。

4. 躯体形式障碍 躯体形式障碍的主要特征是病人反复陈述躯体症状,不断要求给予医学检查,无视反复检查的阴性结果,不相信医生无疾病的再三保证。有时患者确实存在某种躯体障碍,但不能解释症状的性质、程度或病人的痛苦与先占观念。这些躯体症状被认为是心理冲突和个性倾向所致。

临床表现以多种多样、经常变化的躯体症状,常为非系统性的,最常见的为各种疼痛,如头部、腹部、肩背部、四肢、关节、胸部等疼痛;胃肠道不适症状,如疼痛、恶心呕吐、打嗝、饱胀、反酸、腹泻等;假性神经系统症状,又称为转换症状,如肢体麻痹无力、癫痫样发作、吞咽困难或喉部异物感、失明、失聪、管状视野等;呼吸系统症状,如气急、胸闷等;其他如泌尿生殖系统尿频、尿急、排尿困难、排尿疼痛等,症状可以涉及身体的任何系统或器官。

病人因这些症状反复就医,甚至导致社交、职业或其他重要功能受损。各种医学检查阴性,或即使存在有关的躯体情况,躯体主述或所导致的社交职业的损害超过了从病史、体检或实验室发现的程度,医生的解释无法打消病人的疑虑。尽管症状的发生和持续与不愉快的生活事件、心理冲突等有密切关系,但病人常否认心理因素的存在。病人常存在心理上的症状,包括抑郁、焦虑、自杀姿态以及物质滥用等。病程常为慢性波动性。

5. 分离(转换)性障碍 分离(转换)性障碍是由心理因素引起的,没有器质性病变基础的躯体症状和某些精神症状。分离是指内心冲突导致自我身份的认知与过去经历和当今环境完全或不相符合;转换是受压抑的心理冲突向躯体症状的转变,转换反应的身心症状常有突出的象征性,具有疾病获益的目的。

分离(转换)性障碍的病因基本可归为内因和外因。内因是患者常存在性格或人格缺陷,即癔症性格。癔症性格的主要特点为:①情感丰富,但肤浅;②自我中心;③高度的暗示及自我暗示;④丰富的幻想。各种不良精神刺激或应激因素可使患者产生愤怒、委屈、窘迫等不良心境而致病,以后因联想或重新体验初次发作的情感,通过暗示和自我暗示,可再次发病。社会文化因素,如风俗习惯、特定的种族、宗教信仰、文化背景等,对本症的发生与发作形式也有一定的影响。

（1）分离性障碍常见表现：朦胧状态、情绪暴发、遗忘症、漫游症、双重或多重人格、假性痴呆等。

（2）转换性障碍可表现为功能性的运动、感觉障碍或躯体、内脏障碍。

①运动障碍：较常见为痉挛发作、局部肌肉抽动或阵挛、肢体瘫痪、行走不能等。其中痉挛发作与癫痫大发作十分相识，但无口舌咬伤、跌伤及大小便失禁，持续时间较长，多发生在人群中。肢体瘫痪可表现为单瘫、偏瘫、截瘫、四肢瘫痪，常以关节为界，不符合解剖特点，有时伴肌张力增强呈某种固定姿势，被动运动时有明显抵抗，病程持续时间长可出现失用性萎缩。言语运动障碍，表现为缄默症、失言症，不用言语而用书写或手势进行交谈称缄默症，想说话，但发不出声音，或只能发出轻微含糊的声音，称为失言症。

②感觉障碍：包括感觉过敏、感觉缺失（局部或全身的感觉缺失，缺失范围与神经分布不一致）、感觉异常（如咽部梗阻或异物感，头部紧箍感、沉重感等）、视觉障碍（如失明、管状视野、单眼复视等）、听觉障碍（如突然失聪）。

（四）睡眠障碍

睡眠障碍指各种心理社会因素引起的非器质性睡眠与觉醒障碍。通常可以分为以下四个方面：失眠，睡眠过度，睡眠中有异常运动或行为，睡眠觉醒节律障碍。非器质性的睡眠障碍大多属于心身障碍的范畴。本章重点介绍失眠症。

1. 失眠的原因

（1）躯体因素：常由于疾病或体内不适所致。如各种疼痛、瘙痒、咳嗽、喘息、频繁夜尿、吐泻、心慌胸闷等。

（2）环境因素：如生活习惯改变、更换住所、出差、值班、环境嘈杂、光线过强等。

（3）精神因素：精神紧张、焦虑、恐惧、抑郁、兴奋等均会导致失眠。很多精神疾病都会出现失眠的表现，在有些情况下，失眠还是某些精神疾病的重要诊断依据。如抑郁症患者常见睡眠障碍，尤其以早醒最为明显，而焦虑症患者则以入睡困难为主。

（4）生物药物因素：主要是一类具有中枢兴奋性药物。常见有生活中饮用的浓茶、咖啡等，其他如利他灵、苯丙胺等。

2. 临床表现　失眠是一种十分普通的睡眠障碍。短暂的失眠要比慢性失眠常见的多，特别是当处于应激性生活事件时，有些人可能需要短期服用镇静剂。慢性失眠症常基于患者的主述，患者常抱怨在至少1个月以上存在以失眠为主的对睡眠质或量不满意状况，表现有入睡困难、睡眠不深、易醒、自觉多梦、早醒、醒后不易入睡、醒后不适感或缺乏清醒感、白天困倦等。患者常对失眠感到焦虑、抑郁或恐惧，并导致精神活动效率下降，妨碍社会功能。

（五）进食障碍

进食障碍是指与心理社会因素有关的进食行为异常，如神经性厌食症和神经性贪食症，是一类典型的心身障碍。它与一定的社会文化现象有关，生物易感性和特殊的文化应激相作用，以致产生行为与心理症状。例如，神经性厌食与神经性贪食更多地与工业化社会相关，在这里一面是丰盛的食物，而另一面追求苗条身材又大大地吸引着女性。

进食障碍分为以下三类：

1. 神经性厌食症　临床特征为故意限制饮食，患者大多存在体象障碍，即对自身体象的感知有歪曲，甚至已严重消瘦，仍认为自己太胖，即使医生进行解释也无效，为此采取过度运动、人工呕吐、泄泻等方法以减轻体重，使体重降至明显低于正常的标准。停经或月经

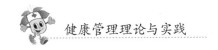

紊乱是女性患者常见症状;男性则可表现为性欲减退或勃起功能障碍。青春期前的病人可有性生理和性心理发育迟缓。严重者往往伴有营养不良、水肿、低血压、心动过缓,甚至导致水电解质和酸碱平衡紊乱,可发展为恶病质,并可导致死亡。

神经性厌食症很少自己寻求医生的帮助,大多由家属说服或强制进行治疗。患者很少抱怨体重减轻,而是描述与饥饿有关的躯体或生理上苦恼,如怕冷,肌肉无力或精力缺乏,闭经,便秘,腹痛,情绪抑郁等,通常患者否认核心问题。因此这就提示临床医生必须从家属或其他途径获取信息,正确评估诸如体重减轻的程度等疾病的特征。

2. 神经性贪食症　神经性贪食症特征为反复发作和不可抗拒的摄食欲望及暴食行为,由于病人有担心发胖的恐惧心理,常采取呕吐、导泻、禁食等方法以消除暴食引起的发胖的极端措施。神经性贪食症可以与神经性厌食症交替出现,多数病人是神经性厌食的延续者。多发生于女性,发病年龄较神经性厌食晚。

患者具有不可抗拒的摄食欲望,常有周期性发作,发作时进食量远超过正常。暴食可以暂时缓解紧张心理,但是紧接着便出现后悔和憎恨,继而采取不恰当的补偿措施以防止体重的增加。患者控制体重的最常用的方法为引呕,开始时以手或其他器械刺激咽喉部,以后可无需刺激随时随意进行。其他的方法还有如使用催吐剂、泻药或其他增加代谢的药物;间歇禁食;增加活动量等。本症与神经性厌食症不同的是体重常在正常范围内,仅不到半数的女性患者存在月经异常。患者可伴有抑郁或焦虑症状,原因多与体重或身体外形有关。长期的呕吐或导泻可引起体内水电解质平衡紊乱,还可引起无力、心律失常及肾功能损害,严重者可威胁生命。

3. 神经性呕吐　神经性呕吐又称为心因性呕吐,是一种反复不自主或故意诱发的呕吐发作,呕吐多与心理社会因素有关,可发生于任何年龄,突然发生。本症不影响食欲,呕吐后仍可进食,多数患者体重无明显减轻,内分泌紊乱的现象也较少见。

呕吐一般发生在进食后,呕吐物为刚进食的食物,不伴有明显恶心及其他明显症状,在一段时间内反复发作。大多患者有一定的心理社会因素。和神经性厌食症不同的是,大多数患者没有怕胖或减轻体重的想法,无明显体重减轻。

（六）人格障碍

人格障碍是指没有认知过程障碍或智力障碍的情况下,人格明显偏离正常,并由此引起较严重的痛苦状态或冲突。人格障碍通常开始于童年或青少年,并一直持续到成年。在18岁以前诊断为儿童行为障碍,18岁以后诊断为人格障碍。

人格障碍的发病与遗传因素有部分关系,另外,出生时的脑损伤、脑炎、颞叶癫痫等可为促发因素,心理社会因素与人格障碍形成关系密切,婴幼儿时期母爱被剥夺,父母离婚,家庭不和睦,父母有不良行为或父母对子女遗弃、虐待、专制或溺爱、放纵,均易于形成儿童的异常人格;不良伙伴与文化的熏陶,接受大量淫秽、凶杀等文化媒介的诱惑,是形成和发展异常人格的温床。

1. 偏执性人格障碍　主要特点为猜疑和偏执。表现为对别人有种普遍的、令人无法理解的多疑倾向,对挫折和遭遇过分敏感,总是认为别人对自己有敌意,对自己不公平、不信任,容易因为感到自己受了伤害和侮辱而激怒。过分自负和自我中心,总感觉受到压制、被迫害,甚至上告、上访,不达目的不肯罢休。因为多疑,所以不易与别人建立良好的人际关系,包括自己的家人在内。

2. 分裂样人格障碍　以观念、行为和外貌装饰的奇特,情感冷漠及人际关系明显缺陷为特点,表现为孤独,与家人及周围人没有亲密的关系,知己朋友很少,过分沉湎于幻想和内省。喜欢单独行动,对他人缺乏兴趣,没有明确的生活目标。对异性交往或性生活不感兴趣。

3. 反社会性人格障碍　以行为不符合社会规范,经常违法乱纪,对人冷酷无情为特点,男性多于女性。表现为无视社会常规和道德规范,行为有冲动性,情感冷酷,易激惹,有暴力行为,不能接受教训,缺乏内疚感,不能从挫折与惩罚中接受教训,不能与他人维持长久的关系,社会适应能力差。儿童期即有逃学、撒谎、偷窃、打架等不良行为。

4. 冲动性人格障碍　又称攻击性人格障碍,以情感爆发,伴明显行为冲动为特征,男性明显多于女性。情绪不稳定,容易发怒,行为冲动,不计后果。如果冲动行为受阻,则易与他人发生冲突,甚至出现暴力行为。判断事物缺乏计划性和预见性,不能坚持任何没有即刻奖励的行为,做事常凭一时冲动,易受挫折。人际关系紧张,易出现情感危机。经常出现自伤、自杀行为。

5. 表演性人格障碍　又称癔症性人格障碍,特点是过分的感情用事或夸张言行,吸引他人注意。表现为喜好用表演性、戏剧性、夸张性的方式表达情感,但情感肤浅、易变,自我中心,不为他人着想,自我放纵,追求刺激和以自己为关注中心的活动;爱幻想,易受暗示,很容易受别人和周围人的影响,渴望得到赞赏。

6. 强迫性人格障碍　以过分的谨小慎微、完美主义及内心的不安全感为特征。表现为要求一切都十全十美,有条不紊,凡事反复核对细节,以至忽视全局,过分谨慎,常提前对所有活动做出计划,过分追求工作成效而不顾个人消遣,刻板固执,要求别人也遵守他的规则,缺乏幽默感,缺乏表达温情的能力。

7. 焦虑性人格障碍　以一贯的紧张、不安全感及自卑为特征。表现为对遭排斥和批评过分敏感,不断追求被人接受和受到欢迎,惯于夸大生活中潜在的危险因素,其过分的"稳定"和"安全"的需要,可使生活方式受到限制。

8. 依赖性人格障碍　以过分依赖为特征。表现为感到自己无助、无能或缺乏精力,要求他人为自己生活的重要方面承担责任,过分地服从他人的意志,不愿对所依赖的人提出要求,常有被遗弃的担忧恐惧,与他人的亲密关系结束时,有被毁灭和无助的体验。

二、心理评估方法

心理评估是采用心理学的理论和方法对人的心理品质及水平做出的评定,即对心理过程和人格特征等内容如记忆、情绪、意志、智力、性格等的状态、特征和水平作出实际的评价。临床心理评估则是采用心理学的理论和方法对可能有心理问题或有心理障碍的人作出心理方面的判断、筛查和鉴别,又称为心理诊断。

(一)心理评估的常用方法

1. 观察法　通过对被评估者的行为表现,如动作、姿态、言语、表情、睡眠等进行直接或间接的观察而进行心理评估的一种方法。观察法可分为自然观察法和控制观察法两种形式。前者是在日常生活中进行观察,优点是真实自然,不足之处是有偶然性,不易重复;后者是在预先设置的环境中进行观察,优点是有一定规律性、可重复,缺点是不够自然。

2. 会谈法　通过面对面的语言交流,了解被试者的心理行为特点,可能存在的心理异常表现的性质、产生原因及生活习惯、经历遭遇等,从而达到心理评估的目的。会谈法是心理评估中最常用的一种基本方法,其形式一般可分为自由式会谈和结构式会谈两种。前者的会谈是开放式的,通过自由交谈,让被评估者自然而然地说出想说的话;后者先由主谈者根据评估的目的,预先编制出会谈的提纲或问卷,然后以比较固定的方式和程序进行的会谈。一般说来,应根据被试的具体情况选择会谈方式,也可将两种方式结合起来交替运用。

3. 调查法 通过座谈、询问、问卷等形式收集被试的有关资料,并进行分析研究,从而进行心理评估的一种方法,调查对象可以是当事人,也可以是"知情人",即亲友、同事等,调查的内容应尽可能广泛详细,如被试者的身份、求诊的原因、既往病史、人格特征、家庭情况、社会地位、人际关系,心理异常的表现、程度、诱因、性质等。只有详尽地收集资料,才能准确地作出评估。调查法的优点简便易行,信息量大,不足的是调查法常常是间接性评估,材料的真实性易受被调查者的主观因素的影响。

4. 作品分析法 通过对被试者的日记、书信、文稿、图画、劳动产品等作品进行分析,从而评估其心理状态和水平的方法。此法在心理评估中也时有应用。其优点是有客观依据,反映的信息较为真实;困难的是,作品不易收集。

5. 心理测验法 用心理学的理论和技术对人们的心理状态和行为表现进行客观的标准化的测量。它用数字或范围来对人的心理及行为活动进行描述,因此可以说心理测验是测量心理现象的数量化手段。此法可以对心理现象的某些特定方面进行系统评定,并采用标准化数量化的方法,所得结果与常模进行比较,故可避免一些主观因素的影响,所以心理测验是心理评估中最常用的且较科学的测试方法。

(二)心理测验方法分类

心理测验数目繁多,种类不一,但归纳起来,大致有以下几种分类:

1. 按测验的目的分类

(1)能力测验:以测验智力及一些特种能力为目的,包括智力测验和特殊能力测验等,常用的有比奈-西蒙智力量表、韦克斯勒智力量表,绘画、音乐等能力测验。

(2)人格测验:以测验人格为目的,如尼曼内外向人格测验,艾森克人格问卷,明尼苏达多相人格调查表,卡特尔16种人格因素测验等。

(3)诊断测验:以临床辅助诊断为目的,如纽卡斯尔抑郁诊断量表及各种人格诊断测验等。症状评定量表,其目的是评定有关心身症状,如焦虑自评量表(SAS),抑郁自评量表(SDS),90项症状自评量表(SCL-90)等。

2. 按测验材料的性质分类

(1)文字测验:测验项目和回答问题都用文字表达,故要求被试者有一定的文化知识。各种调查表,韦氏智力测验中的常识、算术、词汇、领悟、相似等分测验均属此。

(2)非文字测验:测验项目和回答问题都用非文字形式表达,如前述的作业测验。韦氏智力测验中的填图、图形排序、图形拼凑、数字符号等分测验即为非文字测验。许多测验既有文字测验项目,又有非文字测验项目。韦氏智力测验和比奈量表即属此。

3. 按测验的方法分类

(1)问卷法:测量多采用结构式问题的方法,让被试以"是"或"否"或在提供的几种答案中作出选择回答。此法易于评定分数,易于统一处理。一些人格测验及评定量表多采用问卷法。

(2)作业法:测验形式是非文字的,测验项目用图画、木块或其他非语言文字的方式来表达,让被试进行实际操作或进行简单的记号、指点。此法多用于测量感知觉和运动等操作能力。对于儿童及不识字的成人被试，也多采用作业法进行测试。

（3）投射法：采用一些模糊人形或墨迹图或一句不完整的句子，让被试者观察，要求被试者根据自己的想象、理解或感受随意作出回答，借以诱导出被试者的经验、情绪或内心冲突，以反映其内心世界。投射法多用于测量人格，如：洛夏测验、主题统觉测验（T. A. T）等。

4. 按测验的方式分类

（1）个体测验：一个主试只测验一个被试者，有利于面对面地观察被试者测验时的情况。临床测验多用个体测验法。

（2）团体测验：一个主试同时测验多个被试者，测验时有时间限制，要求所有被试同时开始、同时结束测验。团体测验材料可以以个体方式进行，但个体测验材料不能以团体方式进行，除非将测验材料和实施方法加以改变，使之适合团体测验。

（三）常用的心理测验量表

1. 人格测验

（1）艾森克人格问卷：艾森克人格问卷（EPQ）由英国伦敦大学 H. J. Eysenck 等编制，有成人（16 岁以上）和儿童（7～15 岁）两种问卷。在国际上被广泛采用，在我国也被广泛应用于医学、教育、司法等领域。艾森克人格问卷包括四个分量表：

P 量表（Psychoticism）：精神病倾向量表，测量一个人的精神质、倔强性。高分者常表现为孤僻，不关心人，乏同情心，对人有敌意，难以适应外界环境，喜欢寻衅搅扰，喜欢干奇特的事，且不顾危险，易发展为行为异常。

E 量表（Extroversoin-Introversoin）：外内向量表，测量心理活动的开放程度。分数高示外向，分数低示内向。典型外倾者表现为好交往、渴望刺激和冒险，情感易冲动。典型内倾者表现为沉静多思、孤僻克制、沉默寡言、谨慎行事，喜欢有秩序的生活。

N 量表（Neuroticism）：神经质量表，测一个人的情绪稳定性。高分者为不稳定型，表现为忧心忡忡，多愁善感，喜怒无常，遇事易激动，焦虑不安，情感反应强烈，易患心身疾病。低分者为稳定型，表现为沉着镇定，情感反应缓慢，即使激起反应也易于平复。

L 量表（Lie）：掩饰性量表，原是用来了解被试者是否如实作答。后有学者认为，掩饰性本身也代表着一种稳定的人格功能，它反映被试者的社会成熟度。分数低者示纯朴，幼稚。

（2）明尼苏达多相人格调查表：明尼苏达多相人格调查表（Minnesoea malliphasie personality inventory MMPI）是由美国明尼苏达大学 S. . R. Hathaway 等编制的，1980 年，中国科学院心理研究所宋维真等组成了全国协作组，对 MMPI 进行了修订并制定了全国常模。16 岁以上具有小学文化程度的人均可测试。MMPI 被广泛应用于人类学、社会学及医学，特别是精神病临床。

MMPI 共 566 个问题，与临床有关的题目都集中在前 399 题。MMPI 包含 14 个分量表，其中四个为效度量表，10 个为临床量表，其功能及意义分述如下：

①效度量表：Q（Question）问题量表，表示不作是否回答或是否均作回答的问题项目数。高分者表示在测验上花时间太多，也可作为无能力、神经症、精神病等的指标。一般认为被试得分在 5 分以下或 30 分以上，为应视为无效问卷。

L（Lie）说谎量表，低分示老实、谨慎、冷淡、成熟。高分者提示对症状汇报不真实或人格异常。L 分高于 10 分则不能信用 MMPI 的结果。

F(Validity)效度量表,高分者可能为:①错误理解;②随便回答;③精神分裂症;④试图装病。低分者具有诚实、温和、正直、单纯、兴趣狭窄等人格特征。

K(correction)修正量表,检测被试是否有隐瞒和防卫,且根据 K 分可修正临床量表的得分。高 K 分见于对测验有隐瞒,持防卫态度的人;缺乏自制、行为异常的人及精神病人。低分见于"装坏",对生活持消极态度的人,处境不顺,萌生自杀意念的人,同性恋者等。

②临床量表:HS(Hypochondriasis scale)疑病量表,高分示自我中心,有敌意,忧郁悲观,过分关注自己的健康,有疑病倾向。

D(Depression scale)抑郁量表,检测被试有无抑郁。高分者表现为抑郁冷淡,胆小依赖,消极悲观,情绪低落,思维呆滞,动作迟缓。

Hy(Hysteria scale)癔症量表,检测被试有无癔症性格,自我中心。高分者有狂热性、爱社交、自我陶醉、乏自制力和自知力,人际关系欠佳等表现。

Pd(Psychopathic deviate scale)变态人格量表,检测被试有无精神变态或反社会性。高分者不愿受世俗约束,自尊心强,不诚实,富有敌意,情绪阴郁,好攻击,爱寻衅,有反社会行为。低分者严于律己,刻板,迎合社会习俗。

Mf(Masculinity-feminity scale)性度量表,检测被试的男子气—女子气,了解是否有同性恋或其他性变态。男性高分者具有女性性格,低分者则表现为好攻击,爱冒险,喜实践,粗心大意等。女性高分者具男性化特征,低分者则多为贤妻良母。

Pa(Paranoia scale)偏执量表,检测有无多疑敏感、被害妄想等症状。高分者表现为病态猜疑、嫉妒心强、孤独甚至妄想,若伴高 S 分提示为偏执型精神分裂症。

Pt(Psychas thenfa scale)精神衰弱量表,测试被试有无强迫观念、多疑不安、自我关注、紧张焦虑等。高分示焦虑紧张、神经过敏、自我关注、思想不集中、缺乏判断力等,得分特别高者,则有强迫性神经症之可能。

Sc(Schizophrenia scale)精神分裂症量表,检测被试有无妄想、幻觉、离奇异常的思维和行动。高分者冷淡、安静、孤独,有思维障碍。极高分者为精神分裂症。

Ma(Mania scale)躁狂量表,检测被试感情发生的速度、强度和稳定性。高分者表现为观念飘忽,性急易怒等。而低分者表现为动机缺乏,消极冷漠或忽冷忽热。

Si(Social introversion)社会内向量表,检测内外向性格。高分为内向、低分为外向。

(3) A 型行为评定量表:A 型行为类型(Type A behavior pattern)评定量表是美国心血管病医师 Friedman 和 Rosedman 制定,我国的张伯源等进行了修订。该量表计有 60 个项目,其评定测验的内容包括三个部分:

TH(Time hurry)计 25 个项目,表时间紧迫感或做事快等特征。

CH(Competitive and Hostility)也有 25 个项目,表示争强好胜,怀有戒心或敌意,缺乏耐性,情绪急躁等特征。

L(Lie)有 10 个项目,为真实性校正,即测谎题,用以考察被试回答问题的真实性,若 L 分大于 7 分,则应考虑问卷无效。

被试按照指导语的要求完成答题以后,按照记分键分别统计出 TH、CH、L 的得分。L 分的高低反映问卷回答的真实性,TH+CH 的得分则用于 A 型行为类型的评定。一般以常人得分的中间数 27 分为极端中间型,36 分以上者为 A 型,18 分以下者为 B 型,28~35 分者为中间偏 A 型,19~26 分者为中间偏 B 型。

2. 精神症状评定量表

（1）90 项症状自评量表：90 项症状自评量表（SCL - 90）（见附录），由 Parloff 等编制，由上海铁道医学院的吴文源引进修订，因有 90 题而命名。SCL - 90 具有容量大，反映症状丰富、真实等特点，能较好地反映病人的病情及程度，是目前应用较多的一种自评量表。

SCL - 90 的每一个项目均采用 5 级评分制，1～5 级分别为无，很轻，中等，偏重，严重。自评者认为无症状问题的，给 1 分，没有反向评分项目。在自评基础上，进行有关指标的统计，其统计指标主要有两项，即总分与因子分：

总分：90 个项目的各个单项得分之和。

总均分＝总分/90，表示总的来看，被试的自我感觉症状介于 1～5 级的哪个范围内。

阳性项目数：表示被试在多少个项目中呈现"有症状"。

阴性项目数：表示被试在多少个项目中呈现"无症状"。

阳性症状均分＝（总分－阴性项目数）/阳性项目数，表示"有症状"项目的平均得分，反映被试自我感觉不佳的项目的程度所在范围。

因子分＝组成某一因子的各项目总分/组成某一因子的项目数。90 个项目共包括 10 个因子，即躯体化、强迫症状、人际关系敏感、忧郁、焦虑、敌对、恐怖、偏执、精神病性和其他（饮食、睡眠等）。通过因子分可以了解被试的症状分布特点以及病人病情的具体演变过程，并可作廓图形分析。

（2）抑郁自评量表：抑郁自评量表（Self-Rating Depression Scale，SDS）（见附录），能相当直观地反映病人抑郁的主观感受，目前已广泛应用于门诊病人的粗筛、情绪状态评定以及调查和科研工作中。

评定量表由评定对象自行填写。要求评定对象把整个量表的填写方法及每条问题的含义都弄明白，然后做出独立的、不受任何人影响的自我评定。评定的时间范围是自评者过去一周的实际感觉。

SDS 共包含 20 个项目，每个项目按照"很少有"，"有时有"，"大部分时间有"和"绝大部分时间有"四个级别进行自我评定，并按 1～4 分记分，即 1＝没有或很少时间、2＝少部分时间、3＝相当多时间、4＝绝大部分或全部时间。其中，第 2、5、6、11、12、14、16、17、18、20 个项目为反评题，按 4～1 记分；余为正评题，按 1～4 记分。

SDS 分析方法简单，评定结束以后，把 20 个项目中的各项分数相加，即得到总粗分，然后将粗分乘以 1.25 以后取整数部分，就得到标准分。按照中国常模结果，SDS 总粗分的分界值为 42 分，标准分为 53 分。

SDS 评定的抑郁严重度指数按下列公式计算：

抑郁严重度指数＝各条目累计分/80（最高得分）

指数范围为 0.25～1.0，指数越高，抑郁程度越重。

Zung 氏提出 SDS 的评分指数在 0.5 以下者为无抑郁；0.50～0.59 为轻微至轻度抑郁；0.60～0.69 为中至重度抑郁；0.70 以上为重度抑郁。

（3）焦虑自评量表：焦虑自评量表（Self - Rating Anxiety Scale，SAS）（见附录）为 20 个项目，其四级评定，记分方法同 SDS。即对 20 个项目作 4 级评分，1＝偶或无，2＝有时，3＝经常，4＝持续。其中，第 5，9，13，17，19 个项目为反评题，按 4～1 记分，各题目累计分即为焦虑粗分。

SDS 和 SAS 使用简单，能相当直观地反映病人抑郁或焦虑的主观感觉，使用者也不需经过特殊训练。目前多用于门诊病人的粗筛,情绪状态的评定以及一般人群的流行病学调查、科研等。

按照中国常模结果,SAS总粗分的正常上限为40分,标准分为50分。

3. 生活事件量表　生活事件对心身健康的影响越来越受到人们的重视,它是指人们生活中的重大变故,分正性或负性生活事件,负性生活事件又称紧张性生活事件。许多研究发现,生活事件尤其是负性生活事件,与某些疾病的发生、发展或转归关系密切。

我国研究者在国内外众多的研究基础之上,编制了一些生活事件量表(Life Event Scale,LES),其中杨德森、张亚林1986年编制的生活事件量表颇具代表性,不但对正性、负性生活事件作了区分,而且强调根据受试的主观感受对生活事件作定性和定量评定。

LES为自评量表,含有48条我国较常见的生活事件,包括家庭中的有关问题,如恋爱失败、破裂,夫妻重归于好,离婚,家庭经济困难,住房紧张等28项;工作学习中的问题,如高考失败,晋升、提级,与上级关系紧张等13项;社交及其他问题,如好友重病或重伤,失窃、财产损失等7项,另设有2条空白项目,供填写当事者已经历而表中并未列出的某些事件。要求受试者对一段时间所发生的生活事件从四个方面逐一进行评定:①事件发生时间:包括未发生、一年前、一年内和长期性四种情况,要求在相应栏目选择;②事件性质:包括好事(正性生活事件)和坏事(负性生活事件)两类,要求根据自己的判断填在相应栏内;③精神影响程度:无影响=0分,轻度=1分,中度=2分,重度=3分,极重=4分;④影响持续时间:三个月内=1分,半年内=2分,一年内=3分,一年以上=4分。

量表评定结果计算方法及解释:

某事件刺激量=该事件影响程度分×该事件持续时间分×该事件发生次数

正性事件刺激量=全部好事件刺激量之和

负性事件刺激量=全部坏事件刺激量之和

生活事件总刺激量=正性事件刺激量+负性事件刺激量

生活事件总刺激量越高,反映个体所承受的心理压力越大,95%的正常人在一年内的生活事件总刺激量不超过20分,99%的不超过32分。众多研究结果表明,负性生活事件分值越高,对心身健康的影响越大;而正性生活事件对心身健康的影响还有待进一步研究。

LES适用于16岁以上的正常人、神经症、心身疾病、各种躯体疾病患者以及自知力恢复的重性精神病患者。

对LES的应用评价:由于该类量表能够对正性和负性生活事件分别进行定量、定性评定,从而为客观分析影响人们心身健康的心理社会刺激的性质和强度提供了有价值的评估手段,在心理健康领域应用广泛。但是,从心理评估技术角度看,该类量表尚未尽善尽美。一是大多数量表内容只适用于一般人群的一般性生活事件评估,而对不同职业、不同年龄等的特殊人群和某病种人群、战争状态等特殊情境的针对性较差;二是目前的生活事件量表主要是对既往某段时间发生的事件进行回忆和评定,难免会受到被评定者当时的认知状态和情绪状态的影响,如遗忘所致的对事件的严重程度评分过高或过低等,不可避免地会影响结果的可靠性。近年来,有研究者采用即时记录发生的生活事件及心身状态的方法,作为生活事件量表评定的补充,从而使生活事件评定结果更为可靠。

第三节 心理咨询与沟通技巧

一、心理咨询的概述

（一）心理咨询基本定义

咨询从字面意义就是请人商议、参谋、指导、建议和征求意见，是一个涵盖非常广的概念，涉及职业指导、教育辅导、心理健康咨询、婚姻家庭咨询等生活的各个方面。生活在社会中的人，不论其环境条件如何，也不论其有多高的能力水平，他们都会有些问题仅依靠自己的力量是难以解决的，这个时候他们就需要得到他人的帮助。咨询是帮助他人的一种职业性的活动。心理咨询就是咨询人员运用心理学理论知识和技术，帮助咨询者发现其心理问题及其根源，通过语言和其他方法，在心理方面给予咨询对象帮助、劝告、启发和教育的一种活动。通过心理咨询，使咨询对象的认识、情感、意志、行为、态度等心理活动发生良性转化，从而解决其学习、工作、生活以及疾病和健康等方面出现的心理问题，提高对生活和环境的适应性和调节能力，保持身心健康。

从广义上说，心理咨询也包含着心理卫生和个人发展等诸多问题。现代心理咨询范围已经很广，从对正常人的指导和帮助，到对心理疾病患者的心理治疗，均属临床心理咨询、心理治疗和社区心理卫生保健或健康管理者的工作范围内。

（二）心理咨询特点

心理咨询过程具有双向性、多样性、社会性、渐进性和反复性等特点。

1. 双向性　咨询人员与咨询对象（或来访者）是心理咨询过程的两个方面，缺少其中任何一个方面，都不能构成心理咨询过程。在这个过程中咨询者起着主导作用，来访者则是咨询过程的主体。咨询人员与来访者彼此互相影响、相互配合，体现出心理咨询的"双向性"特点，从而使咨询活动在愉快的气氛中进行。

心理咨询人员在心理咨询过程中帮助咨询对象解决其自己难以解决的问题，这种帮助具有相对的客观性，是来访者的其他帮助者如父母、教师、同事、朋友或领导等不易做到的。

而来访者存在的心理问题的根本解决，有赖于其主观意愿，有赖于其是否愿意努力改变。来访者不是消极的接收器，对于咨询人员的劝导、帮助、教育，他都要经过自己的认知评估和情感的容纳，并以自己的行为方式来接受。在心理咨询过程中，一方面心理咨询对象必须认真听取咨询人员的意见，积极配合心理咨询人员的帮助与教育；另一方面，心理咨询人员也必须洞察咨询对象的心理变化，并以此来调节自己的帮助与教育，调动咨询对象的积极性。

2. 多样性　人类的心理结构或心理过程是由认知、情绪、意志和行为四方面组成。人的心理问题就是这四个方面发生了偏差。人的知、情、意、行是统一的有机体；即人的认识愈深刻，情感就愈有理性，意志就愈坚定，行为就愈自觉。认识是起点，行为是归宿，情、意是中介。心理咨询过程应该重视在转变咨询对象的认识方面下功夫，做到晓之以理、动之以情、炼之以意。由于每个人的生活经历不同，其遗传素质、受教育程度、社会环境等多因素的影响，使心理结构中的四个方面因素所占比例、内容不同，所起的作用也不相同。哪些发展薄弱的环节就容易出现心理偏差，这些偏差的表现又是千姿百态的，所以，在心理咨询中要根据其薄弱点不同进行调整，表现不同，方法不同。

3. 社会性　人是社会的人,其心理结构主要是在社会环境的影响下形成的。心理咨询工作也是在社会坏境下进行的。心理是客观事物在人头脑中的反映,社会经济文化的发展、科学技术的进步、人们价值观的变化,以及来访者所处的社区、家庭都会对来访者带来不同的影响。另外,咨询者也是社会的一员,也会受到社会价值观、教育理念、民族文化等影响。所以,咨询者对来访者的帮助必须取得家庭的、学校的、社区的、社会的协同帮助,才能弄清其心理问题的真实原因,取得多方面的帮助,充分体现心理咨询工作的社会性特点。

4. 渐进性　人的心理形成与发展是渐进的,同样,人的不良心理品质的克服与消除也是渐进的。因此,心理咨询人员与咨询对象,都要克服急躁情绪,要由浅入深、从简单到复杂、由量到质逐步地去做。如对于酗酒、吸烟的咨询对象来说,仅向他们说明酗酒、吸烟的危害是远远不够的,要他们马上戒烟、戒酒也不太现实。应该在说服、教育的基础上,指导一些具体方法,加上必要的治疗手段,才能使其逐渐改变酗酒、吸烟的不良习惯。心理咨询过程的渐进性,要求咨询人员有细心和耐心的品质,对咨询对象的帮助要循序渐进,逐步提高。

5. 反复性　人的心理品质的形成和发展与其他一切事物一样,都是曲折、螺旋式上升发展的。不良心理品质的克服与消除也是如此。对此,心理咨询人员要有充分的认识,要耐心细致地做好心理疏导工作,要注意自己的咨询效果,对咨询对象要回访,以巩固心理咨询效果。

（三）心理咨询的目标

一般而言,无论哪种心理咨询都具有一定的目标,但对于不同的心理咨询,其目标差异很大,而且咨询者和来访者双方对咨询目标的期盼也不相同。

1. 促使行为变化　所有的咨询理论家都认为,心理咨询的根本目的是促使来访者行为的变化,通过这个变化使来访者形成建设性的行为方式,获得生活的满足感。心理咨询以其专有的理论和方法,来帮助人分析内心的矛盾冲突,探讨影响其情绪和行为的原因,协助他们自我改变,改变行为,从而适应环境。

2. 改进应付技能　几乎所有的人在成长的过程中都会遇到困难和麻烦。个人要不断地学习应付这些自然环境和社会环境的能力,比如:家庭人口变化、升学、职业变化、婚姻、社会关系、自然环境的突变等。如果人们在应付这些问题的时候出现了问题,就可以通过心理咨询来改进自己的应付能力。

3. 提高作出决定的水平　当来访者遇到难以作出选择的困难时,咨询员应对此加以解释、分析,并引导来访者把解决问题的着眼点集中于自己的心理问题上,通过咨询使消极情绪得到调整,以积极的态度去面对生活中的实际问题。帮助来访者作出决定是心理咨询重要目的之一,帮助不是代替。通过咨询,来访者要学会为什么和如何作出决定,要学会去评价作出决定的因素和后果。

4. 改善人际关系　人际交往是人的社会属性的基本需要。在交往方面容易出现各种问题,如父子关系、上下级关系、异性交往、夫妻关系等。假如来访者在人际交往中表现出很强或很弱的防御性,可能在人际交往中表现为不适当的社会技能。咨询者就需要帮助来访者学习适当的社会交往技能,改善人际交往的质量,从而提高他们的生活质量。

5. 发展来访者潜能　心理咨询的最终目标是发展来访者的个人潜能,促进来访者人格发展。这是一个被经常强调而又模糊不清的目标。心理咨询是从心理上为来访者提供帮助的职业,不是一般的帮助活动。咨询者以其具有的心理学专业知识和丰富的人生阅历提供给来访者有关职业、学业、疾病的康复、心理卫生、婚姻家庭、价值观的选择、事业的发展，以及其他一些有关问题的咨询服务，帮助来访者认识自己，确定目标，作出决定，解决难题，最大限度地运用来访者自身的能力和兴趣的方法，激发他们的潜能，使其获得学习，促进来访者的个性成长。

（四）心理健康咨询的内容

心理健康咨询包括发展咨询与障碍咨询，发展咨询重点在帮助来访者更好地认识自己和社会，增强适应能力，充分开发潜能，提高人生质量，实现人的全面发展。障碍咨询是指对存在心理障碍者的咨询，包括心理疾病、心身疾病及其他各类心理障碍，重点是去除障碍和不适。目前，我国的心理咨询较多地局限在障碍咨询上，发展咨询还没有引起社会足够的重视，其价值还没有为人们所充分认识到。在现实生活中这两者是相互联系、不能分割的。扫清心理障碍为心理发展奠定了基础，而良好的心理发展将减少心理障碍的发生。咨询的最终目标是为了人的发展。作为健康管理师，应把来访者视为一个"人"，是一个有情感、有思想、有独立人格、应该尊重的人；而不仅仅只看到来访者的障碍、问题，应把来访者所遇到的问题放到他整个人中去考察去帮助，要以全面的、发展的、辩证的思维看待来访者或被管理者，以发展咨询为主，兼顾障碍咨询，要及时发现、识别重症精神障碍者，给以其恰当的转介。

因此，在日常生活中健康管理师遇到的可能与心理因素相关的心理问题并能够给以辅导和咨询的情况有：

1. 各种神经症（神经官能症）——神经衰弱、焦虑症、恐怖症、强迫症、疑病症、癔症和抑郁性神经症等的识别、辅导、咨询和转介。

2. 各种心理缺陷（性格、情感、社会适应等）的识别、辅导、咨询和转介。

3. 各种心身疾病和心理社会适应不良所致的情绪、行为不良的防治、指导和咨询。

4. 人格障碍和性变态的识别、防治和转介。

5. 早期精神疾病、行为障碍、情感障碍和其他心理障碍的识别和防治。

6. 睡眠障碍、慢性疼痛、与躯体疾病相关的心理反应、药瘾、毒瘾和酒瘾等的识别、防治、咨询和转介。

7. 儿童和青少年期各种学习障碍、行为问题以及其他心理保健问题的咨询。

8. 青年期学习、工作、恋爱、婚姻、家庭、职业等出现的心理矛盾和心理障碍的咨询。

9. 家庭子女教育方法的指导和咨询，对家长进行心理卫生科学知识的普及和宣传。

10. 对中老年期和女性特殊时期出现的各种心理障碍给予指导、咨询或转介。

11. 在基层开展心理卫生科普宣传教育工作，进行心理健康检查、建立心理健康档案，开展有关心理健康的科研工作。

12. 其他有关心理卫生健康的咨询服务。

二、心理咨询的基本方法

心理咨询所依据心理学的理论学派较多，其中影响较大的学派有精神分析论、认知理论、行为主义学派和人本主义学派，由此派生出的心理咨询方法多达数百种，但是迄今为止尚无任何一种理论可以圆满解释或适用于各种心理问题。心理咨询实践表明，咨询效果不以方法不同而异，更多地取决于各个学派中共存的某些因素，如来访者与咨询者的心理品质、咨询关系，以及咨询目标、程序是否恰当等。各学派理论都十分强调心理咨询的基本

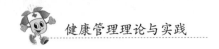

功,重视咨询关系,强调咨询者的坦诚正直、共情或理解、积极关注等人格特征是咨询成功的重要基本条件。

(一) 心理咨询基本方法及理论基础

1. 精神分析方法　精神分析法来源于弗洛伊德的精神分析理论,认为疾病的原因往往来自童年的经历或早期经验,潜意识内的矛盾冲突。临床中通过自由联想、释梦、移情、解释等分析技术,使来访者潜意识里的冲突上升至意识层面上来,一旦来访者看清了自己潜意识的内容,这种矛盾冲突就得以消失。精神分析方法最初用于治疗癔症、性变态等,效果较好。

2. 认知重建方法　认知行为理论认为,对人们精神心理影响的东西,与其说是事件(刺激)本身,不如说是人们对事件的认知、判断与评价。强调人的认知过程对人的情绪、行为的影响。与情绪障碍相关的不良行为产生的原因是不合理的思维方式造成的,通过说理、解释、领悟等方法,对来访者的不合理的认知过程加以纠正,从而改变其不相适应的情绪与行为。

3. 行为主义方法　行为主义方法的理论依据是学习理论。行为主义认为所有的行为都是后天习得的,把人的各种病态心理和躯体症状,都看成是一种适应不良或异常的行为,这些不良的行为是个体过去的生活经验的刺激,经过条件反射,固定下来的结果。因此,矫正病态或不良行为,必须使维持病态/不良行为的条件反射逐渐消退,给以合理的、良好的刺激,通过学习,建立新的条件反射并将合理行为固定下来,取代不良行为。

4. 人本主义方法　人本主义方法来自人本主义心理学理论。强调人性,强调人的自我实现的能力,相信来访者能够自己意识到自己的问题、解决自己的问题。要求咨询者对来访者无条件的关心和赞赏,造成一个加速来访者自我认识的环境,改变自我概念,实现治疗目的。

(二) 心理咨询的原则

心理咨询的工作原则是咨询者在工作中必须遵守的基本要求,它是咨询工作者长期咨询实践中不断认识并逐步积累的经验。在工作中能注意到这些原则,有助于提高心理咨询工作水平,提高咨询者能力,改善咨询效果。

1. 建立良好关系　在咨询过程中,咨询人员对来咨询者应从尊重、信任的立场出发,努力和咨询对象建立起友好式的信赖关系,以确保咨询工作的顺利进行。咨询人员要给来访者一个良好的印象,平等对待来访者,善于启发和耐心倾听。与来访者友好信赖,是做好心理咨询工作十分重要的前提。同时在咨询中要正确看待来访者提供信息的可靠性,对来访者要一视同仁。

2. 应有整体观念　咨询人员要树立整体观念,全面对待来咨询者,是十分重要的。对咨询心理问题要做到全面考察,对所有信息要注意诸要素之间的内在联系,要考虑心理、社会以及生理因素的相互制约和影响,防止咨询工作的片面性。

3. 发展眼光看问题　在心理咨询中,咨询人员要用发展变化的眼光来看待来访者的问题。无论来访者或咨询者,都是社会中的一员,是随时间和环境变化而不断变化的。咨询人员要以发展的眼光分析问题,解决问题和预测咨询结果,以有利于正确认识分析来访者的发展可能性及方向。

4. 注意个体差异　咨询人员既要注意来访者的共同表现和一般规律,又要注意来访者的个体差异,善于同中求异、异中求同,根据不同的来访者特点分别采取相应的措施。

5. 理论与实践相结合　咨询人员要熟练掌握心理咨询理论和咨询技巧,在此基础上反复强调实践,不断提高。只有掌握心理咨询理论和技巧,才能很好运用语言表达与来访者进行情感交流,通过心理学理论和技巧,促进来访者的思维转化和行为改变,实现咨询的目的。

6. 贵在持之以恒　心理咨询人员引导来访者充分认识自己的心理问题并解决心理问题,是一个艰巨而复杂的过程,特别是对心理障碍或行为矫正等问题,更要有坚定信念,坚持不懈,不怕反复,才会有利于效果巩固和提高。为此咨询人员要耐心,以坚持的态度向来访者讲清楚,以得到对方的合作和配合。心理咨询工作者的自信、坚毅、沉着、持之以恒的作风,对于稳定来访者的情绪,提高来访者的信心具有重要作用。

7. 遵守保密制度　咨询人员在咨询之初就要向对方明确告知保密原则,打消来访者的担心和顾虑。心理咨询人员对来访者的信息,谈话内容,负有保密责任,这不仅仅是重要的职业道德,也是一项重要的法律原则。

8. 预防重于治疗　要重视对群众进行心理卫生知识的宣传教育,树立预防重于治疗的观点,早发现,早预防。即使来访者已经出现心理偏常或心理障碍,也要防、治结合,从而发挥心理咨询在健康促进方面的作用。

（三）心理咨询的程序

心理咨询的过程是咨询人员将理论、技术和咨询者本人的人格融于一体的活动,并直接决定和检验着咨询工作的成效。

心理咨询过程没有固定的模式。有人将咨询过程分为分析、综合、诊断、预测、劝导或治疗追踪等六个阶段;也有人认为咨询就是解决问题的过程,将之分为确定问题、提出假设、检查假设、采取决定、参与行动、评价效果等。还有人提出心理咨询过程分五步,即第一步建立咨询关系;第二步评估问题;第三步制定目标;第四步心理咨询干预;第五步评价、终止或转介。

1. 建立咨询关系　建立咨询关系是任何咨询理论都反复强调的最基本要素。咨询者要从与来访者的初次接触时就给对方以良好的印象。良好的开端是成功的一半,心理咨询的开头尤为重要。咨询人员亲切、和蔼的态度,温和的语言,均能给咨询对象留下一个好印象。

心理咨询人员首先必须给咨询对象以职业上的信任感,应用非语言行为技巧和语言技巧,使咨询对象了解你是一个热情细心的帮助者。对非自愿来访的人员,更要以极大的耐心、包容的态度,主动帮助来咨询者介绍咨询活动,使之对咨询抱有恰当的希望,消除内心的紧张不安、羞于或难于表达的困难等。

【案例 12 - 1】　来访者小王,男,28 岁。3 年前被公司辞退,从此再没有工作,整日在家玩游戏,是被父母强烈要求才来咨询的。

咨询者:"你好,你可能不认为来咨询有什么用处,怀疑我和你父母一样会要求你不要玩游戏,出去找工作。其实不然,我只是想与你聊聊,看你有什么想法? 你愿意吗?"

2. 评估问题　来访者是否适宜心理咨询,需要在咨询人员了解或掌握了来访者部分材料后,以心理学理论进行评估和判断,看是否属于心理学问题,是否能够采用咨询方法来解决。心理咨询人员要充分运用开放式倾听。通过倾听表达出自己对咨询对象的同情心和对咨询对象的尊重,使来访者感到咨询师是可亲、可敬、可信赖的对象,从而能逐渐敞开心扉,听从咨询人员的劝导和帮助。应从两个方面掌握来访者的基本资料。

（1）了解咨询对象的基本情况：在初诊接待中可通过来访者年龄、性别、外观等不同，预测其一般情况；询问一些人口学情况后，要对咨询者有一个较全面的估计，并有利于进一步融洽关系和确定咨询方案。咨询人员要怀着充分同情，鼓励对方，认真倾听其述说，传达出一种"愿意并且能够帮你"的信息，通过交谈、观察或必要的心理测验，了解其基本情况，确定是否适宜咨询，并与对方讨论咨询事宜。

（2）了解咨询对象的心理问题：确定咨询对象的心理问题是十分重要的，也是一个十分复杂的事情。首先来访者的心理问题大多发生了几个月甚至几年，他不一定能够准确说出心理问题产生的真正原因，甚至来访者自己也不能确定是不是心理问题，只是因为内心有苦恼所缠而不能解脱，会不停地诉说目前的焦虑、痛苦感受。有些来访者寻求帮助，只是为了赢得同情和注意，并不想真正解决问题，他们可能只顾自己滔滔不绝的宣泄，不太顾及咨询人员的发问。所以咨询人员需要通过心理学知识来观察、了解，判定来访者的真正目的，从而弄清是不是心理问题以及问题所在。可以通过相应的心理测验进行测量，帮助分析来访者的心理问题。咨询人员需要对来访者从发育、发展情况、心理状况、自我认识、人际关系、健康状况、社会能力等方面进行全面的分析、评估。

【案例12-2】 李某，上海某重点大学大三学生。因为是农民家庭出身，家庭条件比较差，因此进入大学后就比较自卑。为了掩饰家庭的贫困，进入大学后，借了不少钱，想和同学一样。原以为到了上海会有很多机会，可通过打工来补贴自己，但实际上很难，钱也就一直没还上。曾想了很多办法来提升自己的素质，实施后几乎都是半途而废。现在将近毕业，他感到自己不行，摆脱不了贫穷，走不出底层社会，没有好的前途，不可能为父母争光、光耀祖宗了。

对该大学生的心理行为问题的评估是什么？可以认为该学生具有自卑心理，目前情绪比较抑郁。构成自卑、抑郁的心理因素是认知曲解：过于理想化地对待自己的发展前景；不能合理地看待自己的家庭和自己。

3. 制定目标　在了解、掌握材料的基础上，评估问题后，进行系统思考、认真分析，从而确定来访者的问题性质以及症状，同时与来访者讨论咨询希望达到的目标。制定目标是咨询人员与来访者一起讨论决定，以咨询人员占主导地位，有时来访者自己也不能弄清楚自己咨询的目标。咨询人员可以自己的专业知识帮助来访者理清自己想得到的短期目标、中期目标或长期目标。如对上述大学生，可以与之讨论：短期目标为改善抑郁情绪，以积极的态度迎接毕业；中期目标为调整自己的认知，正确对待自己和自己的家庭；长期目标为促进人格成熟，以应有的成人思维面对未来生活中的挫折。

4. 心理咨询干预　其实心理咨询干预从咨询者与来访者一接触即已开始，咨询者的热情、真诚、接纳、坚定，是对来访者很大的安慰和支持。在此阶段，咨询者要灵活应用心理咨询理论知识和咨询技巧，引导来访者深入认识自己内心的困惑、问题，帮助对方获得解决问题的有效技能。要发挥来访者的主观能动性，鼓励讲出自己的种种内心想法，对合理的想法给予一定的正强化和肯定，帮助分析可解决问题的途径，或提出可供选择的方案。在帮助解决来访者问题时，咨询者要扮演好教师和心理医生双重角色。向来访者提供有关信息，摆事实、讲道理，帮助来访者纠正认识上偏差的同时，要针对来访者的心理问题，采取必要的校正措施。如上述案例可以应用认知行为疗法或认识领悟疗法来调整该学生的看法和不合理信念，使其应用理性的、合理的方法对待现实并做切实的努力。

5. 评价、终止或转介　心理咨询的评价主要有三方面：来访者（或家人）自主评价，咨询者专业评价,咨询前后测验数值的对照。大多数主动来咨询的人,在经历劝导、帮助或心理治疗以后,都会有不同程度的改变。要实时鼓励、协助来咨询者以新形成的思维、行为模式来应付环境,并解决现实生活中出现的问题,逐渐走向独立做主,摆脱对咨询者的依赖。此时需要与来访者讨论结束咨询,做好咨询小结。

对一些心理问题较为复杂或顽固的来访者,或者咨询者自认为与来访者在某些方面不相匹配的,可以转介至其他咨询者。对于严重心理问题,必要时需要转介给专科医生就诊。

【案例12-3】　某中学女老师称:"半年前,我乘坐公共汽车,当时人很多,我莫名其妙地突然心慌、头晕,大汗淋漓,脸色苍白,四肢发麻,有要窒息死亡的感觉。当时我认为这下完了,赶快下车赶往医院。医生检查后说我没有什么大问题。以后又发作几次。从此,我就不敢乘公交车,后来连小汽车也不能乘,一上车就开始心慌,头晕,胸闷,出汗。现在我害怕出门,害怕遇到车,甚至一提到汽车就有发病的感觉。您说,我是什么问题?快帮帮我,不然我要疯了。"

对于这类明显伴有焦虑情绪的人,有必要先转介到专业部门明确诊断。

心理咨询是一件十分重要的工作。在实际工作中,还要注意处理好咨询双方的角色关系。心理咨询人员要与来访者建立良好的关系,要热情、诚恳、耐心、负责,让来访者畅所欲言,疏泄情感;又要把握好自己的主动地位,认真检查排除来访者有无器质性疾病,查明病因、明确诊断,制订治疗方案;咨询者要以身作则,用建设性态度影响对方,贡献出自己的经验和知识;同时要注意引导来访者积极参加,使其更多承担责任,自主成长,确定疗效,追踪观察。在咨询中要注意了解、评价与反馈,避免过早地下判断、提忠告以及不恰当地赞扬和道德谴责;在咨询过程中注意各阶段的侧重点,不能机械遵守咨询程序的划分,要依据来访者的实际情况进行应用。心理咨询不但是科学技术,更是一门科学艺术,只有反复实践、不断总结提炼,才能掌握其精髓并灵活应用。

(四)心理咨询人员的要求

1. 人格条件　具有良好的人格是做好心理咨询人员重要的条件。首先应是一个心理相对健康的人,具备积极正确的世界观、价值观;其次应当是热爱生活、有良好适应能力的人;还要是一个乐于助人并且认真负责的人。

2. 知识条件　心理咨询者必须有心理学和精神病等医学基础理论知识,还要有行为科学、社会科学、哲学等多方面知识,只有这样才能更好地理解来访者,并帮助其解脱困境。

3. 技术条件　具有丰富的社会实际知识、娴熟的语言技能、评价及研究能力等,包括倾听、提问、解释、暗示等技巧的运用。能够针对不同的来访者,设计出相应的方案,以提高心理咨询效果。

4. 道德条件　心理咨询者应具有高尚的职业道德修养,心地善良,能真诚地对待来访者,尊重来访者的权益,为其保守隐私,不谋私利。

(五)来咨询者的注意事项

1. 要有求助的动机愿望　接受心理咨询的人,并不一定是心理障碍者。所以,面对咨询者,要放下面子,正视自己存在的问题,勇于与心理咨询者探讨自己的心理问题,这是自信、明智的选择。

2. 要勇于开口,主动倾诉　要主动交流,不要羞于开口或含糊其词。主动倾诉本身就是一种宣泄,也是心理治疗。但讲述时不要纠缠细枝末节。心理咨询者能做的只是帮助你

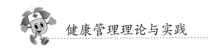

澄清事实,分析利弊,开阔和转变思维,疏导不良情绪,进而使来咨询者发现自己的优势和潜能。如果能做到开门见山,直接讲述自己的问题最好。

3. 坚持耐心,不能浅尝辄止　所谓"江山易改,本性难移",本性就是指人们的固有的心理活动,即思维、情绪和行为。所以,心理问题是长期"积蓄"的结果,要解决是需要时间和过程的,不能急于求成。

4. 要在自己心情好的时候去找心理医生　普通人都认为,只有心情不好时才去找心理医生,其实心情特别糟糕时,情绪不稳定,缺乏对事物的客观判断性,也不大容易听进咨询者的建议和忠告,只是起到情绪宣泄和得到安慰的效果。

三、心理咨询的技巧

(一)非语言行为的运用

心理咨询的关键是咨询双方建立咨询。咨询者除了具有良好的语言能力,还要有驾驭来访者的非语言能力。咨询是由言语内容和非言语行为交互作用而达成的。许多时候,非言语行为所表达的内容、情感比言语更丰富、更准确。人的思想、情感、行为、言语和身体动作是一种复合的过程,在人际交流中,须将这些因素结合起来,才能达到真正的了解和沟通。非言语行为主要包括:目光注视、面部表情、身体状态、声音特性、空间距离、衣着、步态等等。善于应用非言语行为,是一个优秀咨询者的基本功。如面目表情为非言语行为提供许多言语不能直接提供的信息,甚至是言语想要回避、隐藏的内容。来访者或咨询者的某种愤怒、压抑、焦虑、恐惧、不安、厌恶、鄙视、兴奋、满意等情绪状态,若用非言语信号交流往往会更清楚,有时来访者也许会试图隐藏其真实情感,但却无意识地通过难以控制的非语言行为而暴露出来。

咨询者在应用非言语行为观察来访者的同时,也要重视把自己的非言语行为融入言语表达中去,渗透在咨询过程中,咨询员通过非言语行为传达的共情态度比言语还多。因此,并非只是嘴巴在参与咨询,而是整个人在参与咨询。是否能赢得来访者的信任、好感,很大程度上取决于非言语行为的传达。倘若咨询员嘴上说"我尊重你,我关心你",然而眼睛却东张西望,身子往后靠,晃荡着,双手交叉在胸前,这种动作、神态很难使来访者相信咨询者对他的关注。有时来访者正兴致勃勃地叙述着,而咨询者对叙述的东西不感兴趣或心中有事,就会有意无意地表现出不耐烦,这种信息会影响到来访者的积极性,让他觉得扫兴、失望,从而破坏咨询关系。相比语言信息,来访者更加相信非语言信息表达的意思。

咨询者在咨询中的非言语行为受其价值观念、品德修养、对人的信念等诸多因素的影响。它是咨询理论和技巧之外的东西,对咨询成败却是举足轻重的。咨询者必须不断提高自己内在的素养,将来访者作为有心理问题的"人",与之进行心灵交流,充分尊重来访者,对其充满感情、真挚而又十分谨慎,在咨询中,将所听、所看、所想及所说后得到的信息进行综合分析、比较、遴选,形成新的认识,并相应调整自己的非言语行为。

(二)咨询技术应用

心理咨询技术一般分为参与性技术和影响性技术。所谓参与性技术,指咨询者能与来咨询者同参与同一话题内容的技术,包括询问方式是封闭性询问还是开放性询问,鼓励,释义,情感反应,参与性概述等;而影响性技术指咨询者对来咨询者影响程度的技术,包括指导、内容表达、情感表达、影响性概述、解释等。对健康管理师来说,应将参与性技术和影响性技术灵活应用,反复实践,提高咨询基本功。

1. 倾听　咨询者要学会仔细地倾听来访者的叙述,这是十分必要的。倾听能够深入了解情况,表达对来访者的关注和兴趣,是建立咨询关系的必要条件。倾听对于某些寻求理解、安慰、宣泄的来访者来说,还具有帮助、治疗的效果。

咨询者的听是一种主动、积极的听,是参与式的倾听。不仅仅用耳朵听,更重要的是用心去听,去设身处地地感受。不但要听懂来访者通过言语、行为所表达出来的东西,还要听出来访者在交谈中所省略的和没有表达出来的内容。有时来访者说的和实际的并不一致,或者来访者避重就轻,自觉或不自觉地回避更本质性的问题。例如在中国文化背景下,性是许多人羞于启齿、极为敏感的问题,有人长篇大论地描述其困惑,但最重要的往往有可能是最后一个主题。因此,来访者常常只谈些皮毛的问题或打"擦边球",有时他们希望咨询员能听出问题,以主动地向他们询问。

正确的倾听要求咨询员以机警和共情的态度深入到来访者的烦恼中去,细心地注意来访者的所言所行,注意对方如何表达自己的问题,如何谈论自己及由己与他人的关系,以及如何对所遇问题作出反应。还要注意来访者在叙述时的犹豫停顿、语调变化以及伴随言语出现的各种表情、姿势、动作等,从而对来访者作出更完善的判断。所以,相对于"讲"来说,"听"更重要,尤其在咨询的初期和中期。倾听不仅可以明了情况,建立咨、访关系,更具有助人效果。

2. 询问　除了少数来访者主动述说外,大多数咨询过程中是咨询者首先提问的。此时需要学会将"开放性询问"和"封闭性询问"相结合,且以开放性询问为主。开放性询问通常使用"什么"、"如何"、"为什么"、"能不能"、"愿不愿意"等词来发问,让来访者就有关问题、思想、情感给予详细的说明。带"什么"的询问往往能获得一些事实、资料,如"你要解决这个问题做了些什么呢?";带"如何"的询问往往牵涉到某一件事的过程、看法以及对方的情绪反应,如"你是如何看待这件事?";而"为什么"的询问则是对原因的探讨,如"你为什么不喜欢这项工作?";有时用"愿不愿"、"能不能"起始的询问句,以促进来访者作自我剖析,如"你能不能告诉我你为什么这么害怕动物。"由此可见,不同的询问用词可导致不同的结果。

例如,一位咨询者对一位不愿意来咨询的 25 岁的失恋男青年的开场语可以是:"你好,我已经看到你满脸的愁绪,我很愿意为你提供帮助。你认为我们应该从哪里开始好呢?"

而封闭性询问通常使用"是不是"、"对不对"、"要不要"、"有没有"等词,而回答也是"是"、"否"式的简单答案。这种询问常用来收集资料并加以条理化,澄清事实,获取重点,缩小讨论范围。

例如,对上述来访者这样问,"你是不是认为是她对你不忠? 你现在听说你前女友生活得不是很好,你说这话有没有得意的成分?"

咨询员若过多地使用封闭性询问,就会使来访者陷入被动回答之中,压制来访者自我表达的愿望和积极性而使之沉默,甚至有压抑感和被讯问的感觉,因此,咨询者应较多地使用开放式询问方式,让来访者充分表达自己的内心问题,以便获取更多的信息。

无论是使用开放性询问还是封闭性询问,咨询者都要重视把它建立在良好的咨、访关系基础上,否则可能使来访者产生一种被询问、被窥探、被剖析的感觉,从而产生抵抗;询问时要注意询问的方式,询问的语气语调不能轻浮,不能咄咄逼人或指责,尤其是涉及一些个人隐私性的问题时,要注意结合咨询对象的文化背景、生活习俗、受教育程度等。询问是咨询的重要步骤,而不是为了满足咨询员的好奇心或窥探隐私的欲望。同一句话,咨询者用

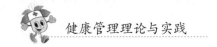

不同的神态、语气、语调以及有不同的咨、访关系，就可能产生出截然不同的效果。

3. 共情 共情又称移情、同情、投情、同理心等。简而言之，即指设身处地，以来访者的眼睛看世界，是体验对方内心世界的能力。共情被认为是建立咨、访关系的首要因素，是咨询的基本特质。共情包括了三方面的含义：一是咨询者借助于来访者的言谈举止，深入对方内心去体验他的情感、思维；二是借助于知识和经验，把握来访者的体验与他的经历和人格间的联系，以更好理解问题的实质；三是运用咨询技巧，把自己的共情传达给对方，以影响对方并取得反馈。例如：

来访者："我们一起生活了8年，我跟他吃了那么多苦，他现在却跟别的女人跑了！嫌弃我老了，不漂亮了。"

咨询者："我想，你是觉得遇到了不公正的待遇，很气愤。我很理解你现在的心情。"

共情在咨询中十分重要，由于共情，咨询者能设身处地地理解来访者，从而能更准确地把握材料。由于共情，来访者感到自己被接纳、被理解，从而产生一种愉快、满足，这有助于建立咨、访关系。由于共情，促进了来访者的自我表达、自我探索，从而达到更多的自我了解和咨、访双方更深入的沟通。对那些迫切需要获得理解、关怀和情感倾诉的来访者，共情具有明显的助人、治疗效果。

4. 具体化 具体化指咨询者协助来访者清楚、准确地表述他们的观点、所用的概念、所体验到的情感以及所经历的事件。不少来访者所叙述的思想、情感、事件常常是模糊、混乱、矛盾、不合理的，这些常常是引起来访者困扰的重要原因，同时也使问题变得越来越复杂，越纠缠不清。咨询者借助于具体化这一咨询特质，澄清来访者所表达的那些模糊不清的观念，及时把握真实情况，同时，使来访者弄清自己的所思所感。

咨询者在遇到以下情况时采取相应的"具体化"对策。

（1）问题模糊：有时来访者表达不清楚自己想要表达的思想、情感和事情经过，或者自己也搞不清事情是怎样的，自己究竟怎样思考的，体验到的往往是一种不确定的、模糊的感觉。往往会用一些含糊的、很普遍的字眼，比如"我烦死了"、"我感到绝望"等来描述。来访者的这些自我感觉的判断、结论，往往起源于某些具体的事件，由于不合理的思维和简化，变成了一种抽象的观念或模糊的情绪。咨询者的任务就是要使用"具体化"方法，采用剥笋方法，层层解析，由表及里，使这种模糊的情绪、思想逐渐变得清晰起来，还其本来面目，让来访者明了真相。如"你愿意具体说说让你烦恼的原因吗？"

（2）过分概括化：引起来访者心理困扰的表述过分概括化，即以偏概全的思维方式。如把对个别事件的意见上升为一般性的结论，把对事的看法发展到对某人，把有时演变为经常，把过去扩大到现在和未来。这就需要予以澄清。比如"我的同学都不喜欢我"是过分概括的结论。通过具体化分析，发现来访者具有把"把个别扩大到全体，把玩笑当成恶意"的过分概括化的思维，从而对人际关系产生不良评价，并进而影响自己的情绪，出现抑郁、冷漠、不信任等心理。咨询者需要应用"具体化"技巧澄清事实，把来访者的结论改变为"我是不是可以理解为你认为你的同桌同学不太喜欢你？"分析具体的事情是否能代表本质从而分析来访者的认知模式，用正确的观念代替不合理的观念，纠正不合理的思维模式。

5. 解释和指导 释义又称说明，指咨询者把来访者的主要言谈、思想，加以综合整理后，再反馈给来访者。释义使得来访者有机会再次来剖析自己的困扰，重新组合那些零散的事件和关系，深化谈话的内容。由于咨询者把来访者的思想以十分简明的方式反馈给来访者，有助于来访者更加清晰自己的思路，从而作出决定。解释是咨询者在总结说明来访者表达的实质性内容,结合自己的理论和人生经验来为来访者提供一种认识自身问题,以及认识自己和周围关系的新思维、新理论、新方法。解释被认为是面谈技巧中最复杂的一种,是一项富有创造性的工作。咨询者水平高低很大程度上取决于理论联系实际的能力。

例如:

来访者:"我其实很能吃苦耐劳,可是现在的工作压力太大了。"

咨询者:"你是说你是喜欢面临挑战的,也喜欢有一定压力的工作;但现在的工作要求太高了,超出了你能承受的范围,你感到受不了?"

来访者:"是这个意思。"

这句中咨询者应用了释义和解释的方法,又表达了共情,使来访者感到被理解。

指导即咨询者直接指示来访者做某件事、说某些话或以某种方式行动,是影响力最明显的一种技巧。使用时必须有良好的咨、访关系基础,咨询者应十分明确自己对来访者指导些什么,以及效果怎样。叙述应清楚,要让来访者真正理解指导的内容。同时,不能以权威的身份出现,强迫来访者执行,若来访者不理解、不接受,效果就差,甚至无效,还会引起反感。指导时的言语和非言语行为都会同时对来访者产生影响。

第四节 常见疾病的心理特征与心理干预

一、常见疾病的心理特征

(一)患病后的一般心理反应

每个人在患病后,由于疾病、对疾病的认识、个人的心理待征和所处的社会生活环境等不同而产生不同的心理反应。

1. 抑郁 抑郁是一种现实丧失或预期丧失引起的消极心情。患病时因为失去健康、或器官组织或社会功能的丧失而产生抑郁情绪。病人抑郁情绪的表现方式是多种多样的,从故作姿态、极力掩饰、少言寡语、对外界任何事物都不感兴趣,到哭泣不语等多种表现;还有的自暴自弃,放弃治疗,甚至出现绝望情绪、产生轻生的念头。

2. 焦虑 当人患病后,无论生理和心理都感受到威胁,故产生焦虑情结。调查发现,有63%的内科病人出现焦虑。由于对疾病的担心,对病因、转归、预后不明确,可导致与疾病有关的焦虑。医院的陌生环境、抢救病人的紧张气氛以及病人所见所闻也是引起焦虑的重要因素。焦虑可表现为担忧、易激惹,睡不好觉,吃不好饭,动则生气或任性。有时也会出现一些反常行为,如突然梳洗打扮、理发刮脸、狼吞虎咽地吃东西、在病房来回走动等。

3. 孤独感 患病后离开熟悉环境,在医院陌生环境中接触陌生的人,本身就会产生孤独感。孤独感是住院病人常见的心理反应。在医院,病人所获得的各种信息减少,对亲人依恋的需要不能满足,每天和医护人员接触交谈的时间不长,常使病人在他们住进病室的第一天时就有度日如年之感。晚上夜深人静不能入眠,孤独感尤为突出,一些病人会烦躁不安,起来踱步。老人、儿童以及长期住院的病人孤独感尤甚。

4. 被动依赖 进入病人角色,病人大都会产生一种被动依赖的心理状态,表现为被动、顺从、娇嗔、依赖,情感脆弱甚至带点幼稚的色彩,希望获得家庭、社会、亲朋好友的关心和支持。这与病人角色的改变及其自我暗示有关。如只要亲人在场,本来可以自己干的事也让别人做。过度的被动依赖将不利于疾病康复过程中病人主观能动性的发挥。

5. 否认　有的病人怀疑或否认自己患病。尤其是对肿瘤等预后不良的疾病,否认心理更为常见。否认是应付危害情境的一种自我防卫方式,自我否认可以暂时避免过分的焦虑与恐惧,具有一定的自我保护作用,但往往会贻误病情。

据调查,医院的住院病人中最为常见的心理问题是焦虑和抑郁,其发生率为5.8%～30%。上海曙光医院对83例内科住院病人的调查发现,主观上有焦虑者占63%,客观上有焦虑表现者占42%;有不同程度绝望感者占31%;情绪忧郁甚至有轻生观念者占23%;36%的病人有孤独感。对这类患者支持性心理治疗是最基本的干预方法。无论是家人、朋友、同事或健康管理师,均可以提供安慰、鼓励、理解、支持的帮助。

（二）慢性疾病患者的心理特点

随着生活水平的提高,心脑血管疾病、肿瘤、糖尿病等慢性疾病已成为严重危害居民生命和健康的头号大敌。有些临床症状如疼痛、失眠、便秘、尿失禁等,也长期困扰着众多患者。而慢性病导致的心理社会压力严重地影响病人及其家庭的身心、职业和经济状况。罹患慢性疾病的患者长期受病痛折磨,心理、身体均产生变化。所以,经常会听到许多慢性病人家属抱怨说,生病时间长了,人也变了,脾气不好,爱挑别,或是孤僻、不爱说话,越来越不好侍候。这些心理上的变化,与病人本身性格有关,与患病时间长短以及与疾病性质和治疗情况有关,也容易被人误解,了解这些心理变化有助于理解、体谅和帮助病人。

1. 外向投射性心理反应　一些病人遇到自己不能接受的挫折之后,将原因完全归咎于客观情况,责己少,责人多。他们非常关注自己躯体方面的变化,感觉过敏,常提出过高的治疗与护理要求。责怪医生未精心治疗,责怪家人未尽心照料,好挑别、任性、易动感情、人际关系紧张。往往看什么都不顺眼,给人以不近人情的感觉。病情越重,病程越长,这种反应越严重。所以,了解患者的心理变化,有针对性地进行心理安慰、治疗,建立良好的医患关系,家属耐心热情地照顾,采取关心、同情态度,均可使情况好转,矛盾缓解。适当的也可采用认知行为干预方法,如运动、做部分力所能及的事等方法,转化患者的一些负性情绪。

例如:某45岁男性患者,患脑卒中后遗留左侧肢体功能障碍,只能病退在家。刚开始,还能积极配合康复治疗。时间长了就怀疑妻子嫌弃他,整日埋怨妻子回家晚,抱怨自己好时工作太辛苦,又要照顾家,现在累瘫了,没人管,遭嫌弃等等。家人劝说后当时有效,但是妻子因工作忙有事稍晚回家,情况又回到以前。妻子没有办法,只好请来婆婆在家照顾生活,自己辞掉报社领导职务,重新干起编辑工作,并将需要编辑的文稿带回家,有时要患者帮助打印一些文字。患者感到自己又能有用,又有妻子和母亲陪同,心情明显好转,恢复速度明显增快。

2. 内向投射性心理反应　一些病人患病后自我压制,压抑自己的意念、感情和冲动。他们常感到自己给家庭及他人带来负担,对疾病治疗失去信心,而失去生活信念,产生厌世消极意念,出现抑郁、自责、退缩甚至自杀。对这些患者家庭的感情支持、医生的鼓励和继续治疗的保证是减轻或消除这类抑郁反应的最好措施。严重时可给予少量抗抑郁药物帮助。

3. "病人角色"习惯化　由于患病,需要休养、服药、打针和被照顾,脱离工作,减轻某些责任或约束。而患有慢性疾病的病人逐渐进入"病人角色",从心理上能面对患病现实,执行医嘱,配合治疗。同时也得到某些好处,即"继发性获益",长期依赖于医护的治疗,受到亲人的关怀与照顾,病人会变得被动、依赖性增强,本来自己可以做的事情,也不愿意动手,情感变得脆弱、幼稚,总希望亲友多照顾、多探视、多关心自己。

病人角色不利于病人康复，甚至阻碍疾病的好转，给家庭带来心理和经济的压力。在慢性疾病防治过程中，要发挥病人的主观能动性，共同参与治疗方案的制定。既要让病人好好休息，又要鼓励他们为日后恢复工作或回归生活进行准备，使病人摆脱心理依赖，产生要"康复"的动机，以尽早达到心理上的康复。

例如：某38岁女性病人，丈夫开车撞在路边，她当时坐在副驾驶位，头部被碰，头皮擦伤，其丈夫殷勤照顾，之后她经常头痛，多项检查均未见异常。最后诊断为心因性头痛。原来，夫妻两人既往是同学，后丈夫下海做生意取得成功，自己觉得丈夫对自己疏远，很担心；此次因丈夫错误造成她头受伤，而丈夫对自己照顾又非常周到，自己体会到以前恩爱的感觉，甚是欣慰。可是随着时间的推移，丈夫又不停地在外忙碌，她一人在家没事就感到头痛。

对此类来访者，在给以支持性心理干预，转移其注意力外，适当应用认知疗法让其认识自己的内心的想法，或许有所帮助。

（三）癌症患者的心理特点

易患癌症的人有其独特性格特征。国内外大量研究认为，癌的发生与转归同人的性格有相关性。性格积极乐观、豁达、能及时排解不良情绪的人，癌瘤生长缓慢，甚至会自然消退。而癌症患者的性格倾向于克制或压抑自己的情绪，不善于表达或发泄，诸如焦虑、抑郁、绝望等负性情绪；行为表现退缩：由于负面情绪不能及时宣泄，而导致一系列退缩表现，往往为了使别人高兴不惜牺牲自己的愿望，对自己的需要、挫折和愤怒采取忍受态度，过分自我克制，回避矛盾、迁就、忍让、依赖、顺从；易出现无助无望的心理状态：经常无力应付生活的压力，而感到绝望、孤立无援，表现为过分地克制。

患癌以后，更易出现持久的不良情结和行为反应。一方面悲观绝望，另一方面又压抑这种不良情绪，反而使焦虑、抑郁情绪得不到疏泄而持续存在。多数学者认为癌症患者的心理变化过程分为：①否认期：不认可医生的诊断，不相信自己患有癌症。②恐惧与愤怒期：在经过反复验证确信患有癌症后，患者表现出害怕、恐惧，担心自己的生命快速结束；同时滋生怨气，"为什么偏偏是我得病？"③妥协期：患者心理状态由愤怒转入妥协，不再怨天尤人，开始变为平静，能够顺从或配合治疗。④抑郁期：患者完全接受疾病结果，情绪消沉，悲观绝望，身心疲惫。⑤接受期：此时患者心情平静，能够面对死亡，平静、安详、坦然地接受死亡。当然，这些阶段不是一成不变的，家人或亲友及健康管理者要根据具体表现，采取相应措施，以支持性心理干预为主，在关心、同情、体贴、理解、谅解等方面下功夫，帮助患者度过心理的打击，调整其适应能力。

患者心理适应能力是影响癌症治疗转归的重要因素。癌症是在多种致癌因素共同作用下形成的，经确诊后，虽然得到了有效的手术和放、化疗，但是如果致癌的外因未能消除，患者又无能力改变外因，同时又缺乏心理适应能力，仍然处在长期悲伤、压抑、失望、愤怒的负性情绪状态中，不能脱离致癌情境，那么肿瘤仍容易复发、恶化，也可能罹患新的肿瘤。

防癌治癌从心理方面来说，关键是要提高自己的心理适应能力，完善性格方面的弱点，学会摆脱困难挫折引起的情绪困扰，快速恢复心理平衡，避免不良情结对身心健康的影响。

（四）外科手术前后患者心理特点

手术是外科治疗病人的一种主要手段。手术前，病人及家属都要填写一个手术同意书，里面会列出很多手术可能带来的不良事件，甚至死亡也在其中。这些都给患者带来心理刺激，对手术产生恐惧反应。而手术前病人最常见的心理反应是焦虑，表现烦躁不安、担

317

心手术失败、到处打听别人的手术效果、晚上不睡觉等等。术前高度焦虑和恐惧的病人会出现心跳加快、血压升高、呼吸加深加快,这些自主神经功能紊乱,可影响手术的顺利进行;在术后也会有高度的焦虑和紧张,延缓躯体的康复过程。也有病人术前心理准备不足,一旦出现术中危险或术后有并发症而又惊慌失措、一筹莫展,不能承受。

手术作为创伤应激,会影响病人的心理活动,而心理活动也会反过来影响手术的效果,影响疾病的转归。一般而言,社会适应良好、术前只有轻度焦虑、对手术充分了解、对疾病治疗充满信心、希望康复的动机充分、对手术有合理的期望,均提示手术的预后良好。相反,术前没有做好充分的心理准备,术后心理恢复也较慢。

例如,某女性患者,因"外伤致右足粉碎性骨折"而急诊行"右足切除术",术中一度麻醉程度不深,患者似醒非醒,仿佛看到了无影灯下的医务人员身影,听到了刀、剪、钳碰撞的声音;术后患者完全清醒后,经常回想起术中发生的事情,不能接受自己失去右足的现实,较长时间地沉浸在悲观、失落的情绪之中。

二、心理干预的常用方法

在国内心理咨询被看成是心理治疗的同义词,只是采用的方法和技术相对简单。根据心理咨询的性质,可以分为发展咨询和健康咨询。根据咨询的规模,可分为个体咨询与团体咨询;根据治疗时程可分为短程、中程和长期的心理咨询;根据咨询依据的理论可分为精神分析的、行为主义心理学的、认知心理学的和人本主义的心理咨询。根据咨询的方式,可分为面对面咨询、电话咨询、互联网咨询等等。

（一）支持性心理治疗

支持性心理治疗主要依靠安慰、解释、鼓励、保证等手段对对方进行干预活动。其基本的前提是心理咨询者要与病人或来访者建立起融洽的咨、访关系。在这种条件下,干预者的劝说、安慰、解释与指导才能产生效果。

1. 解释、劝导和启发　患病之后由于对疾病缺乏了解和认识,产生焦虑、恐惧等心理应激,所以恰当的解释,说明道理,消除患者疑虑。解释要耐心,语言要恰当,言简意赅,通俗易懂。必要时动员亲友、单位来共同进行解释,或请相似的病友来现身说法,以起到劝解病人,解除焦虑,启发病人发挥主观能动性,树立与疾病作斗争的信心。

2. 鼓励、同情与安慰　鼓励病人通过自身的努力发挥主观能动性,以极大的同情与安慰来帮助和指导病人分析认识他所面临的问题。心理医生面对病人,要给病人以鼓励、同情和安慰,叫病人鼓起生命的风帆,积极适应现状,争取达到更理想的目标。

3. 保证与支持　病人的焦虑和紧张是无法或不容易被一般人消除的。因此,咨询者或者医务人员要以充分的事实为根据,以医学科学为基础,向病人提出适度保证,支持病人战胜疾病的信心,消除患者的不必要焦虑和紧张不安。

4. 恰当利用宣泄　在支持性心理治疗中,恰当地利用宣泄手段,使患者将淤积在内心的苦闷倾诉出来,往往不经治疗,患者也会自感轻松。

5. 指导说服　有效的指导来源于对实际情况精辟的分析。咨询者要根据患者的具体情况告诉病人如何配合治疗、积极恢复健康;如何处理好社会、学习、工作、事物和人际关系,甚至如何去面对生活,迎接挑战。启发患者自己树立信心,战胜疾病。

6. 暗示　暗示是通过咨询者的语言,使病人不经思维逻辑判断,直觉地接受给他的观念、劝告。暗示成功与否的关键在于病人对咨询者的信任程度和病人的人格特征。暗示要掌握适应证,语言要诚挚、肯定,使用时要随机应变,灵活掌握,临场发挥。

7. 改变环境　环境在心理障碍的形成和持续中的作用是显而易见的,因此,改变环境对消除心理障碍具有重要意义。所谓改变环境,主要是指病人面对的客观环境,而较多则着眼于改变微观环境,如家庭、夫妻、子女关系、亲友关系、生活事件等,同时也应告诉病人要学会能主动适应社会大环境的变化能力,如职业变动等。

支持性心理治疗是所有心理疗法的基础和共有成分,是心理咨询者重要的基本功之一。当病人暂时蒙受巨大灾难或强烈刺激,心身难以应付时,社区、家庭心理咨询者给予权威性支持,使之增强抵御能力,进而适应环境。这种疗法还可协助病人进行疏导,以消除对某些问题的敏感(如对致残、死亡等的突然袭击),有时还可通过"发泄"或"公开讨论",把心中的不满、委屈等发泄出来,使焦虑情绪得以缓解或消除。

（二）认知性心理治疗

认知疗法是根据认知过程影响情感和行为的理论,通过分析患者的认知特点,改变人们的不合理想法和看法来着手调整不良情绪和不适应行为,达到克服心理障碍,使心身健康的一类心理治疗方法。目前常用的认知治疗方法包括合理情绪疗法、自我指导训练、Beck 认知疗法和问题解决治疗等。认知疗法有许多特点,它适用范围较广,疗程简短,结构明确,操作性强,疗效显著,易于接受,是一种适合我国国情的有效心理治疗/干预方法。

认知疗法适应范围较广,焦虑障碍、抑郁障碍、自杀行为、惊恐障碍、强迫症、进食障碍、慢性疼痛、药物依赖、性心理障碍及人格障碍等等都可以试用认知疗法。

认知疗法把心理划分为认知(想法)、情绪和行为三个方面。心理障碍者往往持有难以意识到的不合理自动想法,称为功能失调性自动想法,包括:①任意推断,缺乏事实根据,草率地下结论;②情绪化推理,用自己以往情绪体验的经验来推断当前境遇中必然会出现的情绪反应;③过度引申,从已发生的一件事情引申出整体事物的一般规律;④以偏概全,仅根据个别细节,而不考虑其他情况就对整个事物作出结论;⑤非此即彼,看问题绝对化,非黑即白,没有中间余地;⑥个人化,主动为别人的过失或不幸承担责任;⑦选择性消极关注,只注意事物中个别负面的细节而忽视事物的整体等等。

认知干预中咨询者的角色应是起指导者的作用,所以建立良好的咨、访关系是认知干预的基本环节,也是取得疗效的基础。咨询者应帮助来访者了解自己的心理问题的根源,可以从收集来访者的负性自动想法做起,然后与来访者共同检验自动想法,思考、分析、调整想法的合理性。针对病人的各种自动想法,通过双方合作,从不同的角度来引导病人建立合理的思维方式,鼓励来访者对原来的思维模式、情感体验模式以及行为模式进行挑战,启发建立新的评价体系、体验方式和适应性应对技能,从而改变情绪与行为。

例如:某老年人,认为自己身体不好,给家人添麻烦,以消极的方式对待生活。认知干预的要点是帮助老人去了解,并不是身体不好给家人增加负担,而是自己消极的生活态度在给家人添增麻烦。鼓励老人家练习自己能多照顾自己,建立比较积极的态度去过日常的生活,间接地也就减少了家人的烦恼。

（三）行为矫正疗法

行为矫正疗法简称行为疗法,是通过学习和训练来矫正患者的异常行为,也称条件反射法和学习疗法。该法是根据学习理论或条件反射理论、技术等,来矫正和消除患者建立的异常的条件反射行为,或通过对个体进行反复的训练,建立新的条件反射行为,以改变、矫正不良行为的一类心理治疗方法。

行为理论认为"没有病人，只有症状"，治疗的目标就是改变人的行为，即消灭我们认为是症状的不良行为，塑造良好的、健康的行为。同时认为症状性行为是学习得来的，既然是学习得到的不良习惯，通过学习也能把它们消灭掉。在行为治疗中，来访者需要有较强的治疗动机，这样才能够取得疗效。一般用于焦虑症、恐怖症、社交障碍等。常用的方法有系统脱敏、冲击疗法、厌恶疗法、自信训练、代替强化法等。

1. 放松训练　通过降低肌肉紧张和自主神经兴奋来减轻焦虑。第一步，先学会部分肌肉放松，可以交替练习上臂、胸部、面部和腹部肌肉的紧张和放松，依此类推，最后全身放松。然后，练习缓慢地呼吸，同时想象休息的情境，如风和日丽的沙滩，清风习习，体会心情放松的感觉。让来访者交替体会全身肌肉放松、心情放松的感觉。每次这样的练习持续15～20分钟。根据来访者学习掌握的速度，每次练习放松肌群的数量可以有所不同，整个治疗阶段需要不断地缓慢呼吸和想象休息的情境，使来访者能够迅速地放松，并学会在应激状态时使用这种放松技术。

2. 社交技巧和自信心的练习　此类方法用于过度害羞或回避社交的人。第一步是分析来访者的行为，其中包括面部表情、眼神接触、语调以及社交场合的交际语言，然后帮助病人在某些适当场合练习社交的技能和自信。如不敢看异性的面容，咨询者可以帮助其制定恰当的反应等级，如先看异性衣物的反应、看异性照片的反应、看异性面容局部的反应、看面容整体的反应等等，设计讨论越详细越好，使病人学会怎样去应付这些不良反应，逐渐建立起正确反应。咨询者和来访者可以互换角色，用来帮助来访者了解他人的看法，鼓励来访者在人群中适当地练习所学到的方法，并每天记录练习的过程和结果。

3. 阳性强化法　可用于矫正因社会后果而强化的异常行为。例如，儿童的脾气暴怒因为受到他人注意而得以强化。治疗的目的首先是消除异常行为的强化源，然后是奖赏合理行为，奖励可以是语言的，也可以是物质鼓励，只要他有合理、规范行为，就给以正面表扬同时给予小孩喜欢的玩具。久而久之，儿童的合理诉求，规范行为就固定下来。

（四）心理分析治疗

心理分析是经典的心理治疗方法，它是由著名的精神科医生弗洛伊德在19世纪末创立的一种个别特殊的心理治疗方法。根据弗洛伊德心理动力学的有关理论，认为人们的心理问题和心理障碍往往与他们在孩提时期的某些特殊经历有关。在早年的成长过程中，形成的心理症结问题会被压抑到无意识中，他们难以自我觉察，但可能成为以后产生心理问题的根源。如果这些病人接受了心理分析治疗，分析医生能帮助他们揭示隐含在无意识中的欲望和动机，使他们了解自己面对困难的特定方式，调控心理防御机制，发展和成熟人格，以便走出心理的误区。

心理分析治疗主要适用于治疗癔症、强迫症和恐怖症。通常需要较长的疗程，采用自由联想、宣泄、释梦、移情、克服阻抗的技术帮助病人发现、解释潜抑在无意识中的症结，然后不断分析，深入诠释，引导病人了解真相并接受内心的冲突和深层的需求。

（五）认知领悟疗法

认知领悟疗法是中国钟友彬先生根据心理动力学理论，结合中国的具体情况和国人的生活习惯，经多年临床实践，于20世纪70年代末设计提出的。又称"中国式的心理分析法"或"钟式领悟疗法"。

这一疗法是从心理分析和心理动力学疗法派生的，它保留了有关潜意识和心理防卫机制的理论，承认幼年期的生活经历尤其是创伤体验对个性形成的影响，并可成为成年后心理疾病的根源;不同意把各种心理疾病的根据都归之于幼儿"性"心理的症结,而认为性变态是成年人用他本人所未意识到的,即用幼年的性取乐方式解决他的性困惑或解除他苦闷的表现。因此,在治疗时要用符合病人生活经验来解释,使病人理解、认识,并相信他的症状和病态行为的幼稚性、荒谬性和不符合成年人逻辑的特点,这样可使病人达到真正的领悟,从而使病状消失。

钟友彬先生认为,中国人至少有以下两个方面的生活习惯与传统认识、心理动力学原理相接近:①相信幼年经历或遭遇对人的个性及日后心理健康的重大影响。俗话说:"三岁之魂,七十之魄"、"三岁看老",即说明了幼年和成年心理特征的连续关系。②认为可以从成年人的观念、作风和行为中看出他幼年时期受到的影响。如一个一向不知节俭的人,随意抛弃食物而不觉浪费,就可以推测他幼年时没有经历过受穷挨饿的生活。

（六）生物反馈疗法

生物反馈疗法是用现代电子仪器,将生物体内生理功能予以描记,并转换为数据、图形、声、光等反馈信号,使来访者根据反馈信号来学习调节自己体内不随意的内脏功能及其他躯体功能,达到防治疾病的目的。

生物反馈治疗始创于 20 世纪 70 年代,是松弛疗法与生物反馈技术的结合,实际上是一种通过自我暗示与自我催眠的手段,从而达到自我调节。反馈疗法可以治疗某些神经系统功能性与某些器质性病变所引起的局部肌肉疼痛、抽动、不全麻痹,心脏期前收缩、偏头痛、消化性溃疡等心身疾病。通过反馈信号对病人实行局部肌肉收缩与放松训练,达到全身放松的目的。生物反馈疗法在我国综合医院内有广泛使用。

三、心理干预方法的灵活应用

心理治疗方法很多,咨询者应充分地根据来访者的自身特点(如性别、年龄、文化、个性等)和问题特点(如简单的还是复杂的、普遍的还是个别的、紧急的还是非紧急的、正常的还是变态的、严重的还是轻微的等)来灵活地选择咨询技巧,并在咨询的过程中不断根据需要调整技术,以尽可能符合来访者的需要,收到最大的效益。灵活而有针对性地使用各种理论、方法、技巧,是心理咨询的精髓,亦是一名优秀的咨询者终身追求的目标。

【案例 12-4】　某女性,34 岁,刚提升为校长就遇到校舍基建、人事安排、薪酬改革等一系列棘手的问题,觉得无法应付,又累又烦,逐渐出现每天早晨醒来,感到心慌,怕去学校上班,硬着头皮去了也逐渐好转。自认为是太累了,经过暑假休息好转。但临近开学,又出现心慌等不适。开学那天,她突然出现心慌、面色苍白,大汗淋漓,回家休息症状消失。病程已经有半年以上。

分析:其问题属于情绪焦虑,特点是焦虑情绪并没有明确的对象。具体表现在"每天凌晨醒后心慌,怕去学校上班,去了也能好转"、"开学当天心慌、面色苍白,大汗淋漓"等。可以考虑为广泛性焦虑,即一种以缺乏明确对象和具体内容的提心吊胆及紧张不安为主的焦虑表现,伴有显著的自主神经症状、肌肉紧张及运动性不安等症状。病人无法解脱,感到痛苦。

在咨询中可以使用:①支持心理治疗:包括劝慰、鼓励、适当的保证、对躯体症状进行必要的临床检查,排除器质性疾病,由此判定是功能性的,以减轻患者的精神压力和心理负担,从而减轻患者焦虑情绪。②肌肉松弛训练、生物反馈治疗适用于轻度和中度焦虑症,并有诱导入催眠的作用。

【案例 12 - 5】 某女性,现年 41 岁,37 岁时生了一个儿子,非常可爱、聪明,再加上中年得子,所以深得她与丈夫的疼爱。但爱子不幸于几个月前夭折,当时丈夫伤心欲绝。自己虽然也很伤心,但仍劝丈夫节哀。当时丈夫就指责她为什么不像他这样难过,因而夫妻之间的关系出现了裂痕。该女因此终日郁郁寡欢、闷闷不乐,整日以泪洗面,不能去上班。

分析:该女主要问题是忧郁情绪。因为儿子的死亡打击以及丈夫的误解,产生了一种弥散性的消极心理状态。

在咨询过程中,可以帮助患者宣泄心中的消极情绪;引导她与丈夫沟通;引导她与其他亲人述说;引导她适度地恢复上班,与同事在一起,并努力参与一些群体活动;建议其与丈夫共同前来咨询。

【案例 12 - 6】 男性,大学教师。2 年前出差乘飞机,没想到飞机在起飞半小时后出现危险情况,后来安全降落。当时虽然害怕过,但过去了好像也没有事。以后也坐过几次飞机。最近半年突然不敢乘飞机,怕会出事情,而且怕高,怕乘电梯,怕登山,一到高处就会心理紧张,不敢往下看,心慌胸闷,呼吸局促,手脚发软。

分析:该来访者是恐惧,伴有焦虑情绪。这是一种不适应的行为,是由"以偏概全"和"任意推断"的曲解认知构成了他的心理问题,造成他对乘飞机和登高的恐惧。

咨询时可以通过认知疗法来改善来访者的认知结构,通过行为干预方法逐渐摆脱对飞机的恐惧。

【案例 12 - 7】 有一位女性来访者,因为情绪困扰前来心理咨询。在咨询中她谈到她以前也曾经有过一段时间的心理治疗经历,给她治疗的心理医生对她有性引诱、性骚扰的行为,并列举了不少细节。她说这些经历使得她的情绪困扰更为严重,精神严重抑郁……

分析:来访者具有严重的抑郁情绪,严重的心理困扰,此时有必要鉴别其所说的事实的可靠性。经验不足的咨询者往往忽视对当事人主诉真实性的判断,简单地信以为真,并在此基础上展开咨询。事实上,咨询者应当审慎地留意、检察当事人主诉的真实性,通过仔细的追问、访谈,考察其是不是妄想等精神症状,必要时转诊到专科医院就诊。只有排除器质性疾病,排除严重心理问题等情况后,方可进一步咨询。

处理抑郁情绪的方法:诉说宣泄、消除认知上的羞耻感和心理创伤,若症状严重时可配合药物治疗、建立心理支持系统等。

心理咨询的成败,在很大程度上取决于心理咨询者灵活运用心理咨询技巧的能力。这些技巧是经过正规心理咨询训练中而得,更主要的是在咨询实践中反复总结提高的结果。日常工作中无论使用哪种理论作为咨询依据,也无论使用哪种形式,都离不开会谈法、测验法和个案法。

会谈法是由心理咨询人员和来访者在特定的环境中进行面对面交谈的方法。一般分为两种,一种是结构式会谈,是指通常事先准备好谈话提纲或问卷,交谈时严格依照固定模式进行。这种会谈有助于收集信息和对比分析,省时省力,规范标准,也称标准化会谈。缺点是方式刻板,了解问题难以深入,来访者的主动性、积极性难以发挥。另一种是自由式会谈,是指无需预定问卷或谈话程序,交谈双方可自由交流,主要优点是轻松、灵活,双方易于表现真实情感。而缺点是费时,谈话难以控制,在实践中究竟哪种形式好,要视具体情况采用。

测验法是凭借心理测量等标准化工具,对来咨询者的心理和行为进行比较客观测定的一种方法。心理测验种类很多,国内多用修订量表,可供咨询人员选用。我国也自行编制一些量表,也可选用(详见心理测验部分)。

　　个案法是通过收集与个人有关的个案资料,从而全面、深入、系统地了解一个人的心理特征的方法。个案资料来源不限于个人,也可以是其家属、友人,都要全面收集。在掌握了充分资料后,写出个案记录。

　　另外,在心理咨询进行干预过程中要牢牢掌握一点,即心理咨询是一种咨询者和来访者的联盟关系,这种关系不同于一般的社会关系和人际关系,它具有客观性、保密性、深层性和限制性等特点。客观性是指咨询者始终要保持客观、中立立场,不将个人意见强加给对方,不能对对方妄加评判;保密性,即未经当事人同意,咨询者不可将有关信息让第三者知晓;深层性是双方在相互平等和尊重的基础上心灵互动关系;限制性,是指咨询关系在职责和时间等方面都有其专业限制。咨询关系只是解决来访者心理方面的问题,当咨询或治疗结束后,这种关系也就终止。

　　　　　　　　　　　　　　　　　　　　　　　　　　　　　　(李英辉　陈文姬)

第十三章　中医养生与健康

中医养生学是中华民族优秀文化的一个重要组成部分,它历史悠久,源远流长。在漫长的历史过程中,中国人民非常重视养生益寿,并在生活实践中积累了丰富的经验,创立了既有系统理论、多种流派、多种方法,又有民族特色的中医养生学,为中国人民的保健事业和中华民族的繁衍昌盛作出了杰出的贡献。

养生就是根据生命发展的规律,采取能够保养身体、减少疾病、增进健康、延年益寿的手段所进行的保健活动。自古以来,人们把养生的理论和方法叫做"养生之道"。例如《素问·上古天真论》说:"上古之人,其知道者,法于阴阳,和于术数,食饮有节,起居有常,不妄作劳,故能形与神俱,而尽终其天年,度百岁乃去"。此处的"道",就是养生之道。能否健康长寿,不仅在于能否懂得养生之道,而更为重要的是能否把养生之道贯彻应用到日常生活中去。养生是通过养精神、调饮食、练形体、慎房事、适寒温等各种方法去实现的,是一种综合性的强身益寿活动。

第一节　中医养生保健的基本原则

中医养生学是在中医理论的指导下,探索和研究中国传统的颐养身心、增强体质、预防疾病、延年益寿的理论和方法,并用这种理论和方法指导人们保健活动的实用科学。

中医养生理论是以"天人相应""形神合一"的整体观念为出发点,去认识人体生命活动及其与自然、社会的关系。特别强调人与自然环境、社会环境的协调,讲究体内气化升降,以及心理与生理的协调一致。提出养生之道必须"法于阴阳,和于术数""起居有常"。即顺应自然,保护生机遵循自然变化的规律,使生命过程的节奏,随着时间、空间的移易和四时气候的改变而进行调整。

在中医理论指导下,养生学吸取各学派之精华,提出了一系列养生原则。如协调脏腑、畅通经络、清静养神、节欲保精、调息养气、综合调养、持之以恒等等,使养生活动有章可循、有法可依。

一、协调脏腑

五脏间的协调,即是通过相互依赖、相互制约、生克制化的关系来实现的。有生有制,则可保持一种动态平衡,以保证生理活动的顺利进行。

脏腑的生理,以"藏""泻"有序为其特点。五脏是以化生和贮藏精、神、气、血、津液为主要生理功能;六腑是以受盛和传化水谷、排泄糟粕为其生理功能。藏、泻得宜,机体才有充足的营养来源,以保证生命活动的正常进行。任何一个环节发生了故障,都会影响整体生命活动而发生疾病。

脏腑协调在生理上的重要意义决定了其在养生中的作用。从养生角度而言,协调脏腑是通过一系列养生手段和措施来实现的。协调的含义大致有二:一是强化脏腑的协同作用,增强机体新陈代谢的活力。二是纠偏,当脏腑间偶有失和,及时予以调整,以纠正其偏差。这两方面内容,作为养生的指导原则之一,贯彻在各种养生方法之中,如四时养生中强调春养肝、夏养心、长夏养脾、秋养肺、冬养肾;精神养生中强调情志舒畅,避免五志过极伤害五脏;饮食养生中强调五味调和,不可过偏等等,都是遵循协调脏腑这一指导原则而具体实施的。

二、畅通经络

经络是气血运行的通道。只有经络通畅,气血才能川流不息地营运于全身。只有经络通畅,才能使脏腑相通、阴阳交贯、内外相通,从而养脏腑、生气血、布津液、传糟粕、御精神,以确保生命活动顺利进行,新陈代谢旺盛。所以说,经络以通为用,经络通畅与生命活动息息相关。一旦经络阻滞,则影响脏腑协调,气血运行也受到阻碍。因此,《素问·调经论》说:"五脏之道,皆出于经隧,以行血气,血气不和,百病乃变化而生"。所以,畅通经络往往作为一条养生的指导原则,贯穿于各种养生方法之中。

畅通经络在养生方法中主要作用形式有二:一是活动筋骨,以求气血通畅。如太极拳、五禽戏、八段锦、易筋经等,都是用动作达到所谓"动形以达郁"的锻炼目的。活动筋骨,则促使气血周流,经络畅通。气血脏腑调和,则身健而无病。二是开通任督二脉,营运大小周天。在气功导引法中,有开通任督二脉,营运大、小周天之说,任脉起于胞中,循行于胸、腹部正中线,总任一身之阴脉,可调节阴经气血;督脉亦起于胞中,下出会阴,沿脊柱里面上行,循行于背部正中,总督一身之阳脉,可调节阳经气血。任、督二脉的相互沟通,可使阴经、阳经的气血周流,互相交贯。《奇经八脉考》中指出:"任督二脉,此元气之所由生,真气之所由起"。因而,任督二脉相通,可促进真气的运行,协调阴阳经脉,增强新陈代谢的活力。由于任督二脉循行于胸腹、背,二脉相通,则气血运行如环周流,故在气功导引中称为"周天",因其仅限于任督二脉,并非全身经脉,故称为"小周天"。在小周天开通的基础上,周身诸经脉皆开通,则称为"大周天"。所以谓之开通,是因为在气功、导引诸法中,要通过意守、调息、以促使气血周流,打通经脉。一旦大小周天能够通畅营运,则阴阳协调、气血平和、脏腑得养,精充、气足、神旺,故身体健壮而不病。

三、清静养神

在机体新陈代谢过程中,各种生理功能都需要神的调节,故神极易耗伤而受损。因而,养神就显得尤为重要。《素问·病机气宜保命集》中指出:"神太用则劳,其藏在心,静以养之"。所谓"静以养之",主要是指静神不思、养而不用,即便用神,也要防止用神太过而言。《素问·痹论》中说:"静则神藏,躁则消亡",也是这个意思。静则百虑不思,神不过用,身心的清静有助于神气的潜藏内守。反之,神气的过用、躁动往往容易耗伤,会使身体健康受到影响。所以,《素问·上古天真论》中说:"精神内守,病安从来",强调了清静养神的养生保健意义。

清静养神是以养神为目的,以清静为大法。只有清静,神气方可内守。清静养神原则的运用归纳起来,不外有三。一是以清静为本,无忧无虑,静神而不用,即所谓"恬淡虚无"之态,真气即可绵绵而生;二是少思少虑,用神而有度,不过分劳耗心神,使神不过用,即《类修要诀》所谓"少思虑以养其神";三是常乐观,和喜怒,无邪念妄想,用神而不躁动,专一而不杂,可安神定气,即《内经》所谓"以恬愉为务"。这些养生原则,在传统养生法中均有所体现。如调摄精神诸法中的少私寡欲,情志调节;休逸养生中的养性恬情;气功、导引中的意守、调息、入静;四时养生中的顺四时而养五脏;起居养生中的慎起居、调睡眠等等,均有清静养神的内容。

四、节欲葆精

由于精在生命活动中起着十分重要的作用,所以,要想使身体健康而无病,保持旺盛的生命力,养精则是十分重要的内容。《类经》明确指出"善养生者,必宝其精,精盈则气盛,气盛则神全,神全则身健,身健则病少,神气坚强,老而益壮,皆本乎精也"。

葆精的另一方面含义,还在于保养肾精,也即狭义的"精"。男女生殖之精,是人体先天生命之源泉,不宜过分泄漏,如果纵情泄欲,会使精液枯竭,真气耗散而致未老先衰。《千金要方·养性》中指出"精竭则身惫。故欲不节则精耗,精耗则气衰,气衰则病至,病至则身危"。告诫人们宜保养肾精,这是关系到机体健康和生命安危的大事。

欲达到养精的目的,必须抓住两个关键环节。其一为节欲。所谓节欲,是指对于男女间性欲要有节制,自然,男女之欲是正常生理要求,欲不可绝,亦不能禁,但要注意适度,不使太过,做到既不绝对禁欲,也不纵欲过度,即是节欲的真正含义。节欲可防止阴精的过分泄漏,保持精盈充盛,有利于身心健康。在中医养生法中,如房事保健、气功、导引等,均有节欲葆精的具体措施。其二是保精,此指广义的精而言,精禀于先天,养于水谷而藏于五脏,若后天充盛,五脏安和,则精自然得养,故保精即是通过养五脏以不使其过伤,调情志以不使其过极,忌劳伤以不使其过耗,来达到养精保精的目的。也就是《素问·上古天真论》所说,"志闲而少欲,心安而不惧,形劳而不倦"。避免精气伤耗,即可保精。

五、调息养气

养气主要从两方面入手,一是保养元气,一是调畅气机。元气充足,则生命有活力,气机通畅,则机体健康。

保养正气,首先是顺四时、慎起居,如果人体能顺应四时变化,则可使阳气得到保护,不致耗伤。即《素问·生气通天论》所说"苍天之气清静,则志意治,顺之则阳气固,虽有贼邪,弗能害也。此因时之序"。另一方面保养正气,多以培补后天,固护先天为基点,饮食营养以培补后天脾胃,使水谷精微充盛,以供养气。而节欲固精,避免劳伤,则是固护先天元气的方法措施。

此外,调情志可以避免正气耗伤,省言语可使气不过散,都是保养正气的措施。

至于调畅气机,则多以调息为主。《类经·摄生类》指出"善养生者导息,此言养气当从呼吸也"。呼吸吐纳,可调理气息,畅通气机,宗气宣发,营卫周流,可促使气血流通,经脉通畅。故古有吐纳、胎息、气功诸法,重调息以养气。在调息的基础上,还有导引、按蹻、健身术以及针灸诸法。都是通过不同的方法,活动筋骨、激发经气、畅通经络,以促进气血周流,达到增强真气运行的作用,以旺盛新陈代谢活力。

六、综合调养

人体是一个统一的有机体,无论哪一个环节发生了障碍,都会影响整体生命活动的正常进行。所以,养生必须从全局着眼,注意到生命活动的各个环节,全面考虑,综合调养。

综合调养的内容,不外着眼于人与自然的关系,以及脏腑、经络、精神情志、气血等方面,具体说来,大致有顺四时、慎起居、调饮食、戒色欲、调情志、动形体,以及针灸、推拿按摩、药物养生等诸方面内容。恰如李梴在《医学入门·保养说》中指出的,"避风寒以保其皮肤、六腑","节劳逸以保其筋骨五脏","戒色欲以养精,正思虑以养神","薄滋味以养血,寡言语以养气"。避风寒就是顺四时以养生,使机体内外功能协调;节劳逸就是指慎起居、防劳伤以养生,使脏腑协调;戒色欲、正思虑、薄滋味等,是指精、气、神的保养;动形体、针灸、推拿按摩是调节经络、脏腑、气血,以使经络通畅、气血周流,脏腑协调;药物保健则是以药物为辅助作用,强壮身体、益寿延年。从上述各个不同方面,对机体进行全面调理保养,使机体内外协调,适应自然变化,增强抗病能力,避免出现失调、偏颇,达到人与自然、体内脏腑气血阴阳的平衡统一,便是综合调养。

七、持之以恒

恒,就是持久、经常之意。养生保健不仅要方法合适,而且要经常坚持不懈地努力。人类健康长寿并非靠一朝一夕、一功一法的摄养就能实现的,而是要针对人体的各个方面,采取多种调养方法,持之以恒,才能不断改善体质。只有持之以恒地进行调摄,才能达到目的。刘完素在《素问·病机气宜保命集》指出"人欲抗御早衰,尽终天年,应从小入手,苟能注重摄养,可收防微杜渐之功"。根据少年的生理特点,刘氏提出"其治之之道,节饮食,适寒暑,宜防微杜渐,用养性之药,以全其真"。张景岳主张小儿多要补肾,通过后天作用补先天不足。保全真元对中年健壮,有重要意义。人的成年时期是一生中的兴旺阶段,据此特点,刘完素认为"其治之之道,辨八邪,分劳佚,宜治病之药,当减其毒,以全其真"。这种"减毒"预防伤正思想,对于抗御早衰具有重要作用。张景岳更强调指出:"人于中年左右,当大为修理一番,则再振根基,尚余强半"。通过中年的调理修整,为进入老年期做好准备。人到老年,生理功能开始衰退。故刘完素指出:"其治之之道,顺神养精,调腑和脏,行内恤外护",旨在内养精、气、神,外避六淫之邪,保其正气,济其衰弱。对于高龄之人,可视其阴阳气血之虚实,有针对性地采取保健措施。刘完素指出:"其治之之道,餐精华,处奥庭,燮理阴阳,周流和气,宜延年之药,以全其真"(《素问·病机气宜保命集》)。根据高年之生理特点,适当锻炼,辅以药养和食养,有益于延年益寿。

总之,养生是人类之需,社会之需,日常生活中处处都可以养生,只要把养生保健的思想深深扎根生活之中,掌握健身方法,就可做到防病健身,祛病延年,提高健康水平。

第二节　中医养生常用方法与适宜技术

中医养生应寓养生于日常生活之中,贯穿在衣、食、住、行、坐、卧之间,做到和谐适度,使体内阴阳平衡,守其中正,保其冲和,则可健康长寿。另一方面又十分重视按照不同情况区别对待,主张养生要因人、因时、因地制宜,顺乎自然变化,四时养生,重视环境与健康长寿的关系,注意环境养生等。

一、中医养生常用养生方法

根据养生原则产生了诸多形式的养生方法,大致分以下几类:

1. 调神养生　就是在"天人相应"整体观念的指导下,通过怡养心神、调摄情志、调济生活等方法,保护和增强人的心理健康达到形神高度统一、提高健康水平。所谓"健康",不仅仅是没有疾病和虚弱现象,而且还要有良好的精神状态和社会的适应能力。精神乐观,则气舒神旺;精神抑郁,则气结神颓;喜怒不节,则气耗神消。故清心寡欲可使心气平和、血脉流畅、精神安定,虽有大惊猝恐而不能为害。调神之法,参禅入定,或心有所恃,或弦歌自娱,或山林探幽,以气度从容,心思安定,志闲而少欲,心安而不惧,则神调。

2. 饮食养生　就是按照中医理论,调整饮食,注意饮食宜忌,合理地摄取食物,调节食物的品质、数量、进食规律,以及回避有害的食物,以增进健康,益寿延年。其内容包括食性、食养、食疗、食节、饮食禁忌等。

中医将食物的味道归纳为:酸、苦、甘、辛、咸五种,统称"五味"。五味不同,对人体的作用也各有不同。饮食调配得当,五味和谐,则有助于机体消化吸收,滋养脏腑、筋骨、气血,因而有利于健康长寿;食味太偏有损健康。

饮食有节,就是饮食要有节制。这里所说的节制,包含两层意思,一是指进食的量,一是指进食的时间。所谓饮食有节,即进食要定量、定时。

注意饮食卫生,也是养生防病的重要内容之一,饮食宜新鲜、清洁,宜以熟食为主,注意饮食禁忌。

随四时气候的变化而调节饮食,是饮食养生的原则之一,对于保证机体健康是有很好作用的。

还要根据不同的年龄、体质、个性、习惯等方面的差异,调节饮食。如:胃酸偏多的人,宜适当多食碱性食物;体胖之人,多有痰湿,故饮食宜清淡,而肥甘油腻则不宜多食;体瘦之人,多阴虚内热,故在饮食上宜多吃甘润生津的食品,而辛辣燥烈之品则不宜多食。

进食之后,为了帮助消化食物,亦应做一些必要的调理,例如:食后散步、摩腹等。

3. 四季养生　就是指按照一年四季气候阴阳变化的规律和特点进行调养,从而达到养生和延年益寿的目的。四季春、夏、秋、冬,四时寒热温凉的变化,是一年中阴阳消长形成的。冬至阳生,由春到夏是阳长阴消的过程,所以有春之温、夏之热;夏至阴生,由秋到冬是阴长阳消的过程,所以有秋之凉、冬之寒。人类作为自然界的一部分,不能脱离客观自然条件而生存,而是要顺应四时的变化以调摄人体,以达到阴阳平衡、脏腑协调、气血充盛、经络通达、情志舒畅的养生保健目的。如春(风)气通于肝、夏(火)气通于心、长夏(湿)气通于脾、秋(燥)气通于肺、冬(寒)气通于肾,根据四时气候的特点,人们总结出春养肝、夏养心、长夏养脾、秋养肺、冬养肾的五脏调养法以及"春夏养阳,秋冬养阴"的经验。

4. 保精养生　精、气、神为人之三宝,精化气,气生神,故精又为人之动力源泉。保精之法,开源节流。节流有二:一是养神,神安不乱,精不妄耗,清静无为,恬愉自保。二是节房室,古人将男女好合、房事伤精看得很重,认为精生有限,而性欲无节则过耗,将致疾短寿。开源节流即促精生长、吸引采补。前者有饮食、药物、推拿按摩、针灸、气功等法,后者则主要与房中术有关。保精养生,就是根据人体的生理特点和生命的规律,采取健康的性行为,以防病保健,提高生活质量,从而达到健康长寿的目的。

5. 环境养生　环境与养生,中心是人类。环境即指围绕人们的客观事物的总和。人的生活,不可避免地要受到环境的影响,因而对空气、水源、阳光、土地、植被、住宅、社会人文等均有所选择,形成有利于人类生活、工作、学习的外部条件。古人主张在高爽、幽静、向阳、背风、水清、林秀、草芳之处结庐修养,故多选择名山大川、幽雅清静之处。现实生活中只要达到适宜也就可以,使其与人体生命活动规律协调一致,从而预防疾病,增强体质,保护人体健康。

6. 吐纳养生 即今之气功。通过呼出浊气吸进清气,或伴随发音来调整身体各部机能的气功锻炼方法。做法是用满吸的呼吸法,先把气呼净,腹部自然放松,然后吸气使肺部开张,再慢慢把气呼出去,以此来加强吐纳的过程,关键是为了换气。气功之要,一是静心,静而不思,若能无外无我,可以养神而致长寿。二是以意引气,以气行周身,通达经络,达到养气养神、经脉流畅、保健强身。此方法对解除疲劳、清新头脑有较明显的作用,对五脏偏颇之调整作用亦较明显,对调整经络也有一定作用。

7. 导引养生 又称为运动养生,以活动筋骨、调节气息、静心宁神来畅达经络,疏通气血,和调脏腑,达到增强体质、益寿延年的目的。这类养生术有五禽戏、八段锦、易筋经、太极拳等。

8. 娱乐养生 用于养生的各种娱乐活动,其内容健康,情趣高雅,生动活泼。在轻松愉快的环境和气氛中,给人以美的享受。情志畅达,赏心悦目,则百脉疏通,气血调和;情趣高雅则可益智养心,故具有怡养神情之作用。娱乐活动的形式多样,动静不拘,可动静结合,柔刚相济,既可调养心神,又能活动筋骨,因而具有形神兼养之功。方法很多,如弹琴、下棋、练习书法、绘画、养花种草、旅游、垂钓等。

二、中医养生常用适宜技术

(一) 针刺法

应用不同的针具来刺激机体以激发经气,使人体新陈代谢机能旺盛起来,达到强壮身体、治疗疾病的目的,称为针刺法。

1. 针刺前准备

做好解释工作,解除患者紧张情绪,取得患者主动配合;根据患者的体质、病情,选取不同长短的针具,检查有无损坏、弯曲、毛刺等;患者取坐位或卧位;针具采用高压、煮沸消毒或用75%酒精消毒,穴位及医生手指用75%的酒精消毒。

2. 针刺操作

刺手:用于针刺的手。一般右手为刺手,以拇、食两指捏住针柄,中指靠在食指下方紧贴针根。

押手:按压穴位,辅助进针的手。

刺手的作用,是掌握针具,施行手法操作;进针时,运指力于针尖,而使针刺入皮肤,行针时便于左右捻转、上下提插和弹震刮搓以及出针时的手法操作等。押手的作用,主要是固定腧穴位置,夹持针身协助刺手进针,使针身有所依附,保持针垂直,力达针尖,以利于进针,减少刺痛和协助调节、控制针感。

具体的进针方法,临床常用的有指切进针法、夹持进针法、舒张进针法和提捏进针法等。在临床上应根据腧穴所在部位的解剖特点,针刺深浅和手法的要求灵活选用,以便于进针和减少病人的疼痛。

3. 针刺角度

一般分下列三种角度:

直刺:是针身与皮肤表面呈90°角左右垂直刺入。此法适用于人体大部分腧穴。

斜刺:是针身与皮肤表面呈45°角左右倾斜刺入。此法适用于肌肉较浅薄处或内有重要脏器或不宜直刺、深刺的腧穴。

平刺:即横刺、沿皮刺,是针身与皮肤表面呈15°角左右沿皮刺入。此法适用于皮薄肉

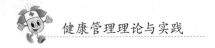

少部位的腧穴,如头部的腧穴等。

4. 行针手法

行针亦名运针,是指将针刺入腧穴后,为了使之得气,调节针感以及进行补泻而实施的各种针刺手法。

基本手法常用的有以下两种:

提插法:是将针刺入腧穴的一定深度后,使针在穴内进行上、下进退的操作方法。

捻转法:是将针刺入腧穴的一定深度后,以右手拇指和中、食二指持住针柄,进行一前一后地来回旋转捻动的操作方法。

辅助手法是进行针刺时用以辅助行针的操作方法,常用的有循法、刮柄法、弹柄法、搓柄法、摇柄法、震颤法等。

5. 得气

得气是指将针刺入腧穴后所产生的经气感应。当这种经气感应产生时,医者会感到针下有徐和或沉紧的感觉;同时患者也会在针下出现相应的酸、麻、胀、重等甚或沿着一定部位,向一定方向扩散传导的感觉。

6. 异常情况的处理

(1)晕针

原因:精神紧张,过度劳累,过饥,过饱,大汗后,体质虚弱,手法过重。

症状:面色苍白,心慌,恶心,眩晕,严重时,神志昏迷,倒扑于地,口唇青紫,二便失禁。

处理:宽开衣带,头低脚高,休息片刻,重者可针刺人中及足三里等即能苏醒;轻者给饮热茶、糖水。

(2)滞针、弯针

原因:精神紧张致肌肉痉挛;针刺时捻转角度过大,致肌肉纤维缠绕针身;医生手法不熟练,用力过猛;患者体位改变。

症状:滞针时捻转、提插、出针均感困难。弯针时针柄歪斜,改变原来位置不易拔出。

处理:滞针因精神紧张,可让患者放松,或在其周围另进一针,以移神解痉。因捻转角度过大,致肌肉纤维缠绕针身,可向相反方向捻转。因体位改变而引起的滞针及弯针,可让患者恢复原来体位,顺势出针。

(3)折针(断针)

原因:针身有损坏,患者体位改变较大,滞针、弯针处理不当,外力碰压。

处理:残断留于皮外可用镊子将针取出;没入皮内视部位而定。

7. 注意事项

患者在过于饥饿、疲劳、精神过度紧张时,不宜立即进行针刺。对身体瘦弱、气虚血亏的患者,进行针刺时手法不宜过强,并应尽量选用卧位。妇女怀孕三个月者,不宜针刺小腹部的腧穴。怀孕三个月以上者,腹部、腰骶部腧穴也不宜针刺。至于三阴交、合谷、昆仑、至阴等一些通经活血的腧穴,在怀孕期亦应予禁刺。如妇女行经时,若非为了调经,亦不应针刺。自发性出血或损伤后出血不止的患者,不宜针刺。皮肤有感染、溃疡、瘢痕的部位,不宜针刺。针刺眼区和项部的风府、哑门等穴以及脊椎部的腧穴,不宜大幅度地提插、捻转和长时间的留针,以免伤及重要组织器官。对尿潴留等患者在针刺小腹部腧穴时,也应掌握适当的针刺方向、角度、深度等。

（二）灸法

用艾绒或其他药物放置在体表的腧穴上烧灼、温熨等，借灸火的温和热力以及药物的作用，通过经络的传导，起到温通气血、扶正祛邪，达到治疗疾病和预防保健的方法。施灸材料主要为艾叶。

1. 艾炷直接灸

将灸炷直接放在皮肤上施灸的方法，称为直接灸。根据灸后有无烧伤化脓，又分为化脓灸和非化脓灸。

（1）化脓灸（瘢痕灸）：用艾炷直接放在穴位上施灸，局部组织经烫伤后，产生无菌性化脓现象，能改善体质，增强机体的抵抗力，从而起到治疗和保健作用。目前临床上，常用此法对哮喘、慢性胃肠炎、发育障碍等疾病和体质虚弱者进行施治。

（2）非化脓灸（无瘢痕灸）：近代对灸法的应用，有以达到温烫为主，不致诱发成灸疮，称为非化脓灸。其方法是，先将施灸部位涂以少量凡士林，然后将小艾炷放在穴位上，并将之点燃，不等艾火烧到皮肤，当患者感到灼痛时，即用镊子将艾炷夹去或压灭，更换艾炷再灸，连续灸 3～7 壮，以局部皮肤出现轻度红晕为度。因其不留瘢痕，易为患者接受。本法适用于虚寒轻证。

2. 艾炷间接灸

艾炷间接灸又称间隔灸或隔物灸，指在艾炷下垫一衬隔物放在穴位上施灸的方法，称间接灸。因其衬隔药物的不同，又可分为隔姜灸、隔蒜灸、隔盐灸、隔附子（饼）灸等多种灸法。其火力温和，具有艾灸和垫隔药物的双重作用，患者易于接受，较直接灸法常用，适用于慢性疾病和疮疡等。

艾炷灸的施灸量，常以艾炷的大小和灸壮的多少为标准。一般情况，凡初病、体质强壮的艾炷宜大，壮数宜多；久病、体质虚弱的艾炷宜小，壮数宜少。按施灸部位的特点，在头面胸部施灸不宜大炷多灸；在腰腹部施灸可大炷多壮。

3. 艾条灸

艾条灸是将点燃的艾条悬于施灸部位之上的一种灸法。一般艾火距皮肤有一定距离，灸 10～20 min，以灸至皮肤温热红晕，而又不致烧伤皮肤为度，此为悬灸。悬灸的操作方法又分为温和灸、雀啄灸和回旋灸。

（1）温和灸：将艾卷的一端点燃，对准应灸的腧穴部位或患处，距离皮肤 2～3 cm，进行熏烧，使患者局部有温热感而无灼痛为宜，一般每穴灸 10～15 min，至皮肤红晕为度。

（2）雀啄灸：施灸时，艾卷点燃的一端与施灸部位的皮肤并不固定在一定的距离，而是像鸟雀啄食一样，一上一下地移动。

（3）回旋灸：施灸时，艾卷点燃的一端与施灸皮肤虽保持一定的距离，但位置不固定，而是均匀地向左右方向移动或反复旋转进行灸治。

4. 温针灸

温针灸是针刺与艾灸结合应用的一种方法，适用于既需要留针而又适宜用艾灸的病症，操作方法是，将针刺入腧穴得气后并给予适当补泻手法，而留针时将纯净细软的艾绒捏在针尾上，或用一段长 2 cm 左右的艾条，插在针柄上，点燃施灸。待艾绒或艾条烧完后除去灰烬，将针取出。此法是一种简而易行的针灸并用方法，值得推广。

灸法应用广泛，虽可益阳亦能伤阴，临床上凡属阴虚阳亢、邪实内闭及热毒炽盛等病证，应慎用灸法。施灸时，对颜面五官、阴部、有大血管分布等部位不宜选用直接灸法，对于

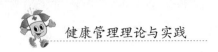

妊娠期妇女的腹部及腰骶部不宜施灸。在施灸或温针灸时，要注意防止艾火脱落，以免造成皮肤及衣物的烧损。灸后若局部出现水泡，只要不擦破，可任其自然吸收。对于化脓灸者，在灸疮化脓期间，要注意休息，严防感染。

（三）推拿

推拿又称"按摩"，是用手法作用于人体体表的特定部位以调节机体生理、病理状况，达到理疗和保健目的的方法。

手法要求持久、有力、均匀、柔和，从而达到深透。手法操作时，只有掌握住持久、有力、均匀、柔和，才能保证深透。深透是指"力"达到所要治疗的部（穴）位，也就是古人所指的"适达病所"，过之与不及均不可取。

1. 摆动类手法

本类手法是以摆动为主要特征，操作时是以腕部、掌部或指部的连续摆动来完成的，主要包括㨰法、一指禅推法和揉法。

（1）㨰法：是用手背近小指侧部分或第2至第5掌指关节背侧部分贴附于一定的部位，利用腕关节的伸屈和前臂内外旋转的有节律的连续动作，来带动手背做往返的㨰动。

（2）一指禅推法：用拇指指面或指端或拇指桡侧面着力，余四指自然屈曲呈半握拳状，以腕关节做有节律的连续摆动，在治疗部位或穴位上推动或推进。操作时要求肩部自然放松，不可耸肩；肘关节屈曲下垂（不可高于腕关节）；腕关节放松。

（3）揉法：是用掌根、大鱼际或指腹部贴附在一定部位或穴位上轻揉旋转不停地摆动，包括指揉法和掌揉法。

2. 摩擦类手法

本类手法是以摩擦为主要特征，操作时以指或掌紧贴皮肤（不带动皮肤）做直线或直线往返或环旋移动的一类手法，包括摩法、擦法、推法、搓法及抹法等。

3. 挤压类手法

本类手法是用指、掌或肢体其他部位按压或对称性挤压体表，包括按、点、捏、拿、捻等法。

4. 振动类手法

本类手法是以较高频率的节律性轻重交替刺激，持续作用于人体，包括抖法、振法等。

5. 叩击类手法

本类手法是用手掌、拳背、手指、掌侧面叩打体表，包括拍、击、弹等法。

6. 运动关节类手法

本类手法是以作用于人体关节为主要特征的手法，包括摇法、扳法、拔伸法及背法等。

一般可将疾病的治疗过程分为三个部分来选取手法：第一为开始部分，大多选用较为轻柔的手法，如揉法、㨰法、摩法等，以利于疏通经络、活血祛瘀、放松局部组织等；第二部分是针对主证、主病或按损伤部位或相应穴位的，如点法、按法、推法、扳法、拔伸法，或某些复杂手法；第三为整理结束部分，如揉法、抖法、搓法等，起到调理放松的作用。

进行手法操作时应注意安排好患者体位，无论坐、俯卧、仰卧、侧卧、站立位均要嘱其放松，并按手法施用的位置安置好患者体位；操作者自己要选择好合适的位置、步态、姿势，以有利于发力和持久操作，并避免自身劳损。

（四）刮痧

刮痧是用刮痧板在皮肤相关部位刮拭，以达到疏通经络、活血化瘀之目的。刮痧时常用到刮痧油和刮痧板,刮痧板常用的有水牛角和玉石两种,应急时也可用香油和橄榄油代替刮痧油。

1. 操作方法

刮痧时先涂刮痧油,让患者肌肉放松,使刮板的钝缘与皮肤之间呈 45°夹角,用腕力和臂力,顺着一个方向刮,不可来回刮;要分段刮,不可无序地乱刮。刮痧方向的一般原则是由上而下、由内而外;先头后颈,先背后腹,最后刮四肢关节。

关节部位应采取点揉或挤压手法。用力要均匀适中,由轻渐重,不可用蛮力、忽轻忽重。若患者明显感觉皮肤痛觉时要轻刮几次,但可多刮几遍。

以刮痧部位出痧后呈现微红色或紫红色的痧点、斑块为度。一般血瘀、实证、热证较容易出痧,且疗效与出痧的多少有关。而寒证、体胖与肌肉发达者,服药多者,只要刮痧的部位、方法正确,就有治疗效果,不可一味地强求出痧。

刮完后,擦掉刮痧油,让病人休息一会儿,再适当饮用一些姜汁糖水或白开水,患者会感到轻松、畅快。刮痧疗法对皮肤有一定的损伤,所以一次刮完后要等过一段时间,一般为5~7 天后,再进行第二次刮。

2. 作用及适应证

刮痧疗法具有活血化瘀、调整阴阳、舒筋通络、排除毒素等作用,操作方便,疗效显著。对感冒、发烧、中暑、头痛、肠胃病、落枕、肩周炎、腰肌劳损、肌肉痉挛、风湿性关节炎等病证均有疗效。

（五）拔罐

拔罐法,是指用燃火、抽气等方法使罐内的气压低于大气压,并使其吸着于病痛部、经穴处的体表,以治疗疾病的方法。具有行气止痛、消肿散结、祛风散寒、清热拔毒等作用。拔罐法无痛无创,使用安全,便于推广应用。

火罐因材料及使用方法的不同而各有所异,常用的有玻璃罐、塑料抽气罐、竹罐、陶罐、多功能罐等,前两者临床最常用。

1. 火罐法

利用燃烧时消耗罐中部分氧气,并借火焰的热力使罐内的气体膨胀而排除罐内部分空气,使罐内气压低于外面大气压(统称负压),借以将罐吸着于施术部位的皮肤上。常用的有以下几种方法:

（1）投火法:将酒精棉球或纸片点燃后,投入罐内,然后速将火罐罩在施术部位。此法适于侧面横拔,否则会因燃烧物下落而烧伤皮肤。

（2）闪火法:用镊子夹住酒精棉球点燃后,在罐内闪一下即退出,然后迅速将罐罩在应拔部位了。

（3）贴棉法:用直径约为 2 cm 的棉花片(厚薄适中),浸少量 75％～95％的乙醇,贴在罐内壁的中段,以火柴点燃,扣在施术部位上,即可吸住。此法多用于侧面拔,需防乙醇过多而滴下烫伤皮肤。

2. 水罐法

一般是先用 5～10 枚完好无损的竹罐,放在锅内,加水煮沸,用镊子将罐口朝下夹出,迅速用凉毛巾紧扣罐口,立即将罐扣在应拔部位,即能吸附在皮肤上。水中放入适量的祛风活血药物,如羌活、独活、当归、红花、麻黄、艾叶、川椒、木瓜、川乌、草乌等,即称煮药罐,多用于治疗风寒湿痹等证。

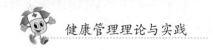

3. 抽气法

先将备好的抽气罐紧扣在需拔罐的部位上,用抽气筒将罐内的空气抽出,使之产生所需负压,即能吸住。此法适用于任何部位拔罐。

留罐10~15分钟,局部皮肤充血、瘀血呈紫红色即可取罐;取罐时,一指按压罐口的皮肤,使空气进入罐内,火罐即行脱落,不可硬拉或旋动。

拔罐法具有温经通络、祛湿逐寒、行气活血、消肿止痛等作用,可用于治疗风寒湿痹、痛症、咳嗽、哮喘、胃痛、呕吐、腹泻、急性腰扭伤等病证。

拔罐时要选择适当体位和肌肉丰满的部位;用火罐时应注意勿灼伤或烫伤皮肤;皮肤有过敏、溃疡、水肿及大血管分布部位,不宜拔罐;高热抽搐者,以及孕妇的腹部、腰骶部位,亦不宜拔罐。

第三节　因时之序与生活调护

中医认为“天人相应”和“天人合一”,即人类生活在自然界中,自然界的变化可以直接或间接地影响人体,人体则相应地产生反应。

一、因时之序

(一)季节气候对人体的影响

在四时气候变化中,自然界呈现春生、夏长、秋收、冬藏的现象,生物在这种气候变化的影响下,就会有春生、夏长、秋收、冬藏等相应的适应性变化。就儿童生长发育而言,春夏是身高增长最快的季节,到了秋冬,增长的速度就相对减慢,反而以长胖为主。此外,春夏阳气发泄,表现为皮肤松弛,疏泄多汗,此时血易泻,气易行;秋冬阳气收藏,表现为皮肤致密,少汗多尿,此时血凝泣而卫气沉,这也是临床上心梗、脑血栓等好发于冬季的重要原因。

(二)昼夜晨昏对人体的影响

一日四时,其阴阳变化有如一年四季的更迭,早晨、中午、黄昏、夜半,人体的阳气存在着生、长、收、藏的规律。故患病时,大多是白天病情较轻,夜晚较重,这是因为白天阳气盛,正气抵抗邪气的力量较强,故病情好转;入夜阳气下降,正不胜邪,则病情加重。

(三)地区方域对人体的影响

因地区气候的差异,地理环境和生活习惯的不同,在一定程度上也影响着人体的生理活动。如江南多湿热,人体腠理多疏松;北方多燥寒,人体腠理多致密。生活在这样的环境中,一旦易地而处,环境突然改变,初期多感不太适应,但经过一定时间,也就逐渐地能够适应。

二、生活调护

中医学认为,人与天地相应,人们的生活起居只有适应自然界的客观变化规律才能避邪防病,保健延年。而人类不仅能主动地适应自然,更能主动地改造自然,从而提高健康水平,减少疾病。生活调护是人们在生活方面进行科学的安排与合理的照料,其目的是保养和恢复人体的正气,促进体内阴阳平衡,以预防疾病和促进康复。其要点有以下几方面。

(一)顺应四时,平衡阴阳

四时阴阳的变化规律,直接影响万物的荣枯生死,人们如果能顺从天气的变化,就能保全“生气”,延年益寿,否则就会生病或夭折。

春夏两季，天气由寒转暖，由暖转暑，是人体阳气生长之时，故应以调养阳气为主；秋冬两季，气候逐渐变凉，是人体阳气收敛，阴精潜藏于内之时，故应以保养阴精为主。故有"春夏养阳，秋冬养阴"的养生之说。春夏养阳，即养生养长；秋冬养阴，即养收养藏。如春夏不能养阳，贪凉饮冷必损伤人体阳气，到秋冬多患腹泻；如秋冬不能养阴，纵欲过度容易伤及阴液，易致春夏多患火热之证。因此，顺应四时阴阳变化是养生调护的关键。

1. 春季调护

春季气候转暖，日照时间逐渐延长，万物复苏，自然界各种生物萌生发育，阳气向上、向外升发，因此，人们应顺应自然界春生之势，注意保护阳气，调护着眼于一个"生"字，避免束缚和慵懒。

春季人体的阳气开始趋向于表，皮肤腠理逐渐舒展，肌表气血供应增多而肢体反觉困倦，故有"春困"之说。然而，睡懒觉不利于阳气生发，故在起居方面宜晚睡早起，披散头发不戴帽子，穿稍宽松的衣服，舒展形体，在庭院或场地信步慢行，克服情志上倦懒思眠的状态，以助阳气升发。此外，春季阳气初生而未盛，乍暖乍寒，不宜过早地脱去棉衣，以防寒气乘虚而入，做到"春捂"，以保证阳气生发的体内环境，使阳气不致受到伤害。

春在五行中属木，与肝脏相应。肝主疏泄，恶抑郁而喜调达，发怒可伤肝气。故春季调护，既要力戒暴怒，更忌情怀忧郁，要做到心胸开阔，乐观愉快，尽量以鼓励、劝慰、疏导为宜，减少惩罚、批评和压制。

在饮食方面，一般来说，为适应春季阳气升发的特点，扶助阳气，应适当食用辛温升散的食品，如姜、枣、豉、花生、葱、韭菜、香菜等，而生冷、黏腻、酸收之物则应少食，以免抑制阳气升发。

此外，由于初春由寒转暖，温热毒邪开始活动，致病的微生物如细菌、病毒等随之生长繁殖，传染病多有发生、流行。预防上注意讲卫生，除害虫，消灭传染源；多开窗户，使室内空气流通；加强保健锻炼，提高机体防御能力。

2. 夏季调护

夏日炎炎，雨水充沛，是一年中阳气最盛的季节。所以，夏季调护要顺应其阳盛于外的特点，注意养护阳气，着眼于一个"长"字。

夏季作息，宜晚睡早起，以顺应自然界阳盛阴衰的变化。同时应注意外出活动，以吸收阳气。在安排户外劳动或体育锻炼时，要避开烈日炽热之时，并注意加强防护。适当增加出汗，使阳气疏泄于外，汗出使腠理宣通，但不宜过分剧烈运动，以免汗出太过，伤阴伤阳。出汗过多时，可适当饮用盐开水或绿豆盐汤，切不可饮用大量凉开水，不要立即用冷水冲头、沐浴，否则，易引起寒湿痹证、"黄汗"等多种疾病。午饭后，需安排午睡，一则避炎热之势，二则可消除疲劳。

夏日炎热，腠理开泄，易受外邪侵袭，故睡眠时不宜电扇类送风，更不宜夜晚露宿。有空调的房间，也不宜室内外温差过大，室温过低容易伤及阳气。酷热盛夏，每天洗一次温水澡，是一项值得提倡的健身措施。没有条件洗温水澡时，可用温水毛巾擦身，也能起到以上作用。另外，夏日炎热汗多，衣服以透气吸汗的天然材质为宜，并注意勤洗勤换，久穿湿衣或穿刚晒过的衣服都易使人得病。

夏在五行中属火，与心相应，心在志为喜，故要重视心神的调养。夏季要神清气和，快乐欢畅，胸怀宽阔，精神饱满，培养乐观外向的性格，以利于气机的通泄。与此相反，凡懈怠厌倦、恼怒忧郁，则有碍气机，皆非所宜。

在饮食方面，夏季虽大热，但冷食不宜多吃，少则犹可，贪多定会寒伤脾胃，令人吐泻。故应少吃生冷寒凉之品，以免伤及阳气。而西瓜、绿豆汤、乌梅小豆汤，为解渴消暑之佳品，但不宜冰镇。夏季，人的消化功能较弱，饮食宜清淡不宜肥甘厚味。此外，因天气炎热，致病性微生物极易繁殖，食物极易腐败、变质，应讲究饮食卫生，谨防"病从口入"。

3. 秋季调护

秋季是热与凉交替的季节，自然界阳气渐收，阴气渐长，是万物成熟收获的季节，人体的代谢也开始向阳消阴长过渡。因此，秋季调护皆以"养收"为原则。

秋季，应早睡早起。初秋，暑热未尽，不宜着衣太多，以免妨碍阳气的收敛。所以，秋天宜偏"冻"，避免穿衣过多和剧烈运动，以免身热汗出，而致阴津伤耗、阳气外泄，人们应有意识地进行防寒锻炼，逐渐增强体质，以顺应秋天阴精内蓄、阳气内守的需要。深秋时节，风大转凉，应及时增加衣服，体弱的老人和儿童尤应注意。

秋高气爽，是开展各种运动锻炼的好时期，但不可过量，以微微汗出为宜。可根据个人具体情况选择不同的锻炼项目。

秋在五行中属金，内应于肺。肺在志为忧，悲忧易伤肺。因此，秋季养生首先要培养乐观情绪，保持神志安宁，以避肃杀之气；收敛神气，以适应秋天容平之气，我国古代民间有重阳节（农历九月九日）登高赏景的习俗，也是养收之一法，登高远眺可使人心旷神怡，一切忧郁、惆怅等不良情绪顿然消散，是调解精神的良剂。

在饮食方面，秋天宜收不宜散，酸味收敛补肺，辛味发散泻肺，所以，要尽可能少食葱、姜等辛味之品，适当多食一点酸味果蔬。秋燥易伤津液，故饮食应以滋阴润肺为佳，但不宜过于寒凉之品。可适当食用如芝麻、糯米、粳米、蜂蜜、枇杷、菠萝、秋梨、乳品等柔润食物，亦可进食莲子雪耳羹等益胃生津之品，有益于健康。

4. 冬季调护

冬季是一年中气候最为寒冷的季节，草木凋零，阴气盛极，阳气潜藏，蛰虫伏藏，人体的阴阳消长代谢也处于相对缓慢的水平，成形胜于化气。因此，冬季养生之道，应着眼于一"藏"字。

冬季起居作息，不应扰动阳气，宜早睡晚起，日出而作，保证充足的睡眠时间，以利阳气潜藏，阴精积蓄。防寒保暖，要做到恰如其分。衣着过少过薄，室温过低，既耗阳气，又易感冒。反之，衣着过多过厚，室温过高，则腠理开泄，阳气不得潜藏，寒邪亦易于入侵。此外，冬季节制房事，养藏保精，对于预防春季温病具有重要意义。

"冬天动一动，少闹一场病；冬天懒一懒，多喝药一碗。"这句民谚，是以说明冬季锻炼的重要性。冬日虽寒，仍要持之以恒地进行自身锻炼，以室内锻炼微微出汗为宜，避免在大风、大寒、大雪、雾露中锻炼。

情志方面，要求精神安静，控制情志活动，养精蓄锐，有利于来春的阳气萌生。在饮食方面，应当遵循"秋冬养阴""无扰乎阳"的原则，既不宜生冷，也不宜燥热，最宜滋阴潜阳、热量较高的膳食，如谷类、羊肉、鳖、龟、木耳、花胶、鱼肚等食品，宜温热饮食，以保护阳气。由于冬季重于养"藏"，故在此时进补是最好的时机。为避免维生素缺乏，应摄取新鲜蔬菜。冬季阳气衰微，腠理闭塞，很少出汗，故应减少食盐摄入量，减轻肾脏的负担，增加苦味可以坚肾养心。

此外，冬寒也常诱发或加重一些慢性病，故防寒护阳，至关重要。同时，也要注意颜面、四肢的保暖，防止冻伤。

（二）调摄环境，慎避外邪

外邪致病多与季节气候、居室环境密切相关，人们应主动掌握四时气候变化的规律，做到春防风、夏防暑、长夏防湿、秋防燥、冬防寒，创造良好的生活环境。居室宜固密，空气流通，但忌强风直吹或对流袭击。对身体虚弱或已感受寒邪的患者，要在通风时注意保暖；若服用发汗解表药后，不宜汗出当风。此外，居室应保持安静整洁，温湿度要适宜，光线适中。

（三）起居有常，劳逸适度

生活规律是强身健体，延年益寿的重要原则。每日的作息和活动应有规律，注意劳逸结合并持之以恒。"生命在于运动"，适度的活动有利于通畅气血，活动筋骨，增强体质，健脑强神；必要的休息，可以消除疲劳，恢复体力和脑力，是调节身心必不可少的方法。如果人们生活作息很不规律，夜卧晨起不定时，贪图一时舒适，放纵淫欲，必然加速衰老。每日睡眠不宜过长，否则会导致患者精神倦怠，气血郁滞；亦不要睡眠不足，以免耗伤正气。

对于虚证之人，如气虚、阳虚、血虚等，运动量宜偏小，以不疲劳为度；对于实证之人，如痰湿、湿热内蕴者，运动量宜稍大，以促进气血运行，并通过出汗以祛湿。户外活动可根据个人情况选择太极拳、八段锦、散步等，以达到舒筋活络、调和气血、提神爽志、增强抗病能力的作用。

综上所述，中医理论以整体观为主导思想，认为人体是一个有机的整体，并与自然界统一。在生活调护方面，应做到天人合一，顺应四时，平衡阴阳，还要积极主动地应对大自然，调摄环境，慎避外邪，同时起居有常，劳逸适度。

第四节 体质辨识与养生

中医体质辨识是以中医基础理论为指导，以人的体质作为认知对象，以个体为出发点，原则以治未病为主，重在疾病的预防，从体质状态及不同体质分类的特征来把握健康与疾病的整体要素的方法，目的是研究体质分类标准、影响因素、演变规律、构成特点等，从而制定防治原则，选择相应的治疗预防、养生保健方法进行因人制宜的干预。运用体质辨识对健康管理对象的体质制定个性化的中医养生方案，对疾病治疗、养生保健有重要作用。

一、体质的分类与判定

中医学体质的分类是以整体观念为指导思想，主要是根据阴阳五行、脏腑、精气血津液等基本理论来确定体质差异。古代医家对体质有不同的分类方法，如阴阳分类法、五行分类法等。现代中医对体质分型的研究一般是从临床角度出发，根据疾病群体的体质变化、表现特征及与疾病的关系等方面对体质进行分类。中华中医药学会发布《中医体质分类与判定标准》（见附件），将体质分为平和质与偏颇体质，其中偏颇体质包含气虚质、阳虚质、阴虚质、痰湿质、湿热质、血瘀质、气郁质、特禀质。此种分类法已有较广泛的研究与实践，为中医体质辨识、疾病防治、健康调理等方面提供了坚实可靠的依据。

（一）平和质

总体特征：阴阳气血调和，以体态适中、面色红润、精力充沛等为主要特征。

形体特征：体形匀称健壮。

常见表现：面色、肤色润泽，头发稠密有光泽，目光有神，鼻色明润，嗅觉通利，唇色红润，不易疲劳，精力充沛，耐受寒热，睡眠良好，胃纳佳，二便正常，舌色淡红，苔薄白，脉和缓

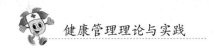

有力。

心理特征:性格随和开朗。

发病倾向:平素患病较少。

对外界环境适应能力:对自然环境和社会环境适应能力较强。

（二）气虚质

总体特征:元气不足,以疲乏、气短、自汗等气虚表现为主要特征。

形体特征:肌肉松软不实。

常见表现:平素语音低弱,气短懒言,容易疲乏,精神不振,易出汗,舌淡红,舌边有齿痕,脉弱。

心理特征:性格内向,不喜冒险。

发病倾向:易患感冒、内脏下垂等病;病后康复缓慢。

对外界环境适应能力:不耐受风、寒、暑、湿邪。

（三）阳虚质

总体特征:阳气不足,以畏寒怕冷、手足不温等虚寒表现为主要特征。

形体特征:肌肉松软不实。

常见表现:平素畏冷,手足不温,喜热饮食,精神不振,舌淡胖嫩,脉沉迟。

心理特征:性格多沉静、内向。

发病倾向:易患痰饮、肿胀、泄泻等病;感邪易从寒化。

对外界环境适应能力:耐夏不耐冬;易感风、寒、湿邪。

（四）阴虚质

总体特征:阴液亏少,以口燥咽干、手足心热等虚热表现为主要特征。

形体特征:体形偏瘦。

常见表现:手足心热,口燥咽干,鼻微干,喜冷饮,大便干燥,舌红少津,脉细数。

心理特征:性情急躁,外向好动,活泼。

发病倾向:易患虚劳、失精、不寐等病;感邪易从热化。

对外界环境适应能力:耐冬不耐夏;不耐受暑、热、燥邪。

（五）痰湿质

总体特征:痰湿凝聚,以体形肥胖、腹部肥满、口黏苔腻等痰湿表现为主要特征。

形体特征:体形肥胖,腹部肥满松软。

常见表现:面部皮肤油脂较多,多汗且黏,胸闷,痰多,口黏腻或甜,喜食肥甘甜黏,苔腻,脉滑。

心理特征:性格偏温和、稳重,多善于忍耐。

发病倾向:易患消渴、中风、胸痹等病。

对外界环境适应能力:对梅雨季节及湿重环境适应能力差。

（六）湿热质

总体特征:湿热内蕴,以面垢油光、口苦、苔黄腻等湿热表现为主要特征。

形体特征:体形中等或偏瘦。

常见表现:面垢油光,易生痤疮,口苦口干,身重困倦,大便黏滞不畅或燥结,小便短黄,男性易阴囊潮湿,女性易带下增多,舌质偏红,苔黄腻,脉滑数。

心理特征:容易心烦急躁。

发病倾向：易患疮疖、黄疸、热淋等病。

对外界环境适应能力：对夏末秋初湿热气候，湿重或气温偏高环境较难适应。

（七）血瘀质

总体特征：血行不畅，以肤色晦暗、舌质紫黯等血瘀表现为主要特征。

形体特征：胖瘦均见。

常见表现：肤色晦暗，色素沉着，容易出现瘀斑，口唇黯淡，舌黯或有瘀点，舌下络脉紫黯或增粗，脉涩。

心理特征：易烦，健忘。

发病倾向：易患癥瘕及痛证、血证等。

对外界环境适应能力：不耐受寒邪。

（八）气郁质

总体特征：气机郁滞，以神情抑郁、忧虑脆弱等气郁表现为主要特征。

形体特征：形体瘦者为多。

常见表现：神情抑郁，情感脆弱，烦闷不乐，舌淡红，苔薄白，脉弦。

心理特征：性格内向不稳定、敏感多虑。

发病倾向：易患脏躁、梅核气、百合病及郁证等。

对外界环境适应能力：对精神刺激适应能力较差；不适应阴雨天气。

（九）特禀质

总体特征：先天失常，以生理缺陷、过敏反应等为主要特征。

形体特征：过敏体质者一般无特殊；先天禀赋异常者或有畸形，或有生理缺陷。

常见表现：过敏体质者常见哮喘、风团、咽痒、鼻塞、喷嚏等；患遗传性疾病者有垂直遗传、先天性、家族性特征；患胎传性疾病者具有母体影响胎儿个体生长发育及相关疾病特征。

心理特征：随禀质不同情况各异。

发病倾向：过敏体质者易患哮喘、荨麻疹、花粉症及药物过敏等；遗传性疾病如血友病、唐氏综合征等；胎传性疾病如五迟（立迟、行迟、发迟、齿迟和语迟）、五软（头软、项软、手足软、肌肉软、口软）、解颅、胎惊、胎痫等。

对外界环境适应能力：适应能力差，如过敏体质者对易致过敏季节适应能力差，易引发宿疾。

二、九种体质的调护

（一）平和质

1. 精神调摄　平和质在心理特征方面表现为稳定的心理素质，精神愉悦、乐观开朗。但由于心理状态、情志反应与内外环境等多种因素有关，精神刺激和情志变化不可避免，所以调摄精神，及时化解不良情绪，对防止平和质出现偏颇很有必要。

培养兴趣爱好。由于平和质的人，心理调节能力较强，可通过培养兴趣爱好来保持平和心态，如琴棋书画、吹拉弹唱等，都可以陶冶情操，振奋精神，保持心理健康。

加强体育锻炼。平和质的人还可以通过体育运动来保持情绪的稳定，保持身心愉悦，如打球、跑步、散步、爬山、游泳、太极拳等。

2. 饮食调养　平和质的人具有阴阳和调、血脉畅达、五脏匀平的生理特点，因此，其饮食调养的总原则是膳食平衡、均衡营养。《黄帝内经》明确提出了中国传统膳食的平衡观："五谷为养、五果为助、五畜为益、五菜为充。"在此基础上,还应注意气味调和、顺时调养。

气味调和,不可偏嗜。五味各有所归之脏,"酸入肝、苦入心、甘入脾、辛入肺、咸入肾",同时兼有温热寒凉之性。欲使人体阴阳平衡、气血充盛、脏腑协调,必须均衡地摄入五味,不使五味有所偏胜,以保持正气旺盛、身体健壮。否则,若五味有所偏嗜,则脏气有所偏伤,甚至累及其他脏腑而引发各种病变,久则必然导致体质偏颇。

顺时调养。即根据不同季节选择适宜的饮食,保持人体自身与外在环境的协调统一,以维持体质平和,促进健康,防止疾病的发生。春季阳气初升,应摄入升而不散,温而不热的食物。宜多食蔬菜,如菠菜、韭菜、芹菜、春笋、荠菜等。夏季阳气隆盛,气候炎热,宜清补。应选用清热解暑,清淡芳香之品,不可食用味厚发热的食物,也不可过度寒凉。宜多食新鲜水果,如西瓜、番茄、菠萝等,其他清凉食物,如菊花、金银花、芦根、绿豆、冬瓜、苦瓜、黄瓜、生菜等均可酌情食用,以清热祛暑。长夏季节湿气最重,宜用淡渗利湿之品以助脾气之健运,防止湿困中焦。如宜多食茯苓、山药、莲子、薏米、扁豆、冬瓜、丝瓜等食物。秋季阳气收敛,阴气滋长,阴阳处于相对平衡状态,宜用平补之法,选用寒热偏性不明显的平性食物,不宜用大寒大热之品。同时,秋风劲急,气候干燥,宜食用濡润滋阴之品以保护阴津,如芝麻、甘蔗、梨、葡萄、沙参、麦冬、阿胶、甘草等。冬季天寒地冻,阳气深藏,阴气大盛,宜温补,选用温热助阳之品,以扶阳散寒,如姜、桂、胡椒、羊肉、牛肉、狗肉等温补之品。同时还宜食养阴潜阳食物,如鳝鱼、龟、鳖等。

3. 起居调护　人体的生命活动随着年节律、季节律、月节律、昼夜节律等自然规律而发生相应的生理变化。只有起居有常,不妄作劳,顺应四时,调摄起居,才能增进健康、延年益寿。

起居有常,不妄作劳。人的生命活动都有一定的周期性或规律性。"起居有常,不妄作劳"就是要顺从人体的生命活动规律来调理起居,有规律地生活,养成良好的起居习惯。起居规律,能保养神气,使人精力充沛,生命力旺盛。否则,起居失调,恣意妄行,逆于生乐,以酒为浆,以妄为常,就会导致脏腑功能损害,适应能力减弱,体质下降,早衰或疾病。现代医学也证实,规律的生活起居,能使人体建立起各种定时的条件反射系统,使机体各系统处在最佳状态。如定时就餐,可使消化液的分泌、胃肠道平滑肌的蠕动等都能达到最理想的状态。

顺应四时,调摄起居。根据季节变化和个人的具体情况制定出符合自己生理需要的作息制度,并养成按时作息的良好习惯,使身体的生理功能保持稳定平衡的状态,以适应社会和自然环境的需要。

4. 运动健身　平和质者可通过运动保持和加强现有的良好状态,使体质水平得到进一步提高。可根据年龄、性别、个人兴趣爱好的差异,自行选择不同的锻炼方法。同时要努力做到:积极主动,兴趣广泛;运动适度,不宜过量;循序渐进,适可而止;经常锻炼,持之以恒;全面锻炼,因时制宜。

5. 经络调理　经络调理包括主动调理与被动保健。经络的主动调理方法很多,这里介绍一种经实践证明行之有效的调理经络的方法,即"312经络调理方法"或"312经络锻炼法"。这一方法是由中国科学院祝总骧教授等专家在30年经络研究的基础上,汲取古今中外养生保健方法的精华,总结创编的一套集穴位按摩、腹式呼吸和体育运动为一体的健身方法,具有激活经络、畅通气血、祛病健身的功效。

"312"的"3"是指合谷、内关和足三里3个穴位的按摩,每天按摩1～2次,每次每个穴位按摩5分钟(3个穴位共15分钟);"1"是指一种意守丹田的腹式呼吸方法,每天1～2次,每次5分钟;"2"是指以两条腿为主的、力所能及的体育锻炼,每天1～2次,每次5分钟。"312"经络锻炼法十分简便易学,不需要场地,非常适合办公人员、中老年朋友锻炼。

另外,人与汽车一样,在主动锻炼、主动调理的同时,还需要被动保健、保养。被动保健的方法也很多,关键是要选择专业的保健按摩师来进行调理,可以到相关的保健按摩中心或足疗按摩中心实施。

(二)气虚质

1. 精神调摄　气虚质者在日常生活中,应培养豁达乐观的生活态度,不可过度劳神、过度紧张,保持稳定平和的心态。脾为气血生化之源,思则气结,过思伤脾;肺主一身之气,悲则气消,悲忧伤肺,气虚者不宜过思过悲。

2. 饮食调养　脾主运化,为气血生化之源,气虚质者的饮食调养宜选择性平偏温、健脾益气的食物食用。如小米、糯米、粳米、扁豆、红薯、淮山、莲子、白果、芡实、南瓜、包心菜、胡萝卜、土豆、黄豆、蚕豆、更豆、豌豆、山药、莲藕(生者甘寒,清热凉血;熟者甘温,健脾益气)、香菇、豆腐、鸡肉(蛋)、猪肚、牛肉、兔肉、羊肉、鹌鹑(蛋)、黄鱼、比目鱼、刀鱼、泥鳅、黄鳝、大枣、葡萄干、苹果、菱角、龙眼肉、橙子等。粥是天下第一补品,最易被人吸收,对气虚质者最合适。

尽量少吃或不吃空心菜、槟榔、生萝卜等耗气的食物。不宜多食生冷苦寒、辛辣燥热等偏颇较大的食物;不能峻补、蛮补、呆补。峻补是指用大剂量、药效较猛的补益方药,如参附汤、独参汤等;蛮补就是不问寒热虚实乱补,只要是保健品、补品买来就吃;呆补就是完全不考虑脾胃是否受得了,一味进补,补得脾胃呆滞,肚子胀、食欲消。

药膳指导:(1)黄芪童子鸡:取童子鸡1只,洗净,用纱布袋包好生黄芪9g,取一根细线,一端扎紧纱布袋口,置于锅内,另一端则绑在锅柄上。在锅中加姜、葱及适量水煮汤,待童子鸡煮熟后,拿出黄芪包。加入盐、黄酒调味,即可食用。可益气补虚。

(2)山药粥:将山药30g和粳米180g一起入锅加清水适量煮粥,煮熟即成。此粥可在每日晚饭时食用。此粥具有补中益气、益肺固精的作用。

3. 起居调护　气虚者要遵循基础养生原则:不熬夜、三餐规律、大便定时、坚持适合自己的运动。

居处要避免虚邪贼风。通风纳凉时门窗要敞开,避风保暖时要门窗紧闭。坐卧休息要避开门缝、窗缝,从门缝、窗缝吹进来的风在人松懈慵懒的时候最伤人。休息睡眠时更要避免穿堂风、直吹风。气虚者还要避免过度运动、劳作,要适当多睡觉。

4. 运动健身　气虚质者脏腑功能低下,主要是心肺功能不足和脾胃功能薄弱,因此除了饮食方面需要加强外,慢跑、散步、登山等可以有效加强心肺功能。还可选用一些传统的健身功法,如:太极拳、太极剑、八段锦、保健功、瑜伽等,气功可练"六字诀"中的"吹"字功,常练可以固肾气、壮筋骨,逐渐改善体质。

气虚质者不宜做强体力运动,做到"形劳而不倦"。运动锻炼宜采用低强度、多次数的方式,控制好时间,循序渐进,持之以恒。

5. 经络调理　气虚质养生所用主要经络和穴位有任脉的中脘、神阙、气海;督脉有百会、大椎;足太阳膀胱经的风门、肺俞、膈俞、脾俞及足阳明胃经的天枢、足三里。每次选2～4个穴位,点按、艾灸、神灯照射均可。

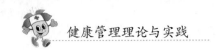

经常腹胀、消化不良、便溏，可选中脘、天枢、足三里；经常感冒、打喷嚏、鼻子发痒，可选风门、肺俞、脾俞、足三里；经常疲劳倦怠，舌头齿痕明显，可选神阙、气海、膈俞、脾俞。"常按足三里，胜吃老母鸡。"平时常按足三里，益气补气又健脾。

6. 药物调治　大枣、人参、党参、淮山药、黄芪、紫河车、茯苓、甘草、白术、薏苡仁、白果等都可以用来补气，平时可以煲汤用。

比较安全的方剂有"四君子汤"，由人参、白术、茯苓、甘草四味药组成。可以把甘草去掉，用其他三味药煲瘦猪肉汤来补气。

如果总是面色白、血压低，还经常头晕，蹲下后一站起来两眼发黑就要晕倒，可以吃些补中益气丸或补中益气汤（由黄芪、柴胡、甘草、人参、当归、陈皮、升麻、白术等组成）。如果气虚主要表现在气候和温度一变化就打喷嚏、感冒或者皮肤过敏，可吃玉屏风散颗粒或薯蓣丸。玉屏风散是中医预防体虚感冒的专方，也是反复感冒病人的基本方。如果吃东西很少，稍微吃点东西就肚子胀或经常拉肚子、大便不成形者，可吃香砂养胃丸。如果不能动脑子，一动脑子就失眠，睡不好、吃不好，经过一段时间脸蜡黄、心慌，工作起来注意力也涣散了，记不住东西，工作效率明显下降，可吃归脾丸。

7. 四季保养　四季保养基础养生原则：春生夏长秋收冬藏；春夏养阳，秋冬养阴。春分节气时灸曲池以明目；夏至节气时喝荷叶茯苓莲子粥，艾灸中脘穴；大暑时分避暑去湿，可以煲冬瓜、绿豆、扁豆汤；"小暑黄鳝赛人参"，补气以抗大暑之酷热，西洋参也是不错的选择。秋分节气时灸足三里以健脾胃；冬至节气时可以炖老母鸡汤，艾灸关元穴。注意"冬季进补，秋先垫底"。

（三）阳虚质

1. 精神调摄　由于阳虚质性格多沉静、内向，常常情绪不佳，易于悲哀。因此，阳虚质者应学会自觉调整自己的情绪，做到和喜怒、去忧悲、防惊恐。

一是增加户外运动；二是多见阳光，适当增加室内光照；三是听轻快、活泼、兴奋的音乐；四是与人倾诉，宽宏大量，以愉悦改变心境，提高心理素质；五是锻炼腹式呼吸，使气沉丹田，令阳气下潜，气息深沉缓慢有利于稳定心神；六是多做一些静神而动形的太极拳、五禽戏、气功等；七是学些修身养性的传统文化，去除不必要的情绪敏感波动，增加保护心灵的钝感。

2. 饮食调养　肾阳为一身阳气之本，肾阳为根，脾阳为继。阳虚质者宜多食用甘温补脾阳、肾阳为主的食物，常用的有羊肉、牛肉、猪肚、鸡肉、带鱼、狗肉、麻雀肉、鹿肉、黄鳝、虾、海参、鲍鱼、淡菜、刀豆、荔枝、龙眼、榴莲、樱桃、杏、核桃、栗子、大枣、腰果、松子、韭菜、南瓜、黄豆芽、茴香、洋葱、香菜、胡萝卜、山药、生姜、辣椒、红茶、花椒等（采用焖、蒸、炖、煮的烹调方法）。"朝食三片姜，胜过人参汤。"吃生姜对缓解阳虚作用明显。

少吃生冷、苦寒、黏腻食物，如田螺、螃蟹、海带、紫菜、西瓜、黄瓜、苦瓜、冬瓜、香蕉、柿子、甘蔗、梨子、柚子、火龙果、柑橘、竹笋、芹菜、绿豆、绿茶、蚕豆、冷冻饮料等。减少食盐的摄入，以避免肥胖、肿胀、小便不利、高血压。少用抗生素、清热解毒的中药，以保护阳气。

药膳指导：（1）当归生姜羊肉汤：当归 20 g，生姜 30 g，冲洗干净，用清水浸软，切片备用。羊肉 500 g 剔去筋膜，放入开水锅中略烫，除去血水后捞出，切片备用。当归、生姜、羊肉放入砂锅中，加清水、料酒、食盐，旺火烧沸后撇去浮沫，再改用小火炖至羊肉熟烂即成。本品为汉代张仲景名方，温中补血，祛寒止痛，特别适合冬日食用。

（2）韭菜炒胡桃仁：胡桃仁 50 g 开水浸泡去皮，沥干备用。韭菜 200 g 择洗干净，切成寸段备用。麻油倒入炒锅,烧至七成热时,加入胡桃仁,炸至焦黄,再加入韭菜、食盐,翻炒至熟。本品有补肾助阳,温暖腰膝的作用。适用于肾阳不足,腰膝冷痛。

（3）玉浆黄金鸡:1 kg左右的纯种乌鸡一只(江西泰和县的竹丝鸡最好)洗净,浙江绍兴黄酒1 kg。将鸡和黄酒一起放进锅里,用大火烧开后,改用小火慢炖至肉烂即可食用。吃肉喝汤,每天下午6点左右(酉时)吃一次,连吃一周即可明显改善肾阳虚的体质状态。长期肾阳虚者可以坚持每月吃一次。如果往本方中加入50 g补肾中药肉苁蓉,与鸡同炖,则效果更佳。

3. **起居调护**　阳虚质者耐春夏不耐秋冬,因此在秋冬季节要适当暖衣温食以养护阳气,尤其要注意关节、腰腹、颈背部、脚部等部位的保暖。宜春捂,不宜秋冻。

不能熬夜,熬夜最伤阳气。在阳光充足的情况下多进行室外运动,切不可在阴暗潮湿寒冷的环境下长期工作和生活。

4. **运动健身**　阳虚质者以振奋、提升阳气的锻炼方法为主。散步、慢跑、太极拳、五禽戏、跳绳、各种球类运动等均适合阳虚者。不宜游泳,不宜在阴冷天或潮湿之处长时间锻炼。适合在春夏季、在阳光充足的时候进行户外运动锻炼,其他时间可在室内锻炼。但注意:夏天不宜做过分剧烈的运动,冬天避免在大风、大寒、大雾、大雪及空气污染的环境中锻炼。

5. **经络调理**　步步为营的疾病防线:"天然良好的自然环境—健康的生活方式—推拿—针灸—方药"。阳虚质者的经络调理以任脉、督脉、背部膀胱经为主。

任脉肚脐以下的神阙、气海、关元、中极这四个穴位有很好的温阳作用,用艾条温灸或使用热敷或神灯、频谱仪照射均可。督脉常用艾灸百会、命门,百会主要用于阳虚质的头痛眩晕、精神萎靡不振,命门主要用于腰腿酸痛、性功能下降、夜尿多。自行按摩气海、足三里、涌泉等穴位也可补肾助阳。

6. **药物调治**　安全保健中药:鹿茸、补骨脂、益智仁、桑寄生、杜仲、菟丝子、附子、肉桂、熟地、人参、黄芪、山药、枸杞子等。

中成药有:参茸丸、金匮肾气丸或桂附地黄丸、龟鹿二仙膏、右归丸、壮腰健肾丸、壮骨关节丸等。如果阳气虚腰痛和夜尿,可用桑寄生、杜仲加瘦猪肉和核桃煮汤喝。

7. **四季保养**　阳虚质者通常在冬夏两季容易出问题,夏季虽然炎热,但人体阳气并非绝对旺盛,属于外强中干,阳气浮盛于肌肤而内脏相对空虚,再加上腠理疏松,反而比其他季节更容易伤及阳气。因此,阳虚质者夏季不要贪凉冷饮,少在空调环境里待。还可以在夏至、三伏天适当进食羊肉、鸡肉等温补食品。

冬季严寒主要伤及肾阳、筋骨关节。因此阳虚质者冬季常出现夜尿明显增多、老寒腿发作、周身关节疼痛等现象。可在冬至、三九天进食羊肉、狗肉、牛肉、鹿肉或者壮腰健肾丸、金匮肾气丸等。同时冬季烫脚养阳气。

（四）阴虚质

1. **精神调摄**　由于阴虚质性情急躁,外向好动、活泼,五志过极。因此,应学会调节自己的不良情志,安神定志,舒缓情志;学会喜与忧、苦与乐、顺与逆的正确对待,保持稳定的心态。

2. **饮食调养**　阴虚质由于体内津、液、精、血等阴液亏少,以阴虚内热为主要体质状态,因此宜多食些滋阴潜阳食物。常见的有芝麻、糯米、绿豆、苦瓜、乌贼、龟、鳖、海参、鲍鱼、螃蟹、牛奶、牡蛎、蛤蜊、海蜇、鸭肉、猪肉、猪皮、兔肉、豆腐、甘蔗、木耳、银耳、水果等。

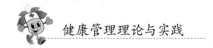

可采用红烧、焖、蒸、炖、煮、煲等方法，尽量少放调料，保持原汁原味。

蜂蜜滋阴养颜，平时可以多喝蜂蜜水。山药、荸荠、莲子、百合，它们既是蔬菜，又是中药，阴虚质者平时可以多吃。

温燥、辛辣、香浓的食物伤阴，如：花椒、茴香、桂皮、味精、辣椒、葱、姜、蒜、韭菜、虾仁、荔枝、桂圆、核桃、樱桃、杏、羊肉、狗肉等，故应少吃，甚至不吃。阴虚质者应忌吃辛辣刺激性食品，忌吃温热香燥食品，忌吃煎炸炒爆食品，忌吃脂肪含量过高食物。

阴虚消瘦的人不宜食用"荔枝干、龙眼肉（干）"进补，否则是火上浇油。

酸甘可化阴，甘寒可清热。多数水果都适合阴虚体质，除了荔枝、龙眼、樱桃、杏、大枣、核桃、栗子等。

药膳指导：

（1）莲子百合煲瘦肉：用莲子（去芯）20 g、百合 20 g、猪瘦肉 100 g，加水适量同煲，肉熟烂后用盐调味食用，每日 1 次。有清心润肺、益气安神之功效。适用于阴虚质见干咳、失眠、心烦、心悸等症者食用。

（2）蜂蜜蒸百合：将百合 120 g、蜂蜜 30 g 拌和均匀，蒸令熟软。时含数片，咽津，嚼食。本药膳功能为补肺、润燥、清热，适用于肺热烦闷，或燥热咳嗽、咽喉干痛等症。

（3）苦瓜排骨汤：猪排骨 500 g，新鲜苦瓜 500 g，100 g 黄豆和 3～4 片姜。把排骨和苦瓜切成小块，黄豆用水泡 10 分钟，然后一起将它们放到砂锅或瓦罐里（不要用金属的），加适量水。大火烧开后，用小火慢炖 1 小时后，加适量盐调味就可以喝了。一次不要喝太多，可分几次喝完。适合阴虚体质降心火，也适合一般体质在夏季清心降火用。

3. 起居调护　阴虚质者不适合夏练三伏、冬练三九。因为三伏、三九天阴虚质者不宜出大汗，三伏天出大汗则伤阴气，消耗体力，令人明显疲乏；三九天出大汗扰阳气，不利封藏，令人开春虚火上升。

人体关节需要阴液润滑，阴虚质者可能会较早出现关节不利涩滞，因此进入中年后，阴虚质者不宜经常做磨损关节的运动，尤其是膝关节，如：上下楼梯、登山、在跑步机上锻炼等。

阴虚质者较为适合湿润环境，宜选择坐南朝北的房子。睡眠要充足，严禁熬夜，以藏养阴气；节制房事，以惜阴保精。生活、工作有条不紊，戒烟限酒。

4. 运动健身　阴虚质者由于阳气偏亢、体内津液精血偏少，因此只宜做中小强度的运动，应尽量避免大强度、大运动量的锻炼形式，以少出汗为原则。运动锻炼重点是调养肝肾之功，如太极拳、太极剑、八段锦、气功等比较柔和的功法，还可练"六字诀"中的"嘘"字功，以涵养肝气。皮肤干燥者可多选择游泳，以滋润肌肤，减少皮肤瘙痒。静气功锻炼对人体内分泌可进行双向调节，促进脾胃运化，增加体液生成，改善阴虚质。阴虚质者不宜蒸桑拿。

5. 经络调理　对阴虚质者来说，经络锻炼不是好办法，应以药物调治、饮食调养作为首选，以改变生活方式作为调养目标。

6. 药物调治　银耳、燕窝、冬虫夏草、阿胶、黄精、麦冬、玉竹、百合是阴虚质者的养生佳品，可以起到改善体质、养颜美容之效。

秋冬季节，宜吃沙参、麦冬、玉竹、雪梨煲瘦猪肉，莲子百合煲瘦肉、百合红枣粥、银耳燕窝粥、银耳虫草炖瘦肉。

阴虚质者还可服用一些中成药来改善体质，当然要适当减少剂量。腰膝酸软、耳鸣眼花、五心烦热者可服用六味地黄丸；眼睛干涩、视物昏花、耳鸣明显者可服用杞菊地黄丸；小便黄而不利、心烦明显者可服用知柏地黄丸；睡眠不好者可服用天王补心丹。

7. 四季保养　春季阳气升发，阴虚质者虚火上扰明显，如口腔溃疡、失眠、目赤等，可服用"三才封髓丹"。夏季应避免烈日曝晒，不要汗出太多，可适当服用西洋参、西瓜、酸梅汤、生脉饮（由人参、麦冬、五味子组成）等。秋季是阴虚保养的重点时段。肺是水之上源，肾是水之下源，水源不足则阴虚，所以阴虚质者这两个脏器相对薄弱。秋季万物收敛，肺主肃降与之相应。怎样让肺肃降？投其所好！第一，肺喜欢干净，所以秋天应郊游，登高望远，多到空气清新清凉的地方。第二，肺喜欢滋润，所以吃一些清凉滋润的沙参、麦冬、玉竹、百合、雪梨、柿子等。只要肺清润，肺气自然就会肃降，这是天性，是生命之道。第三，多练习深呼吸，使气息绵长深沉。

（五）痰湿质

1. 精神调摄　适当增加社会交往活动，多参加集体公益活动，培养广泛的兴趣爱好，增加知识、开阔眼界。合理安排休闲、度假，以舒畅情志、调畅气机，改善体质，增进健康。

2. 饮食调养　痰湿质是由于水液内停而痰湿凝聚，以黏滞重浊为主要特征的体质状态。因此，在饮食上宜多摄取能够宣肺、健脾、益肾、化湿、通利三焦的食物。如淮山、薏米、赤小豆、扁豆、蚕豆、花生、海蜇、胖头鱼、鲫鱼、鲤鱼、鲈鱼、羊肉、橄榄、萝卜、山药、洋葱、豆角、冬瓜、紫菜、竹笋、辣椒、咖喱、生姜等。

可以吃些偏温燥的食物。但要注意：生姜的散热作用很好，还能够暖脾胃、促进发汗。但痰湿质者吃姜是有讲究的，要挑时间吃。如"冬吃萝卜夏吃姜，不劳医生开药方"，"上床萝卜下床姜，夜晚生姜赛砒霜"。

痰湿质者夏天要坚持喝红糖姜茶（姜片、红糖、枣片一起煮成），特别适合女性。有利于稳定情绪、提高耐热能力、美肤美容。不要吃夜宵，一定要吃早餐。吃早餐是改善痰湿体质、减肥的第一步，越不吃早餐湿气越重。

痰湿质者要少吃酸性的、寒凉的、肥甘的、油腻的、滋补的东西，特别是酸性食物。如山楂、醋、梅子、枇杷、西瓜、梨、香蕉、桃子、板栗、芝麻、可乐等甜碳酸饮料以及银耳、燕窝、龟、鳖、肥猪肉、油炸食品等。

药膳指导：（1）山药冬瓜汤：山药 50 g，冬瓜 150 g 至锅中慢火煲 30 分钟，调味后即可饮用。本品可健脾，益气，利湿。

（2）赤豆鲤鱼汤：将活鲤鱼 1 尾（约 800 g）去鳞、鳃、内脏；将赤小豆 50 g，陈皮 10 g，辣椒 6 g，草果 6 g 填入鱼腹，放入盆内，加适量料酒、生姜、葱段、胡椒，食盐少许，上笼蒸熟即成。本品健脾除湿化痰，用于痰湿质症见疲乏、食欲缺乏、腹胀腹泻、胸闷眩晕者。

3. 起居调护　痰湿质者 30 岁后每年都要认真体检，特别注意观察血脂、血糖、血尿酸、血压等指标，经常监控体重，因为一旦发胖就会一发不可收。

要多晒太阳，多进行户外活动。阳光能够散湿气，振奋阳气。居室要朝阳，保持居室干燥。在夏季要减少空调的使用，尽量多出汗，提高耐热能力。

要经常洗洗热水澡，最好是泡浴，泡得全身发红、毛孔开张最好，利于痰湿的消散。穿衣服尽量要宽松一些，有利于湿气的散发。

痰湿质者一年四季要多出汗，出汗是人体平衡阴阳的一种有效手段，所谓阴阳平衡，百病不生；阴阳失衡，百病缠身。一是运动出汗，二是夏季每天喝生姜茶出汗，三是吃火锅出汗，四是洗热水澡出汗。

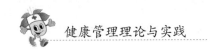

痰湿质者还要注意饭吃七八成饱,吃饭速度不要太快。

4. 运动健身　痰湿质者形体多肥胖,应做较长时间的有氧运动。运动时间应选择下午 4 点左右,运动环境应选择温暖宜人之处。可选择的运动项目很多,如散步、慢跑、乒乓球、羽毛球、网球、游泳、武术、舞蹈等。

5. 经络调理　改善痰湿质的经络主要有任脉、足太阴脾经、足少阳胆经、足阳明胃经、足太阳膀胱经。主要穴位有中脘、水分、神阙、关元、阴陵泉(脾经)、足三里、脾俞、三焦俞。痰湿质最适合用艾条温灸,一般灸到皮肤发红发烫。每次腹部、背部、下肢各取 1 个穴位灸,不要太多。如果灸后有口苦、咽喉干痛、舌苔发黄、大便干结、梦多或失眠,就多喝水、减少穴位,症状明显的停灸即可。

6. 药物调治　党参、扁豆、砂仁、陈皮、淮山、薏仁、茯苓、赤小豆、冬瓜皮、白芥子等都有一定的祛湿作用,但祛湿的部位不同。白芥子、陈皮主要祛肺部、上焦的痰湿;陈皮和党参、白扁豆合在一起,是治中焦的痰湿;赤小豆主要是让湿气从小便走。

改善痰湿体质的中成药有二陈汤、参苓白术散、陈夏六君丸、排毒养颜胶囊等。

7. 四季保养　痰湿质的四季养生重点是夏季与冬季,目的是减少痰湿、控制体重。夏季要少用空调,少食冰冻食品,多吃生姜,穿棉麻丝绸,适当晒太阳。冬季不要跟风进补,但凡补益的肉类、骨头、动物内脏、人参、鹿茸、阿胶、大枣、醪糟、熟地、秋梨膏、老火靓汤、核桃、芝麻等几乎都不适合痰湿质者,除非间夹有明显的气虚、阳虚。山药、芡实、薏苡仁、莲藕、党参、扁豆等可用。

(六)湿热质

1. 精神调摄　湿热质应学习心理美容,静养心神。静能生水清热,有助于肝胆疏泄。如何静养? 一是学习儒释道等传统养生文化,增强文化底蕴和生命的内聚力;二是掌握一些释放不良情绪的方法,如节制法、疏泄法、转移法、情志相胜法等等;三是练习瑜伽、气功、太极拳、舒展优雅的舞蹈;四是经常做深呼吸,将气息吸至小腹部;五是多听流畅悠扬舒缓有镇静作用的音乐。

2. 饮食调养　湿热质是以湿热内蕴为主要特征的体质状态。宜食用清利化湿的食物,如薏苡仁、莲子、茯苓、红小豆、四季豆、蚕豆、绿豆、鸭肉、兔肉、马蹄、鲫鱼、鲤鱼、田螺、海带、紫菜、冬瓜、丝瓜、葫芦、苦瓜、黄瓜、菜瓜、西瓜、梨、绿茶、花茶、白菜、芹菜、荠菜、卷心菜、竹笋、莴笋、莲藕、空心菜、萝卜、豆角、绿豆芽等。

体质内热较盛者,禁忌辛辣燥热、大热大补,少吃肥甘厚腻的食物。如辣椒、生姜、大葱、大蒜、菠萝、荔枝、芒果、酒、奶油、动物内脏、狗肉、鹿肉、羊肉、麦冬、熟地、银耳、燕窝、雪蛤、阿胶、蜂蜜、麦芽糖等。最忌讳食用经过油炸、煎炒、烧烤等高温加工烹制而成的食物。

药膳指导:

(1)泥鳅炖豆腐:泥鳅 500 g 去腮及内脏,冲洗干净,放入锅中,加清水,煮至半熟,再加豆腐 250 g,食盐适量,炖至熟烂即成。可清利湿热。

(2)绿豆藕:粗壮肥藕 1 节,去皮,冲洗干净备用。绿豆 50 g,用清水浸泡后取出,装入藕孔内,放入锅中,加清水炖至熟透,调以食盐进食。可清热解毒,明目止渴。

3. 起居调护　养成良好的生活习惯。一要注意个人卫生。最好穿天然纤维、棉麻、丝绸等质地的衣物,不要穿紧身的,预防皮肤病变。二要注意居室清洁通风,清爽舒服。三要改正不良嗜好,戒烟限酒,并保持二便通畅,防止湿热郁聚。四要运动锻炼注意舒展筋骨关节,增加身体的柔韧度,尽量使筋骨关节柔软。因为筋骨关节的僵硬、涩滞,不利于肝胆的疏泄,会加重烦躁、紧张、焦虑等。五要注意不熬夜,保证睡眠的时间和质量,这对于改善湿热体质非常重要。经常熬夜则舌苔黄厚,乃湿热之象;睡个好觉则厚苔退去,这说明良好的睡眠有祛湿清热的作用。

4.运动健身　湿热质是以湿浊内蕴、阳气偏盛为主要特征的体质状态,适合做大强度、大运动量的锻炼。如:中长跑、游泳、爬山、各种球类运动、武术等,可以消耗体内多余的热量,排泄多余的水分,达到清热除湿的目的。但要避开暑热环境,春秋季节野外锻炼效果更好。还可将健身力量练习和中长跑结合进行锻炼,健身力量练习可在健身房在教练的指导下进行。在导引功法中,可练习六字诀中的"呼""嘻"字诀,也有健脾清热利湿的功效。

5.经络调理　主要穴位有肝俞、胃俞、阴陵泉、三阴交(脾经)、阳陵泉(胆经)、太冲(肝经)。湿热明显时首选背部膀胱经的刮痧、拔罐、走罐,可以改善尿黄、烦躁、失眠、颈肩背疲劳酸痛。上述穴位不要用艾灸,可以指压或者毫针刺,用泻法。

6.药物调治　祛湿热的药一般都不是很平和,不能久服。如果舌苔不黄、小便变清、大便通畅,就要马上停药。常用的有藿香、石膏、甘草、茵陈、防风、龙丹、车前草、淡竹叶、滑石、溪黄草、鸡骨草、木棉花(均为寒凉药)。

中成药有甘露消毒丹、龙胆泻肝丸、清热祛湿冲剂、溪黄草冲剂等。这些中成药和四君子汤、陈夏六君丸、香砂养胃丸不一样,不能久服。

7.四季保养　湿热体质最怕夏天湿热和秋天干燥。因为在这两个季节,最容易小便不利、量少色黄;大便干结不通,使体内湿热排泄不畅通。因此,夏季要多喝水或多喝祛暑清热利湿的凉茶,特别注意皮肤清洁,防止各种炎症。如果环境又湿又热又闷,可以常用空调。秋季多食清甜、水分多的水果,多喝白粥,每天清晨喝一杯蜂蜜水,以润肠通便。春季多做筋骨肌肉关节的伸拉舒展运动,以利肝胆。冬季不宜多补。

（七）血瘀质

1.精神调摄　精神调摄是血瘀质养生的重点。培养开朗、乐观、平和(与人相处平和,想事做事不过分、不偏激)、"钝感"(对人际关系、利益得失不敏感)、"健忘"(不幸、不快过去就忘)的性格,这些性格的形成与家庭、父母关系最为密切。

培养兴趣爱好。兴趣爱好广泛,气就不容易郁结,就不会钻牛角尖。如集邮、摄影、绘画、种花、钓鱼、阅读、唱歌、跳舞、慢跑、爬山等等。

学习儒释道的修身养性的传统方法,增强自我调摄情志的能力。

要交性格开朗的朋友。所谓"近朱者赤,近墨者黑",和开朗的人在一起,心情自然就开朗;和压抑的人在一起,心情自然就郁闷,情绪是会相互感染的。性格开朗、幽默、乐观,又有与自己情趣相投、心有灵犀的朋友是养生的最高境界。

2.饮食调养　血瘀质具有血行不畅、瘀血内阻的体质状态,因此,在饮食上应选择具有活血化瘀功效的食物。如山楂、油菜、韭菜、番木瓜、黄酒、葡萄酒等。但需注意以下几点:一是少喝酒甚至不喝酒。酒虽然有活血作用,但伤肝。活血短暂,伤肝永久。但可以少量饮用红葡萄酒、糯米甜酒,既可活血化瘀,又对肝脏构不成严重影响,比较适合女性。二是不宜吃收涩、寒凉、冰冻、油腻之物。如乌梅、苦瓜、柿子、石榴、花生米。高脂肪、高胆固醇的食物也不可多吃,如蛋黄、虾、猪头肉、猪脑、奶酪等。三是山楂可用于血瘀质、肥胖间夹血瘀、慢性心脑血管疾病的调养。金橘无活血作用,但疏肝理气好。四是韭菜、洋葱、大蒜、桂皮、生姜等适合血瘀质在冬天或阳虚间夹血瘀质吃。五要注意性凉活血的有生藕、黑木耳、竹笋、紫皮茄子、芸薹菜、魔芋等,适合血瘀质在夏天或血瘀间夹湿热、阴虚内热体质的人吃。六是菇类养肝护肝,防癌抗癌,也很适合血瘀体质。七是水产类,有螃蟹、海参。螃蟹主要用于消散外伤后遗留的瘀血,海参对于血瘀质形体干枯、皮肤干燥效果不错。八是红糖、糯米甜酒、红葡萄酒,最适合女性血瘀质的调养;醋用于软化血管;菜籽油有活血之功,但有小毒;玫瑰花、茉莉花泡茶喝,有疏肝理气、活血化瘀之功。

药膳指导:

(1) 山楂红糖汤:山楂 10 枚,冲洗干净,去核打碎,放入锅中,加清水煮约 20 分钟,调以红糖进食。可活血散瘀。

(2) 黑豆川芎粥:川芎 10 g 用纱布包裹,和黑豆 25 g、粳米 50 g 一起水煎煮熟,加适量红糖。分次温服,可活血祛瘀,行气止痛。

(3) 田七煲瘦肉(或鸡肉):一只鸡大腿或半斤瘦肉,放在炖盅里,放三粒红枣,再放一点田七,一起炖,一星期吃一次,有非常好的活血作用。

3. **起居调护**　血得温则行,得寒则凝。血瘀质由于血行不畅,应避免寒冷刺激。日常生活中要注意动静结合,不可贪图安逸,加重气血郁滞。要多做运动,少坐汽车;多做活动,少用电脑;多爬楼梯,少坐电梯;多做深呼吸,少弯腰驼背。

4. **运动健身**　血瘀质的经络、气血运行不畅,通过运动使全身经络、气血通畅,五脏六腑调和。因此,应选择一些有利于促进气血运行的运动项目,如易筋经、导引、太极拳(剑)、五禽戏、312 经络锻炼法、保健按摩、舞蹈、步行健身法等。血瘀质者心血管机能较弱,不宜做大强度、大负荷的体育锻炼,而应采用中小负荷、多次数的锻炼。

5. **经络调理**　主要穴位有神阙(任脉)、膈俞、肝俞、委中(膀胱经)、太冲、曲泉、期门(肝经)、日月、五枢、维道(胆经)、血海、三阴交(脾经)、内关、合谷、曲池。方法有推拿、点按、温灸、刮痧、放血、敷贴、照射等。

妇科月经方面的问题,常用穴位有太冲、五枢、维道、血海、三阴交、合谷。

6. **药物调治**　当归可以补血,也可以活血。不开心、郁闷、叹气、不想吃东西,可以服用逍遥丸、柴胡疏肝散。血瘀的人可以适当地补血养阴,可以少量吃些阿胶、熟地、白芍、麦冬等。还可服用桂枝茯苓丸、大黄蟅虫丸等。黄芪补气补动力,是补气效果最好的。平时可以泡水做茶饮,每天放上十几片,喝到没有味道、没有颜色为止。

活血化瘀参三七(三七粉):它是唯一活血而不破血的东西,有双向调节作用,能够化瘀、延缓衰老、扩张血管、改善血液循环的作用。

7. **四季保养**　对血瘀质的人来说,保养的关键季节是春天。春天阳气升发,肝经当令。如果穿衣服过紧,再生点闷气,久坐室内,肝脏就不能正常疏泄,就会气滞血瘀。因此,一定要让肝舒展,多做舒展侧体的运动。冬季要特别注意保暖,秋天不要"秋冻"。

(八) 气郁质

1. **精神调摄**　气郁质养生与血瘀质养生一样需先养神,如果"神"没有养好,内脏就不得安宁,一切外界的锻炼就会付诸东流。为此,一是要培养乐观向上的情绪,精神愉快则气血和畅,营卫流通,有益于气郁体质的改善。二是要培养积极进取的竞争意识和拼搏精神,胸襟开阔、开朗、豁达,树立正确的名利观,知足常乐。三是要主动寻求生活乐趣,丰富和培养生活情趣,多参加有益的社会活动,广泛结交朋友。四是要多参加集体文娱活动,看喜剧、听相声、听音乐,以及富有鼓励、激励性的电视、电影等。五是人活在世上不要太敏感,太敏感了就会七情波动,七情波动又闷在心里不能外发最伤内脏。先是气郁,进而血瘀、痰湿。气郁、血瘀、痰湿混合的体质与肿瘤、高血压、冠心病、动脉硬化、胃病、月经不调有不懈之缘。六是人还是感觉"迟钝"一点好，"迟钝"在某种意义上是一种能力，是一种心神保护能力。迟钝有两种：一种是与生俱来的，从小就平和"迟钝"，对讽刺、嫉妒、不公等感觉较为迟钝。而在同样情况下，许多人会拍案而起、情绪激动。另一种是后天修来的，如一个人遭受了很多波折、看穿了一切，很淡然"迟钝"。七是要学会发泄，掌握各种排解郁闷的方法。

2. **饮食调养**　气郁质具有气机郁滞不畅的体质状态，因此宜选用理气解郁、调理脾胃功能的食物，如：大麦、荞麦、高粱、刀豆、蘑菇、豆豉、柑橘、柚子、萝卜、洋葱、香菜、包心菜、苦瓜、丝瓜、菊花、玫瑰、茉莉花、黄花菜、海带、海藻、山楂等，而龙眼、红枣、葡萄干、蛋黄等可以补肝血。

气郁体质者应少吃收敛酸涩的食物，如：乌梅、南瓜、泡菜、石榴、青梅、杨梅、草莓、杨桃、酸枣、李子、柠檬等，以免阻滞气机，气滞则血凝。亦不可多食冰冷食物，如雪糕、冰激凌、冰冻饮料等。

药膳指导：

（1）橘皮粥：橘皮 50 g，研细末备用。粳米 100 g，淘洗干净，放入锅内，加清水，煮至粥将成时，加入橘皮，再煮 10 分钟即成。本品理气运脾，用于脘腹胀满，不思饮食。

（2）菊花鸡肝汤：银耳 15 g 洗净撕成小片，清水浸泡待用；菊花 10 g，茉莉花 24 朵温水洗净；鸡肝 100 g 洗净切薄片备用；将水烧沸，先入料酒、姜汁、食盐，随即下入银耳及鸡肝，烧沸，打去浮沫，待鸡肝熟，调味。再入菊花、茉莉花稍沸即可。佐餐食用可疏肝清热，健脾宁心。

（3）山药冬瓜汤：山药 50 g、冬瓜 150 g 至锅中慢火煲 30 分钟，调味后即可饮用。可健脾、益气、利湿。

3. **起居调护**　气郁质者有气机郁结倾向。因此，要舒畅情志，多去旅游，回归自然，徜徉于自然山水之间，人就不会钻牛角尖，就不郁闷，气机自然就舒展。居室环境宽敞明亮，温度、湿度适宜，衣着宽松，舒适大方。四时起居顺应四时变化，起居有常，生活规律。

4. **运动健身**　气郁质运动健身的目的是调理气机、舒畅情志，因此应尽量增加户外活动，坚持较大量的运动锻炼。锻炼方法主要有大强度、大负荷练习法，专项兴趣爱好锻炼法，体娱游戏法。大强度、大负荷的练习是一种很好的发泄式锻炼，如跑步、登山、游泳、打球、武术等，有鼓动气血、疏发肝气、促进食欲、改善睡眠的作用。有意识学习某一项技术性体育项目，定时间进行练习，从提高技术水平上体会体育锻炼的乐趣，是最好的方法。体娱游戏主要有：下棋、打牌、气功、瑜伽、打坐放松训练等，有促进人际交流、分散注意、提起兴趣、理顺气机的作用。

抑郁的人还常伴有焦虑状态，宜打太极拳、练武术、练五禽戏、叩齿、甩手等活动，以调息养神，还可练习"六字诀"中的"嘘"字功，以疏畅肝气。

5. **经络调理**　调理的主要穴位有任脉的膻中穴、中脘、神阙、气海，心包经的内关、间使，肝经的曲泉、期门，胆经的日月、阳陵泉，膀胱经的肺俞、肝俞等。可以针灸、按摩。

气郁质者，每天晚上睡觉前，把两手搓热，然后搓胁肋。胁肋部是肝脏功能行使的通道。搓着搓着就会觉得里边像灌了热水一样，很舒服。

6. **药物调治**　疏理肝气一般有香附子、佛手、香橼、柴胡、枳壳等。补肝血一般是何首乌、阿胶、白芍、当归、枸杞子等。中成药有逍遥丸、柴胡疏肝散、越鞠丸等。

7. **四季保养**　气郁质者的四季保养，和血瘀质一样，也是以春季为主。在春季一定要舒展形体，释放自己的情志，春季是借助自然之力来改善血瘀、气郁质的黄金季节。

（九）特禀质

1. 精神调摄　由于特禀质发生的情况不同,其心理特征也存在着诸多差异。但多数特禀质者因对外界环境的适应能力较差,会表现出不同程度的内向、敏感、多疑、焦虑、抑郁等心理反应,因此,可酌情采取相应的心理保健措施。

2. 饮食调养　特禀质者饮食调养应根据个体的实际情况制定不同的保健食谱。就过敏体质而言,饮食宜清淡,忌生冷、辛辣、肥甘油腻及各种"发物",如酒、鱼、虾、蟹、辣椒、肥肉、浓茶、咖啡等。

药膳指导:

(1) 固表粥:乌梅 15 g、黄芪 20 g、当归 12 g 放砂锅中加水煎开,再用小火慢煎成浓汁,取出药汁后,再加水煎开后取汁,用汁煮粳米 100 g 成粥,加冰糖趁热食用。可养血消风,扶正固表。

(2) 葱白红枣鸡肉粥:粳米 100 g、红枣 10 枚(去核)、连骨鸡肉 100 g 分别洗净;姜切片;香菜、葱切末。锅内加水适量,放入鸡肉、姜片大火煮开。然后放入粳米、红枣熬 45 分钟左右。最后加入葱白、香菜,调味服用。可用于过敏性鼻炎。

3. 起居调护　在起居调护方面,特禀质者也要根据个体情况进行选择。对过敏质者而言,由于容易出现水土不服,在陌生的环境中要注意日常保健,减少户外活动,避免接触各种致敏的动植物等。在季节更替之时,要及时增减衣被,增强机体对环境的适应能力。

4. 运动健身　根据特禀质的不同特征选择有针对性的运动锻炼项目,逐渐改善体质。同时可练习"六字诀"中的"吹"字功。过敏体质要避免春天或季节交替时长时间在野外锻炼,防止过敏性疾病的发作。

5. 药物调治　特禀质在药物调治方面有一个基本方,叫"玉屏风散",它是中药名方,由防风、黄芪、白术三味中药组成。其味辛甘,性微温而润,是风药中的润剂。防风又叫屏风,具有像屏风一样抵御风邪的作用,对荨麻疹很有疗效;黄芪是补气的,帮助防风驱邪而外无所扰;白术培中固里,具有健脾功效。正所谓"发在芪防收在术",内外兼顾,是一个固表止汗的良方,犹如御风的屏障,且珍贵如玉,称为玉屏风散。

（张开金　周玲）

附录　健康管理评估用表

（一）SF-36 量表

1. 总体来讲,您的健康状况是:

①非常好　②很好　③好　④一般　⑤差

（权重或得分依次为 5,4.4,3.4,2.0 和 1）

2. 跟 1 年以前比您觉得自己的健康状况是:

①比 1 年前好多了　②比 1 年前好一些　③跟 1 年前差不多　④比 1 年前差一些

⑤比 1 年前差多了

（权重或得分依次为 1,2,3,4 和 5）

健康和日常活动

3. 以下这些问题都和日常活动有关。请您想一想,您的健康状况是否限制了这些活动? 如果有限制,程度如何?

（1）重体力活动,如跑步、举重、参加剧烈运动等

①限制很大　　　　②有些限制　　　　③毫无限制（权重或得分依次为 1,2,3,下同）

（2）适度的活动,如移动一张桌子、扫地、打太极拳、做简单体操等

①限制很大　　　　②有些限制　　　　③毫无限制

（3）手提日用品,如买菜、购物等

①限制很大　　　　②有些限制　　　　③毫无限制

（4）上几层楼梯

①限制很大　　　　②有些限制　　　　③毫无限制

（5）上一层楼梯

①限制很大　　　　②有些限制　　　　③毫无限制

（6）弯腰、屈膝、下蹲

①限制很大　　　　②有些限制　　　　③毫无限制

（7）步行 1 500 米以上的路程

①限制很大　　　　②有些限制　　　　③毫无限制

（8）步行 1 000 米的路程

①限制很大　　　　②有些限制　　　　③毫无限制

（9）步行 100 米的路程

①限制很大　　　　②有些限制　　　　③毫无限制

（10）自己洗澡、穿衣

①限制很大　　　　②有些限制　　　　③毫无限制

4. 在过去 4 个星期里,您的工作和日常活动有无因为身体健康的原因而出现以下这些问题?

（1）减少了工作或其他活动时间

①是　　　　　　　②不是（权重或得分依次为 1,2,下同）

（2）本来想要做的事情只能完成一部分

①是　　　　　　　②不是

(3) 想要干的工作或活动种类受到限制

  ①是   ②不是

(4) 完成工作或其他活动困难增多(比如需要额外的努力)

  ①是   ②不是

5. 在过去4个星期里,您的工作和日常活动有无因为情绪的原因(如压抑或忧虑)而出现以下这些问题?

(1) 减少了工作或活动时间

  ①是   ②不是(权重或得分依次为1,2,下同)

(2) 本来想要做的事情只能完成一部分

  ①是   ②不是

(3) 干事情不如平时仔细

  ①是   ②不是

6. 在过去4个星期里,您的健康或情绪不好在多大程度上影响了您与家人、朋友、邻居或集体的正常社会交往?

  ①完全没有影响 ②有一点影响 ③中等影响 ④影响很大 ⑤影响非常大

  (权重或得分依次为5,4,3,2,1)

7. 在过去4个星期里,您有身体疼痛吗?

  ①完全没有疼痛 ②稍微有一点疼痛 ③有一点疼痛 ④中等疼痛 ⑤严重疼痛

  ⑥很严重疼痛

  (权重或得分依次为6,5.4,4.2,3.1,2.2,1)

8. 在过去4个星期里,您的身体疼痛影响了您的工作和家务吗?

  ①完全没有影响 ②有一点影响 ③中等影响 ④影响很大 ⑤影响非常大

  (如果7无,权重或得分依次为6,4.75,3.5,2.25,1;如果7有,权重或得分依次为5,4,3,2,1)

您的感觉

9. 以下这些问题是关于过去1个月里您自己的感觉,对每一条问题所说的事情,您的情况是什么样的?

(1) 您觉得生活充实

 ①所有的时间 ②大部分时间 ③比较多时间 ④一部分时间 ⑤小部分时间

 ⑥没有这种感觉

 (权重或得分依次为6,5,4,3,2,1)

(2) 您是一个敏感的人

 ①所有的时间 ②大部分时间 ③比较多时间 ④一部分时间 ⑤小部分时间

 ⑥没有这种感觉

 (权重或得分依次为1,2,3,4,5,6)

(3) 您的情绪非常不好,什么事都不能使您高兴起来

 ①所有的时间 ②大部分时间 ③比较多时间 ④一部分时间 ⑤小部分时间

 ⑥没有这种感觉

 (权重或得分依次为1,2,3,4,5,6)

(4) 您的心里很平静

 ①所有的时间 ②大部分时间 ③比较多时间 ④一部分时间 ⑤小部分时间

 ⑥没有这种感觉

 (权重或得分依次为6,5,4,3,2,1)

(5) 您做事精力充沛

 ①所有的时间 ②大部分时间 ③比较多时间 ④一部分时间 ⑤小部分时间

⑥没有这种感觉

（权重或得分依次为 6,5,4,3,2,1）

（6）您的情绪低落

①所有的时间　②大部分时间　③比较多时间　④一部分时间　⑤小部分时间

⑥没有这种感觉

（权重或得分依次为 1,2,3,4,5,6）

（7）您觉得筋疲力尽

①所有的时间　②大部分时间　③比较多时间　④一部分时间　⑤小部分时间

⑥没有这种感觉

（权重或得分依次为 1,2,3,4,5,6）

（8）您是个快乐的人

①所有的时间　②大部分时间　③比较多时间　④一部分时间　⑤小部分时间

⑥没有这种感觉

（权重或得分依次为 6,5,4,3,2,1）

（9）您感觉厌烦

①所有的时间　②大部分时间　③比较多时间　④一部分时间　⑤小部分时间

⑥没有这种感觉

（权重或得分依次为 1,2,3,4,5,6）

10. 不健康影响了您的社会活动（如走亲访友）

①所有的时间　②大部分时间　③比较多时间　④一部分时间　⑤小部分时间

⑥没有这种感觉

（权重或得分依次为 1,2,3,4,5,6）

总体健康情况

11. 请看下列每一条问题,哪一种答案最符合您的情况?

（1）我好像比别人容易生病

①绝对正确　②大部分正确　③不能肯定　④大部分错误　⑤绝对错误

（权重或得分依次为 1,2,3,4,5）

（2）我跟周围人一样健康

①绝对正确　②大部分正确　③不能肯定　④大部分错误　⑤绝对错误

（权重或得分依次为 5,4,3,2,1）

（3）我认为我的健康状况在变坏

①绝对正确　②大部分正确　③不能肯定　④大部分错误　⑤绝对错误

（权重或得分依次为 1,2,3,4,5）

（4）我的健康状况非常好

①绝对正确　②大部分正确　③不能肯定　④大部分错误　⑤绝对错误

（权重或得分依次为 5,4,3,2,1）

（二）抑郁自评量表（SDS）

姓名：　　　　　性别：　　　　　年龄：　　　　　文化水平：

病例号：　　　评定日期：　　　　　第　　　　次评定

临床诊断：

填表注意事项:下面有 20 条文字,请仔细阅读每一条,把意思弄明白,然后根据您最近一周的实际感觉,在适当的数字上打"√"表示。

1. 我觉得闷闷不乐,情绪低沉。　　　　　　　1　2　3　4

2. 我觉得一天当中早晨的心情最好。	4	3	2	1
3. 我要哭或想哭。	1	2	3	4
4. 我晚上睡眠不好。	1	2	3	4
5. 我吃饭和平常一样多。	4	3	2	1
6. 我与异性接触时和以往一样感到愉快。	4	3	2	1
7. 我感到体重减轻。	1	2	3	4
8. 我为便秘烦恼。	1	2	3	4
9. 我的心跳比平时快。	1	2	3	4
10. 我无缘无故地感到疲乏。	1	2	3	4
11. 我的头脑跟往常一样清楚。	4	3	2	1
12. 我做事情像平时一样不感到困难。	4	3	2	1
13. 我坐卧不安，难以保持平静。	1	2	3	4
14. 我对未来抱有希望。	4	3	2	1
15. 我比平时容易生气激动。	1	2	3	4
16. 我觉得做出决定是容易的。	4	3	2	1
17. 我觉得自己是个有用的人，有人需要我。	4	3	2	1
18. 我的生活过得很有意思。	4	3	2	1
19. 假如我死了，别人会生活得更好。	1	2	3	4
20. 平时感兴趣的事，我仍然照样感兴趣。	4	3	2	1

粗分： 标准分（粗分×1.25）：

评分员签名：

（三）焦虑自评量表（SAS）

姓名： 性别： 年龄： 文化水平：

病例号： 评定日期： 第 次评定

临床诊断：

填表注意事项：下面有20条文字，请仔细阅读每一条，把意思弄明白，然后根据您最近一周的实际感觉，在适当的数字上打"√"表示。

1. 我觉得比平时容易紧张和着急。	1	2	3	4
2. 我无缘无故地感到害怕。	1	2	3	4
3. 我容易心里烦乱或觉得惊恐。	1	2	3	4
4. 我觉得可能将要发疯。	1	2	3	4
5. 我觉得一切都很好，也不会发生什么不幸。	4	3	2	1
6. 我手脚发抖打战。	1	2	3	4
7. 我因为头疼、颈痛和背痛而苦恼。	1	2	3	4
8. 我觉得容易衰弱和疲乏。	1	2	3	4
9. 我觉得心平气和，并且容易安静地坐着。	4	3	2	1
10. 我觉得心跳得很快。	1	2	3	4
11. 我因为一阵阵头晕而苦恼。	1	2	3	4
12. 我有过晕倒发作或觉得要晕倒似的。	1	2	3	4
13. 我呼气吸气都感到很容易。	4	3	2	1
14. 我的手脚麻木和刺痛。	1	2	3	4
15. 我因为胃痛和消化不良而苦恼。	1	2	3	4
16. 我经常要小便。	1	2	3	4

17. 我的手脚经常是干燥温暖的。　　　　　　　　4　3　2　1

18. 我脸红发热。　　　　　　　　　　　　　　　1　2　3　4

19. 我容易入睡,并且一夜睡得很好。　　　　　　4　3　2　1

20. 我做噩梦。　　　　　　　　　　　　　　　　1　2　3　4

粗分:　　　　　标准分(粗分×1.25):

评分员签名:

(四) 90 项症状自评量表(SCL－90)

指导语:请根据最近一星期以内下述情况影响你的实际感觉,在五个答案里选择一个最适合你的答案,现在开始吧!(在与自己情况相符的格子中打"√")

	没有	很轻	中等	偏重	严重
1. 头痛	□	□	□	□	□
2. 神经过敏,心中不踏实	□	□	□	□	□
3. 头脑中有不必要的想法或字句盘旋	□	□	□	□	□
4. 头昏或昏倒	□	□	□	□	□
5. 对异性的兴趣减退	□	□	□	□	□
6. 对旁人责备求全	□	□	□	□	□
7. 感到别人能控制您的思想	□	□	□	□	□
8. 责怪别人制造麻烦	□	□	□	□	□
9. 忘性大	□	□	□	□	□
10. 担心自己的衣饰整齐及仪态端正	□	□	□	□	□
11. 容易烦恼和激动	□	□	□	□	□
12. 胸痛	□	□	□	□	□
13. 害怕空旷的场所或街道	□	□	□	□	□
14. 感到自己的精力下降,活动减慢	□	□	□	□	□
15. 想结束自己的生命	□	□	□	□	□
16. 听到旁人听不到的声音	□	□	□	□	□
17. 发抖	□	□	□	□	□
18. 感到大多数都不可信任	□	□	□	□	□
19. 胃口不好	□	□	□	□	□
20. 容易哭泣	□	□	□	□	□
21. 同异性相处时感到害羞不自在	□	□	□	□	□
22. 感到受骗、中了圈套或有人想抓住您	□	□	□	□	□
23. 无缘无故地突然感到害怕	□	□	□	□	□
24. 自己不能控制地大发脾气	□	□	□	□	□
25. 怕单独出门	□	□	□	□	□
26. 经常责怪自己	□	□	□	□	□
27. 腰痛	□	□	□	□	□
28. 感到难以完成任务	□	□	□	□	□
29. 感到孤独	□	□	□	□	□
30. 感到苦闷	□	□	□	□	□
31. 过分担忧	□	□	□	□	□
32. 感到害怕	□	□	□	□	□
33. 对事物不感兴趣	□	□	□	□	□

	没有	很轻	中等	偏重	严重
34. 我的感情容易受到伤害	□	□	□	□	□
35. 旁人能知道您的私下想法	□	□	□	□	□
36. 感到别人不理解您、不同情您	□	□	□	□	□
37. 感到人们对您不友好,不喜欢您	□	□	□	□	□
38. 做事必须做得很慢以保证做得正确	□	□	□	□	□
39. 心跳得厉害	□	□	□	□	□
40. 恶心或胃部不舒服	□	□	□	□	□
41. 肌肉酸痛	□	□	□	□	□
42. 感到有人在监视您、谈论您	□	□	□	□	□
43. 感到比不上他人	□	□	□	□	□
44. 难以入睡	□	□	□	□	□
45. 做事必须反复检查	□	□	□	□	□
46. 难以作出决定	□	□	□	□	□
47. 怕乘电车、公共汽车、地铁或火车	□	□	□	□	□
48. 呼吸有困难	□	□	□	□	□
49. 一阵阵发冷或发热	□	□	□	□	□
50. 因为感到害怕而避开某些东西、场合或活动	□	□	□	□	□
51. 脑子变空了	□	□	□	□	□
52. 身体发麻或刺痛	□	□	□	□	□
53. 喉咙有梗塞感	□	□	□	□	□
54. 感到前途没有希望	□	□	□	□	□
55. 不能集中注意力	□	□	□	□	□
56. 感到身体的某一部分软弱无力	□	□	□	□	□
57. 感到紧张或容易紧张	□	□	□	□	□
58. 感到手或脚发重	□	□	□	□	□
59. 想到死亡的事	□	□	□	□	□
60. 吃得太多	□	□	□	□	□
61. 当别人看着您或谈论您时感到不自在	□	□	□	□	□
62. 有一些不属于您自己的想法	□	□	□	□	□
63. 有想打人或伤害他人的冲动	□	□	□	□	□
64. 醒得太早	□	□	□	□	□
65. 必须反复洗手、点数目或触摸某些东西	□	□	□	□	□
66. 睡得不稳不深	□	□	□	□	□
67. 有想摔坏或破坏东西的冲动	□	□	□	□	□
68. 有一些别人没有的想法或念头	□	□	□	□	□
69. 感到对别人神经过敏	□	□	□	□	□
70. 在商店或电影院等人多的地方感到不自在	□	□	□	□	□
71. 感到做任何事情都很困难	□	□	□	□	□
72. 一阵阵恐惧或惊恐	□	□	□	□	□
73. 感到在公共场合吃东西很不舒服	□	□	□	□	□
74. 经常与人争论	□	□	□	□	□
75. 单独一人时神经很紧张	□	□	□	□	□
76. 别人对您的成绩没有作出恰当的评价	□	□	□	□	□

	没有	很轻	中等	偏重	严重
77. 即使和别人在一起也感到孤单	☐	☐	☐	☐	☐
78. 感到坐立不安心神不定	☐	☐	☐	☐	☐
79. 感到自己没有什么价值	☐	☐	☐	☐	☐
80. 感到熟悉的东西变得陌生或不像是真的	☐	☐	☐	☐	☐
81. 大叫或摔东西	☐	☐	☐	☐	☐
82. 害怕会在公共场合昏倒	☐	☐	☐	☐	☐
83. 感到别人想占您的便宜	☐	☐	☐	☐	☐
84. 为一些有关"性"的想法而苦恼	☐	☐	☐	☐	☐
85. 您认为应该因为自己的过错而受到惩罚	☐	☐	☐	☐	☐
86. 感到要赶快把事情做完	☐	☐	☐	☐	☐
87. 感到自己的身体有严重问题	☐	☐	☐	☐	☐
88. 从未感到和其他人很亲近	☐	☐	☐	☐	☐
89. 感到自己有罪	☐	☐	☐	☐	☐
90. 感到自己的脑子有毛病	☐	☐	☐	☐	☐

（五）活动指数表

	分值	日常活动
运动强度	5	持续用力呼吸和出汗
	4	断续用力呼吸和出汗，如打网球、打壁球
	3	中度用力呼吸和出汗，如娱乐性竞技运动和骑自行车
	2	中等强度，如打排球、打垒球
	1	低强度，如钓鱼、步行
持续时间	4	超过 30 分钟
	3	20～30 分钟
	2	10～20 分钟
	1	低于 10 分钟
频率	5	每天或几乎每天都活动
	4	每周 3～5 次
	3	每周 1～2 次
	2	1 月数次
	1	1 月不超过 1 次

（六）食物等值交换表

1. 等值谷物薯类交换表

食品	重量(g)	食品	重量(g)
大米、小米、糯米、薏米	25	干粉条、干莲子	25
高粱米、玉米渣	25	油条、油饼、苏打饼干	25
面粉、米粉、玉米面	25	烧饼、烙饼、馒头	35
混合面	25	咸面包、窝头	35

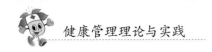

续表

食品	重量(g)	食品	重量(g)
燕麦面、莜麦面	25	生面条、魔芋生面条	35
荞麦面、苦荞面	25	马铃薯(土豆)	100
各种挂面、龙须面	25	湿粉皮	150
通心粉	25	鲜玉米(中等大玉米棒子1个)	200
绿豆、红豆、芸豆、干豌豆	25		

注:每份谷薯类提供蛋白质2 g,碳水化合物20 g,能量376.6 kJ(90 kcal)。

2. 等值蔬菜交换表

食品	重量(g)	食品	重量(g)
大白菜、圆白菜、菠菜	500	白萝卜、青椒、茭白、冬笋	400
油菜	500	倭瓜、南瓜、菜花	350
韭菜、茴香、茼蒿	500	鲜豇豆、扁豆、洋葱、蒜苗	250
芹菜、苤蓝、莴苣	500	胡萝卜	200
油菜苔	500	山药、荸荠、藕、凉薯	150
西葫芦、西红柿、冬瓜	500	慈姑、芋头	100
苦瓜	500	毛豆、鲜豌豆	70
黄瓜、茄子、丝瓜	500	蕹菜、苋菜、龙须菜	500
芥蓝菜、瓢儿菜、塌棵菜	500	绿豆芽、鲜蘑菇、水浸海带	500

注:每份蔬菜提供蛋白质5 g,碳水化合物17 g,能量376.6 kJ(90 kcal)。

3. 等值肉蛋类食品交换表

食品	重量(g)	食品	重量(g)
熟火腿、香肠	20	鸭蛋、松花蛋(1个,带壳)	60
肥瘦猪肉	25	鹌鹑蛋(6个,带壳)	60
熟叉烧肉(无糖)、午餐肉	35	鸡蛋清	150
熟酱牛肉、熟酱鸭、大肉肠	35	带鱼	80
瘦猪肉、牛肉、羊肉	50	草鱼、鲤鱼、甲鱼、比目鱼	80
带骨排骨	50	大黄鱼、鳝鱼、黑鲢、鲫鱼	80
鸭肉、鸡肉、鹅肉	50	对虾、青虾、鲜贝	80
兔肉	100	蟹肉、水浸鱿鱼	100
鸡蛋粉	15	水浸海参	350
鸡蛋(1个,带壳)	60		

注:每份肉蛋类提供蛋白质9 g,脂肪6 g,能量376.6 kJ(90 kcal);熟肉制品的重量约为生肉的一半。

4. 等值大豆类食品交换表

食品	重量(g)	食品	重量(g)
腐竹	20	北豆腐	100
大豆	25	南豆腐	150
大豆粉	25	豆浆(黄豆重量1份加水重量8份磨浆)	400
豆腐丝、豆腐干	50		

注:每份大豆类提供蛋白质9 g,脂肪4 g,碳水化合物4 g,能量376.6 kJ(90 kcal)。

5. 等值奶类食品交换表

食品	重量(g)	食品	重量(g)
奶粉	20	牛奶	160
脱脂奶粉	25	羊奶	160
乳酪	25	无糖酸奶	130

注:每份奶类提供蛋白质5 g,脂肪5 g,碳水化合物6 g,能量376.6 kJ(90 kcal)。

6. 等值水果类交换表

食品	重量(g)	食品	重量(g)
柿子、香蕉、鲜荔枝	150	李子、杏	200
梨、桃、苹果	200	葡萄	200
橘子、橙子、柚子	200	草莓	300
猕猴桃	200	西瓜	500

注:每份水果提供蛋白质1 g,碳水化合物21 g,能量376.6 kJ(90 kcal)。

7. 等值油脂硬果类食品交换表

食品	重量(g)	食品	重量(g)
花生油、香油(1汤匙)	10	杏仁	15
玉米油、菜籽油(1汤匙)	10	花生米	15
豆油(1汤匙)	10	黄油	10
红花油(1汤匙)	10	葵花子(带壳)	25
核桃	15	西瓜子(带壳)	40

注:每份油脂硬果类提供脂肪10 g,能量376.6 kJ(90 kcal)。

8. 食品的膳食纤维含量

食品	每100 g食物含量(g)	食品	每100 g食物含量(g)
魔芋粉	74.4	椰菜花	3.3
麦胚	41.9	甘蓝菜	1.8
燕麦	6.6	西红柿	1.1
全麦面包	5.8	土豆	1.0
白面包	1.6	熟米饭	2.7
干豌豆(熟)	5.0	榛子	2.8

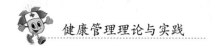

（七）中国居民膳食营养素参考摄入量表（DRIs）

1. 能量和蛋白质的 RNIs 及脂肪供能比

年龄（岁）	能量 Energy#				蛋白质 Protein		脂肪 Fat
	RNI(MJ)		RNI(kcal)		RNI(g)		占能量
	男	女	男	女	男	女	百分比（%）
0～	0.4 MJ/kg		95 kcal/kg*		1.5～3 g/(kg·d)		45～50
0.5～	0.4 MJ/kg		95 kcal/kg		1.5～3 g/(kg·d)		35～40
1～	4.60	4.40	1 100	1 050	35	35	
2～	5.02	4.81	1 200	1 150	40	40	30～35
3～	5.64	5.43	1 350	1 300	45	45	
4～	6.06	5.83	1 450	1 400	50	50	
5～	6.70	6.27	1 600	1 500	55	55	
6～	7.10	6.67	1 700	1 600	55	55	
7～	7.53	7.10	1 800	1 700	60	60	25～30
8～	7.94	7.53	1 900	1 800	65	65	
9～	8.36	7.94	2 000	1 900	65	65	
10～	8.80	8.36	2 100	2 000	70	65	
11～	10.04	9.20	2 400	2 200	75	75	
14～	12.00	9.62	2 900	2 400	80	80	25～30
18～							20～30
体力活动 PAL▲							
轻	10.03	8.80	2 400	2 100	75	65	
中	11.29	9.62	2 700	2 300	80	70	
重	13.38	11.30	3 200	2 700	90	80	
孕妇		+0.84		+200	+20	+5,+15	
母乳		+2.09		+500		+20	
50～							20～30
体力活动 PAL▲							
轻	9.62	8.00	2 300	1 900			
中	10.87	8.36	2 600	2 000			
重	13.00	9.20	3 100	2 200			
60～					75	65	20～30
体力活动 PAL▲							
轻	7.94	7.53	1 900	1 800			
中	9.20	8.36	2 200	2 000			
70～					75	65	20～30
体力活动 PAL▲							
轻	7.94	7.10	1 900	1 700			
中	8.80	8.00	2 100	1 900			
80～	7.74	7.10	1 900	1 700	75	65	20～30

＃ 各年龄组的能量的 RNI 值与其 EAR 值相同。

＊ 为 AI，非母乳喂养应增加 20%。

PAL▲，体力活动水平。

（凡表中数字缺如之处表示未制定该参考值）

2. 常量和微量元素的 RNIs 或 AIs

年龄（岁）	钙 Ca AI(mg)	磷 P AI(mg)	钾 K AI(mg)	钠 Na AI(mg)	镁 Mg AI(mg)	铁 Fe AI(mg)	
						男	女
0～	300	150	500	200	30	0.3	
0.5～	400	300	700	500	70	10	
1～	600	450	1 000	650	100	12	
4～	800	500	1 500	900	150	12	
7～	800	700	1 500	1 000	250	12	
11～	1 000	1 000	1 500	1 200	350	16	18
14～	1 000	1 000	2 000	1 800	350	20	25
18～	800	700	2 000	2 200	350	15	20
50～	1 000	700	2 000	2 200	350	15	
孕妇							
早期	800	700	2 500	2 200	400	20	
中期	1 000	700	2 500	2 200	400	25	
晚期	1 200	700	2 500	2 200	400	35	
乳母	1 200	700	2 500	2 200	400	25	

年龄（岁）	碘 I RNI(μg)	锌 Zn RNI(mg)		硒 Se RNI(μg)	铜 Cu AI(mg)	氟 F AI(mg)	铬 Cr AI(μg)	锰 Mn AI(mg)	钼 Mo AI(μg)
		男	女						
0～	50	1.5		15(AI)	0.4	0.1	10		
0.5～	50	8.0		20(AI)	0.6	0.4	15		
1～	50	9.0		20	0.8	0.6	20		15
4～	90	12.0		25	1.0	0.8	30		20
7～	90	13.5		35	1.2	1.0	30		30
11～	120	18.0	15.0	45	1.8	1.2	40		50
14～	150	19.0	15.5	50	2.0	1.4	40		50
18～	150	15.0	11.5	50	2.0	1.5	50	3.5	60
50～	150	11.5		50	2.0	1.5	50	3.5	60
孕妇									
早期	200	11.5		50					
中期	200	16.5		50					
晚期	200	16.5		50					
乳母	200	21.5		65					

（凡表中数字缺如之处表示未制定该参考值）

3. 脂溶性和水溶性维生素的 RNIs 或 AIs

年龄(岁)	维生素 A VA RNI(μg RE)		维生素 D VD RNI(μg)	维生素 E VE AI(mg α-TE*)	维生素 B$_1$ VB$_1$ RNI(mg)		维生素 B$_2$ VB$_2$ RNI(mg)		维生素 B$_6$ VB$_6$ AI(mg)
0～	400(AI)		10	3	0.2(AI)		0.4(AI)		0.1
0.5～	400(AI)		10	3	0.3(AI)		0.5(AI)		0.3
1～	500		10	4	0.6		0.6		0.5
4～	600		10	5	0.7		0.7		0.6
7～	700		10	7	0.9		1.0		0.7
11～	700		5	10	1.2		1.2		0.9
	男	女			男	女	男	女	
14～	800	700	5	14	1.5	1.2	1.5	1.2	1.1
18～	800	700	5	14	1.4	1.3	1.4	1.2	1.2
50～	800	700	10	14	1.3		1.4		1.5
孕妇									
早期	800		5	14	1.5		1.7		1.9
中期	900		10	14	1.5		1.7		1.9
晚期	900		10	14	1.5		1.7		1.9
乳母	1 200		10	14	1.8		1.7		1.9

年龄(岁)	维生素 B$_{12}$ VB$_{12}$ AI(μg)	维生素 C VC RNI(mg)	泛酸 Pantothenic acid AI(mg)	叶酸 Folic acid RNI(μg DFE)	烟酸 Niacin RNI(mg NE)		胆碱 Choline AI(mg)	生物素 Biotin AI(μg)
0～	0.4	40	1.7	65(AI)	2(AI)		100	5
0.5～	0.5	50	1.8	80(AI)	3(AI)		150	6
1～	0.9	60	2.0	150	6		200	8
4～	1.2	70	3.0	200	7		250	12
7～	1.2	80	4.0	200	9		300	16
11～	1.8	90	5.0	300	12		350	20
					男	女		
14～	2.4	100	5.0	400	15	12	450	25
18～	2.4	100	5.0	400	14	13	500	30
50～	2.4	100	5.0	400	13		500	30
孕妇								
早期	2.6	100	6.0	600	15		500	30
中期	2.6	130	6.0	600	15		500	30
晚期	2.6	130	6.0	600	15		500	30
乳母	2.8	130	7.0	500	18		500	35

* α-TE 为 α-生育酚当量(α-Tocopherol Equivalent);DFE 为膳食叶酸当量(Dietary Folate Equivalent)。

(凡表中数字缺如之处表示未制定该参考值)

4. 蛋白质及某些微量营养素的 EARs

年龄(岁)	蛋白质 Protein(g/kg)	锌 Zn(mg) 男	锌 Zn(mg) 女	硒 Se(μg)	维生素 A VA(μg RE[#])
0~	2.25~1.25	1.5			
0.5~	1.25~1.15	6.7			
1~		7.4		17	300
4~		8.7		20	
7~		9.7		26	400
11~		13.1	10.8	36	500
14~		13.9	11.2	40	
18~	0.92	13.2	8.3	41	
孕妇					
早期		8.3		50	
中期		65		50	
晚期		+5		50	
乳母	+0.18	+10		65	
50~	0.92				

年龄(岁)	维生素 D VD(μg)	维生素 B$_1$ VB$_1$(mg) 男	维生素 B$_1$ VB$_1$(mg) 女	维生素 B$_2$ VB$_2$(mg) 男	维生素 B$_2$ VB$_2$(mg) 女	维生素 C VC(mg)	叶酸 Folic acid(μg DFE)
0~	8.8*						
0.5~	13.8*						
1~		0.4		0.5		13	320
4~		0.5		0.6		22	320
7~		0.5		0.8		39	320
11~		0.7		1.0			320
14~		1.0	0.9	1.3	1.0	63	320
18~		1.4	1.3	1.2	1.0	75	320
孕妇		1.3		1.4		66	520
早期							
中期							
晚期							
乳母		1.3		1.4		96	450
50~						75	320

*0~2.9 岁南方地区为 8.88 μg,北方地区为 13.8 μg。

#RE 为维生素 A 当量(Retinal Equivalent)。

(凡表中数字缺如之处表示未制定该参考值)

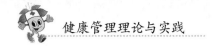
5. 某些微量营养素的 ULs

年龄(岁)	钙 Ca (mg)	磷 P (mg)	镁 Mg (mg)	铁 Fe (mg)	碘 I (μg)	锌 Zn (mg)		硒 Se (μg)	铜 Cu (mg)	氟 F (mg)	铬 Cr (μg)	锰 Mn (mg)	钼 Mo (μg)
0～				10				55		0.4			
0.5～				30		13		80		0.8			
1～	2 000	3 000	200	30		23		120	1.5	1.2	200		80
4～	2 000	3 000	300	30		23		180	2.0	1.6	300		110
7～	2 000	3 000	500	30	800	28		240	3.5	2.0	300		160
						男	女						
11～	2 000	3 500	700	50	800	37	34	300	5.0	2.4	400		280
14～	2 000	3 500	700	50	800	42	35	360	7.0	2.8	400		280
18～	2 000	3 500	700	50	1 000	45	37	400	8.0	3.0	500	10	350
50～	2 000	3 500▲	700	50	1 000	37	37	400	8.0	3.0	500	10	350
孕妇	2 000	3 000	700	60	1 000	35		400					
乳母	2 000	3 500	700	50	1 000	35		400					

年龄(岁)	维生素 A VA (μg RE)	维生素 D VD (μg)	维生素 B₁ VB₁ (mg)	维生素 C VC (mg)	叶酸 Folic acid (μg DFE#)	烟酸 Niacin (mg NE*)	胆碱 Choline (mg)
0～				400			600
0.5～				500			800
1～			50	600	300	10	1 000
4～	2 000	20	50	700	400	15	1 500
7～	2 000	20	50	800	400	20	2 000
11～	2 000	20	50	900	600	30	2 500
14～	2 000	20	50	1 000	800	30	3 000
18～	3 000	20	50	1 000	1 000	35	3 500
50～	3 000	20	50	1 000	1 000	35	3 500
孕妇	2 400	20		1 000	1 000		3 500
乳母		20		1 000	1 000		3 500

＊NE 为烟酸当量(Niacin Equivalent)。

＃DFE 为膳食叶酸当量(Dietary Folate Equivalent)。

▲60 岁以上磷的 UL 为 3 000 mg。

(凡表中数字缺如之处表示未制定该参考值)

(八) 中医体质分类与判定自测表(中华中医药学会标准)

阳虚质

请根据近一年的体验和感觉,回答以下问题	没有 (根本不)	很少 (有一点)	有时 (有些)	经常 (相当)	总是 (非常)
(1) 您手脚发凉吗?					
(2) 您胃脘部、背部或腰膝部怕冷吗?					
(3) 您感到怕冷、衣服比别人穿得多吗?					
(4) 您比一般人耐受不了寒冷(冬天的寒冷,夏天的冷空调、电扇等)吗?					
(5) 您比别人容易患感冒吗?					
(6) 您吃(喝)凉的东西会感到不舒服或者怕吃(喝)凉东西吗?					
(7) 您受凉或吃(喝)凉的东西后,容易腹泻(拉肚子)吗?					
判断结果:□是　　　□倾向是　　　□否					

阴虚质

请根据近一年的体验和感觉,回答以下问题	没有 (根本不)	很少 (有一点)	有时 (有些)	经常 (相当)	总是 (非常)
(1) 您感到手脚心发热吗?					
(2) 您感觉身体、脸上发热吗?					
(3) 您皮肤或口唇干吗?					
(4) 您口唇的颜色比一般人红吗?					
(5) 您容易便秘或大便干燥吗?					
(6) 您面颊部潮红或偏红吗?					
(7) 您感到眼睛干涩吗?					
(8) 您活动量稍大就容易出虚汗吗?					
判断结果:□是　　　□倾向是　　　□否					

气虚质

请根据近一年的体验和感觉,回答以下问题	没有 (根本不)	很少 (有一点)	有时 (有些)	经常 (相当)	总是 (非常)
(1) 您容易疲乏吗?					
(2) 您容易气短(呼吸短促,接不上气)吗?					
(3) 您容易心慌吗?					
(4) 您容易头晕或站起时晕眩吗?					
(5) 您比别人容易患感冒吗?					
(6) 您喜欢安静、懒得说话吗?					
(7) 您说话声音低弱无力吗?					
(8) 您活动量稍大容易出虚汗吗?					
判断结果:□是　　　□倾向是　　　□否					

痰湿质

请根据近一年的体验和感觉,回答以下问题	没有 (根本不)	很少 (有一点)	有时 (有些)	经常 (相当)	总是 (非常)
(1) 您感到胸闷或腹部胀满吗?					
(2) 您感到身体沉重不轻松或不爽快吗?					
(3) 您腹部肥满松软吗?					
(4) 您有额部油脂分泌多的现象吗?					
(5) 您上眼睑比别人肿(上眼睑有轻微隆起现象)吗?					
(6) 您嘴里有黏黏的感觉吗?					
(7) 您平时痰多,特别咽喉部总感到有痰堵着吗?					
(8) 您舌苔厚腻或有舌苔厚厚的感觉吗?					
判断结果:□是　　　□倾向是　　　□否					

湿热质

请根据近一年的体验和感觉,回答以下问题	没有 (根本不)	很少 (有一点)	有时 (有些)	经常 (相当)	总是 (非常)
(1) 您面部或鼻部有油腻感或者油亮发光吗?					
(2) 您容易生痤疮或疮疖吗?					
(3) 您感到口苦或嘴里有异味吗?					
(4) 您大便黏滞不爽、有解不尽的感觉吗?					
(5) 您小便时尿道有发热感、尿色浓(深)吗?					
(6) 您带下色黄(白带颜色发黄)吗?(限女性回答)					
(7) 您的阴囊部位潮湿吗?(限男性回答)					
判断结果:□是　　　□倾向是　　　□否					

血瘀质

请根据近一年的体验和感觉,回答以下问题	没有 (根本不)	很少 (有一点)	有时 (有些)	经常 (相当)	总是 (非常)
(1) 您的皮肤在不知不觉中会出现青紫瘀斑(皮下出血)吗?					
(2) 您两颧部有细微红丝吗?					
(3) 您身体上哪里疼痛吗?					
(4) 您面色晦黯或容易出现褐斑吗?					
(5) 您容易有黑眼圈吗?					
(6) 您容易忘事(健忘)吗?					
(7) 您口唇颜色偏黯吗?					
判断结果:□是　　　□倾向是　　　□否					

特禀质

请根据近一年的体验和感觉,回答以下问题	没有 (根本不)	很少 (有一点)	有时 (有些)	经常 (相当)	总是 (非常)
(1) 您没有感冒时也会打喷嚏吗?					
(2) 您没有感冒时也会鼻塞、流鼻涕吗?					
(3) 您有因季节变化、温度变化或异味等原因而咳喘的现象吗?					
(4) 您容易过敏(对药物、食物、气味、花粉或在季节交替、气候变化时)吗?					
(5) 您的皮肤容易起荨麻疹(风团、风疹块、风疙瘩)吗?					
(6) 您的皮肤因过敏出现过紫癜(紫红色瘀点、瘀斑)吗?					
(7) 您的皮肤一抓就红,并出现抓痕吗?					
判断结果:□是　　　□倾向是　　　□否					

气郁质

请根据近一年的体验和感觉,回答以下问题	没有 (根本不)	很少 (有一点)	有时 (有些)	经常 (相当)	总是 (非常)
(1) 您感到闷闷不乐、情绪低沉吗?					
(2) 您容易精神紧张、焦虑不安吗?					
(3) 您多愁善感、感情脆弱吗?					
(4) 您容易感到害怕或受到惊吓吗?					
(5) 您胁肋部或乳房胀痛吗?					
(6) 您无缘无故叹气吗?					
(7) 您咽喉部有异物感,且吐之不出、咽之不下吗?					
判断结果:□是　　　□倾向是　　　□否					

平和质

请根据近一年的体验和感觉,回答以下问题	没有 (根本不)	很少 (有一点)	有时 (有些)	经常 (相当)	总是 (非常)
(1) 您精力充沛吗?					
(2) 您容易疲乏吗?　*					
(3) 您说话声音低弱无力吗?　*					
(4) 您感到闷闷不乐、情绪低沉吗?　*					
(5) 您比一般人耐受不了寒冷(冬天的寒冷,夏天的冷空调、电扇等)吗?　*					
(6) 您能适应外界自然和社会环境的变化吗?					
(7) 您容易失眠吗?　*					
(8) 您容易忘事(健忘)吗?　*					
判断结果:□是　　　□倾向是　　　□否					

(注:标有 * 的条目需先逆向计分,即:1→5,2→4,3→3,4→2,5→1,再用公式转化分)

判定方法：

回答《中医体质分类与判定表》中的全部问题，每一问题按 5 级评分，计算原始分及转化分，依标准判定体质类型。

原始分＝各个条目的分数相加。

转化分数＝[(原始分－条目数)/(条目数×4)]×100

判定标准：

平和质为正常体质，其他 8 种体质为偏颇体质。判定标准见下表：

平和质与偏颇体质判定标准表

体质类型	条件	判定结果
平和质	转化分≥60 分	是
	其他 8 种体质转化分均＜30 分	
	转化分≥60 分	基本是
	其他 8 种体质转化分均＜40 分	
	不满足上述条件者	否
偏颇体质	转化分≥40 分	是
	转化分 30～39 分	倾向是
	转化分＜30 分	否

示例：

示例 1：某人各体质类型转化分如下：平和质 75 分，气虚质 56 分，阳虚质 27 分，阴虚质 25 分，痰湿质 12 分，湿热质 15 分，血瘀质 20 分，气郁质 18 分，特禀质 10 分。根据判定标准，虽然平和质转化分≥60 分，但其他 8 种体质转化分并未全部＜40 分，其中气虚质转化分≥40 分，故此人不能判定为平和质，应判定为是气虚质。

示例 2：某人各体质类型转化分如下：平和质 75 分，气虚质 16 分，阳虚质 27 分，阴虚质 25 分，痰湿质 32 分，湿热质 25 分，血瘀质 10 分，气郁质 18 分，特禀质 10 分。根据判定标准，平和质转化分≥60 分，其他 8 种体质转化分均＜40 分，可判定为基本是平和质；同时，痰湿质转化分在 30～39 分之间，可判定为痰湿质倾向，故此人最终体质判定结果基本是平和质，有痰湿质倾向。

主要参考文献

[1] 陈君石,黄建始.健康管理师[M].北京:中国协和医科大学出版社,2007.

[2] 王陇德.健康管理师[M].北京:人民卫生出版社,2013.

[3] 李立明.流行病学[M].6版.北京:人民卫生出版社,2007.

[4] 张开金.流行病学[M].南京:东南大学出版社,2008.

[5] 詹思延.临床流行病学[M].8版.北京:人民卫生出版社,2017.

[6] 国家卫生健康委统计信息中心.2018年全国第六次卫生服务统计调查报告[R].北京:人民卫生
    电子音像出版社,2021.

[7] 卢祖洵.社会医学[M].3版.北京:科学出版社,2022.

[8] 李士雪.卫生保健项目经济学评价方法[M].北京:人民卫生出版社,2008.

[9] 田本淳.健康教育与健康促进实用方法[M].2版.北京:北京大学医学出版社,2014.

[10] 胡俊峰,侯培森.当代健康教育与健康促进[M].北京:人民卫生出版社,2005.

[11] 魏荃,米光明.社区健康教育与健康促进[M].北京:化学工业出版社,2005.

[12] 中国疾病预防控制中心.慢性病综合干预医生工作指南[M].北京:人民卫生出版社,2010.

[13] 卢祖洵.社会医疗保险学[M].2版.北京:人民卫生出版社,2008.

[14] 曹晓兰.医疗保险理论与实务[M].北京:中国金融出版社,2009.

[15] 秦美娇.医疗消费者行为学[M].上海:上海交通大学出版社,2007.

[16] Rod Sheaff.医疗保健业市场营销[M].黄燕,译.北京:机械工业出版社,2006.

[17] 孙东川,朱桂龙.系统工程基本教程[M].北京:科学出版社,2010.

[18] 杨力.周易与中医学[M].5版.北京:北京科学技术出版社,2022.

[19] 杨廷忠.健康行为理论与研究[M].北京:人民卫生出版社,2007.

[20] 陈文.卫生经济学[M].4版.北京:人民卫生出版社,2017.

[21] 孙长颢.营养与食品卫生学[M].8版.北京:人民卫生出版社,2017.

[22] 王安利.运动医学[M].北京:人民体育出版社,2007.

[23] 王拥军,潘华山.运动医学[M].2版.北京:人民卫生出版社,2018.

[24] Harold Hackney,Sherry Cormier.专业心理咨询师:助人过程指南[M].5版.武敏,米卫文,张
    敏,译.北京:高等教育出版社,2009.

[25] 王琦.中医体质学[M].北京:人民卫生出版社,2008.

[26] 卢咏梅.中老年家庭健康管理[M].广州:广东高等教育出版社,2023.